U0303046

胸部创伤治疗学

Thoracic Trauma Therapeutics

主　编　苏志勇　吴　骏　乔贵宾　张　强　张　毅

主　审　张临友　涂远荣　侯晓彬　徐恩五

科学出版社

北　京

内 容 简 介

本书共分23章,系统阐述了胸部创伤的基础知识、诊断方法、急救通道、各种开放性手术、微创胸腔镜手术等内容。详细介绍了胸骨骨折、肋骨骨折、颈胸部创伤、气管支气管创伤、肺创伤、食管创伤、膈肌创伤等的诊治技术。征集收录了数十例危重、罕见的胸部创伤救治成功的典型病例。本书内容系统全面、资料翔实、权威性高、实用性强,通过大量的临床、影像和手术实景图片,全面展示了近年来我国胸部创伤领域的临床成就和最新进展。

本书适合胸外科、心外科、急诊科、创伤外科、头颈外科医生和医学生学习参考。

图书在版编目(CIP)数据

胸部创伤治疗学 / 苏志勇等主编. —北京:科学出版社,2018.6
ISBN 978-7-03-057561-6

Ⅰ.①胸… Ⅱ.①苏… Ⅲ.①创伤-治疗学 Ⅳ.①R641.05

中国版本图书馆 CIP 数据核字(2018)第 107604 号

责任编辑:程晓红 / 责任校对:张怡君
责任印制:赵 博 / 封面设计:吴朝洪

版权所有,违者必究。未经本社许可,数字图书馆不得使用

科 学 出 版 社 出版

北京东黄城根北街 16 号
邮政编码:100717
http://www.sciencep.com

北京中科印刷有限公司印刷
科学出版社发行 各地新华书店经销

*

2018 年 6 月第 一 版 开本:A4(880×1230)
2025 年 1 月第三次印刷 印张:24 3/4
字数:800 000

定价:198.00 元
(如有印装质量问题,我社负责调换)

编著者名单

主　　　编	苏志勇	吴　骏	乔贵宾	张　强	张　毅
主　　　审	张临友	涂远荣	侯晓彬	徐恩五	
副 主 编	许　顺	李　鲁	区颂雷	刘宝东	顾春东
	杨金良	苏百晗			

专家委员会（按姓氏笔画排序）

成少飞　李　林　李　强　杨光煜　张东升
贺钢枫　栾正刚

编　　　者（按姓氏笔画排序）

丁　磊	万仁平	区颂雷	卞洪谅	成少飞
乔贵宾	刘方超	刘立峰	刘宝东	许　顺
苏百晗	苏志勇	李　林	李　鲁	李　强
李　毅	李纪文	李春雨	杨文东	杨光煜
杨金良	杨海平	杨景春	吴　迪	吴　骏
初永强	张　强	张　毅	张东升	张建鹏
张临友	张俊毅	张镱镭	陈雁平	赵　博
赵　鑫	赵学飞	胡宁东	侯晓彬	姜天烁
贺钢枫	袁　义	顾春东	徐恩五	栾正刚
涂远荣	黄敏乾	崔英才	彭如臣	韩　洋
魏　锋				

主编简介

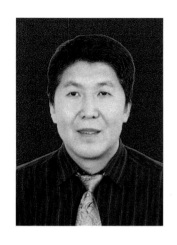

苏志勇　赤峰学院附属医院胸外科主任，主任医师，硕士生导师。内蒙古自治区胸外科学科带头人。现任中国医师协会内镜医师分会常务理事、胸外科内镜与微创技术全国考评委员会常务理事，中国医疗保健国际交流促进会胸外科分会常务委员、胃食管反流病多学科分会常务委员，内蒙古医师协会胸外科分会会长，赤峰心胸外科学会主任委员。内蒙古自治区中青年技术创新奖及内蒙古自治区优秀医师获得者。

先后在北京安贞医院、韩国三星医疗中心、意大利 OSPEDALI RIUNI-TI 医院进修胸外科和心脏外科。在国内外首创"SU's 全胸腔镜下肋骨骨折骨钉骨板内植入固定技术""保留肺叶的重度肺裂伤缝合技术""肋骨骨折分区对外科手术的指导意义""胸腔镜下编织牵引锁扣带技术""胸腔镜下肺体外牵出技术"等 15 项系列技术，获 9 项国家发明专利，在国际及全国品牌学术会议大会发言推广 50 余次。目前已独立完成胸腹腔镜联合食管癌切除胃食管颈部吻合、全胸腔镜下肺叶切除和肺段切除、全胸腺胸腺瘤扩大切除治疗重症肌无力、食管裂孔疝修补等各种胸腔镜手术 2000 余例，完成了绝大多数内蒙古自治区各类胸腔镜手术的首例。在国内积极推动胸部创伤的微创治疗、规范治疗及专家共识的制订，率先提出《如何搭建胸外科优先介入的胸部疾病路径管理平台》的先进管理理念。主持国家自然科学基金、卫计委课题各 1 项，获得国家科技部、内蒙古自治区政府、赤峰市政府各类科技进步奖 18 项。主编论著《现代胸科手术出血防范与控制》《危重胸部创伤处理技术》《现代胸外科微创诊断与手术操作》，被 SCI 收录及发表在《中华胸心血管外科杂志》等核心期刊的论文共 42 篇。

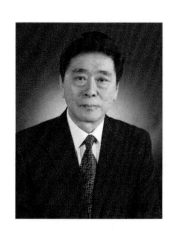

吴　骏　首都医科大学附属北京潞河医院原胸心外科主任，主任医师。京东中美医院胸外科主任。从事胸部外科、心脏外科专业近 40 年，创建了 3 所医院的胸心外科专业。长期致力于胸部创伤和心脏创伤的临床救治与理论研究。主编出版专著 2 部，发表论文 50 余篇（被 SCI 收录 2 篇），获省、市级科技进步奖 8 项。历任河北省胸心血管外科分会理事。现任中国医疗保健国际交流促进会胸外科分会委员、胸壁与胸膜外科学组顾问、胃食管反流病多学科分会委员，北京医学会胸外科分会委员、区县医院胸外科学组组长、食管疾病学组委员，首都医科大学胸外科学系委员、心脏外科学系委员，北京医师协会心血管专科医师分会理事。

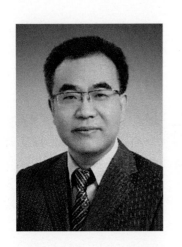

乔贵宾 广东省人民医院胸外科主任，主任医师，中山大学肿瘤学博士，德国石荷州大学医学博士，南方医科大学博士生导师。现任中国研究型医院学会胸外科学专业委员会常委，中国抗癌协会肺癌专业委员会委员，广东省医疗行业协会胸外科管理分会主任委员，广东省医学会微创外科分会副主任委员、胸外科学会常委兼肺癌学组副组长，*Journal of Thoracic Disease*《中国微创外科杂志》《国际肿瘤学杂志》编委。发表论文 60 余篇，被 SCI 收录 12 篇，主编专著 3 部，参编专著 5 部。获省级科技进步二等奖 1 项，军队科技进步三等奖 1 项，获发明专利 6 项，主持国家自然科学基金项目 2 项，广东省自然科学基金项目、广州市科技计划攻关项目十余项。

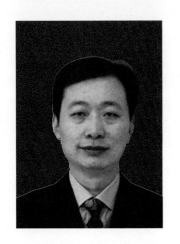

张　强 北京积水潭医院胸外科副主任，中国医疗保健国际交流促进会胸外科分会委员、胸壁与胸膜学组副组长，北京医学会胸外科分会委员，北京医师协会胸外科专科分会青年委员，北京大学医学部胸外科学系委员。1998 年北京医科大学外科学临床硕士研究生毕业，分配至北京积水潭医院普外科，2004 年转向胸外专业，有扎实的外科学基础，对严重胸部创伤，如多发肋骨骨折、血气胸、肺挫裂伤、创伤性膈疝及创伤所致的急性呼吸衰竭，具有深入的研究和丰富的临床经验。

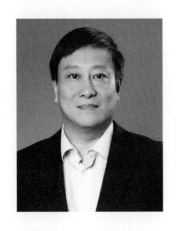

张　毅 首都医科大学肺癌诊疗中心副主任，首都医科大学胸外科学系副主任，首都医科大学宣武医院胸外科副主任，医学博士，主任医师，教授，博士生导师。从事肺癌外科治疗和多学科综合治疗 25 年，曾在美国马萨诸塞大学医学院附属医院胸外科做高级访问学者，在美国 MD Anderson 癌症中心做客座教授。擅长电视胸腔镜、纵隔镜、达芬奇机器人等微创手术及肺癌的扩大切除，肺癌的化疗、靶向治疗等综合治疗。目前承担国家科技部、北京市和科委科研项目及临床研究项目多项，发表学术论文 40 余篇。现任中国医师协会内镜医师分会胸外科内镜与微创专业委员会理事，中国医疗保健国际交流促进会胸外科分会常委、肺癌预防与控制分会秘书长，中国老年学学会老年肿瘤专业委员会肺癌分委会常务委员，中华冷冻治疗学会理事，北京医学会胸外科学分会常委、第一届青委会主任委员，北京医师协会胸外科专科医师分会常务理事，《中国肺癌杂志》编委。

序

首先热烈祝贺《胸部创伤治疗学》的出版！在主编苏志勇教授的主持下，国内众多的著名胸部创伤专家参与了该书的编写。该书全面展示了近年来我国胸部创伤领域的成就和最新进展，并收录了大量严重胸部创伤患者被成功救治的病例，其中有许多是笔者的原创治疗技术，为我国胸部创伤的临床治疗提供了许多宝贵的经验。此书的出版发行一定会对我国的胸部创伤治疗起到积极的促进作用，进一步提高我国胸部创伤治疗水平，使更多的胸部创伤患者受益！

由于胸部创伤患者大多会就近及时治疗，因此胸部创伤的治疗大多数是在省级、市级、县级医院，客观上造成了胸部创伤病例较分散，临床资料不完整，统计分析比较困难，加之近年来国内胸外科的热点集中在肺癌、食管癌和微创手术的技巧上，进一步淡化了胸部创伤的临床研究，实际上，我国每年有大量的胸部创伤患者需要外科医生进行救治。因此开展大样本前瞻性对照研究是目前我国胸外科医生需要给予高度重视的一项工作。本书主编苏志勇、吴骏、乔贵宾、张强、张毅主任等在这方面进行了大量的临床病例收集和研究，最终促成了《胸部创伤治疗学》的出版。在此向所有为该书的出版付出辛勤劳动的专家、学者表示由衷的敬意！

目前我国胸部创伤治疗现状，一方面成功救治了大量濒临死亡的患者，另一方面又在手术时机、手术入路、手术方法、手术适应证、呼吸机治疗、疗效评估、创伤机制等很多方面缺乏业内权威的指南和规范，希望借助此书的出版发行，将我国胸部创伤治疗提高到一个新的水平！

中国医师协会胸外科分会会长
天津市胸科医院胸外科主任、博士生导师　　张　逊
2018 年 3 月

前　言

2014 年我们组织国内在胸部创伤方面颇有建树的专家撰写出版了《危重胸部创伤处理技术》,该书受到了读者的热烈欢迎和一致好评,短时间内销售一空,出版社要求组织再版,考虑到进一步提升新书的品质,全面反映我国在胸部创伤领域所取得的成绩,我们在全国范围内重新组织编写团队,并征集大量精彩的胸部创伤救治个案病例,编写了《胸部创伤治疗学》,交由科学出版社出版,这将是国内首部系统全面论述胸部创伤的专著。

本书特邀了国内近二十所医科大学、医院的著名胸外科、放射科、超声科、麻醉科、ICU 专家,组成了五十余人的强大编写团队。在保留原书精华部分的基础上又新增了胸部创伤的影像学诊断、胸部创伤的麻醉、创伤性凝血病、严重创伤性出血控制技术、呼吸机治疗、各类骨折的最新治疗方法、多发性创伤、颈胸结合区胸部创伤、颈胸部气管食管创伤、延迟胸部创伤处理技术等。首次系统地介绍了系列原创胸部创伤微创治疗技术,并收录了大量的临床、影像和手术实景图片,全面展示了我国近年来胸部创伤领域的最新进展,同时增加了胸部创伤典型救治病例荟萃的章节,专家们把多年积累的宝贵资料、精妙操作手法和技巧付诸文字,也是本书的精髓所在! 在此对编写本书的各位编者及出版社的编辑老师表示诚挚的感谢!

目前世界范围内对胸部创伤的治疗处在探索阶段,缺乏高级别的共识和规范指南,我们借此抛砖引玉,为大家提供一种新的思路。希望本书的出版,能够为我国的胸部创伤事业发展起到积极有益的推动作用,使更多的医师及工程材科学者共同参与完善创伤治疗的各种技术。由于水平有限,在本书的编写过程中难免有所纰漏,望读者斧正!

苏志勇　吴　骏　乔贵宾　张　强　张　毅

2018 年 3 月

目　录

第 1 章

胸部创伤的概述

临床上"创伤"和"损伤"经常相互混淆。实际上两者是有本质区别的,创伤(trauma)是指外力作用于机体而造成部分组织及器官的破坏,而损伤(injury)是指各种致病因素的作用如果超过了组织细胞的承受能力而引起的改变,包括代谢、功能和形态三个方面的变化。创伤多与外科有关,致伤因素包括物理性因素、机械性因素和人为性因素;而损伤在临床各科均可见到,致伤因素包括缺氧性因素、物理性因素、化学性因素、生物性因素、免疫性因素、先天缺陷与遗传性因素、营养不良或营养不平衡因素等。

根据古埃及的医学文献记载,早在公元前 3000 年,Imhotep 医师就使用鲜肉、油脂、蜂蜜和麻布覆盖伤口处理胸部创伤。之后,随着历史车轮的不断前进及科学技术的迅猛发展,胸部创伤作为胸心外科的一类常见病,呈现出增多和加重的趋势。胸部创伤在平时或战时都较常见。平时的胸部创伤约占全身创伤的 1/4,多见于工矿、交通、建筑等事故或自然灾害。在交通伤,特别是多发伤中其发生率可高达 44.5%。在所有创伤所致的死亡病例中,胸部创伤是仅次于头部创伤的致死原因,约占 20%。但胸部创伤在医院内死亡的百分比并不高,为 1.3%~8.5%,平均为 4.2%。其主要原因是严重的胸部创伤患者多数于现场或运送途中死亡,仅约 2% 的患者送至医院时仍存活,故及时、正确的现场急救处理及完善而有效的转送系统是非常重要的。战时胸部创伤的发生率也较高,据统计在第二次世界大战中其发生率占总伤员的 80%,也是战伤死亡的主要原因,战时因胸部创伤死亡者可高达 25%。

第一节　胸部创伤的分类

根据创伤的暴力性质不同,胸部创伤可分为钝性胸部创伤(blunt thoracic trauma)和穿透性胸部创伤(penetrating thoracic trauma)。根据胸膜腔是否与外界相通,胸部创伤可分为开放性胸部创伤(open thoracic trauma)和闭合性胸部创伤(closed thoracic trauma)。胸部创伤中 90% 以上为闭合性胸部创伤,开放性胸部创伤仅占 8%~10%。

钝性胸部创伤多由减速性、挤压性、撞击性或冲击性暴力所致,致伤机制复杂。其多发生肋骨骨折和胸骨骨折,常合并其他部位创伤,伤后早期容易误诊或漏诊。器官组织以钝挫伤与挫裂伤多见,可出现气胸,血胸,气管、支气管创伤。心、肺组织广泛钝挫伤后继发的组织水肿常导致急性呼吸窘迫综合征、心力衰竭和心律失常。钝性胸部创伤的患者多数不需要剖胸手术治疗。

穿透性胸部创伤多由火器、刃器或锐器所致,致伤机制较清楚。其致伤范围直接与伤道有关,早期诊断较容易。一般可出现气胸,血胸,血气胸,肺、气管、支气管创伤,心脏、大血管创伤,膈肌创伤等。器官组织裂伤所致的进行性出血、病情进展快是患者死亡的主要原因。相当一部分穿透性胸部创伤的患者需要剖胸手术治疗。

危重胸部创伤是指胸部创伤后导致呼吸、循环功能障碍,或因合并胸部以外的脏器创伤而严重威胁患者生命的情况。危重胸部创伤的患者大多病情紧急、复杂、危重。危重胸部创伤包括开放性气胸,张力性气胸,气管、主支气管创伤,连枷胸,心脏、大血管创伤等。

第二节　胸部创伤的诊断

胸部创伤的诊断主要依靠细致的病史询问、患者的临床症状和体征及适当的辅助检查。

一、病史

在诊断过程中,最为简单、直接的证据就是病史采集,包括受伤的时间、地点,受伤的原因、方式,伤后的表现及如何转运至医院等。对于生命体征平稳的患者,在不影响其他诊断手段的前提下,病史采集应尽可能的详细;危重胸部创伤的患者则应优先采集重点内容,将更多的时间和精力放在抢救上。对于神志不清的患者,可向其亲属、朋友或目击者采集信息。

二、症状

胸部创伤可表现为胸痛、胸壁淤血肿胀、胸部有开放性伤口、呼吸困难、咯血、休克等。胸痛常位于受伤处,并有压痛,呼吸时加剧,尤以肋骨骨折者为甚。

1. 呼吸困难的主要原因:①严重的胸痛可抑制呼吸,使潮气量减少;②血液、分泌物潴留或误吸引起的呼吸道阻塞及损伤;③气胸及大量出血导致肺萎陷;④肺实质损伤所致的出血、间质水肿;⑤连枷胸时出现反常呼吸运动、纵隔摆动;⑥创伤后急性呼吸窘迫综合征(ARDS);⑦急性大量失血。

2. 休克的原因:①心脏及大血管损伤所致的失血性休克;②严重心脏挫伤所致的心排血量减少;③急性心包填塞;④开放性气胸或张力性气胸引起纵隔移位,静脉回流受阻;⑤心脏瓣膜或室间隔穿孔引起的心力衰竭;⑥胸部创伤常合并其他部位的损伤。

3. 危重胸部创伤合并休克时易并发急性呼吸窘迫综合征,其病理改变为弥漫性肺损伤,肺微血管通透性增加和肺泡群萎陷,导致肺内分流增加和通气与血流比例失调,临床表现为低氧血症和呼吸窘迫。

三、体征

首先要注意生命体征的变化:有无呼吸困难、休克及心包填塞等表现。局部检查应注意:视诊有无胸壁伤口、胸廓畸形、反常呼吸运动,肋间隙是否增宽或变窄,呼吸动度是否对称等;触诊有无气管移位、皮下气肿、局部压痛、骨擦感等;叩诊有无浊音或鼓音等;听诊有无呼吸音减低、消失或心音改变等。

四、辅助检查

辅助检查的方法有 X 线、CT、超声、诊断性穿刺、内镜、实验室检查等。这些方法通常可以使胸部创伤得到更准确的诊断,但是危重胸部创伤患者往往不允许做过多的辅助检查,及早确定诊断和及时有效的治疗是救治成功的关键。

1. X 线胸片检查　X 线胸片检查是目前胸部创伤最常见的检查项目。通过 X 线胸片,可以观察有无肋骨骨折、骨折的数量及移位情况;可以反映有无血胸、气胸;可以判断膈疝、纵隔血肿或气肿及肺损伤等。

2. CT　CT 比 X 线胸片检查技术的敏感性高 100 倍,可以显著地提高血胸、气胸、肺实质损伤、心脏损伤、创伤性膈疝、大血管损伤等的检出率。胸部 CT 对肺挫伤的诊断明显优于常规胸部 X 线片。

3. 超声技术　超声技术除对胸骨骨折、肋骨骨折、心包积液、胸腔积液的诊断及指示穿刺部位有帮助外,更重要的是用于心脏创伤所致的瓣膜脱垂及腱索断裂、膈肌破裂、胸主动脉及其分支破裂、主动脉假性动脉瘤的诊断。胸部超声检查较胸部 X 线检查能更快而准确地发现胸部闭合伤或开放伤的胸腔积液。

4. 诊断性胸腔穿刺术及心包穿刺术　胸腔穿刺术为简单易行的诊断手段,诊断气胸、血胸的穿刺点分别为第 2 肋间锁骨中线外侧和第 6 肋间腋后线前方。需要注意的是:如果穿刺抽得血性泡沫液体,说明刺入肺内,应稍退针后再行穿刺。心包穿刺术可了解有无心包积血,但假阴性率较高,并且需要在心电监护下进行。

5. 食管镜和纤维支气管镜　食管镜不仅可明确诊断食管穿孔,而且还能确定破裂部位、范围及穿孔方向。对怀疑有气管、支气管破裂而患者情况允许时可施行急诊纤维支气管镜检查,这对早期诊断和救治具有重要的临床意义。急诊纤维支气管镜检查多在床旁施行,操作前应充分吸氧,做好抢救准备,操作过程中应加强监护。

6. 心肌酶谱及心脏肌钙蛋白 传统的检测为磷酸肌酸激酶(CK)及其同工酶(CK-MB)和乳酸脱氢酶(LDH)及其同工酶(LDH1,LDH2)的活性测定。近年来已采用单克隆抗体微粒子化学发光或电化学法检查磷酸肌酸激酶同工酶(CK-MB-mass)的质量测定和心肌肌钙蛋白(cardiac troponin,cTn)I 或 T(cTnI 或 cTnT)的测定。前者的准确性优于同工酶活性测定,后者仅存在于心房和心室肌内,不会因骨骼肌的损伤而影响检测值,特异性更高。

五、关于诊断的几点建议

1. 询问病史、体格检查与物理检查同时进行,检查和抢救同时进行。

2. 对患者呼吸、循环和意识状态作出迅速准确的判断,切勿遗漏全身其他部位的危重创伤,分清损伤脏器的轻重缓急,迅速抢救对生命威胁最大的创伤。

3. 对血流动力学稳定的多发伤患者均采用头部、胸部、腹部 CT 检查,以免漏诊危险的隐匿性损伤。

4. 对不宜行物理检查的危重胸部创伤患者进行诊断性穿刺的方法是简单、快捷、有效的诊断手段。

5. 对危重胸部创伤且存在失血性休克的患者,诊断不能过多地依赖物理检查,根据简要的体检尽早剖胸手术是抢救成功的关键。

第三节 胸部创伤的量化评分

胸部创伤由于致伤原因不同、受损脏器不同,因而损伤严重程度也不同。因此,创伤评分与量化对胸部创伤的治疗决策、科研对照、学术交流及医疗质量评价等方面都具有重要的应用价值。

一、生理评分

以伤后各种重要生理参数的紊乱作为评分依据而评价伤势,伤势越重分值越低,主要用于现场评估与分类拣送。

1. CRAMS 评分法(circulation,respiration,abdomen,motor and speech scale,CRAMS Scale)将循环、呼吸、腹部、活动、言语这五个参数按正常、轻度异常、严重异常分别量化为 2 分、1 分、0 分。将此五项分值相加,总分 9～10 分为轻伤;7～8 分为重伤;≤6 分为极重伤。

2. 改良创伤评分法(revised trauma score,RTS)将意识(格拉斯哥昏迷评分,GCS)、收缩压、呼吸频率这三个参数按程度分别编码为 0～4 分。计算公式:RTS＝0.9368×GCS＋0.7326×SBP ＋0.2908×RR,GCS、SBP、RR 分别为格拉斯哥昏迷评分、动脉收缩压、呼吸频率的编码值。其分值越高,伤势越轻。

二、解剖评分

对各组织器官解剖结构的损伤进行评定,损伤越重评分越高。解剖评分只考虑器官组织的伤情而忽视伤后生理紊乱,分值与患者的存活率有一定关系。

1. 简明损伤定级(abbreviated injury sale,AIS)将人体分为头颈部、胸部、面部、腹部及盆腔、四肢及骨盆、体表六大部分,用"伤情编码与伤势评分"的格式定位和定量每一处损伤。以手术记录、最后诊断作为 AIS 评分的依据。

2. 损伤严重度评分(injury severity score,ISS)归纳了解剖伤势,并与患者病死率线性相关。ISS＝最大 AIS^2＋次大 AIS^2＋第三大 AIS^2。ISS≤16 分为轻伤;ISS>16 分为重伤;ISS>25 分为严重伤。

三、综合评分

综合评分是结合生理、解剖和年龄因素评估创伤程度。其主要有创伤及损伤严重程度评分法(trauma and injury severity score,TRISS)和创伤严重特征评分法(a severity characterization of trauma,ASCOT)等。

第四节　胸部创伤的紧急处理

胸部创伤的紧急处理包括院前急救处理和院内急诊处理两部分。

一、院前急救处理

院前急救处理包括基本生命支持和危重胸部创伤的紧急处理。

1. **基本生命支持的原则**　维持呼吸道通畅,给氧,控制外出血,补充血容量,镇痛,固定长骨骨折,保护脊柱(尤其是颈椎),并迅速转运。

2. **危重胸部创伤的紧急处理**　开放性气胸需迅速包扎和封闭胸部吸吮伤口,安置穿刺针或引流管。张力性气胸需放置具有单向活瓣作用的胸腔穿刺针或进行闭式胸腔引流。多根多处肋骨骨折所致大面积胸壁软化,有明显的胸壁反常呼吸运动时,用厚敷料或急救包压在伤处,外加胶布、绷带固定,有呼吸困难时予以人工辅助呼吸。有休克者应取 30°半坐体位,可同时将下肢抬高,切不可头低足高位。

二、院内急诊处理

院内急诊处理的原则:及时准确地判断生命体征,尽快采取有效急救措施维持呼吸、循环功能。遵循高级创伤生命支持原则(ABC 法则):保持气道通畅(airway)、维持呼吸(breathing)和循环(circulation)功能。其中生命体征平稳者,占所有胸部创伤总数的 80%～90%,可以通过非手术治疗或胸腔闭式引流术治愈,需要剖胸探查者仅 10%～20%。

1. **呼吸功能的维持**　危重胸部创伤的患者常因剧烈疼痛而呼吸表浅,加之剧烈的疼痛导致患者惧怕咳嗽,此时需要及时为患者清理呼吸道内的分泌物,以保证呼吸道通畅。当患者有大量分泌物不易咳出时,可采用吸痰管吸引,必要时用纤维支气管镜吸引。如发现呼吸道阻塞则立即行气管插管或气管切开。如患者有严重胸壁软化则需加以妥善固定以抑制反常呼吸运动。外伤性血气胸一旦诊断明确,立即行胸腔闭式引流术,既有利于肺的早期复张,改善呼吸功能,又可动态观察胸腔内出血及漏气的情况,为是否需要进一步手术治疗提供依据。

2. **循环功能的维持**　传统观点认为,失血性休克应立即进行液体复苏,使用血管活性药物,尽快提升血压。但近年来有临床观察表明,失血性休克在出血尚未有效控制前,早期进行大量快速的液体复苏,反而会加重患者的休克并增加死亡率。有学者提出了延迟复苏的概念,即对创伤性休克的患者,特别是有活动性出血的休克患者,主张在手术止血前给予少量的平衡盐溶液维持机体的基本需要,在手术彻底止血后再进行大量液体复苏。这种理念将严重创伤性休克分为三个阶段,根据各阶段的病理生理特点采取不同的复苏原则与方案。第一阶段为活动性出血期,从受伤到手术止血约 8h,主张用平衡盐溶液和浓缩红细胞复苏,比例为 2.5:1。第二阶段为强制性血管外液体扣押期,历时 1～3d,此期的治疗原则是在心肺功能可耐受的情况下补充有效循环血量。第三阶段为血管再充盈期,此期的治疗原则是减慢输液速度,减少输液量。

3. **胸膜腔负压的维持**　闭合性气胸的患者胸膜腔内仍为负压,需根据情况行胸腔闭式引流术、胸腔穿刺术或观察。开放性气胸的患者胸膜腔与外界相通,对呼吸及循环功能的影响较大,需迅速封闭伤口,将其变为闭合性气胸,再按闭合性气胸的处理原则进行治疗。张力性气胸是可迅速致死的危急重症,应立即行胸腔穿刺术或直接行胸腔闭式引流术,以迅速降低胸膜腔内压力。对血胸或血气胸的患者也应采取胸腔闭式引流术进行减压。

4. **多发伤的处理**　多发伤的死亡原因早期为心脏大血管和颅脑伤,中晚期多为继发性损伤和感染导致脏器功能不全或多器官功能衰竭(MODS)。对这类多发伤的治疗原则是尽快对潜在致命部位伤作出早期诊断和处理决策。多发伤的诊断和治疗应贯穿于急诊室和整个治疗过程中。胸部创伤一般容易察觉,有意识障碍时要警惕是否存在颅脑损伤。出现休克时不应仅用血胸解释,要追查有无腹腔出血和腹膜后血肿等。血尿是合并泌尿系统损伤的证据。超声和彩色多普勒超声对内脏损伤的诊断有定性和定位的价值,重伤患者可在床旁检查。生命体征平稳的患者,CT 和增强 CT 检查能清晰地显示颅脑、胸腹腔及盆腔脏器的损伤。

在急救和治疗过程中应注意以下情况。

(1)对颅内血肿、胸腔大出血、腹腔大出血、心包填塞、心搏骤停等危及生命者应立即手术救治。两处以上危及生命的创伤可分组同时手术,手术以救命为主。

(2)对于糖皮质激素的使用有两点共识:①伴重症休克、ARDS、脂肪栓塞、脊髓损伤时以早期、短程、足量应用为原则;②伴脓毒症、空腔脏器伤、应激性溃疡时应视为禁忌。

(3)危重胸部创伤合并四肢长骨骨折的患者需早期实施骨折复位固定术。这样可减少失血,预防脂肪栓塞,防止血栓、压疮的形成,避免发生 ARDS,减少疼痛、肌萎缩及关节僵硬,有利于关节功能的恢复。

5. **外露伤器的拔出**　绝大多数胸部创伤的伤器刺入胸部后被立即拔出,仅少数患者被送达医院时还携带着伤器的外露部分(刀柄、钢筋、竹签等)。对非心脏和大血管伤的外露伤器,即使插入肺实质及食管等脏器,拔出后一般情况下也不致立即致命,相反有利于防止继发性损伤。对插入心脏和大血管内的伤器,既有造成继发性损伤的可能,又有堵塞创口防止大出血的作用。这类伤器都比较大,若轻易拔出必然会立即导致致命性大出血和(或)心包填塞,应慎重对待。心脏和大血管损伤的患者需安静平卧,控制外露伤器的活动范围,争取紧急剖胸探查,在术中做好控制出血的准备后再拔出外露伤器。极少数伤器两端均露于体外的患者,应立即送入手术室,做好充分的准备后截去背侧外露伤器的头端,再按上述程序处理。

6. **胸内异物的处理**　并不是所有胸部创伤所致的胸内异物均需要急诊手术取出,关于胸内异物的处理原则如下:①导致患者临床症状的异物均应立即取出;②无症状的异物如存在游走和再损伤的潜在危险性,也应立即取出;③无症状、无潜在危险性的小异物可择期取出或随访观察。

7. **胸腔闭式引流术**　胸腔闭式引流术是急诊处理胸部创伤最为简单、快捷和有效的治疗手段,是治疗各种胸部创伤所致血气胸的最主要方法。

(1)胸腔闭式引流术的适应证:①中量、大量气胸,开放性气胸,张力性气胸;②胸腔穿刺术治疗后肺无法复张者;③需使用机械通气或人工通气的气胸或血气胸者;④拔除胸腔引流管后气胸或血胸复发者;⑤剖胸手术者。

(2)胸腔闭式引流术的操作方法:根据临床诊断确定插管的部位,气胸引流一般在前胸壁锁骨中线第2肋间隙,血胸则在腋中线与腋后线间第6肋间隙或第7肋间隙。患者取半卧位,消毒后在胸壁全层做局部浸润麻醉,切开皮肤,钝性分离肌层,经肋骨上缘置入带侧孔的胸腔引流管。引流管的侧孔应深入胸腔内2～3cm。引流管外接闭式引流装置,保证胸腔内气体、液体克服 3～4cmH_2O(1cmH_2O=0.098kPa)的压力能通畅地引流出胸腔,而外界的空气、液体不会吸入胸腔。有气体或血液引出后,将引流管缝合固定于胸壁表面。

(3)胸腔闭式引流的管理:胸腔闭式引流术成功后,引流装置内的水柱会随患者的呼吸上下波动。如果水柱波动不明显,则提示引流管可能不通畅。为保持管腔通畅,需要经常挤压引流管。记录每小时或每日的引流量及引流液的颜色、性状,有助于判断患者的病情变化。有时为了促进肺复张,可适当加用负压吸引装置。引流管与胸壁固定处需定期换药,并观察引流管是否脱出、漏气。有时需要根据患者的病情适当调整引流管的深度及方向。

(4)胸腔闭式引流管的拔除:如果胸腔闭式引流装置内不再有气体排出,排出的液体也为少量淡黄色透明澄清状,可给予患者胸部 X 线检查。如检查提示患者肺复张良好,且无明显液气胸,可钳闭引流管24h。如仍无异常情况发生,即可拔除胸腔闭式引流管。拔管时,嘱患者深吸气后屏气,迅速拔除引流管,立即用凡士林纱布盖紧引流切口,或收紧并结扎预留在引流管口的缝线,再加以敷料固定。

8. **急诊室剖胸手术**　急诊室剖胸手术(emergency room thoracotomy,ERT)是指在急诊室对处于极度危险状态的患者进行确定性的剖胸手术。其根本目的是使受到致死性创伤,且血流动力学急剧恶化的患者在最开始就得到根本的复苏。ERT 主要是为了解除心包填塞,控制胸腔内出血,控制巨大空气栓塞或支气管胸膜瘘,进行胸内心脏按压,钳闭降主动脉等。其中,进行心包切开以解除心包填塞是最重要、最常见的目的。近年来已经很少采用钳闭降主动脉,更多采用手工压迫降主动脉的方法。一般情况下,如患者为穿透性胸部创伤伴重度休克,动脉收缩压<80mmHg,或呈濒死状态且高度怀疑心包填塞,应实施 ERT。为了更好地把握 ERT 的适应证,Lorenz 等将穿透性胸部创伤患者的生理状态划分为Ⅰ～Ⅳ级:Ⅰ级为无生命体征,心搏、呼吸停止,没有心电活动,无脉搏,角膜反射和呕吐反射消失;Ⅱ级为濒死型,心电活动和机械活动分离,心电图上有电活动但无脉搏,血压测不出;Ⅲ级为深度休克,血压<60mmHg;Ⅳ级为轻度休克,血压在

60～90mmHg。现场为Ⅰ级、Ⅱ级的患者应放弃 ERT，ERT 的适应证应控制在Ⅲ级、Ⅳ级患者。Ladd 等也指出：现场及转运途中没有生命体征和即使转运途中有心电活动或现场有生命体征但到达急诊室时无生命体征的患者应果断放弃 ERT。目前已达成共识，ERT 不应广泛使用，宜限制在预计效果较好的病例，否则会导致大量人力、物力和医疗费用的浪费。如把握好适应证，ERT 并不是徒劳之举。

9. 急症剖胸探查手术　相对急诊室剖胸手术而言，这类处理方法可稍作延缓。但其也需要医师根据患者的病史、临床表现及辅助检查快速准确地作出判断。一般认为，下列情况需要进行急症剖胸探查手术：①胸膜腔内进行性出血；②心脏大血管损伤；③严重肺裂伤或气管、支气管损伤；④食管破裂；⑤胸腹联合伤；⑥胸壁大块缺损；⑦胸内存留较大的异物。手术应遵循"先控制，后修复"的原则。例如，胸腔内脏器破裂所致的进行性出血，可先阻断肺门血管，或指压、钳闭心脏大血管破口，以控制致命性大出血，再进行血管缝合修补或切除。又如，将伤侧主支气管近端钳闭，可及时有效地改善健侧肺通气，之后再做相应的修补或切除手术。

10. 电视胸腔镜手术（videoassisted thoracic surgery，VATS）　Smith 等于 1993 年第一次报道了 VATS 在胸部创伤中的应用，之后国内外多家医疗机构先后报道了 VATS 成功治疗胸部创伤患者的病例。VATS 在胸部创伤中的应用改变了传统的先观察再剖胸的模式，使诊断与治疗有机地结合在一起，为部分患者赢得了宝贵的治疗时间。同时也改变了传统剖胸手术创伤大而探查结果为阴性的情况，具有微创手术的绝大多数优势。

（1）VATS 在胸部创伤中的适应证：①诊断和处理膈肌损伤；②控制胸壁血管出血；③清除凝固性血胸；④取出胸内异物；⑤治疗创伤性乳糜胸；⑥治疗张力性气胸；⑦诊断胸腹联合伤；⑧处理创伤后脓胸；⑨诊治部分心脏投影区的穿透性胸部创伤。血流动力学稳定而又怀疑心脏创伤的患者，VATS 不仅可以明确是否存在心脏创伤，同时也能处理胸壁血管损伤、肺裂伤、膈肌损伤及凝固性血胸等。

（2）VATS 在胸部创伤中的禁忌证：①大量血胸伴休克，经快速输血、补液等处理仍无好转，怀疑心脏大血管损伤者；②血胸伴心包填塞，疑为心脏贯通性损伤者；③胸廓入口附近血管破裂所致血胸；④怀疑合并气管、支气管及食管损伤的血胸。

（3）VATS 术中操作要点：①清除胸内积血及血凝块；②仔细寻找及辨认出血部位；③使用血管夹、超声刀、电凝或缝合等手段确切止血；④严重的肺挫裂伤，可切除部分肺组织甚至肺叶；⑤同时探查食管、气管、心包及膈肌的完整性。

第五节　危重胸部创伤的处理

一、开放性气胸

开放性气胸（open pneumothorax）时外界空气随呼吸经胸壁缺损处自由进出胸膜腔。呼吸困难的严重程度与胸壁缺损的大小密切相关。由于伤侧胸膜腔内压显著高于健侧，纵隔向健侧移位，使健侧肺扩张也明显受限。呼气、吸气时，两侧胸膜腔压力出现周期性不均等变化，吸气时纵隔移向健侧，呼气时又回移向伤侧。这种纵隔扑动和移位会影响腔静脉回心血流，引起循环障碍。

1. 临床表现　主要为明显呼吸困难、鼻翼扇动、口唇发绀、颈静脉怒张。伤侧胸壁有随气体进出胸腔发出吸吮样声音的伤口，称为吸吮伤口（sucking wound）。气管向健侧移位，伤侧胸部叩诊鼓音，呼吸音消失，严重者伴有休克。胸部 X 线片显示伤侧胸腔大量积气、肺萎陷、纵隔移向健侧。

2. 院前急救处理　将开放性气胸立即变为闭合性气胸，赢得时间，并迅速转运。使用无菌敷料或清洁器材制作不透气敷料和压迫物，在患者用力呼气末封盖吸吮伤口，并加压包扎。转运途中如患者呼吸困难加重，应在呼气时开放密闭敷料，排出高压气体后再封闭伤口。

3. 院内急诊处理　给氧、补充血容量、纠正休克。清创、缝合胸壁伤口，并做闭式胸腔引流。给予抗生素，鼓励患者咳嗽排痰，预防感染。如疑有胸腔内脏器严重损伤或进行性出血，应剖胸探查。

二、张力性气胸

张力性气胸（tension pneumothorax）是指在气管、支气管或肺损伤处形成活瓣，气体随每次吸气进入胸膜腔并积累增多,导致胸膜腔压力高于大气压,又称高压性气胸。伤侧肺严重萎陷,纵隔显著向健侧移位,健侧肺受压,导致腔静脉回流障碍。由于胸膜内压高于大气压,使气体经支气管、气管周围疏松结缔组织或壁层胸膜裂伤处进入纵隔或胸壁软组织,形成纵隔气肿(mediastinal emphysema)或面部、颈部、胸部的皮下气肿(subcutaneous emphysema)。

1. 临床表现　患者表现为严重或极度呼吸困难、烦躁、意识障碍、大汗淋漓、发绀。气管明显移向健侧,颈静脉怒张,多有皮下气肿。伤侧胸部饱满,叩诊呈鼓音,听诊呼吸音消失。胸部 X 线检查显示胸腔严重积气,肺完全萎陷,纵隔移位,并有纵隔气肿和皮下气肿征象。胸腔穿刺时高压气体可将针芯向外推移。不少患者有脉搏细快、血压降低等循环障碍表现。

2. 院前急救处理　迅速使用粗针头穿刺胸膜腔减压。在紧急时可在针柄部外接剪有小口的柔软塑料袋、气球或避孕套等,使胸腔内高压气体易于排出,而外界空气不能进入胸腔。

3. 院内急诊处理　留置胸腔闭式引流管,使用抗生素预防感染。闭式引流装置的排气孔外接可调节恒定负压的吸引装置,可加快气体排出,促使肺复张。持续漏气而肺难以复张时,应考虑剖胸手术探查或电视胸腔镜手术探查。

三、气管、主支气管创伤

钝性气管、主支气管创伤的可能机制:①胸部受压时骤然用力屏气,气管和主支气管内压力骤增引发破裂;②胸部前后方向挤压使两肺移向侧方,气管分叉处强力牵拉导致主支气管起始部破裂;③减速和旋转产生的剪切力作用于肺门附近主支气管,产生破裂;④头颈部猛力后仰,气管过伸使胸廓入口处气管断裂。穿透性气管、主支气管创伤直接与伤道或弹道路径有关,穿透性颈部气管创伤常伴有甲状腺、大血管与食管创伤,胸内气管、主支气管创伤常伴有食管和血管创伤。气管插管、气管切开、内镜检查和异物摘取都可能引起气管或主支气管创伤。

1. 气管创伤　颈前部钝性暴力可导致喉气管分离、气管破裂或断裂,也可引起多个气管软骨环破坏,致气管软化而发生窒息。胸骨骨折断端向后移位可刺伤胸内气管段。最常见的穿透性创伤是刎颈引起气管部分断裂或完全断裂。气管创伤常合并颈椎、甲状腺、食管和颈部大血管创伤。

钝性气管创伤的临床表现为咳嗽、喘鸣、呼吸困难、发音改变、咯血、颈部皮下气肿或纵隔气肿。有的患者伴有胸骨骨折。穿透性气管创伤可发现颈胸部的伤道和弹道,伤口处常可有气体随呼吸逸出。患者常有咯血、颈部皮下气肿和纵隔气肿。

治疗上应紧急行气管插管,阻止血液与分泌物流入远端气管,保持呼吸道通畅。气管横断或喉气管分离时远端气管可能回缩入胸腔,需紧急做颈部低位横切口,切开气管旁筋膜,手指探查后用组织钳夹住远侧断端,插入气管导管。气管插管困难时可插入纤维支气管镜,再引入气管插管。麻醉插管时及彻底清除呼吸道分泌物之前,忌用肌肉松弛药。修补吻合时如有气管壁严重挫伤,可切除 2~4 个气管环,再做吻合手术。

2. 主支气管创伤　多发生在距隆嵴 2~3cm 的主支气管。左主支气管较长,损伤概率较多。纵隔内主支气管断裂而纵隔胸膜完整时,表现为严重纵隔与皮下气肿;胸腔内主支气管断裂或纵隔胸膜破损时,则表现为张力性气胸。完全断裂的主支气管,可借助于黏膜回缩、血凝块和增生肉芽而封闭残端,导致远端肺完全不张,由于细菌不能经支气管进入远端肺,因而较少继发感染。部分断裂的残端可因纤维组织增生导致管腔瘢痕狭窄和肺膨胀不全,细菌进入引流不畅的支气管内,容易继发感染,甚至导致支气管扩张与肺纤维化。

临床表现为咳嗽、咯血、呼吸困难、纵隔气肿和皮下气肿、张力性气胸或张力性血气胸。具备以下情况之一者,应怀疑存在主支气管创伤:①胸部创伤存在严重纵隔气肿和皮下气肿;②张力性气胸;③安置胸腔闭式引流后持续漏气且肺不能复张;④胸部 X 线正位片显示肺不张,肺尖降至主支气管平面以下,侧位片发现气体聚积在颈深筋膜下方。纤维支气管镜检查有助于确定诊断和判断创伤部位。

治疗上首先应保持呼吸道通畅、纠正休克和缓解张力性气胸。应尽早剖胸探查,行支气管修补成形手术。早期手术有助于肺复张、防止支气管狭窄,而且手术操作较容易。晚期手术患者都存在肺不张,能否保留肺的关键在于远端肺能否复张,对于不能复张的肺应做肺叶切除或全肺切除。手术并发症为主支气管再狭窄、支气管胸膜瘘和脓胸。

四、连枷胸

多根、多处肋骨骨折将使局部胸壁失去完整肋骨支撑而软化,出现反常呼吸运动,即吸气时软化区胸壁内陷,呼气时外突,称为连枷胸(flail chest)。连枷胸多由严重车祸、坠落伤、挤压伤所致,多数合并肺挫裂伤。连枷胸的患者呼吸时两侧胸腔的压力不均衡而造成纵隔扑动,将会对患者的呼吸及循环功能造成极大的影响,常导致急性呼吸窘迫综合征(ARDS),ARDS是钝性胸部创伤造成死亡的一个重要原因。

连枷胸的治疗原则:①有效镇痛,保障排痰,必要时使用纤维支气管镜吸痰;②利尿和限制生理盐水摄入;③早期、短程、大剂量应用激素和预防感染;④多头布胸带有效控制反常呼吸运动。

控制反常呼吸运动的各种机械性方法有弹性胸带等,胸壁外牵引固定术因效果有限在临床上应用不多。如连枷胸患者出现明显呼吸困难,呼吸频率>35次/分或<8次/分,动脉血氧饱和度<90%或动脉血氧分压<60mmHg,动脉二氧化碳分压>55mmHg,则应行气管插管或气管切开,使用机械通气支持呼吸。其中正压机械通气不仅能纠正低氧血症,还能控制胸壁反常呼吸运动,临床上应用较多的为呼气末正压通气(PEEP)。但近年来也有学者提出了保护性通气的概念,即低潮气量、允许高碳酸血症和反比通气。这是基于高压、高潮气量通气时,正常肺组织过度充气膨胀和气道压升高,会导致正常肺泡气压伤。若因其他原因需要剖胸手术时,可以用可吸收性或不可吸收性内固定材料固定肋骨断端以控制胸壁软化。手术内固定对面积大的软化胸壁,可以迅速改善反常呼吸及低氧血症。当严重肺挫伤和ARDS得到控制而连枷胸仍存在时,可停止呼吸机通气,改用手术内固定术。

五、心脏创伤

心脏创伤可分为钝性心脏创伤和穿透性心脏创伤。

1. 钝性心脏创伤　多由胸前区撞击、减速、挤压、高处坠落、冲击等暴力所致,心脏在等容收缩期遭受钝性暴力打击最易致伤,其严重程度与钝性暴力的撞击速度、质量、作用时间、心脏舒缩时相和心脏受力面积有关。轻者多为无症状的心肌挫伤,重者甚至为心脏破裂。钝性心脏破裂的患者绝大多数死于事故现场,极少数可以通过有效的现场急救而成功地送达医院。临床上最常见的是心肌挫伤,轻者仅引起心外膜至心内膜下心肌出血、少量心肌纤维断裂;重者可发生心肌广泛挫伤、大面积心肌出血坏死,甚至心内结构如瓣膜、腱索和室间隔等损伤。心肌挫伤后修复可能遗留瘢痕甚至日后发生室壁瘤。严重心肌挫伤的致死原因多为严重心律失常或心力衰竭。

轻度心肌挫伤可能无明显症状,中度、重度挫伤可出现胸痛、心悸、气促甚至心绞痛等。患者可能存在胸前壁软组织损伤和胸骨骨折。心肌挫伤的诊断主要依赖临床医师的警惕性与辅助检查。常用的辅助检查:①心电图,可存在ST段抬高、T波低平或倒置,房性、室性期前收缩或心动过速等心律失常;②超声心动图,可显示心脏结构和功能改变,食管超声心动图可减少胸部创伤时经胸探头检查的痛苦,还能提高心肌挫伤的检出率;③心肌酶学检测,包括传统的CK、CK-MB、LDH及近年来的CK-MB-mass、cTnI、cTnT等。

治疗主要为休息、严密监护、吸氧、镇痛等。临床特殊治疗主要针对可能致死的并发症,如心律失常和心力衰竭。这些严重并发症一般在伤后早期出现,但也有迟发者。心肌挫伤后是否会发生严重并发症常难以预测,如果患者的血流动力学不稳定、心电图异常或心肌标志物异常,应转入ICU监护治疗。

2. 穿透性心脏创伤　多由火器、刃器或锐器致伤。火器导致心脏贯通伤时多数患者死于受伤现场,低射速火器伤常致非贯通伤,异物留存于心脏也较常见。窄而短刃的锐器致伤多为非贯通伤,常能送达医院救治。近年来心导管所致的医源性穿透性心脏创伤有所增多。穿透性心脏创伤好发的部位依次为右心室、左心室、右心房和左心房;此外,还可导致房间隔、室间隔和瓣膜装置损伤。

临床表现取决于心包、心脏创伤程度和心包引流情况。致伤物和致伤动能较小时,心包与心脏裂口较小,心包裂口易被血凝块阻塞而引流不畅,导致心包填塞。其表现为静脉压升高、颈静脉怒张;心音遥远、心搏微弱;脉压小、动脉压降低的贝克三联征(Beck triad)。致伤物和致伤动能较大时,心包和心脏裂口较大,心包裂口不易被血凝块阻塞,大部分出血流入胸腔,导致失血性休克。

穿透性心脏创伤的病情进展迅速,依赖胸部X线、心电图、超声、超声心动图甚至心包穿刺术明确诊断,其都是耗时、准确性不高的方法。对于伤后时间短、生命体征尚平稳、不能排除心脏创伤者,应在具备全身麻醉手术条件的手术室,在局部麻醉下扩探伤道以明确诊断,避免延误抢救的最佳时机。已有心包填塞或失血性休克者,应立即在急诊室施行剖胸手术。在气管插管及全身麻醉下,切开心包缓解心包填塞,控制出血,迅速补充血容量。大量失血者需回收胸腔内积血,经大口径输液通道回输。情况稳定后,采用无损伤带针缝线加垫修补心脏裂口。心脏介入诊治过程中发生的医源性心脏创伤,多为导管尖端戳伤。因其口径较小,发现后应立即终止操作、拔除心导管,给予鱼精蛋白中和肝素抗凝作用,进行心包穿刺抽吸积血,多能获得成功救治,避免剖胸手术。穿透性心脏创伤经抢救存活者,应注意心脏内有无残留的异物及其他病变,如创伤性室间隔缺损、瓣膜损伤、创伤性室壁瘤、心律失常、假性动脉瘤或反复发作的心包炎等。应重视对出院后的患者进行随访,及时发现心脏内的残余病变,做出相应的处理。

六、胸主动脉创伤

胸主动脉创伤是一种致命伤,约 98% 的患者因大出血死亡。这类创伤破口较小,可形成纵隔血肿或假性动脉瘤,随时有破裂的危险。近年来,主动脉腔内支架植入术作为一项新的介入手术技术,使一些危重的、难以承受全身麻醉和剖胸手术的患者获得了挽救生命的机会。该技术创伤小、并发症少、操作方便,但同时也存在血管内瘘、支架移位、主动脉壁损伤和神经并发症等风险。

（中国医科大学附属第一医院　许　顺）

第2章

胸部创伤的解剖学及病理生理学基础

第一节　胸部创伤的解剖学基础

一、胸部境界与分区

1. 境界

(1)上界:自颈静脉切迹、胸锁关节、锁骨上缘、肩峰至第7颈椎棘突的连线与颈部分界。

(2)下界:自剑突、肋弓、第11肋前端、第12肋下缘至第12胸椎棘突与腹部分界。

(3)两侧上部分界:以三角肌前、后缘与上肢分界。

2. 分区

(1)胸壁:①胸前区,前正中线和腋前线之间;②胸外侧区,介于腋前后线之间;③胸背区,腋后线和后正中线之间。

(2)胸腔:由胸壁和膈肌围成,分三部分,中部为纵隔,左、右部容纳肺及胸膜。

二、胸部表面解剖

1. 体表标志

(1)颈静脉切迹:胸骨柄上缘的切迹,平对第2及第3胸椎之间。

(2)胸骨角:胸骨柄与胸骨体连接处微向前突的角,平对第4胸椎下缘,两侧接第2肋软骨,体表易触及,是记数肋和肋间隙的标志。

(3)剑突:细长,上接胸骨体处称为剑胸结合,平第9胸椎,上端两侧与第7肋软骨相接,下端游离并伸至腹前壁上部。

(4)锁骨和锁骨下窝:锁骨位于颈静脉切迹两侧,全长均可触及,其中外1/3交界处下方有一凹陷为锁骨下窝,该窝深处有腋血管和臂丛通过,于该窝内锁骨下一横指处,可摸到肩胛骨喙突。

(5)肋和肋间隙:第1肋前方被锁骨遮盖,其余肋和肋间隙均可触及。两者可作为胸腔、腹腔上部器官的定位标志。

(6)肋弓和胸骨下角:自剑突两侧向外下可触及肋弓,是肝脾的触诊标志。两侧肋弓与剑胸结合处共同围成胸骨下角,内有剑突。剑突与肋弓的交角称为剑肋角,左侧是心包穿刺常用进针部位之一。

2. 标志线

(1)前正中线:经胸骨正中所作的垂直线。

(2)胸骨线:经胸骨最宽处外侧缘所作的垂直线。

(3)锁骨中线:经锁骨中点所作的垂直线。

(4)胸骨旁线:经胸骨线与锁骨中线之间的中点所作的垂直线。

(5)腋前线和腋后线:分别经腋前、后襞与胸壁交界处所作的垂直线。

(6)腋中线:经腋前线、腋后线之间的中点所作的垂直线。

(7)肩胛线:两臂下垂时经肩胛骨下角所作的垂直线。

(8)脊柱旁线:沿椎骨横突外侧端所作的连线,常为一稍凸向内侧的弧形线。

(9)后正中线:经身体后面正中所作的垂直线,相当于各棘突尖的连线。

三、胸部解剖概况

1. 位置　胸部位于颈部与腹部之间,其上部两侧借上肢带骨与上肢相连。

2. 胸壁　以胸廓为支架,表面覆以皮肤、筋膜和肌肉(胸大肌、胸小肌、前锯肌、肋间肌)等软组织,内面衬以胸内筋膜,共同构成胸壁。由 12 对肋骨、胸骨、胸椎等构成骨性胸廓。重要血管包括肋间血管和胸廓内血管。

3. 膈肌　膈肌位于胸腔、腹腔之间,封闭胸廓下口。其有主动脉裂孔、食管裂孔、腔静脉孔 3 个裂孔。

4. 胸膜腔　脏胸膜、壁胸膜在肺根处互相延续共同围成左、右各一的潜在腔隙。

5. 胸腔内容物　胸腔两侧容纳肺和胸膜腔,中为纵隔,有心脏、出入心脏的大血管、食管和气管等器官。

6. 肺　肺门为两肺纵隔面中部的凹陷,又称第一肺门,有主支气管、肺动静脉、支气管动静脉、淋巴管和肺丛等出入。肺根主要结构的位置关系有一定规律,由前向后为肺静脉、肺动脉、支气管;自上而下,左肺根依次为肺动脉、(主)支气管、上肺静脉和下肺静脉;右肺根为上叶支气管、肺动脉、中下叶支气管、上肺静脉和下肺静脉。

7. 纵隔

(1)境界与位置:纵隔是左右纵隔胸膜之间的器官、结构和结缔组织的总称(纵隔内含有胸腔内除肺以外的所有器官,包括心脏、心包、气管、支气管、食管、胸导管及出入心脏的大血管、迷走神经等)。纵隔位于胸腔正中偏左,呈矢状位,分隔左、右胸膜腔。其边界如下:前为胸骨和肋软骨内侧部,后为脊柱胸段,两侧为纵隔胸膜,上为胸廓上口,下为膈。纵隔上窄下宽,明显偏向左侧。在病理情况下,如两侧胸膜腔压力不等时,纵隔可以移位。由于胚胎发育的结果,使静脉偏右、动脉偏左。因此,右侧的大血管是以静脉为主,而左侧是以动脉为主。在右侧,可见奇静脉沿着椎体的右前方上升(经肺根后方),于第 3 胸椎、第 4 胸椎高度转向前,跨右肺根的上方,注入右肺根前上方的上腔静脉。在右肺根的前下方,可见一小段下腔静脉。肺根的后方、奇静脉的右前方,可见食管的右缘及迷走神经的食管丛。

(2)侧面观

①左侧面观:纵隔左侧面中部有左肺根,其前下方为心包,前方有左膈神经和心包膈血管下行;后方有胸主动脉、左迷走神经、左交感干及内脏大神经下行;上方为主动脉弓及其分支、左颈总动脉和左锁骨下动脉。左迷走神经在主动脉弓前方下行时发出左喉返神经,其绕主动脉弓左下方返向上行到主动脉弓右后方。在左锁骨下动脉、主动脉弓与脊柱围成的食管上三角内有胸导管和食管胸段的上份;在胸主动脉、心包和膈围成的食管下三角内可见食管胸段的下份。

②右侧面观:纵隔右侧面中部为右肺根,其前下方有心包;前方有右膈神经和心包膈血管;后方有奇静脉、食管、右迷走神经和右交感干及内脏大神经;上方有右头臂静脉、奇静脉弓、上腔静脉、气管和食管;下方有下腔静脉。在左侧,可见主动脉弓绕过左肺根上方,于脊椎的左前方下降。在左肺根的上方,左肺动脉与主动脉弓之间有动脉韧带(动脉导管)相连,左喉返神经于动脉韧带的后方钩绕主动脉弓返折向上。

(3)前上纵隔:气管、心包前方至胸骨的间隙。其内主要有胸腺。

(4)后纵隔:气管、心包后至胸椎的间隙。其内主要有食管、胸主动脉、奇静脉、半奇静脉、副半奇静脉、胸导管、迷走神经、胸交感干等。

(5)中纵隔:前上纵隔与后纵隔之间的部分。其内主要有心脏,左、右头臂静脉和上腔静脉,主动脉弓及其三大分支,膈神经,气管,支气管等。

(中国医科大学附属第一医院　许　顺)

第二节　胸部创伤的病理生理学基础

一、胸廓完整性及胸廓稳定性破坏

胸廓是由具有一定活动性和弹性的骨性胸廓(肋骨、胸骨和胸椎)与肋间肌所构成,对胸内脏器和部分腹内脏器起保护作用,更主要的是通过呼吸肌活动配合膈肌的升降运动改变胸腔容量大小来完成呼吸功能。胸廓的稳定性和保护作用又被与之紧密相连的锁骨、肩胛骨和多层强大肌肉所加强。胸壁损伤、肋骨骨折和胸骨骨折等,除引起疼痛、造成神经刺激和限制呼吸动度以外,还可使胸廓运动的对称性和协调性破坏,从而导致通气功能障碍,尚可伴随胸内和腹内脏器损伤。第1～3肋较短,且有锁骨、肩胛骨和肌肉保护,较少发生骨折;第4～7肋较长且固定,最易折断;第8～10肋虽然较长,但前端与胸骨连成肋弓,弹性较大,不易折断;第11肋、第12肋前端游离不固定,因此也不易折断。多根多处肋骨骨折后,尤其是前侧胸壁的多根多处肋骨骨折,受伤的胸壁部分脱离胸廓整体,失去支持,形成浮动胸壁,也称连枷胸。该部分胸壁在吸气时反而向内塌陷,使伤侧肺受压不能膨胀,并使伤侧胸膜腔内压力增高,纵隔向对侧移位,使对侧肺也受压,在呼气时该部分胸壁反而向外膨出,伤侧胸膜腔压力变小,肺膨胀,致使肺内二氧化碳不能排出,于是产生反常呼吸运动。其结果是肺通气量减少,残气量增加,二氧化碳蓄积,缺氧,纵隔摆动和扑动,回心血量减少,心排血量减少。上述变化可导致呼吸循环功能的严重紊乱甚至衰竭。

二、失血

胸壁和胸内脏器血供丰富,又有心脏和大血管,损伤后极易出血。损伤后出血一方面可引起胸膜腔内或心包腔内积血,造成压迫。另一方面可使血容量减少,心排血量降低,严重时导致失血性休克;开放性气胸可引起胸膜肺休克。因治疗原则不同,应鉴别各种不同原因引起的休克。

三、肺与纵隔受压

胸腔主要为左右两个闭合的胸膜腔及其中的肺所占据,胸膜腔为潜在的腔隙(相距约 $10\mu m$),内含1～2ml浆液起着润滑作用。由于胸腔大和肺富有弹性回缩能力,故而胸膜腔内发生的积血和积气可量大(1500～2000ml以上),造成压迫性肺不张和纵隔向对侧移位。

四、胸膜腔负压受损

正常胸膜腔负压($-10\sim-4cmH_2O$)的存在,对维持正常的呼吸运动,保持肺组织膨胀和肺的表面张力都是很重要的;同时胸膜腔内为负压两侧相等而使纵隔保持中位。若创伤使一侧胸膜腔负压受损,压力升高(血胸或气胸),不但伤侧肺受压萎陷,而且纵隔受压移向对侧,使对侧肺受压,心脏大血管也受压和扭曲,若胸膜腔压力为正压时(张力性气胸),情况更为严重。若胸壁缺损使胸膜腔与外界直接相交通(开放性气胸),大气压可使伤侧肺萎陷和纵隔向健侧移位,同时,因对侧胸膜腔内仍为负压且仍随呼吸而周期性增减,致使纵隔随呼吸而左右来回移位,称为纵隔摆动,可以导致①循环功能障碍:纵隔扑动能影响静脉血流回心脏,心排血量下降,加上纵隔和肺门神经丛受刺激,可迅速导致休克,称为胸膜肺休克。②气体交换障碍:吸气时健侧肺扩张,吸进的气体不仅有来自从气管进入的外界空气,也有来自伤侧肺排出的含氧量低的气体;呼气时健侧肺呼出的气体不仅从上呼吸道排出体外,同时也部分进入伤侧肺。含氧量低的气体在两侧肺内重复交换,造成严重缺氧。

五、循环功能不全或衰竭

在存在浮动胸壁、反常呼吸运动、胸膜腔负压减小或消失的胸部创伤中,胸膜腔内压力增高,纵隔移位、摆动和扑动,使腔静脉扭曲移位,静脉血向心回流受阻,回心血量减少,心排血量减少,冠状动脉灌注及外周循环灌注不良,导致循环功能不全或衰竭。在出现血胸或有心脏大血管直接损伤时,就容易出现循环功能不全。循环功能不全又可引起肺内血流灌注减少,从而加重了通气与灌注比例失调,进一步影响呼吸功能。

六、肺损伤

创伤所致肺损伤包括肺破裂、肺挫伤和肺爆震伤等。肺损伤后可引起气胸、血胸和血容量减少,肺毛细血管通透性和表面活性物质的改变,通气和换气功能障碍,通气与灌注比例失调等,不仅导致全身血流动力学变化、缺氧和酸中毒,尚可引起全身细胞免疫和体液免疫功能降低、血管活性物质释放、白细胞和血小板形态和功能改变及其炎性介质的释放等,这些全身性反应影响着肺损伤后的病理生理演变甚至导致 ARDS。

七、气道阻塞

严重胸部创伤、肺组织内出血、支气管的痉挛及分泌物增多,或因疼痛使患者不能有效地进行咳嗽排痰动作,使呼吸道内分泌物、血痰或呕吐物积存而引起下呼吸道梗阻、肺不张,继而发生感染,严重时导致创伤后 ARDS。

八、膈肌功能与膈肌破裂

胸廓下口宽大,被穹窿状膈肌封闭。膈下毗邻重要的腹内脏器。膈肌不仅将胸腹腔分隔开,还是主要的呼吸肌,能保证 2/3 的肺活量。膈肌运动时,与之毗邻的腹内器官也随之升降,在下胸部钝性或穿透性创伤时,可致膈肌破裂,形成胸腹联合伤,一方面影响呼吸功能,另一方面,当膈肌裂口较大时,腹内脏器可疝入胸腔,造成对肺和纵隔的压迫,引起呼吸和循环功能障碍。

九、纵隔和心包填塞

纵隔位于两侧纵隔胸膜之间,在此狭小区域内有许多器官和结构,复杂交错,排列紧密。它们虽然有较好的保护,但在严重创伤时也可受到损伤,伤情往往严重,死亡率高。纵隔内发生气肿和出血时容易沿其间的疏松结缔组织扩散,引起心脏和大血管受压(心包外心包填塞)。心脏是纵隔内的最大器官,较其他结构更易遭受创伤。心包由浆膜层和纤维层构成,弹性较差,心包腔内快速积血 50ml 即可使心脏舒缩功能受限,回心血量和心排血量锐减,引起急性心包填塞,积血 150～200ml 就足以引起严重休克。中心静脉压 20cmH_2O 为危险临界水平,此时,心包内再增加 10～20ml 积血则可引起死亡,反之若迅速抽出 30ml 积血即可明显改善症状,给予挽救生命的机会。

(中国医科大学附属第一医院　许　顺)

第三节　胸部创伤时胸膜和肺的病理改变

正常胸膜由纤维结缔组织构成,表面被覆间皮,间皮下组织包含少量血管和淋巴管(图 2-1,图 2-2)。急性创伤性胸膜损伤病理形态主要包括较多急慢性炎细胞渗出,血管扩张(图 2-3,图 2-4),如血管标记 CD31 可以清晰地看到创伤胸膜的血管密度(图 2-5,图 2-6)明显多于正常胸膜的血管密度(图 2-7,图 2-8)。其临床表现主要为胸腔炎性渗出明显,患者呼吸困难较轻。慢性创伤性胸膜损伤阶段,纤维组织增生较显著,并可见较多慢性炎症细胞浸润(图 2-9,图 2-10),因此肺膨胀受限,肺功能有一定程度的下降。

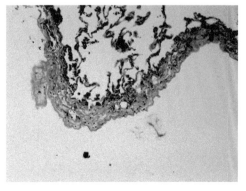

图 2-1　正常胸膜,HE 100×

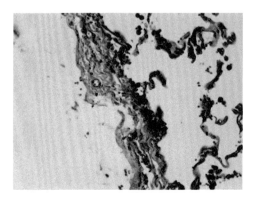

图 2-2　正常胸膜,HE 200×

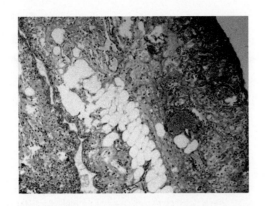

图 2-3　创伤胸膜,HE 100×

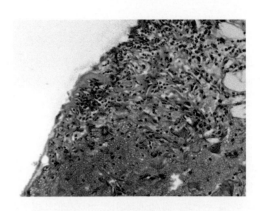

图 2-4　创伤胸膜,HE 200×

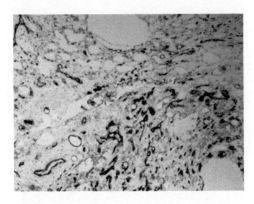

图 2-5　创伤胸膜血管 CD31 标记,IHC 100×

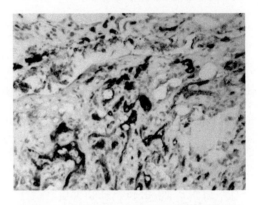

图 2-6　创伤胸膜血管 CD31 标记,IHC 200×

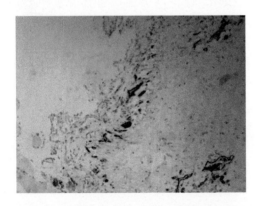

图 2-7　正常胸膜血管 CD31 标记,IHC 100×

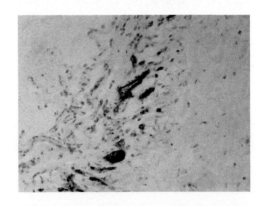

图 2-8　正常胸膜血管 CD31 标记,IHC 200×

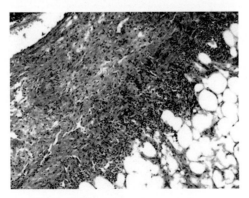

图 2-9　慢性创伤性胸膜,HE 100×

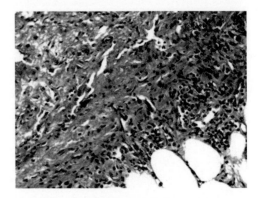

图 2-10　慢性创伤性胸膜,HE 200×

　　正常肺组织肺泡腔内没有渗出,肺泡壁菲薄,肺泡壁毛细血管无扩张充血(图 2-11,图 2-12)。急性创伤性肺损伤时,肺泡腔内出血明显,并有较多炎性渗出液,且肺泡壁显著增宽,间质内可见多量急慢性炎细胞浸润,肺泡壁毛细血管也显著扩张充血(图 2-13,图 2-14)。患者主要表现为呼吸困难、肺膨胀受限、动脉血氧饱和度不同程度下降。

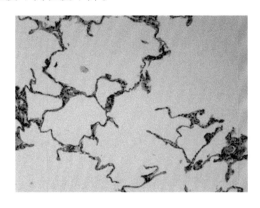

图 2-11　正常肺组织,HE 100×

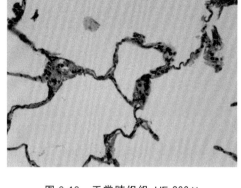

图 2-12　正常肺组织,HE 200×

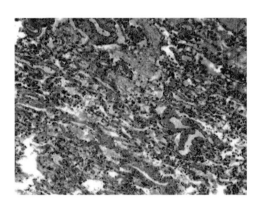

图 2-13　创伤肺组织,HE 100×

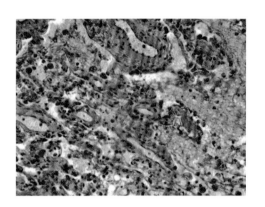

图 2-14　创伤肺组织,HE 200×

（赤峰学院附属医院　张俊毅）

第 3 章

胸部创伤的影像学诊断

第一节　胸部创伤的 X 线和 CT 诊断

胸部创伤是临床外伤中较为常见的急症,一般分为钝性损伤和穿透性损伤两大类。轻度胸部创伤可以仅有胸壁软组织损伤或单纯肋骨骨折,而重度胸部创伤常常伤及胸腔内脏器。随着经济的发展和家用轿车的不断普及,交通事故和意外创伤正逐年增加,胸部创伤也成为一种常见外伤,发生率仅次于头颅外伤,患者常危重,病情变化快,病死率约占所有创伤的 25%。急性胸部创伤常常是复合伤,可以合并头颅、腹部和肌肉骨骼的创伤,临床上应注意观察,避免漏诊延误治疗。胸部创伤的影像学检查方法选择的基本原则是快速准确。目前普通胸部 X 线片仍是诊断胸部创伤最直接有效且最经济的检查方法,也是常规首选方法。但对于病情危急(如大出血性休克等)患者应首先进行快速抢救处理,待病情稳定时再进行 X 线检查。对于 X 线检查阴性且临床有明确胸部创伤史的患者,临床应及时选择 CT 检查,以防漏诊。CT 适合严重胸部创伤尤其是严重复合伤患者的检查,因为 CT 可以不反复移动患者即可进行检查,CT 能避免各种组织结构的重叠,具有较高的密度分辨率,其检出率和诊断符合率都非常高。MRI 扫描使用较少,可用于外伤后病情稳定且怀疑有纵隔损伤患者的检查。

一、肋骨骨折

肋骨骨折是胸部创伤中最常见的一种骨折,胸部创伤中肋骨骨折发生率约为 84%,多发生在第 4～10 肋后段及腋缘处(前后肋骨移行区)。若肋骨骨折发生在上部第 1～3 肋和下部第 10～12 肋常提示外作用力比较大,应引起临床注意,这种情况要更加注意观察有无脊柱、胸骨、胸锁关节及大血管和胸腹腔脏器的损伤。不全骨折或膈下肋骨骨折容易漏诊,应引起注意。肋骨骨折可因呼吸和胸廓运动发生断端错位,断端可刺破胸膜或肺组织引起气胸、皮下气肿或血胸。特别要注意肋骨骨折常合并锁骨、肩胛骨的骨折。肋骨骨折首选胸部 X 线检查,其简便快捷,能显示较明显的肋骨骨折。CT 具有较高的分辨率和轴面成像能力,特别是对隐匿性骨折有其独到之处。一般 CT 平扫即可,可避免不必要的搬动。

肋骨骨折还要特别注意连枷胸,连枷胸是指由于钝性损伤造成相邻多条肋骨骨折且每根都有 2 处以上骨折,呼吸时胸壁部分节段出现伴有反常呼吸运动的功能失常,常合并有通气功能损伤,严重威胁生命,死亡率高达 50%。

【影像学检查要点】

(一)胸部 X 线片

1. 应至少拍摄正位和斜位两个体位的 X 线片。

2. 对有明确胸部创伤而 X 线检查阴性者,应嘱患者 3～5d 复查,防止隐匿性骨折漏诊,约有 50% 的急性肋骨骨折在胸部 X 线片上表现为阴性,复查时发现的肋骨骨折较初诊时发现的肋骨骨折数目多。

3. 骨折可单发或多发,多为横断,少数为斜行,表现为局部不规则透亮线影。严重者可有离断或错位(图 3-1)。现在胸部 X 线片检查多用直接数字化 X 线摄影系统,用电脑软阅读可放大图像,对不太明显的骨折观察会有帮助(图 3-2)。

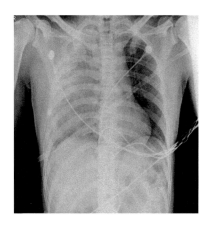

图 3-1　仰卧位胸部 X 线片直接数字
化 X 线摄影系统投照检查，
右侧胸壁多发肋骨骨折

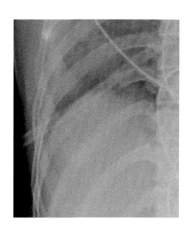

图 3-2　与图 3-1 为同一患者，阅
读图像放大后能更加清
晰地显示骨折

4. 肋软骨因密度较低在胸部 X 线片上一般不形成影像，所以其损伤在胸部 X 线片上一般不能显示。

5. 连枷胸在胸部 X 线片上表现为多根肋骨骨折，胸部 X 线片未必能显示所有的骨折，肺挫伤在胸部 X 线片上常常并不明显，可有血胸、气胸或皮下气肿。病变侧胸廓体积缩小。

（二）CT

1. CT 经常发现胸部 X 线片不能发现的隐匿性肋骨骨折。

2. CT 容易遗漏与扫描平面平行的肋骨骨折。

3. 有少部分患者在初次 CT 检查时未见骨折，而在数周后再次行 CT 复查时可发现有骨痂生长形成的高密度影，而证实存在肋骨骨折。

4. CT 能够显示胸部 X 线片不能看到的肋软骨损伤。

5. CT 薄层扫描后工作站进行胸壁三维重建可获得精细的容积再现、最大密度投影图像，结合横断位图像观察能明显地提高骨折的显示率。特别是肋骨曲面重建（CPR）对细微肋骨骨折的发现有帮助，但在实际工作中肋骨曲面重建需要每根肋骨单独重建，如果对 12 对肋骨一一重建则耗时较长，故在实际工作中只对目标肋骨进行重建，其普遍使用受到一定限制（图 3-3，图 3-4）。

6. 连枷胸在 CT 上表现为多发肋骨骨折，一般是一条线上 5 根或更多相邻肋骨骨折，或是两处或多处出现 3 根或更多的相邻肋骨骨折，相邻胸壁下有肺挫伤，可有血胸、气胸或皮下气肿。病变侧胸廓体积缩小。

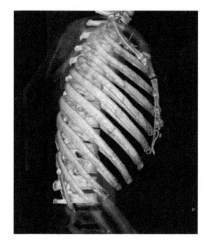

图 3-3　三维重建使骨折显示更为立
体直观，但骨折诊断必须要
结合原始横断图像观察

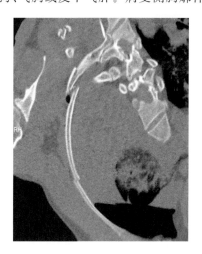

图 3-4　肋骨曲面重建能完整地观
察整根肋骨，对肋骨骨折观
察更为直观

二、气胸

气胸是气体进入胸膜腔形成的。如果气体量较大胸部 X 线片一般能够显示。如果气体量较小且仰卧位拍摄胸部 X 线片时(相当一部分的外伤患者采取这种体位),胸膜腔内的气体位于前方,胸部 X 线片上不易发现,但 CT 容易发现,这部分气胸称为隐性气胸。大量的外伤病例研究证明,将近 50% 的气胸是隐性的,因此 CT 在气胸的诊断中占重要地位。

另外在检查中要特别注意危及生命的张力性气胸,它是由于裂口与胸膜腔相通,且形成于单向活瓣,气体进入胸膜腔不能自然溢出,胸膜腔内压力聚积使肺萎陷,腔静脉被压扁,回心血量减少,心排血量下降,是一种危及生命的疾病,一旦做出诊断必须紧急处理。

【影像学检查要点】

(一)胸部 X 线片

1. 隐性气胸是仰卧位胸部 X 线片不能发现的气胸。

2. 仰卧位胸部 X 线片上不能发现的气胸在立位胸部 X 线片上可能被发现,如能进行呼气相拍摄则可以使气胸带和肺组织的对比加强,这样气胸更容易被发现。

3. 张力性气胸:伴有纵隔移位,纵隔气管向对侧偏移,患侧横膈降低,患侧胸廓体积增大,肋间隙增宽。

(二)CT

1. 气胸在 CT 上表现为无肺纹理的气胸带和邻近肺纹理聚集的肺组织两部分。

2. 通常在胸部 X 线片上约有 20% 的气胸表现为阴性(图 3-5),而 CT 对这部分气胸的检出则更为敏感(图 3-6)。

3. 张力性气胸:伴有纵隔移位,纵隔气管向对侧偏移,患侧胸廓体积增大,肋间隙增宽(图 3-7)。

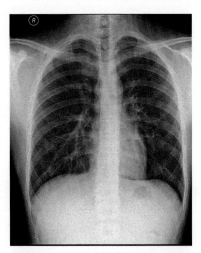

图 3-5　胸部 X 线检查未见异常

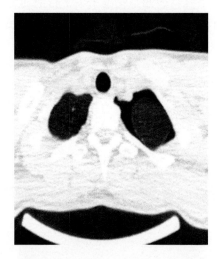

图 3-6　与图 3-5 为同一患者,CT 发现左侧肺尖处气胸

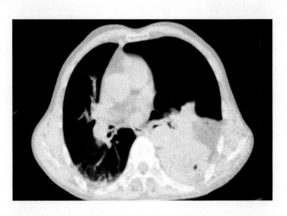

图 3-7　左侧张力性气胸,纵隔向右侧移位,左侧胸廓体积增大,肋间隙增宽

三、血胸

血胸是指外伤导致胸膜破裂,血液经破口进入胸腔,造成胸膜腔内血液聚积。

【影像学检查要点】

（一）胸部 X 线片

1. 血胸量超过 300ml 时才能在立位正位胸部 X 线片上使肋膈角变钝而被发现。

2. 仰卧时血液在胸膜腔内平铺,表现为患侧胸腔密度弥漫性增高(图 3-8)。此时需要立位、侧卧位 X 线片或 CT 扫描来确诊血胸(图 3-9)。

3. 血胸同时可以出现气胸、肋骨骨折等胸部创伤的其他征象。

4. 大量血胸可以造成患侧肺不张和纵隔移位。

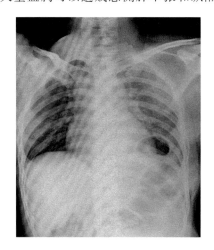

图 3-8　仰卧位胸部 X 线片,左侧血
胸在胸膜腔内平铺,表现为
左侧胸腔密度弥漫性增高

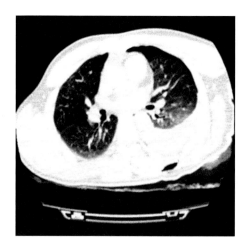

图 3-9　与图 3-8 为同一患者,CT 显示左侧
胸腔内积血,同时发现左侧胸腔内
少量积气

（二）CT

1. 胸膜腔内出现血性密度液体(CT 值 40HU 左右)。

2. 出现液-液平面代表红细胞沉积。

3. 静脉内注射造影剂外溢到胸腔血液内代表存在活动性出血。

4. CT 能够显示引起血胸的肺撕裂或其他损伤。

四、肺损伤

肺损伤包括肺挫伤和肺裂伤。

肺挫伤是较常见的肺组织损伤,是胸部受到直接撞击或气浪冲击后,引起的局限性肺间质性、肺泡性水肿及出血。其发生率为胸部钝性损伤的 30%～75%。

【肺挫伤影像学检查要点】

1. 典型的影像学表现为无确切的解剖边界、非节段性、斑片状含气的密度增高影,主要位于受伤侧的肺部(图 3-10)。

2. 85% 的病例 6h 内出现影像学表现,12～24h 几乎 100% 的病例都会出现影像学表现,如果 24h 后出现新的肺部不透光区,则提示存在吸入和感染而不是肺挫伤。

3. 肺挫伤 2～4d 内 X 线开始吸收,4～10d 几乎全部吸收。

4. 胸部 X 线片可以很好地显示大面积挫伤,小面积挫伤容易被漏诊,CT 可清晰地显示肺挫伤。

肺裂伤是外界暴力直接或间接作用于肺组织引起的肺实质的外伤性中断。胸膜撕裂引起气胸和胸腔积液。肺内的撕裂由于周围肺组织的弹性回缩在破裂处形成含气的假囊肿,临床上也称创伤性肺假性囊肿(traumatic pulmonary pseudocyst,TPP),假囊肿内可以气体为主,或气体和液气均存在。血液充满囊腔则

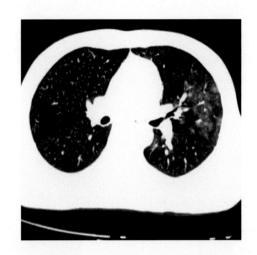

图 3-10 胸部创伤后左侧肺挫伤

形成肺血肿。肺假性囊肿及血肿可单发或多发。多发生在外伤部位或外伤对冲部位,特别是在肋骨骨折附近和脊柱旁多见。

【肺裂伤影像学检查要点】

1. 由于肺的固有弹性裂伤后肺回缩,肺撕裂呈圆形。

2. 当撕裂单纯充满气体时,在影像上称为外伤性肺气瘤(图 3-11)。

3. 当撕裂单纯充满血液时,在影像上称为外伤性肺血肿。

4. 当撕裂充填有气体和血液时,在影像上称为外伤性肺血气瘤(图 3-12)。

5. 撕裂伤通常大小为 2~5cm,大的可到 10~15cm。

6. 开始撕裂伤被挫伤包围,1 周内挫伤吸收消散,使得裂伤显示更加明显。

7. 胸部 X 线片复查可以动态观察病变愈合过程。

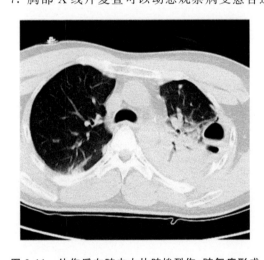

图 3-11 外伤后左肺内大片肺挫裂伤,肺气瘤形成

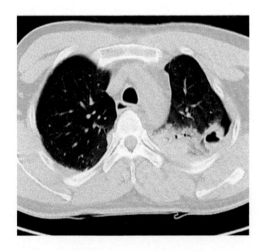

图 3-12 胸部创伤后左肺内挫裂伤,肺血气瘤形成

五、气管破裂

气管破裂多与严重的胸部创伤并存,90% 的撕裂口在距气管隆嵴 2.5cm 以内,破裂通常位于气管软骨和膜状部交界处,右侧多数在主支气管纵隔胸膜包被点和上叶支气管开口之间,左侧多数在主支气管主动脉弓下缘水平,右侧多见。典型的破裂是环形和不完全的,罕见的破裂是沿气管膜部与软骨环连接线垂直的破裂。病变引起肺不张和张力性气胸。患者临床表现有咳嗽、咯血、呼吸困难,在胸腔插管引流后仍有进行性加重的气胸和皮下气肿。

【影像学检查要点】

(一)胸部 X 线片

1. 最常见的表现为伴气管损伤的纵隔气肿和(或)气胸,气胸多为张力性。

2. 张力性气胸并发纵隔气肿而无胸腔积液是气管、支气管撕裂的重要征象。

3. 主支气管损伤患者,充分置管引流,气胸仍持续存在。

4. 主支气管横断时会出现"坠积肺"征象,实变的肺组织在仰卧和立位均位于最低位置,而不是在撕裂的中心位置。

5. 气管插管气囊的内径可能会超过事先判断的气管内径。

6. 气管插管的尖端可能会位于气管腔之外。

(二)CT

1. 伴气管损伤的纵隔气肿和(或)气胸(图 3-13,图 3-14)。

2. 皮下气肿。

3. 主支气管损伤的患者,充分置管引流后,气胸仍持续存在。

4."坠积肺"征象。

5. 气管形态不规则或中断。

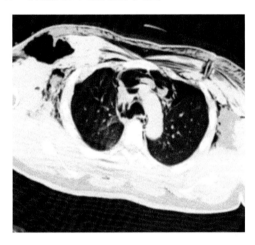 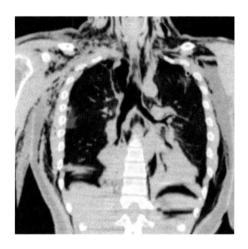

图 3-13　主气管右侧壁撕裂(气管壁不连续)　　图 3-14　与图 3-13 为同一患者,在工作站冠
伴纵隔及胸部皮下气肿　　　　　　　　　　　状位重建后可清晰显示主气管右
　　　　　　　　　　　　　　　　　　　　　　侧壁撕裂及纵隔气肿

六、主动脉创伤

是胸部钝性创伤所致的致命性损伤之一,需要临床及时诊断与治疗。主动脉创伤占机动车死亡事故的 15%~20%,多发生在主动脉弓后部与降主动脉近端的连接部,包括创伤性主动脉破裂和创伤性假性动脉瘤。大多数主动脉破裂后导致大出血,如不能及时发现与治疗,30% 的患者在 6h 内死亡,40% 的患者在 24h 内死亡,少数患者形成假性动脉瘤可存活多年,假性动脉瘤的形成主要是由于主动脉血管壁损伤破裂后血液外溢,先在周围软组织中形成局限性波动性血肿,以后逐渐被增生的纤维组织所包裹,血肿液化吸收,形成假性动脉瘤,其中创伤性主动脉夹层比较少见。

【影像学检查要点】

(一)胸部 X 线片

1. 纵隔增宽(最重要的征象)。

2. 鼻饲管向右侧移位。

3. 气管插管向右侧移位。

4. 主动脉弓影增宽。

5. 主动脉轮廓不清。

6. 左侧胸膜帽提示胸膜外血肿。

(二)CT

1. 主动脉轮廓异常。

2. 增强后造影剂外溢。

3. 损伤多位于主动脉弓后部与降主动脉近端的连接部。

4. 主动脉损伤一般不形成孤立的前纵隔血肿。

5. 假性主动脉瘤形成。

七、心脏创伤

包括钝性创伤和穿透伤。临床上对于出现心电图异常和(或)心包填塞症状的外伤患者要考虑有心脏创伤的可能。如果是胸前部创伤并合并胸骨骨折,更应该注意有无心脏创伤的可能。心脏创伤是致命性损伤,需要快速诊断和治疗。

【影像学检查要点】

(一)胸部 X 线片

胸部 X 线片表现为球形心、肺水肿、血胸、胸骨骨折和胸部创伤的其他征象。

(二)CT

CT 表现为心包积液(血性)、心包积气、心脏前方纵隔血肿。

八、膈肌破裂

创伤性膈肌破裂是一种少见的胸腹外科急症,发生率仅为 5%。其常由钝性创伤作用于上腹部使胸腹腔压力差骤增,或由于穿透伤引起。在钝性创伤中左侧损伤更常见,通常累及膈肌中心或后部,以胃肠疝多见。右侧由于有膈下肝的保护,膈疝很罕见。膈疝常伴有胸腔脏器的损伤和(或)腹腔脏器疝入胸腔。在临床上腹腔脏器疝入的诊断可以在受伤当时作出,也有些在伤后数月甚至数年作出。最可靠的影像学线索是在横膈上方发现腹腔脏器。最佳的检查方法是口服造影剂加静脉注射造影剂同时应用胸-腹 CT,并冠状位和矢状位重建。

【影像学检查要点】

(一)胸部 X 线片

1. 大多数膈肌破裂在胸部 X 线片上有异常。

2. 血胸。

3. 气胸。

4. 横膈消失。

5. 肺底部密度增高。

6. 横膈明显抬高。

7. 鼻饲管位置上移,位于横膈之上。

8. 膈上见到胃泡和(或)肠道气体影。

9. 纵隔向对侧移位。

(二)上消化道造影

上消化道造影显示胃或肠管位于膈肌之上。

(三)CT

1. 横膈上方发现腹腔脏器(胃、肠或肝等)。

2.“项圈征”,疝入膈肌上方的脏器受膈肌限制形成的腰样缩窄。

3.“内脏依靠征”,患者仰卧位时疝入胸腔的内脏失去膈肌支撑而下坠至后肋膈窦的征象,此征象有助于膈肌破裂与膈膨升相鉴别。

4. 冠状位和矢状位重建可以更加直观地显示膈破裂处(膈肌不连续)。

胸腹部创伤临床疑诊横膈破裂时,影像检查是术前确诊的唯一方法,以前多行 X 线检查而诊断,但 X 线片不能直接地显示破裂的横膈,而且如果疝入胸腔的是实质性脏器、大网膜或不含气的空腔脏器时,其呈团状影,有时很难与胸部实质性病变、局限性膈膨隆等相鉴别。CT 可以清晰地显示膈肌中断破口形态及其与疝囊关系,诊断率高,为手术提供丰富的影像学信息(图 3-15,图 3-16)。

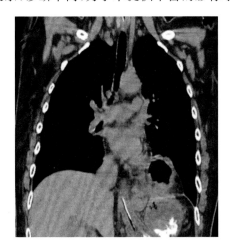 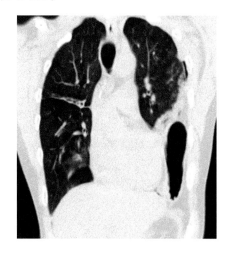

图 3-15 CT 示左侧膈肌不完整,胃疝入胸腔　　　图 3-16 胸部 CT 显示左侧膈疝,胸腔囊状阴影

(首都医科大学附属北京潞河医院　彭如臣)

第二节　胸部创伤的超声诊断

超声诊断(ultrasonic diagnosis)是将超声检测技术应用于人体,通过测量来了解生理或组织结构的数据和形态,发现疾病,做出提示的一种诊断方法。

近代医学中,X 线及 CT 检查之所以被影像学学者首选应用于胸部创伤的诊断,而没有将超声用于肺及胸部的检查,是因为超声波的物理特性,其无法穿透充满气体的肺和骨性胸廓,胸部尤其是肺部被视为超声检查的禁区。直到 20 世纪 60 年代才有学者用超声进行胸腔积液诊断的描述,20 世纪 80 年代已有文献提及对马的肺行超声检查,Lichtenstein 等通过创新突破性的研究,表明了胸膜线产生的超声伪像和危重病患者潜在的肺实质和胸膜病变有关。

近些年来,随着超声设备的发展及其在临床各个领域的广泛应用,运用胸部超声进行肺及其他胸部疾病检查的价值被重新评估,尤其是床边超声的应用,具有便携、经济、无创、可重复等优点,适合参与重症外伤患者的检查,对患者病情进行迅速、实时的评估,同时可以配合临床进行超声引导下的介入穿刺治疗,此项治疗可以及时有效地缓解临床症状,因此越来越多胸部超声检查被临床所接受。

一、胸部创伤的超声应用范围

随着超声影像技术的不断发展,超声医学在胸部创伤中得以广泛应用,超声不仅可以清晰、准确地显示并评价胸腔积液,包括对其分布范围、积液总量进行评估,还可以通过积液回声特性评价其性质;胸部超声可以及时发现心脏破裂,评价心包积液的总量,并可以通过超声引导来进行心包穿刺以解除心包填塞;超声可以发现外伤后的气胸;同时可以评价部分食管损伤、肺边缘损伤;随着肌骨超声的广泛开展,超声可以发现 X线、CT 不易发现的肋骨尤其是肋软骨的骨折,还可以评价肩袖损伤和肌腱脱位、断裂等。可以说,随着超声仪器和技术的不断进步,超声在胸部创伤检查中具有独特的优势。

随着便携式超声逐渐小型化,软件不断更新,操作日益简便,使得胸部及肺超声与其他影像设备相比,在某些疾病的诊断上,具有同等甚至更高的敏感性和特异性,床旁超声结合其他检查结果,将会给临床医师提供强大的诊断线索。如今,一些非影像专业的医师也常常勇敢地拿起探头,在危重超声领域不断探索,在胸部创伤患者危及生命的时候,以帮助在心脏、肺有无急性损伤方面作出诊断,挽救生命,争取宝贵的时间。

当然超声检查有一定的局限性,超声检查往往是管中窥豹,不能全面直观地显示病变部位,常被超声波的物理特征所局限,如肺气的遮挡,超声并不能全面地显示肺、食管、降主动脉等。一些深部的血肿,可能也被肺气遮挡而无法显示,另外超声检查甚至十分依赖操作者的经验和手法。当患者肥胖、急诊床旁机检查或是在野外环境、救护车颠簸情况下的检查,也因为机器低档,探头不匹配,环境、时间受限,患者疼痛不配合,而严重影响检查。

因此,熟悉超声检查的优缺点,熟悉超声的成像原理及应用范围,有效地避免伪像的干扰,克服不良条件,才能更好地发挥出超声检查的优势,为临床提供及时、准确、详实的诊断。

二、超声检查的历史及原理

(一)超声检查的历史

超声波的发现要归功于蝙蝠,古代人们对于蝙蝠能在夜空中灵活飞翔深感疑惑,这其中就包括了18世纪的意大利传教士和生物学家拉扎罗·史帕兰扎尼,他不同于常人,非要找出原因,于是抓来蝙蝠,蒙上其眼睛放飞,蝙蝠依然飞翔自如;后来他又把蝙蝠的鼻子遮住,把蝙蝠全身用油漆涂满,都没有影响蝙蝠的飞翔;他怀着试试看的心态,遮住了蝙蝠的耳朵,奇迹发生了,蝙蝠跌跌撞撞甚至撞到墙上,栽到地上。于是史帕兰扎尼得出结论:蝙蝠是靠着听力飞行的。可是蝙蝠听什么,他也不知道。

后来到了19世纪,随着压电效应被发现,人们认识到有人耳听不到的超声波的存在,得以知道原来蝙蝠先是发出尖叫,只是这种尖叫是人耳听不到的超声波,通过耳朵听返回声音的快慢,来判断前方是否有物体和距离。于是人们认为,最早发现蝙蝠靠耳朵飞行的史帕兰扎尼是探索"超声波"的先驱。

超声波发现后,首先被应用于航海,受泰坦尼克号沉没事件的刺激,1915年,法国物理学家朗之万(Langevin)发明了可以发射及接收超声波的探头,用于探测海洋中的冰山等障碍物,大大提高了航行的安全性。后来超声波的快速发展,得益于两次世界大战的发生。在第一次世界大战期间,德国潜艇在海底的活动非常猖獗,法国船只经常被潜艇击沉。由于看不见、摸不着对方的潜艇,因此法国对袭击毫无办法。后来法国科学家Langevin开始研究一种水下发射的超声波,当时称为"声纳"。当超声波在水下发射时,反射回来的超声波在荧光屏上可显示水下潜艇的位置及深度,然后应用深水炸弹,将德国潜艇炸沉。这是超声波最早应用于军事及战争的例子,在很长一段时间内属于军事秘密,很少有人知道。可惜当时第一次世界大战已经接近尾声,没派上用场。但到了第二次世界大战期间,经过改进,起到了意想不到的效果。

随着战争的结束,人们开始把超声波技术用于其他方面,苏联科学家索科洛夫是最早把超声波用于检测铸造金属裂痕的人。由于人们发现超声波能够产生热量、破坏身体组织,于是将其广泛用于治疗关节炎、胃溃疡、白内障、痔疮甚至是脑组织的破坏,从此一发不可收拾,从而"超声波治疗"被视为万能疗法。由于"超声波治疗"的泛滥使用,各种严重并发症开始出现,引起了各国政府的高度重视,超声波治疗受到了严格管控。

到了20世纪50年代,在西门子公司赞助下,英格·埃德勒医师与赫尔穆特·赫兹工程师,第一次将超声波用于心脏的探查,看到了心脏的结构和活动过程。与此同时,伊恩·唐纳德医师率先将超声波技术,使用于妊娠妇女畸形胎儿的探查,伊恩·唐纳德医师也被誉为妇产科超声的先驱,现代产科超声之父。

1942年,奥地利人Dussik开始应用A型超声(穿透法)检查及诊断颅脑疾病。1950年,美国人Wild应用A型超声诊断颅内肿瘤。1958年,Okasala将A型超声应用于诊断人的视网膜病变。同年,有学者将超声应用于心脏病的诊断。从1952年起,B型超声开始应用于临床,在腹部、泌尿系统、妇产科方面开始进行广泛的应用,但是,由于图像模糊、不清晰、分辨能力差,在临床应用范围受到了限制,进展十分缓慢。直到1974年灰阶、实时超声的出现,使超声可以实时动态地观察人体脏器的活动,如心脏的搏动、胎儿在子宫内的运动等,给超声的发展创造了有利的条件,超声才在后来广泛地应用于临床。

超声在骨折特别是肋骨骨折方面的作用,一直是被忽视的,从20世纪90年代一些超声医师开始探索以来,经过了近20年的发展,因近现代的超声机器条件不断被优化,超声医师比以前更容易分辨肋骨、肋软骨、肺的关系(图3-17),从而为胸部创伤的诊断提供了优质的图像质量,超声医师及临床医师越来越清晰地发现超声在肋骨骨折中确实的价值,如今越来越多的医师相信超声在肋骨骨折应用的准确价值,而广泛应用。同时也应该看到超声在诊断肋骨骨折的司法领域中的地位,下面是肋骨骨折司法鉴定中超声检查注意的要点。

（1）肋骨骨折通常为钝性外力导致，尤其常见于拳打、脚踹的创伤中，伤者体表往往没有明显创伤。需仔细询问被鉴定人受伤过程，胸部疼痛的部位、性质、与呼吸的关系及缓解方式等，仔细检查胸部压痛的部位及是否有胸廓挤压征。

（2）提高读片能力。不仅要掌握肋骨骨折的各种表现形态，还要注意肋骨周围软组织肿胀、胸膜下小血肿等间接征象。

（3）在审阅影像学资料时，由于一张胶片往往有 30 帧以上图像，许多医院提供的是纸片而非胶片，图像分辨率远不及原始数据，应当要求办案单位复制 CT 数据或图片。

（4）应慎用胸部创伤早期的影像学检查结果。有些经验丰富的诊断医师甚至认为伤后 3～7d 首次行 CT 检查比伤后 3d 内行 CT 检查对诊断肋骨不全骨折和隐匿性骨折更有实际意义。

（5）发现可能存在漏诊情况或仅有 X 线片时，应告知伤者在伤后 4 周复查 1 次胸部 CT 甚至可以在伤后 2 周、4 周分别复查，判断是否存在漏诊。并告知伤者复查时需采用薄层扫描，并行肋骨曲面重建（CPR）。

（6）资料收集齐全后，最好由鉴定人与 CT 诊断医师共同对所有的 CT 数据进行会诊，由医师给出最终意见。

从上文中可以看到，虽然超声在肋骨骨折中具有很高的诊断价值，但在司法鉴定肋骨骨折的程序中，并不以超声作为诊断依据。究其原因，受限可能是由于超声在肌骨中的应用属于新兴检查项目，司法领域条文的制定者还不甚了解，再有是超声作为诊断依据客观性不如 X 线及 CT 检查。

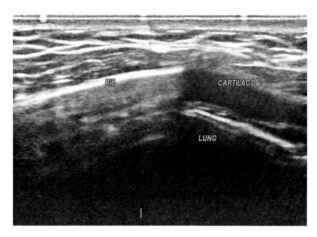

图 3-17　正常肋骨、肋软骨、肺的超声图像关系
RIB：肋骨骨皮质；CARTILAGO：肋软骨全层；LUNG：肺表面

（二）超声检查肋骨骨折的原理及优缺点

提到肋骨骨折的检查，不论是广大患者还是临床医师首先想到的当然是 X 线，但是近年来，随着 CT 技术和超声技术的日趋成熟，特别是肌骨超声逐步成为临床上确诊隐匿性肋骨骨折新兴的、有效的手段。对于肋软骨骨折的患者，由于 X 线和 CT 不显影，MRI 价格昂贵，预约时间长，肌骨超声几乎是唯一方便、有效、快捷的影像学检查手段。

对于胸部创伤的患者，且可疑肋骨骨折，X 线应该是首选检查，大部分患者的肋骨骨折得以诊断。但是常规 X 线摄片时大部分肋骨难以贴近胶片，骨折线对比性差且宜受周围重叠结构的干扰，导致其在隐匿性肋骨骨折的诊断精度方面并不理想。

CT 也是检查肋骨骨折的重要手段，近年来，随着 CT 技术的日趋成熟，逐步成为临床上确诊肋骨骨折的主要手段。多层螺旋 CT 具有快速薄层扫描的高分辨率，同时具备容积再现（volume rendering，VR）、多平面重建（multiplanar reformation，MPR）、曲面重建（curved planar reformation，CPR）等技术，能够有效规避 X 线及常规轴位 CT 扫描容易漏诊的缺陷，因此可以较好地显示隐匿性肋骨骨折的全貌及移位情况。目前，VR 技术在不增加 X 线扫描计量和时间的前提下，能够客观、立体、清晰、多角度地显示肋骨的完整解剖结构、骨折线的位置和数目及骨折移位情况，同时，在轴位扫描结束后，还可以进行薄层、多角度、任意平面成像，通过与轴位图像的比较观察，进而极大地提高了隐匿性肋骨骨折的诊断准确率。然而，也有研究发现，

VR 技术对于骨折断端无明显移位或移位＜2mm 的肋骨骨折容易漏诊。MPR 和 CRP 技术作为二维重建技术,能够充分利用骨折部位骨质与周围软组织的天然对比差异,在薄层横断面扫描基础上进行冠状、矢状和轴位重建图像,然后选择合适的倾斜角度将肋骨沿长轴方向勾勒出来,以此重现肋骨全貌,并清晰显示细微骨折的部位、数量、形态和移动方向,特别是对无移位性骨折、不完全线性骨折、前肋骨折及靠近肋软骨部位的骨折等具有很高的诊断精度。但与 VR 技术相比较,MPR 和 CRP 临床应用稍显烦琐、技术要求更高,在实际操作中往往需要依托 VR 抑或其他角度图像予以实现。综上所述,CT 对极微小的骨裂及肋软骨骨折显示不佳。

所以,当临床高度怀疑肋骨骨折或肋软骨损伤,但 X 线和 CT 的结果又显示为阴性结果时,超声作为可靠的检查手段,可以发挥很大的作用。肌骨超声检查肋骨的原理是:由于骨质坚硬且密度较高,因此对高频率声能的传播构成一种天然屏障,高频超声检查时,虽然声能不能穿透骨骼,但可以清晰显示骨皮质,其声像图呈现为连续光滑线状抑或是弧形强回声光带,利用此特性可用于观察肋骨表面情况。当肋骨或肋软骨新鲜骨折时,超声的直接征象表现为骨皮质强回声光带连续性中断伴骨折两断端局限性凹陷、成角、错位或稍有重叠,如断端出现间隙,可通过测量间隙内外、上下及前后侧的宽度来确定骨折断端分离的程度、错位的方向和成角情况,即使对细微分离或错位情况也能够给予良好显示。同时,高频超声对肋软骨具有较强穿透能力,致使其不仅能很好地显示肋软骨的前后缘软骨膜的两条强回声光带,而且也能清晰地显示肋软骨内部结构。此外,新鲜骨折时常伴周围软组织炎性肿胀或血肿形成,超声检查则显示骨折周围软组织层次紊乱、增厚肿胀及无回声或低回声的液性暗区,这一声像特征对诊断肋骨及肋软骨骨折能起到间接提示作用。

超声在隐匿性骨折检查的优势包括以下几个方面。

(1)超声医师可以对患者面对面问诊,了解受伤的过程,精确了解疼痛点,从而对疼痛部进行反复扫查,而放射科医师常常并不完全了解患者受伤的情形、疼痛部位,往往要仔细检查所有肋骨,工作量大,容易漏诊。

(2)CT 忽视传统薄扫轴位 X 线片检查,过分依赖三维重建(VR),而 VR 在一定程度上存在信息丢失,过小的骨折,容易被漏诊。

(3)超声仪器的高清化,使超声对浅表组织的显示达到了前所未有的高度,可以清晰地显示 0.2mm 左右的极微小肋骨骨折、骨裂。

(4)超声对肋软骨可以较好地显示,弥补了 X 线及 CT 对肋软骨不能显示的短板。随着超声仪器的小巧化,让野外超声诊断肋骨骨折成为可能。

当然高频超声对肋骨骨折的诊断也存在一些不足:①扫查没有整体性,超声只是对局部可疑部位逐点扫查,不能显示全貌,且比较费时;②患者疼痛剧烈不能翻身时,对背部的骨折常无法检查;③对病变的了解、认识不同,操作者的依赖性高;④常存在一些伪像,如肋骨的自然纹理、血管穿入骨皮质的部位容易被认为是微小骨裂;⑤女性患者乳房巨大时,超声显示肋骨表面及肋软骨时往往图像质量下降;⑥超声医师经验不足时,容易将肺表面、肋骨与肋软骨连接处误诊为骨折,或是因扫查手法不熟练,而漏诊微小的骨折,超声医师经验不足时非常容易数错具体是哪根肋骨。

尽管常规 X 线平片和常规轴位 CT 能满足大多数患者肋骨骨折的诊断,但对隐匿性肋骨骨折容易出现漏诊。高频超声和多层螺旋 CT 虽然均存在一定的局限性,但在诊断隐匿性肋骨骨折方面具有其他影像学手段无可比拟的优势且极少漏诊。为了更加客观地确诊肋骨骨折的数量,准确评定伤者的损伤程度,因此,我们认为凡是涉及伤情鉴定的肋骨骨折可疑患者,为避免隐匿性肋骨骨折的漏诊,在常规 X 线摄片基础上,如果条件允许应尽可能地将高频超声和多层螺旋 CT 两种检查方法互补用于肋骨骨折的诊断,对可疑肋软骨骨折的患者应做肌骨超声检查。

三、仪器调节及检查方法

胸部超声除了超声心动图及血管检查以外,对仪器设备要求并不高,目前临床使用的超声设备分辨率均适合于胸腔、肺和胸膜的检查,常用实时的 B 型和时间-运动的 M 型两种超声模式,因此便携的床旁设备也能很好地应用于检查,发挥其独特的优势。

对于每一个操作超声设备进行检查的医师来讲,深入了解超声波的物理特性必不可少,只有了解了这些特性才能正确理解超声图像,识别超声伪像,调节超声机的各种参数,以提升超声机的图像质量,在遇到超声检查困难时,如肺气干扰、肠气干扰,不应该轻易放弃,而应该耐心地想办法、换角度、更换不同频率的探头去尝试。

(一)检查体位

胸部超声检查可以选取坐位、仰卧位、半卧位。

因为胸腔积液的重力依赖性,为了更好地评价胸腔积液,患者宜选取坐位,医师从患者背部进行检查。自肋膈角处开始自下而上逐肋间全面进行扫查,通过积液分布部位、形态,判断有无包裹,进行定位。

对于危重甚至昏迷的患者,胸腔积液的评价可采用平卧位进行,于腋中线、腋后线水平放置探头,对胸腔积液量进行评价。

气胸的患者,根据患者病情状态,易选取平卧位检查,于前胸壁自锁骨下至肋缘逐肋间进行扫查判断。

肺的胸膜线征除间质综合征外,较少依赖患者体位。肋骨骨折的评价可根据患者病情变换各种体位。

对于超声心动图检查,可选用平卧位及左侧卧位。

对于每种疾病的特殊检查体位、操作及探头放置、选择,详见后面疾病诊断章节。

(二)探头选择

1. 超声探头可以从以下不同方面来分类

(1)按诊断部位分类:有眼科探头、心脏探头、腹部探头、颅脑探头、腔内探头和儿童探头等之分。

(2)按应用方式分类:有体外探头、体内探头、穿刺活检探头之分。

(3)按探头中换能器所用振元数目分类:有单元探头和多元探头之说。

(4)按波束控制方式分类:则有线扫探头、相控阵探头、机械扇扫探头和方阵探头等。

一般情况下,工作中习惯使用按诊断部位分类、按波束控制方式分类的分类方法。

2. 目前一般常见的超声探头多为变频探头(图 3-18)

(1)凸阵探头,频率为 3.5～5.0MHz。

(2)线阵探头,频率为 3.5～5.0MHz。

(3)高频线阵探头,频率为 7.5～10MHz。

(4)腔内探头,频率为 6.5～10MHz。

(5)心脏探头,频率为 2.0～4.0MHz。

(6)相控阵探头,频率为 2.0～4.0MHz。

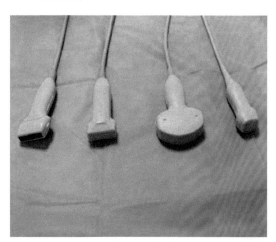

图 3-18　从左到右依次为高频线阵探头、次高频线
阵探头、低频凸阵探头及心脏探头

(7)三维探头,频率为 3.5～5.0MHz。

胸部超声中,最常使用和最少受限的探头是 3.5～5.0MHz 凸阵探头,这种低频探头适合深层结构的检查,特别是肥胖患者,最广泛地配备在各种类型的超声设备上,可以检查肺部、胸腔、心包等部位;另一种常用探头是高频线阵探头,频率 7.5～10MHz,具有较好的分辨率,但穿透力弱,适合浅表部位的检查,如胸膜及胸膜下病变,也包括肩袖撕裂、肋骨骨折等。超声心动图需选用专门的心脏探头进行检查。

(三)探头应用

胸部超声检查时用握笔式手持探头,探头始终垂直于胸壁,屏幕定位标识位于左上角,探头标识位于头侧,开始检查时,使用深度为最大可视范围,对深部组织及胸部总体评估,整体检查后,减小深度,调节增益并聚焦于特定感兴趣界面进行仔细观察。

超声心动图检查时,探头不需垂直于胸壁,可根据检查部位需要变换位置及调整角度,找到标准的检查切面,保证测量的准确性(图 3-19)。

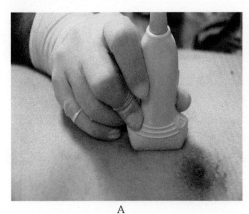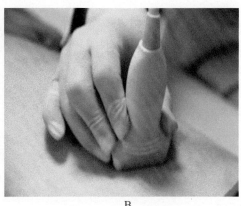

A   B

图 3-19 探头方向及检查切面
A. 与肋骨走行成 90°的短轴切面;B. 沿肋骨走行扫查肋骨的长轴切面

四、血气胸的超声诊断

胸部创伤常常为多发伤、联合伤,血气胸最为常见,多种创伤均可出现,各种影像学检查方法各有优缺点,合理的利用能够尽快判断伤情,对患者进行及时救治,超声检查便携、无创、实时,能够迅速对胸腹部伤情作出判断,同时可以即时进行超声引导下的治疗,因此应用最为广泛。

(一)胸部解剖及超声检查体位及步骤

1. 胸部超声正常解剖 胸壁由皮肤、皮下组织、肌肉和肋骨、胸骨组成,除骨骼外超声波均能穿透,可清晰显示胸壁的层次结构。骨与周围软组织的声阻抗相差很大,在骨皮质表面形成强回声带,下方则由于声能迅速衰减而出现声影,正常肺气体含量很高,约占 98%,气体可以完全阻碍声束的传播,当肺部损伤、实变、不张时,反而显示较清晰。

2. 胸部的正常声像图 胸膜包括壁层、脏层两层,超声波穿过胸膜遇到富含气体肺脏的反射,表现为高回声的白线条,称为胸膜线(pleural line),长度约 2.5cm,与上 0.5cm 处相邻肋骨(约 2cm 长高回声线,间隔 2cm)构成"蝙蝠样"图像称为蝙蝠征(图 3-20)。胸膜线上 0.5～1cm 处分别为皮下组织和肋间肌肉。

(1)正常征象

①A 线:B 型超声下多条与胸膜线平行的高回声伪影称为 A 线。正常胸膜下充满气体的肺组织或气胸时胸膜腔内空气阻止了超声波穿透,胸壁软组织和充气肺表面的强反射形成 A 线,其深度是皮肤和胸膜线间距离的数倍。

②肺滑动征:实时 B 型图像中可见脏层胸膜、壁层胸膜随呼吸运动相互滑动,这种正常运动称为肺滑动征。M 型超声肋骨下 0.5cm 可见高回声线随呼吸朝探头方向来回运动。

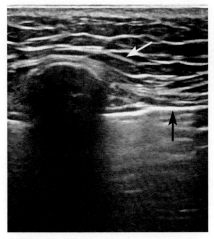

图 3-20 肋骨与肺表面形成的正常图像,呈蝙蝠征,白箭头所示为肋骨,黑箭头所示为肺表面

③海岸征:M 型超声胸膜线上的平行线代表相对固定不动的胸壁,其中呈沙粒状图像代表正常的肺实质称为海岸征,为肺正常动态征象。

(2)异常征象

①B 线或彗尾征:彗尾征产生于一个物质和其周围物质之间的声阻抗差异比较显著时,可以单条或多条出现,局限或弥散于整个前胸壁。单条彗尾征称 b 线,两条称 bb 线。b 线可能产生于叶间裂,bb 线也可能无临床意义。

至少 3 条垂直于胸膜线的高回声线称为 B 线。B 线有 7 个特征:彗尾征;起自胸膜线;高回声;镭射样;不衰减、直达屏幕边缘;擦掉 A 线;随肺滑动一起运动。

B 线的数量取决于肺通气损失程度,其回声强度随吸气运动增加。

②肺点:肺点是诊断局灶性气胸的特殊超声征象,B 型超声和 M 型超声都能检测到。呼气阶段气胸模式(B 型超声下 A 线伴肺滑动征的消失、M 型超声下的水平模式)突然替代吸气阶段正常模式(B 型超声下肺滑动征或病态的彗尾征、M 型超声下的沙粒模式)的临界点称为肺点。为确定局灶性气胸的诊断,超声检查应扩展到外侧胸壁来定位肺点。

③肺搏动:肺搏动是完全性肺不张早期、动态、诊断性的征象。正常条件下呼吸时两层胸膜的滑动妨碍了 M 型超声观察心脏活动引起的胸膜线的震动。当主支气管阻塞或单肺通气产生完全性肺不张时,不张的肺和脏层胸膜、壁层胸膜滑动消失。在这种条件下,心脏搏动引起的胸膜线震动可被 M 型超声记录到。B 型超声下肺滑动征的消失伴随 M 型超声下胸膜线随心脏的搏动称为肺搏动。

④支气管征:支气管征是不均匀的、组织样的(类似肝脏回声)超声图像内点状或线状高回声征象,分为动态和静态。组织动态运动时支气管内充气影称为动态支气管征。静态支气管征以不张肺区域内静止的支气管内充气影为特征。支气管气影是区别肺炎和肺不张重要的诊断性肺伪影。

3. 检查体位　经胸壁肺超声检查可在仰卧位、半卧位、侧卧位、俯卧位及坐位时进行。由于肩胛骨的遮挡,上背部无法进行超声检查。用低频线性或凸性探头以肝、脾做透声窗定位膈肌并观察肺底部。膈肌的定位可以区分胸腔积液、腹水及肺泡实变与腹腔脏器。

4. 检查步骤　分别检查仰卧位的前胸壁、腋中线前后的侧胸壁、后胸壁。机械通气或外伤性危重病患者往往是仰卧位,若用小微型凸性探头检查其背部,可使患者作最小搬动的情况下得到最多的超声信息。轻症患者以侧身或坐位系统地检查后胸壁,系统超声检查可获得类似胸部 CT 检查的效果。

(二)胸腔积液的超声诊断

胸膜腔由脏、壁两层胸膜形成,两者之间有微量液体,使两层胸膜在呼吸运动时得以润滑,减少摩擦,健康人的浆液不断产生又不断吸收,经常处于动态平衡状态。当胸部创伤时,就会出现胸腔积液,积液的定性及定量判断非常重要。

大多数的液体能无衰减地传播声波,因此超声波能清晰地看到液体边界和内含有液体的软组织,对液体的识别和诊断很准确。超声对胸腔积液的诊断具有灵敏度高、特异性强、定位准确的优点,能客观地估计胸腔积液深度、积液量,协助穿刺定位,特别是对多房包裹性积液穿刺抽液具有其他辅助检查无法比拟的优势。

超声对于胸腔积液的敏感性有助于鉴别诊断,特别是胸部 X 线片表现为一侧白肺的病例,超声可以准确地辨别是积液还是实变,在患者直立位时,胸腔积液的量至少要达到 200ml 时,胸部 X 线片才可显示,并且仰卧位时这种方法敏感性下降,而超声则可检测到低至 20ml 的积液。因为液体受重力影响作用,对患者进行超声评估时取坐位或站立位检查更好。

1. 胸腔积液声像图表现　胸腔积液在超声上表现大多数是无回声,并可见混合回声及高回声,与积液的性质有关,当胸部创伤时,可以看到胸腔内无回声的积液,内可见混合回声的血凝块。存在胸腔积液(图 3-21)时液体随着呼吸运动和心脏搏动而发生移动,在彩色多普勒超声上形成特异的"fluid color"征,能很好的与胸膜增厚相鉴别,敏感性、特异性高。胸腔积液内可见不张的肺叶漂浮,当合并感染时,内可见多发漂浮絮状回声及强回声,当积液包裹时,形态部位固定,可出现在非重力依赖区,壁厚,内透声差,可见多发分隔回声。

在确诊胸腔积液过程中,操作者应该注意识别正常解剖结构、边界,包括膈肌、膈下器官(肝、脾)、胸壁、肺,避免将腹水判断为胸腔积液,胸腔积液内可以看到肺的漂浮。

2. 胸腔积液的定量　胸腔积液量的估算对于随诊观察非常有价值,可以用来评估患者的病情变化和治疗效果,对于科研来讲,我们可以设计较为复杂的三维重建方式以求精确,Remerand 等报道一种多平面超声测量胸腔积液量的方法,能精确定量评估胸腔积液(图 3-21)。实际工作中以 Goecke 与 Schwerk 在 1990 年提出的方法:计算公式 $[LH(cm)+SH(cm)]\times70=E(ml)$ 最为简便可靠,节约时间,易于普及(图 3-22),其中 LH 为侧壁最大液体高度,SH 为肺下积液体高度,E 为胸腔积液量。

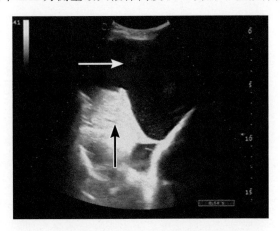

图 3-21　图中白箭头所示为胸腔大量积液,黑箭头所示为实变的肺

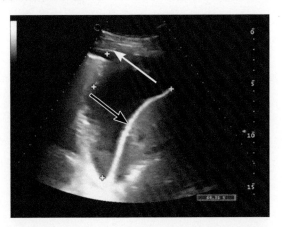

图 3-22　Goecke 与 Schwerk 法坐位估测胸腔积液
白箭头为侧壁最大液体高度(LH);黑箭头为肺下积液高度(SH)

在急重症患者中,需要平卧位检查,其估测胸腔积液量很不准确,但也具有参考价值,相比 X 线来说,超声结果也更为可靠。大部分估测都采用平卧位时腋后线处垂直和水平扫查,测量肺表面到胸腔后壁的厚度(PLD)来估算。Roch 在 2005 年文献中提到平卧位:PLD>5cm,积液量大于 500ml。

3. 超声引导下胸膜腔穿刺定位　胸膜腔穿刺时一般不推荐进行穿刺过程的实时成像,因为它不仅增加了操作难度,还可能妨碍正确的进针角度,因此除非少量胸腔积液时需要操作者实时成像抽吸外,其他均进行穿刺前超声定位即可。

首先,对于胸膜腔穿刺定位的体位,可采取坐位及平卧位两种,要求定位时患者的体位与胸膜腔穿刺时体位相同。其次确定胸腔积液的范围,找到胸腔积液的上下界、前后界,并进行测量,同时测量穿刺点处胸壁的厚度,对胸膜肥厚及身体较胖患者尤为重要。在确定穿刺点时,应取无回声区较低的位置,并且要求该点位置比较恒定,不受呼吸因素的影响,同时需要避开肋骨,然后进行标记,报告中要详细说明穿刺时的进针方向,是向上、向下还是垂直进针。

同时可根据胸腔积液的多少及具体情况,采取超声引导下胸腔闭式引流术。超声可实时观察导丝位置,尤其是胸部创伤伴有气胸的患者,如果可以定位到肺点,在该点上方无肺滑动的区域置管引流是安全有效的。

(三)气胸的超声诊断

传统上气胸的检查方法是 X 线和 CT,近些年来随着超声在急诊室的普及应用,越来越使其发挥出独特的优势,对于外伤患者,由于多发伤,处于保护的目的,常常需要平卧位检查,这使 X 线检查的灵敏度大大下降,而平卧位更利于超声对气胸的检查,相反的坐位可能使超声对少量气胸的敏感性下降。CT 检查虽然是气胸检查的金标准,但对于重症患者可能会造成诊断和治疗上的延误。

利用超声对胸腔扫查时,将探头首先置于乳头连线以下扫查 2~3 个肋间,包括锁骨中线、腋前线、腋后线,扫查时采用矢状断面,同时显示上下两根肋骨和后面的声影,以及肋骨之间的胸膜线强回声(蝙蝠征)。

在缺乏胸膜滑动征和缺乏"彗星尾"伪像时,常提示气胸的存在。

正常情况下,脏层胸膜和壁层胸膜之间在呼吸运动时会有明显的相对滑动,实时超声检查时非常容易显示,当气胸发生后,这种相对滑动就会消失。M 型超声检查能够更清晰地显示这种相对滑动的消失。

在 M 型超声上,正常情况下由于这种胸膜滑动的存在,使得胸膜线深方的回声线呈现为颗粒状,与前面平行的肌层和皮下组织线共同构成所谓的海岸沙滩征(图 3-23A)。气胸时由于胸膜滑动征的缺乏,导致 M 型超声上胸膜线深方的回声也呈现为平行线样表现,称为平流层征(图 3-23B)。

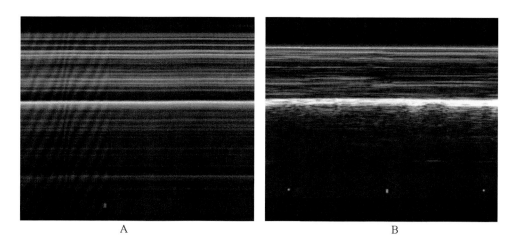

图 3-23　M 型超声上正常与气胸时胸膜滑动

A."平流层征"；B."海岸沙滩征"

彗星尾征是由于脏层胸膜和壁层胸膜之间的少量不规则液体的存在，声束在两层胸膜间多重反射形成的一种伪像。正常情况下，每个肋间都会显示 1～2 条"彗星尾"，气胸时，这种伪像就会消失。

气胸时可出现特殊的超声征象——肺点，其是超声诊断气胸的直接证据。

肺滑动征消失伴 A 线诊断气胸的敏感性、特异性分别为 95％ 和 94％。肺点为局灶性气胸的特异性征象，其敏感性为 79％，特异性为 100％。

前胸壁扫查到 B 线可除外气胸，因 B 线起自胸膜线。液气胸时，气-液平面可随患者体位而变化，气-液平面中的液体成分受重力影响分布。当患者呈坐位时，胸膜积液受重力影响分布于下方，胸膜内积气位于其上方。

（四）肺挫伤的超声诊断

肺挫伤是胸壁钝性创伤的结果。25％～35％ 钝性胸部创伤涉及伤肺本身。在钝性或爆炸胸部创伤的最初阶段，表现为逐渐加重的肺间质水肿和浸润，发生在伤后 1～2h。

肺挫伤胸部 X 线片最初征象是局灶性或弥漫性肺部浸润影，这通常出现在受伤后 6h，但可能需要 24～48h 证明。而胸部超声在诊断肺挫伤中的优势源于其对早期诊断肺间质水肿的准确性。

超声诊断肺间质水肿时可见多个存在的从胸膜线产生的 B 线，外伤患者，在没有心源性肺水肿时，首先考虑肺挫伤；同时常合并胸腔积液。超声在诊断肺挫伤方面有着很高的敏感性、特异性。

肺部超声便携、无创，易于在急诊床边检查，但其对操作者依赖性较强，需要经过培训并具有熟练经验的医师才能得到较高的准确率。

五、肋骨骨折的超声诊断

（一）正常肋骨及肋软骨超声

超声诊断肋骨的组织学特征：骨骼的外层是由坚硬的骨皮质和内部的髓质构成的，由于骨皮质不能被超声波穿透，高频超声显示的正常肋骨为表面浅层整齐、连续的高回声，超声不能显示肋骨的髓质。

超声波可以透过肋软骨，常显示为条形低回声，在肋骨与肋软骨交界处、软骨与胸骨的连接处及肋软骨钙化、肺部表面、血管进入骨皮质处，骨质的自然切迹往往回声不均，类似连续性中断，容易造成误诊。

正常肋骨和肋软骨影像检查如图 3-24 所示。

（二）肋骨骨折超声诊断

肋骨骨折是胸部创伤中最常见的创伤，X 线检查是评价肋骨骨折的首选的影像学检查方法，可以全面地显示肋骨，而且价格低廉可以诊断绝大多数的急性肋骨骨折，且可以评价骨折线及断端错位。肋骨骨折更为准确的检查方法是 CT，但是对于微小骨折，容易漏诊。近代超声发展，让越来越多的超声操作者发现，超声诊断肋骨骨折、骨裂、肋软骨骨折的意义极大，很多 X 线甚至 CT 不能发现的隐匿性肋骨骨折，超声检查起来却非常准确，但是操作者的主观判断和操作较为费时一直饱受诟病，工作中发现，随着操作者的经验的积累，对伪像认识的深入研究，多发肋骨骨折也能在较短的时间内检查完成。在很多医院，超声检查肋骨及肋软骨

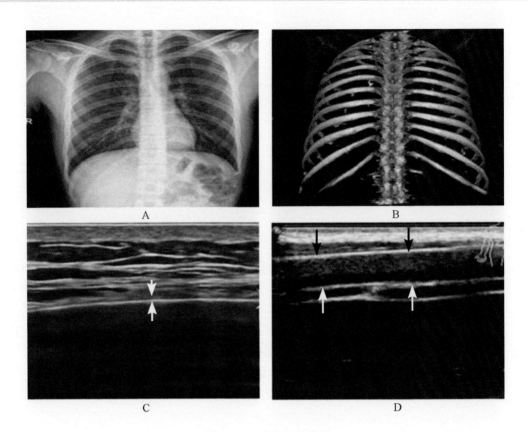

图 3-24　正常肋骨示意图

A. 正常肋骨 X 线图像;B. 正常肋骨 CT 三维重建;C. 正常肋骨超声图像;D. 正常肋软骨的超声图像。C 图中白箭头所示处为正常肋骨超声图像;D 图箭头所指处为正常肋软骨的超声图像

情况已经是常规项目。

　　超声作为很好的补充手段可以广泛地应用于临床,超声医师可以面对面的接触患者,可以用探头触诊及随时问诊,大大增加了微小骨折的检出率。高频超声最小可以发现 0.1mm 的骨裂,这种精度其他影像学检查是达不到的。超声不但能检查肋骨及肋软骨骨折,还能发现肋骨的角度的变化、胸锁关节损伤、锁骨骨折等。

　　1. 肋骨骨折的超声检查方法及声像图表现　肋骨骨折的超声检查,应选取高频浅表探头,频率为 7.5～10MHz,以患者最痛处为中心沿肋骨平行方向走行扫查,肋骨骨折定位时,由于骨折线非常小,探头移开时再标记常常不准确,这时可以用一根细小的棉签插入探头下并轻压皮肤,其后声影正好位于骨折线内时,棉签于皮肤的压迹就是体表定位点。

　　肋骨完全骨折表现为肋骨骨皮质不连续,见贯穿肋骨骨皮质的边缘锐利的骨折线,超声测量时错位较大,位移明显。不完全骨折表现为一侧骨皮质断裂、凹陷、皱褶;超声可见肋骨骨皮质强回声中断、不连续,有错位,超声显示的骨裂错位可以非常细微,最小的测量错位可达到 0.1mm,周边可见软组织挫裂伤和肿胀。软组织肿胀时的低回声非常重要,有时当骨裂极其细微(通常小于 0.1mm)时,软组织的条带样低回声可以被较容易的发现(图 3-25)。超声对肋软骨的检查较其他影像学检查有一定的优势,超声可以清晰地显示肋软骨的轻度损失或错位(图 3-26)。

　　2. 诊断肋骨骨折的注意事项　由于超声伪像及肋骨走行角度的问题,会出现部分伪像,当女性患者乳腺较大时,图像质量也会大大下降,另外肋软骨中随着年龄增长而产生的钙化,常常被误认为是肋骨的损伤,需要诊断者多角度观察、对比观察,作出准确的诊断。在实际工作中我们发现,超声常常依靠压痛点,找到重点扫查的区域,再详细检查,一般可以对骨折或骨裂进行确认,但是局部加压确定疼痛点的办法也有特例,如图 3-27 病例所示,患者右侧季肋区压痛明显,但肋骨并无骨折及骨裂,而超声显示了浅筋膜层弥漫性的高回声,提示创伤性脂膜炎。

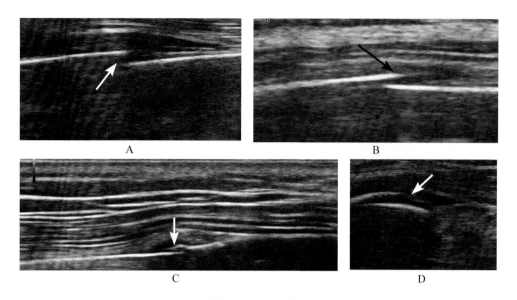

图 3-25　肋骨骨裂

A、B、C、D 图均可见肋骨连续中断；C 图可见周围软组织水肿

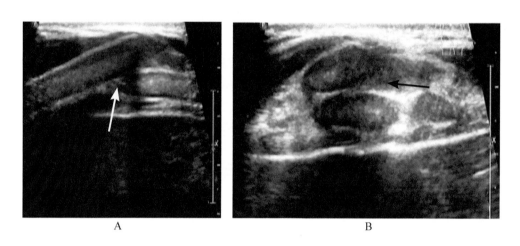

图 3-26　肋软骨骨折示意图

A. 白箭头所示处肋软骨连续性中断、错位；B. 为超声横断面，黑箭头所示处肋软骨重叠

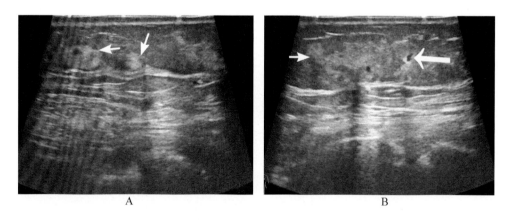

图 3-27　肋骨及肋软骨未见骨折骨裂，箭头所示脂肪层弥漫性增厚，回声增强，符合软组织挫伤声像图表现

六、心脏创伤的超声诊断

(一)心脏创伤超声检查的种类

超声心动图是用超声检查心脏和大血管的解剖结构及活动状态的无创性技术。1954 年首次应用超声

来诊断心脏疾病。目前常用三种方法：M型超声、二维超声和彩色多普勒超声。临床上以二维超声检查为主，根据需要可结合其他两种方法。同时还有超声心动图三维重建、各种负荷超声心动图试验(包括运动和药物诱发)、经食管超声、血管内超声、造影超声心动图。

超声能够直观地反映心脏解剖结构、血流动力学变化，并能动态观察病情进展情况，对闭合性心脏损伤的诊断准确率高，且无创、简捷、经济，对临床选择治疗方案、确定手术时机有重要指导意义，是无创检查心脏外伤的首选手段。

(二)心脏检查的探头选择及基本切面

系统全面的超声心动图检查应选取专门的心脏超声探头，频率为2.0～4.0MHz。患者平卧位或左侧卧位，平静呼吸。探头置于胸骨左缘第3肋间或第4肋间，涂偶合剂后进行定点，或探头作弧形转动扫查。从心底部扫查到心尖部，必要时在剑突下或胸骨上窝探查。M型超声心动图一般划分为四区，二维超声心动图包括10个基本切面，多角度对心脏结构进行观察，同时通过彩色多普勒超声观察血流情况。

观察急诊重症患者心包积液，还可以使用腹凸阵探头，频率为3.5～5.0MHz，选用剑突下切面。

(三)心脏各类损伤的超声诊断

超声诊断心脏创伤需要观察以下可能发生的损伤：室间隔穿孔、腱索断裂、瓣膜裂伤、冠状动脉损伤和心包积液，多种损伤可同时出现。各切面还需仔细观察有无室壁瘤、房室腔破裂、乳头肌断裂、心包撕裂伤、冠状动脉血栓等。并且如可能合并大血管损伤，在尽可能的情况下，可从背部观察降主动脉。

闭合伤导致的室间隔穿孔，文献报道多发生肌部，隔瓣下穿孔比较少见，细小的穿孔二维超声往往难以显示，彩色多普勒超声可为准确识别穿孔位置提供直观的诊断信息。

瓣叶裂伤多伴腱索断裂，三尖瓣裂伤均伴腱索断裂。其超声心动图特征为瓣叶成角改变、失连续性，与瓣膜、腱索黏液样变性的脱垂不同，后者收缩期最大并常在瓣叶的体部，呈弧形改变，主动脉瓣裂伤也有类似表现，彩色多普勒超声显示大量偏心反流血流信号。

冠状动脉瘘多为先天性，外伤性非常罕见，应追踪扩张的冠状动脉走行，注意瘘口破入的部位、数目，彩色多普勒超声对显示瘘管的全程有较大价值。

所有心脏创伤患者典型超声表现为早期检测出积液或在心包中发现血凝块，尤其是胸部创伤和潜在的心肌损伤的患者。

(四)心包积液的超声诊断

心包积液在超声上易于发现，为心包内存在的无回声区(图3-28)，心包积液的超声诊断根据心包积液出现的厚度分为微量、少量、中量和大量。

1. 微量心包积液　心包腔内无回声区厚度为2～3mm，局限在房室沟附近，也可延伸到左心室后下壁。

2. 少量心包积液　左心室后壁心包腔内出现5mm左右的无回声区，而右心室前壁心包腔内无液性暗区。

3. 中量心包积液　右心室前壁心包腔内出现5～10mm无回声区，左心室后壁心包腔内无回声区厚10～20mm。

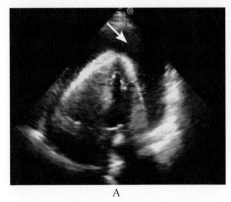
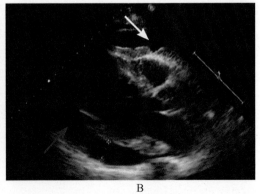

A　　　　　　　　　　　　　B

图3-28　胸部创伤后，图A、图B可见心脏周围大量无回声的心包积液，图B白箭头所示处除了大量心包积液，还可见心肌损伤

4. 大量心包积液　右心室前壁心包腔内无回声区厚度大于 15mm,左心室后壁心包腔内无回声区厚度大于 20mm。

患者取左侧卧位、半卧位或坐位,常规进行 M 型超声及二维超声检查。

X 线及 CT 难以发现成人少于 250ml,儿童少于 150ml 的心包积液,而超声心动图能检出少至 20ml 的心包积液。

实际工作中,由于患者病情较重、体位受限、检查时间紧迫、局部心肌破口较小、回声改变不明显等因素,可给超声检查带来困难,图像质量有时不佳,多切面扫查或重复检查,可以提高疾病检出率。

(五)超声引导下心包穿刺置管引流术

心包大量积液可致心包填塞,危及患者生命,传统的经皮穿刺置管引流术采用的是盲穿,风险较大,易损伤心脏、大血管及毗邻重要脏器,从而导致更为严重的后果。超声引导下心包穿刺置管引流术是在超声引导下采用特定针具穿入心包腔,抽取心包腔内液体,判断积液的性质和查找病原、解除压迫症状、进行药物治疗的新方法。探头频率为 3.5MHz,无须穿刺引导架。

超声引导下心包穿刺置管引流术治疗心包积液是在实时超声监视下进行的,集穿刺、治疗于一体,而且损伤小、风险低、引流量大、费用低、患者易接受;引流速度及心包内给药均可按治疗目的随时调整,是安全而有效的诊断与治疗方法。超声引导监测的最大意义是降低了心包穿刺的风险和提高了一次穿刺成功率,使得心包穿刺时可以视患者病情而定体位,即让患者保持当时最适体位,如坐位、半坐位、仰卧位、侧卧位等,穿刺路径不再仅是剑突。

1. 操作方法

(1)套管针法:确认穿刺点后,常规消毒、铺巾,2%利多卡因局部麻醉,在超声引导下利用套管针技术将带针芯的引流管直接经皮穿刺置入心包腔,成功后退出针芯,内外固定,引流管在心包腔内变成卷曲的猪尾状,以便引流。

(2)Seldinger 置管法:在超声引导下持带长针的穿刺针筒徒手穿刺,途经皮肤、皮下组织、心包前壁进入心包腔,抽出心包内液体后,将导丝沿针筒腔进入心包腔内约 4cm,超声可见心包腔内有一强回声带,后方伴彗星尾征,后退出穿刺针筒,将扩张管沿导丝扩张路径后退出,将导管沿导丝置入心包腔内约 5cm 以上,再退出导丝,可见液体沿导管流出,皮肤缝合固定导管于胸壁,外接引流袋。

2. 超声引导下心包穿刺置管引流术注意事项　术前准备要详细,充分掌握适应证及禁忌证,并签署介入治疗知情同意书;穿刺部位不固定,一般选择积液较多的心包腔间隙,距体表较近,损伤最小的穿刺路径作为穿刺点;进针速度应缓慢,不见针尖不可进针,以避免损伤冠状动脉及心肌;穿刺过程中嘱患者平稳呼吸,避免咳嗽或深呼吸;抽液速度要慢,抽液过快可能使回心血量迅速增加,导致急性心脏扩张,发生肺水肿。大量心包积液时,每次抽出液体量不宜超过 300～500ml;密切注意生命体征变化,及时对并发症作相应处理。心包穿刺可出现迷走神经性心脏停搏或心室颤动、胸腔污染、损伤肝、气胸、损伤冠状动脉或心肌等并发症。

超声引导下心包穿刺置管引流术具有直观、安全、准确、简便等优点,是目前心包积液最安全而较理想的诊断和治疗方法,值得推广。充分了解心包穿刺的适应证和各种可能的并发症,正确掌握处理措施,是保证安全实施超声引导下心包穿刺置管引流术的基本要求。

七、胸壁软组织及其他超声诊断

(一)胸壁软组织超声诊断

值得注意的是,当患者胸部受伤,如果骨裂无骨摩擦,临床查体往往难以区分软组织损伤和肋骨骨裂,通过超声检查能较容易区分是何种损伤。

胸壁的软组织的检查包括皮肤、脂肪层、浅筋膜层、深筋膜层、肌肉层,由于位置表浅,超声可用高频探头甚至超高频探头放大检查,相对于 CT、MRI 检查具有优势。对正常浅表组织的超声检查,可看到各层次结构清晰,肌肉纹理走行自然,层次直至肺或心包表面。

胸壁软组织创伤较为常见,超声表现为脂肪层的增厚、回声增强及血肿。

(二)膈肌超声检查

正常膈肌是腹部和胸部分开的重要肌肉,当它和实质脏器紧邻时,容易探查,当它和肺及肠含气的器官相邻时,回声较为复杂。工作中我们常用低频探头,以肝脾等实质脏器作为声窗,探头向头侧探查膈肌情况。

八、胸部创伤超声诊断典型病例

(一)病例一

患者,女,65岁,胸部创伤后,胸前区压痛3d就诊,X线及CT扫查未见异常,临床怀疑肋骨骨裂。

超声示"肋骨及肋软骨连续性好,胸前区软组织增厚,回声增强,并可见小的无回声区,符合软组织挫伤声像图表现(图3-29)。提示:临床往往依靠压痛和骨摩擦感来诊断肋骨的伤情,对于一些小的骨裂,有压痛而无骨摩擦感,X线及CT往往显示阴性,临床检查往往不能解释这种压痛是来源软组织损伤还是骨裂,高频超声检查这时往往能明确病情。

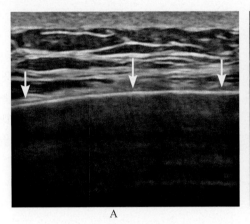
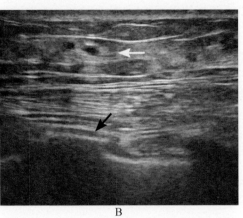

图3-29　图中患者胸部压痛明显,X线及CT扫查未见异常。图A显示超声未发现肋骨及肋软骨骨折及骨裂,图B显示脂肪层回声不均且增强,并可见小的低回声,符合软组织挫伤的声像图表现。B图白箭头所示处为软组织挫伤,黑箭头显示压痛处肋骨正常

(二)病例二

患者,男,46岁,因车祸受伤后3d,胸前区压痛3d就诊,X线及CT扫查未见异常,患者左侧胸部压痛明显,临床怀疑左侧胸部隐匿性肋骨骨折或骨裂。

超声示"左侧第7肋连续性中断,骨裂处软组织增厚,回声减低,并可见小的无回声区,提示第7肋骨裂(图3-30)。超声扫查肋骨骨折时可先发现软组织的水肿,水肿处常伴有微小的骨裂。

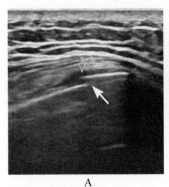
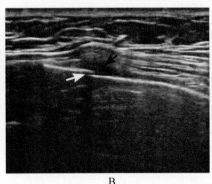
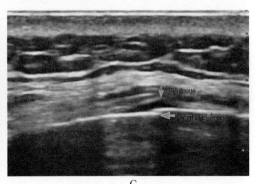

图3-30　图A、B、C显示肋骨隐匿性骨裂、软组织水肿。图中白箭头可见骨皮质不连续,灰黑箭头显示软组织的水肿或小血肿形成。软组织水肿,肋骨走行不自然,是肋骨急性损伤的典型超声表现

(三)病例三

患者,男,26 岁,因滑雪胸部受伤后 7d,胸前区压痛 3d 就诊,X 线及 CT 扫查可见右侧胸壁多发骨折,左侧肋骨未见明显骨折,但患者左侧胸部压痛也明显,临床怀疑左侧胸部隐匿性肋骨骨折或骨裂。

超声示"左侧多处肋骨连续性中断,骨裂处软组织增厚,回声减低,并可见小无回声区,提示第 6、7、8、9 肋多处骨折(图 3-31)。超声扫查多处肋骨骨折时可沿一处骨折处上下扫查相同位置,常可缩短对多发骨折的扫查时间。

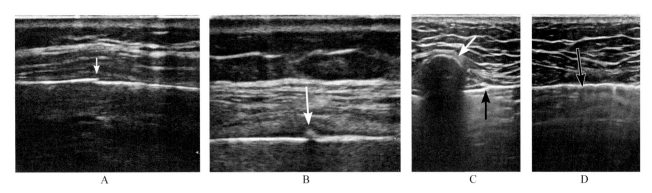

图 3-31　图 A、图 B 可见肋骨多根,单根多处骨折,骨折处软组织增厚,伴有小血肿。图 C、图 D 黑箭头所示为肺表面的回声,应该注意的是肺表面的图像有时很像骨折的肋骨,应引起初学者的注意,真正的肋骨回声是图 A、图 B、图 C 的白箭头处

(四)病例四

患者,女,23 岁,咳嗽 7d,右腰部压痛 2d 就诊,由于患者妊娠,不能行 X 线及 CT 检查,临床要求超声检查,除外肋骨病变。

超声如图 3-32 所示,右侧第 10 肋连续性中断,错位约 0.3mm,骨裂处软组织增厚,回声减低,提示第 10 肋骨骨裂。因超声无放射线的限制,对妊娠者的肋骨检查发挥了巨大的作用。

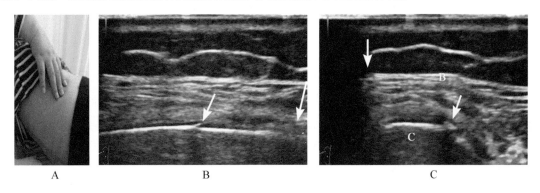

图 3-32　图 A 显示患者右侧肋部疼痛,图 B、图 C 白箭头所示处为肋骨皮质损伤,因损伤后 13d,可见骨质愈合的骨膜反应

(五)病例五

患者,男,47 岁,车祸伤,急诊超声检查胸腔时发现肺挫伤,左侧胸腔巨大血肿约 10.5cm×8.9cm,如图 3-33 所示,外科胸腔镜手术证实为胸主动脉外膜破裂。一般情况下超声很难检查到胸主动脉的损伤,但当血肿较大,病变部位靠近胸膜时或没有肺气遮挡时,超声就可以观察到,从而为临床提供宝贵的线索。

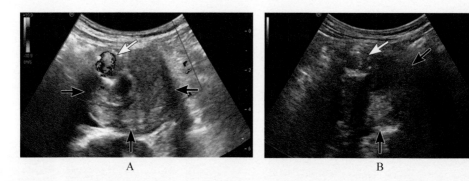

图 3-33　超声背部扫查,发现巨大胸腔血肿,胸腔镜手术证实为胸主动脉外膜破裂,后临床行胸主动脉支架术,图中黑箭头所示区域为血肿,白箭头所示处为胸主动脉支架

(首都医科大学附属北京潞河医院　韩　洋)

第三节　多层螺旋 CT 骨三维重建在肋骨及肋软骨骨折诊断中的价值

一、概述

肋由肋骨及前端肋软骨组成,共 12 对,肋骨扁薄弯曲呈半环状,构成胸廓主体,前肋宽,位置较低,由外上方斜向内下方,后肋位置高且较平,由内上方斜向外下,影像致密,前肋、后肋转折处称为肋角。第 1~3 肋较短,且有锁骨、肩胛骨及邻近的肌肉等组织保护,很少发生骨折;第 4~7 肋较长且相对固定,容易发生骨折。第 8~10 肋前端有弹性缓冲作用的肋弓,不易发生骨折。第 11~12 肋末端游离,活动度大,不容易发生骨折。肋软骨是透明软骨,X 线上不显影,CT 上表现为条带状略高密度影。25~30 岁人群的肋软骨开始钙化,第 1 肋软骨最先钙化,然后依次由下向上,第 2 肋软骨最后钙化。肋软骨钙化后,脆性增大,外伤后骨折概率增加。男性肋软骨钙化表现为沿骨皮质向内走行呈双轨影,女性则从中心走行,呈不规则致密条,但其仍保持着肋软骨正常形态和走行。

以往肋的骨折主要依靠临床表现及 X 线确诊,但 X 线易漏诊轻微的肋骨骨折,且无法诊断肋软骨骨折。随着现代影像学快速发展,特别是强大后处理功能的多层螺旋 CT(MSCT)的广泛应用,弥补了 X 线的不足,显著地提高了肋骨及肋软骨骨折的检出率,为临床提供了可靠的影像学依据。

肋骨骨折诊断标准:①完全性骨折,贯穿肋骨皮质的骨折线,断端有或无错位、嵌插、成角。②不完全性骨折,临床有明确的外伤史和可疑的损伤部位;CT 显示一侧皮质断裂、凹陷或隆起,有或无局限性胸膜反应及邻近软组织水肿。

二、多层螺旋 CT 骨三维重建诊断肋骨及肋软骨骨折

多层螺旋 CT 采用多排探测器,覆盖范围大,采用优化薄层采样扫描,扫描速度极快,一次屏气便能完成整个胸部扫描,无须变换体位,采集大量横断面原始容积数据,为无间断容积扫描,分辨率高,真正实现了各向同性。在工作站采用滤过内插法快速重建,重建出运动伪影少且无重叠的理想图像。可选择最优角度、最优层面观察病变,广泛应用于各系统疾病诊断及鉴别诊断。

1. VR 技术　VR 技术利用切割技术除去锁骨、肩胛骨等遮挡部分,能任意角度、任意轴向旋转,得到肋骨近似解剖结构的三维立体图像。临床中容易忽视肋软骨骨折,通过调节阈值可显示肋软骨,使用伪彩色技术,更改不同区域的颜色、透明度和亮度,肋软骨变得直观、逼真。VR 技术通过立体观察肋骨及肋软骨,可直观、准确地显示骨折线的部位、数目及对位情况(图 3-34)。

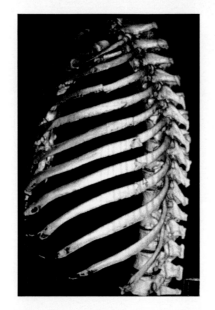

图 3-34　通过 VR 技术观察肋骨及肋软骨

2. 曲面重建（curved planar reconstruction，CPR）　多平面重建是二维重建,是诊断肋骨微小骨折的主要依据,操作简单省时,是常用的重建方法,能更全面地显示骨折线的走行、移位情况,可兼顾肺组织及周围软组织改变。CPR 是多平面重建技术的延伸,使不在同一平面走行的弓形肋骨呈现在同一平面上,重建出单根肋骨及肋软骨的全貌,可任意旋转,对发现轻微骨折的诊断十分可靠,对骨折形态及移位程度的显示优于三维图像（图 3-35,图 3-36）。

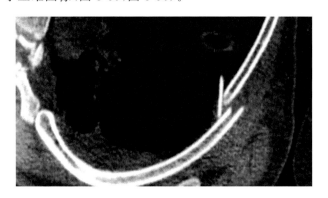

图 3-35　曲面重建显示肋骨骨折

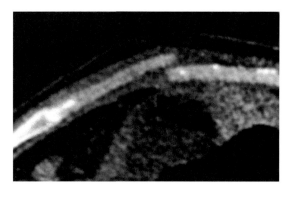

图 3-36　曲面重建对骨折形态及移位程度显示清晰

对于不完全性肋骨骨折的认定必须仔细,若断端皮质无明显错位可能仅在肋骨骨皮质上出现局限性点状低密度皮质不连续影像,有时与肋骨内外侧面的滋养孔不易区分。可采用 CT 多平面重建进行鉴别诊断,将显示标志线置于横断面图像中显示肋骨皮质不连续处的切线位,图像显示贯穿肋骨一侧皮质清晰、锐利的低密度骨折线影,随后复查相应部位,其出现了骨膜增生则证实了骨折的诊断（图 3-37）。

总之,MSCT 的 VR、CPR 检查诊断肋骨及肋软骨骨折定位及定性准确,尤其是在诊断肋骨轻微骨折、肋软骨骨折方面具有独特优势,是胸部创伤 X 线、轴位 CT 的补充检查。因此,MSCT 的 VR、CPR 检查在诊断肋骨及肋软骨骨折中具有非常重要的临床应用价值。

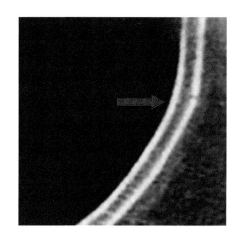

图 3-37　复查显示骨膜增生

（河北医科大学第三医院　杨金良）

第四节　蒙古族与汉族成人肋骨标准化 CT 影像数字模型

胸部创伤是胸外科常见的急症,近年来随着我国经济的快速发展,交通事故、工程事故及矿难事故等造成重症胸部创伤的患者越来越多。如果胸部创伤特别是重症胸部创伤不能得到及时、有效的救治,那么患者以后的工作、生活都会受到极大的影响甚至危及生命。连枷胸是较为严重的肋骨骨折类型,在胸部钝性伤中占 10%~15%,病死率为 16%~20%,而连枷胸合并有肺挫伤的死亡率可以高达 42%。对于连枷胸的治疗,传统的使用胶布固定胸壁、加压包扎、外固定肋骨牵引架及呼吸机正压通气的方法疗效不佳,发生肺炎的概率达 27%~70%,而死亡率达到 25%~71%。肋骨骨折内固定手术能够快速地纠正胸廓畸形,恢复胸廓形态,增强呼吸动力,避免肋骨骨折断端对胸内重要脏器、血管等的继发性损伤,从而改善呼吸、循环功能。有资料报道,手术内固定组较呼吸机内固定组的 ICU 监护时间、机械性通气时间、肺炎、脓毒血症及呼吸损伤等并发症及病死率、住院天数等指标都显著下降,手术治疗多发性肋骨骨折得到了越来越多的胸外科医师的承认。

肋骨骨折手术治疗仍没有在临床上得到普遍性推广,其原因是多方面的。①目前针对胸部创伤——肋骨骨折治疗还没有一套系统化诊疗标准、指南,手术方法仍在探索阶段,而且外伤致肋骨骨折呈多样性特点,如何选择合适的手术固定方法及固定材料,如何减少手术固定肋骨对位不良,固定材料移位、脱落,顽固性疼痛,骨折部位的感染、出血和骨不连等并发症的发生等都是胸外科医师尚需面对的问题;②骨折固定材料及装置问题:不同人群、不同部位、不同肋骨在形态、角度、皮质厚度、脆性等方面都存在较大差异,目前的骨折固定材料及装置在设计上仍不能完全满足肋骨的生理学及解剖学特点,另外固定装置取出困难也是尚未得到解决的问题;③其他原因:医师的观念及患者经济条件等因素。

对不同手术方法的治疗效果的评价、骨折固定材料及装置的改进等方面都需要我们建立一个中国人完善的、系统化的肋骨数据模型,在既往的研究中,曾经有人报道,通过 CT 三维重建测量的肋骨数据与尸体解剖所测量的数据无差异性,所以我们本次直接通过对正常成年人 CT 三维重建影像学测量结果进行分析,初步探讨正常成年人肋骨数据在性别、民族间的差异,比较肋骨断面径线长度(mm)、肋骨皮质厚度(mm)及髓质断面径线长度(mm)等相关数据,发现其变化规律,以助于以后进行更加完善的数据统计,促进肋骨标准化数字模型的建立。

本次研究对 25～60 岁正常成年人进行胸部 CT 扫描,其中汉族男性 40 例,汉族女性 35 例,蒙古族男性 30 例,蒙古族女性 25 例,应用三维重建技术,对两侧第 2～10 肋锁骨中线、腋中线、肩胛线处肋骨的上下径及内外径长度(图 3-38,图 3-39)、骨皮质厚度(外侧面骨皮质厚度,内侧面骨皮质厚度,肋骨上缘骨皮质厚度,肋骨下缘骨皮质厚度)(图 3-40)、髓质直径(长径、短径)(图 3-41)进行测量对比。

结果显示:所有病例左右两侧对称部位肋骨数据对比无明显差异性,这与人类骨性胸廓对称性相一致。男性肋骨皮质厚度及髓质直径均较女性高,但整体变化趋势大致相同,这与不同性别生理发育也相一致。比对正常成年蒙古族与汉族人肋骨数据,在相同性别、部位的 CT 三维重建测量结果上无显著差异性,如男性腋中线骨皮质对比结果如表 3-1 至表 3-6 所示。

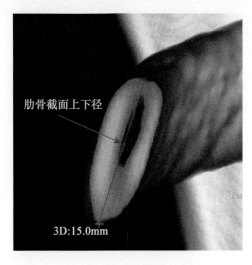

图 3-38　肋骨截面上下径

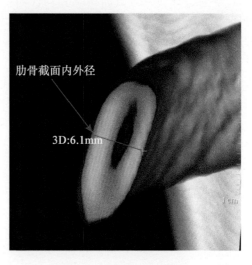

图 3-39　肋骨截面内外径

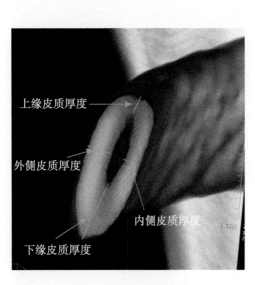

图 3-40　肋骨皮质厚度

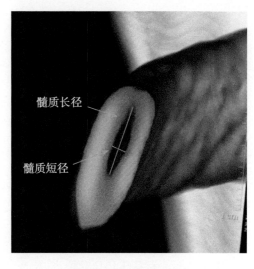

图 3-41　肋骨髓质直径

表 3-1　蒙古族与汉族男性腋中线外侧面骨皮质厚度对比　　　　　　（单位：mm）

项目		第2肋	第3肋	第4肋	第5肋	第6肋	第7肋	第8肋	第9肋	第10肋
民族	蒙古族	2.06±0.32	2.22±0.32	2.29±0.40	2.20±0.37	2.39±0.38	2.55±0.46	2.40±0.43	2.29±0.36	2.02±0.55
	汉　族	2.06±0.41	2.11±0.33	2.28±0.35	2.26±0.41	2.36±0.34	2.47±0.42	2.33±0.30	2.31±0.43	2.10±0.60
统计学	t	0.06	1.46	0.15	0.60	0.34	0.77	0.90	0.21	0.56
意义	P	0.95	0.15	0.88	0.55	0.73	0.44	0.37	0.84	0.58

注：$P>0.05$，两者对比无明显差异

表 3-2　蒙古族与汉族男性腋中线内侧面骨皮质厚度对比　　　　　　（单位：mm）

项目		第2肋	第3肋	第4肋	第5肋	第6肋	第7肋	第8肋	第9肋	第10肋
民族	蒙古族	2.11±0.34	1.91±0.25	2.02±0.24	2.21±0.42	2.22±0.33	2.32±0.36	2.23±0.39	2.27±0.37	2.12±0.56
	汉　族	2.02±0.3	1.91±0.36	2.05±0.32	2.10±0.35	2.31±0.38	2.38±0.45	2.25±0.40	2.30±0.42	2.11±0.57
统计学	t	0.98	0.01	0.43	1.22	1.02	0.52	0.16	0.32	0.04
意义	P	0.33	0.99	0.67	0.23	0.31	0.61	0.88	0.75	0.96

注：$P>0.05$，两者对比无明显差异

表 3-3　蒙古族与汉族男性腋中线上缘骨皮质厚度对比　　　　　　（单位：mm）

项目		第2肋	第3肋	第4肋	第5肋	第6肋	第7肋	第8肋	第9肋	第10肋
民族	蒙古族	2.04±0.36	2.09±0.39	1.98±0.51	2.18±0.41	2.24±0.39	2.27±0.37	2.35±0.49	2.32±0.44	2.39±0.63
	汉　族	2.11±0.49	1.91±0.47	1.98±0.51	2.09±0.51	2.06±0.48	2.20±0.51	2.32±0.59	2.34±0.56	2.32±0.57
统计学	t	0.60	1.69	0.34	0.79	1.65	0.58	0.26	0.17	0.45
意义	P	0.55	0.10	0.74	0.43	0.10	0.56	0.79	0.87	0.66

注：$P>0.05$，两者对比无明显差异

表 3-4　蒙古族与汉族男性腋中线下缘骨皮质厚度对比　　　　　　（单位：mm）

项目		第2肋	第3肋	第4肋	第5肋	第6肋	第7肋	第8肋	第9肋	第10肋
民族	蒙古族	2.09±0.59	2.12±0.61	2.27±0.36	2.29±0.45	2.22±0.38	2.35±0.38	2.47±0.34	2.44±0.50	2.33±0.55
	汉　族	2.10±0.55	2.32±0.54	2.09±0.51	2.18±0.57	2.26±0.52	2.26±0.52	2.39±0.58	2.47±0.39	2.29±0.6
统计学	t	0.01	1.44	1.66	0.87	0.33	0.78	0.75	0.28	0.28
意义	P	0.99	0.15	0.10	0.38	0.75	0.44	0.46	0.78	0.78

注：$P>0.05$，两者对比无明显差异

表 3-5　蒙古族与汉族男性左腋中线髓质短径对比　　　　　　（单位：mm）

项目		第2肋	第3肋	第4肋	第5肋	第6肋	第7肋	第8肋	第9肋	第10肋
民族	蒙古族	3.25±0.81	3.21±0.92	3.12±0.85	2.99±0.69	3.46±0.77	3.17±0.81	2.75±0.82	2.54±0.64	2.55±0.84
	汉　族	3.53±1.14	3.11±0.70	2.92±0.0	3.19±0.71	3.41±0.55	3.09±0.69	2.66±0.53	2.69±0.73	2.52±0.66
统计学	t	1.12	0.46	1.07	1.18	0.29	0.45	0.49	0.85	0.18
意义	P	0.27	0.65	0.29	0.24	0.78	0.65	0.63	0.40	0.86

注：$P>0.05$，两者对比无明显差异

表 3-6　蒙古族与汉族男性左腋中线髓质长径对比　　　　　　（单位：mm）

项目		第2肋	第3肋	第4肋	第5肋	第6肋	第7肋	第8肋	第9肋	第10肋
民族	蒙古族	10.25±1.29	9.98±1.62	10.16±1.51	10.58±2.090	10.43±2.04	11.28±1.78	11.27±1.03	10.32±1.36	9.02±2.21
	汉　族	10.28±1.68	9.60±1.87	9.91±1.35	10.16±1.91	10.51±1.87	10.99±1.63	10.85±1.33	10.07±1.80	8.81±1.97
统计学	t	0.08	0.88	0.75	0.89	0.17	0.69	1.44	0.64	0.44
意义	P	0.94	0.38	0.46	0.38	0.86	0.49	0.15	0.52	0.66

注：$P>0.05$，两者对比无明显差异

在对同一胸廓径线上的肋骨皮质厚度对比中(图 3-42～图 3-45),我们发现自上而下肋骨皮质整体呈增厚的趋势,基本上同一肋骨截面靠胸廓外侧的肋骨皮质较其他方向的骨皮质略厚,肋骨上缘的骨皮质基本上最薄,其中第 4～7 肋表现最为明显,这也是肋骨骨折最常发生的部位,可能与人体自身保护机制相关。

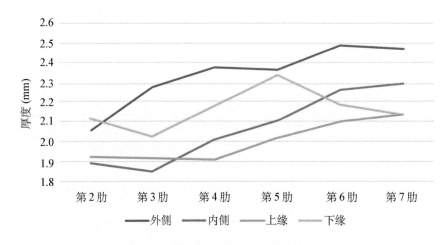

图 3-42　男性左锁中线肋骨皮质厚度对比

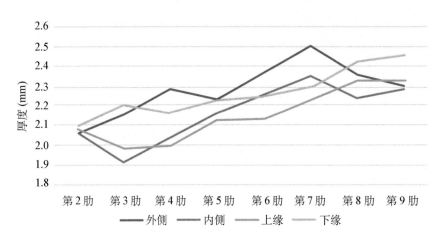

图 3-43　男性左腋中线骨皮质厚度对比

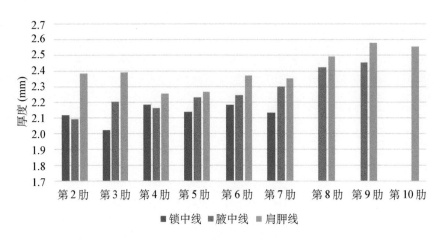

图 3-44　男性肋骨下缘皮质厚度对比

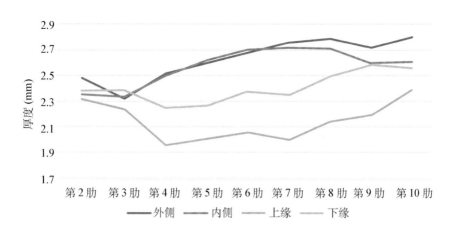

图 3-45 男性左肩胛线肋骨皮质厚度对比

对同一肋骨锁中线、腋中线及肩胛线上骨皮质厚度对比(图 3-46～图 3-49)中,我们发现肋骨内侧面、外侧面骨皮质在肩胛线到腋中线明显变薄,而腋中线到锁中线区间内变化较小,肋骨上缘骨皮质从后向前基本无变化,肋骨下缘骨皮质肩胛线较锁中线略厚,考虑与肋间神经沟消失相关。

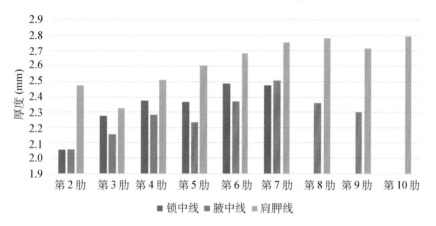

图 3-46 男性外侧肋骨皮质厚度对比

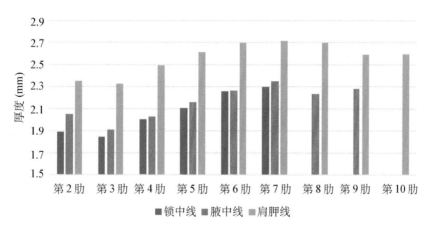

图 3-47 男性内侧肋骨皮质厚度对比

对肋骨上下径进行对比(图 3-50),由于肋骨形态的变化,第 3～7 肋锁中线较肩胛线变长,在同一胸廓径线上第 4～7 肋趋于逐渐增宽。同样由于肋骨形态的变化,肋骨内外径在肩胛线明显高于腋中线,而腋中线较锁中线无明显变化(图 3-51)。肋骨髓质的上下径与内外径同样符合这一特点(图 3-52,图 3-53)。

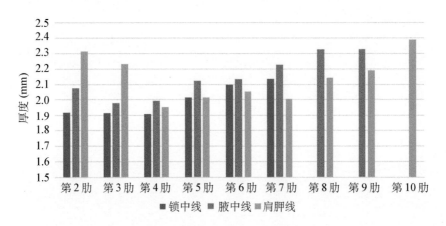

图 3-48　左侧肋骨上缘皮质厚度对比

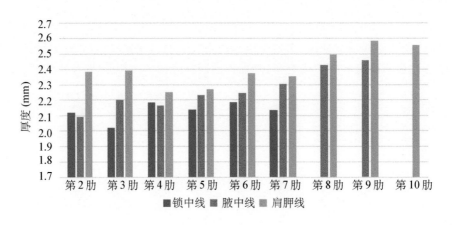

图 3-49　肋骨下缘皮质厚度对比

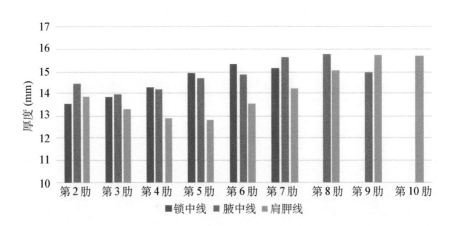

图 3-50　男性肋骨上下径对比

　　综上所述,同一部位肋骨外侧面皮质最厚,上缘皮质最薄;所以我们在行可吸收骨钉置入时,应尽量靠近肋骨髓腔外下方稳定性可能会更好;第 4～7 肋自上而下肋骨上下径、内外径及髓质厚度均呈逐渐增大的趋势,在肋骨骨折时靠下的肋骨应选择型号更大的内固定材料;肋骨上下径自肩胛线至腋中线明显增宽,而腋中线到锁中线无明显变化,所以在肩胛线到腋中线区域的骨折环抱器,制作成一侧渐渐变宽的形态更符合人体生理解剖的特点。

　　由于本次为试验性探索,病例数及测量部位较少,尚不能完全说明肋骨形态的变化,但从中我们还是能够发现一些规律并对手术及固定材料进行指导,今后我们可以设计一个包含各个民族,在不同年龄、身高、体

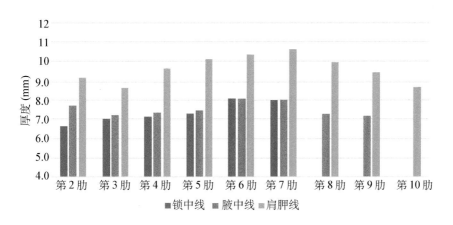

图 3-51　肋骨断面内外径对比

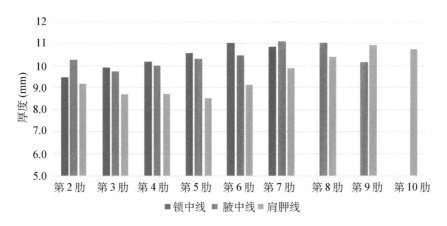

图 3-52　肋骨髓质断面上下径对比

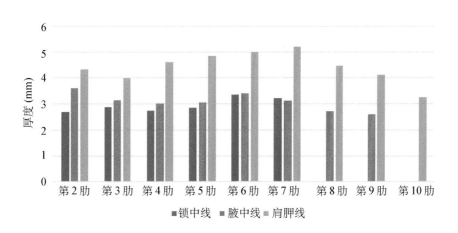

图 3-53　左侧肋骨髓质断面内外径对比

重区间等方面更为全面的大量数据采集,建立中国人肋骨数字化数据库,对肋骨骨折患者进行手术治疗时,根据患者未骨折肋骨、骨折肋骨及胸廓形态等数据,利用三维打印技术制造出最符合个体需要的骨折固定材料。

(赤峰学院附属医院　苏志勇　姜天烁　赤峰市克什克腾旗医院　崔英才)

参考文献

曹和涛,戎艳,李敏达,等,2010.多层螺旋 CT 多平面重组诊断创伤性膈肌破裂.中华放射学杂志,44(8):823-827.

陈孝平,汪建平,2013.外科学.北京:人民卫生出版社:719-720.

陈志明,刘锋,2013.16 层螺旋 CT 多种重建方法在诊断肋软骨骨折中的应用.中国 CT 和 MRI 杂志,11(5):93-95.DOI:10. 3969/j.issn.1672-5131.2013.05.030.

迟宝权,刘亚静,康洁,等,2011.64 层螺旋 CT 在隐匿性肋骨骨折诊断中的应用价值[J].河北医药,33(16):2418-2420.DOI: 10.3969/j.issn.1002-7386.2011.16.006.

段文飞,2016.多层螺旋 CT 容积再现及曲面重建诊断肋骨及肋软骨轻微骨折的临床价值.中国综合临床,21(1):69-72.

高峰,穆晓红,2007.创伤性血气胸 226 例诊治分析.中国误诊学杂志,7(18):4309-4310.

顾兵,朱荣峰,郭建锋,等,2010.超声引导下穿刺置管治疗心包积液.中国介入影像与治疗学,7(2):107-109.

何哲,2015.肋骨骨折的临床研究及肋骨的临床解剖学测量.南方医科学,3(2)23-42.

李贵生,赵长安,2010.多层螺旋 CT 三维重建在肋骨隐形骨折及肋软骨骨折诊断中的价值实用医学杂志,40(21);3938-3939.

刘禄明,郑雷,都基权,等,2013.64 层螺旋 CT 诊断 Lisfranc 关节损伤的临床应用价值.医学影像学杂志,2:285-290.

彭德昌,龚洪翰,刘润,等,2010.多层螺旋 CT、MIP、CPR 重建在肋骨骨折医学鉴定的应用.实用放射学杂志,26(7):1062-1063.

钱绍文,2012.多层螺旋 CT 三维重建技术在肋骨骨折诊断的临床价值.医学影像学杂志,22(12):2116-2117.DOI:10.3969/j. issn.1006-9011.2012.12.053.

陶道均,李茂林,阳明,等,2011.创伤性假性肺囊肿的螺旋 CT 诊断.放射学实践,26(7):729-731.

陶军华,曹和涛,2010.MSCT 多平面重组诊断非裂孔性膈疝.临床放射学杂志,6:44-47.

王淑丽,王林森,孙鼎元,等,2005.多层螺旋 CT 在肋骨细微骨折诊断中的应用价值.中华放射学杂志,39(12):1289-1292.

叶熊,张雎扬,2012.肺超声的临床应用进展.国际呼吸杂志,2012,32(14):1117-1120.

Alrajhi K,Woo MY,Vaillancourt C,2012. Test characteristics of ultrasonography for the detection of pneumothorax:a systematic review and meta-analysis. Chest,141:703-708.

Althausen P L,Shannon S,Watts C,et al,2011. early surgical stabilization of flail chest with locked plate fixation. J Orthop Trauma,25(11):7,641.

Balci AE,Eren S,Cakir O,et al,2004. Open fixation in flail chest:review of 64 patients. Asian Cardiovasc Thorac Ann,2(1): 11-15.

Brooks A,Davies B,Smethhurst M,et al,2004. Emergency ultrasound in the acute assessment of haemothorax. Emerg Med J, 21:44-46.

Jetley NK,AI Assiry AH,Dawood AA,et al,2010. Diagnostic dilemmas,course,management and prognosis of traumatic lung cysts in children. Indian J Pediatr,77:200-202.

Jones PW,Moyers JP,Rogers JT,et al,2003. Ultrasound-guided thoracentesis:is it a safer,method. Chest,123:418-423.

Kurimoto N,Miyazawa T,Okimasa S,et al,2004. Endobronchial ultrasonography using aguide sheath increases the ability to diagnose peripheral pulmonary lesions endoscopically. Chest,126:959-965.

Lichtenstein D,Lascols N,Meziere G,et al,2004. Ultrasound diagnosis of alveolar consolidation in the critically ill,Intensive Care Med,30:276-281.

Lichtenstein D,Meziere G,2011. The BLUE-points:three standardized points used in the BLUE-protocol for ultrasound assessment of the lung in acute respiratory failure,Crit. Ultrasound,156:1640-1646.

Lichtenstein D,Meziere G,Lascols N,et al,2010. Ultrasound diagnosis of occult pneumothorax,Crit. Care Med,33:1231-1238.

Lichtenstein DA,Meziere GA,2008. Relevance of lung ultrasound in the diagnosis of acute respiratory failure:the BLUE protocol. Chest,134:117-125.

Liu YH,Lin YC,Liang SJ,et al,2010. Ultrasound-guided pigtail catheters for drainage of various pleural diseases. Am J Emerg Med,8:915-921.

Nirula R,Mayberry JC,2010. RIB fracture fixation:controversies and technical challenges. Am Surg,76(8):793-802.

Raghavendran K,Notter R,Davidson BA,Helinski JD,et al,2009. Lung contusion:inflammatory mechanisms and interaction with other injuries,Shock,32:122-130.

Reissig A,Kroegel C,2003. Transthoracic sonography of diffuse parenchymal lung disease. The comet tail artifacts,J. Ultrasound Med. 22:173-180.

Schweigert M，Beron M，Dubecz A，et al，2012. Video-assisted thoracoscopic surgery for posttraumatic hemothorax in the very elderly. Thoracic Cardiovasc Surg，60(7)：474-479. DOI：10. 1055/s. 0031. 1298069.

Shadia H，Bassem B，Mohamed A H，et al，2015. Role of chest ultrasonography in the diagnosis of lung contusion. Egyptian Journal of Chest Diseases and Tuberculosis，64：469-475.

Steenburg SD，Ravenel JG，2008. Acute traumatic thoracic aortic injurys：experience with 64-MDCT. AJR，191(5)：1564-1569.

Sybrandy KC，Cramer MI，Burgersdijk C，2003. Diagnosing cardiac contusion：old wisdom and new insight. HEART，89(05)：485-489.

Traub M，Stevenson M，McEvoy S，et al，2007. The use of chest computed tomography versus chest X-ray in patients with major blunt trauma，Injury，38：43-47.

Vinson ED，2004. Improvised chest tube drain for decompression of an acute tension pneumothorax. Mil Med，169(5)：403-405.

Volpicelli G，Mussa A，Garofalo G，et al，2006. Bedside lung ultrasound in the assessment of alveolar-interstitial syndrome，Am J Emerg Med，24：689-696.

第4章

重症胸部创伤的院前急救及绿色通道

随着现代社会的快速发展,胸部创伤发生率呈上升趋势,且致残及致死率高。胸部是人体涉及生命的重要部位之一,包含了维系生命的呼吸和循环两大系统,胸部创伤尤其是重症胸部创伤是否能够得到及时、有效的救治,关系到伤者的生命和之后的工作、生活。本章重点探讨重症胸部创伤救治环节中的院前处理及绿色通道的设置管理,以提高重症胸部创伤治愈率,降低死亡率。

第一节　现代胸部创伤的特点

当今胸部创伤以青壮年男性患者多,中国人民解放军第309医院(解放军总参谋部总医院)胸外科的周乃康、郑梦利统计了他们近10年来临床工作中收治的471例胸部创伤病例,其中男性为400例,占84.9%;大部分伤者在20～60岁年龄段(373例,占79.2%),尤以40～50岁年龄段为多(126例,占26.8%)。

在周乃康和郑梦利的统计材料中还分析了致伤原因,全组交通车祸伤142例(30.1%),高处坠落伤89例(18.9%),自行跌伤81例(17.2%),争斗中致伤69例(14.6%),锐器砍刺伤68例(14.4%),重物砸撞致伤20例(4.2%),针灸刺伤2例(0.4%)。其中车祸致伤为第一致伤原因,这与近年我国交通车辆保有量迅速增加呈正相关;高处坠落伤增多,与近年来我国建筑行业需求增加有密切关系。车祸和高处坠落成为胸部创伤的主要致伤原因,导致伤情复杂严重,常合并多系统复合伤,如合并颅脑、肝、脾、肾等生命脏器的损伤。及时、准确地判断伤情,正确的院前处理,以及畅通高效的救治绿色通道是保证有效后续救治的前提。

第二节　重症胸部创伤的院前处理

重症胸部创伤的救治过程中"时间就是生命"显得尤为重要。其突出早期急救,在医疗抢救、自救互救中如何提高生存率且减低伤残率是医患、公众共同关心的问题。胸部创伤的院前处理包括急救和救护,一般而言,急救是指专业人员使用专业器械进行挽救生命的行为,多在医疗机构可以延伸到的空间和场所。救护是指对患者进行早期抢救,根据伤病情况,既可以进行急救,也可以给予护理,多在院外的空间和场所,参与人员可以是包括伤者自己和目击者在内的任何大众。受伤后的早期、正确、及时哪怕是微小的救护行为往往决定了整个急救的成败,这就是所谓的"急救时效性"。对于重症胸部创伤来说,急救时效窗往往很短,也就是近年来国内外专家提出的"急救白金10分钟"这个时效值。

由大众参与的院前救护在重症胸部创伤的急救链中具有十分重要的地位。外科急救的时效值,按照创伤死亡的"三峰分布"理论,伤后数秒至数分钟为死亡第一峰,占50%,如果早期能够得到正确救治,死亡分布将可以呈现"单峰分布"。有资料显示,急救反应时间各国不一样,就是同一国家不同城市也不一样,从急救体系好的国家来看,美国4～6min,日本4min,德国7～10min,英国8min,丹麦3min,俄罗斯4～6min,我国大城市普遍在10min以上(北京、广州12min,上海11min)。籍兰静等对广东省河源市中医院急诊科于2007年1月至2010年2月之间参与的527次创伤院前急救进行分析,结果为医护人员到达现场施救所需的时间在0～10min占16.9%,11～20min占61.1%,21～30min占14.2%,>30min占7.8%。也就是说专业急救人员在10min内到达现场的概率不到17%,因此为保证"急救白金十分钟"这个急救时效值性,对人民大众普及救护知识并进行全民救护基本技能训练显得尤为重要和迫切。在自救互救过程中,大众应该掌握基本的压迫止血及胸部伤口包扎的方法,掌握单人或双人心肺复苏的技能,为后续专业人员赶到展开的急救提供支持,为生命延续点亮最初的一盏航灯。

专业人员实施的急救是重症胸部创伤抢救成功的根本保障。专业急救通常由 120 急救中心或由各医疗机构完成,一般由特种交通工具、医护人员、器械、药品、医疗及通信设备组成,并始终处于待命状态,接到求救信息后以最快的速度到达现场进行施救。多数急救专家认为,一个有效的院前急救组织必须具备以下四个标准:①用最短的反应时间快速到达患者身边,根据具体病情转送到合适医院;②给患者最大可能的院前医疗救护;③平时能满足该地区院前急救需求,灾难事件发生时应急能力强;④合理配备和有效使用急救资源,获取最佳的社会、经济效益。

急救包括心肺复苏、畅通气道、胸壁控制、引流、止血、抗休克、快速后送、开通绿色通道及手术。早期诊断,及时的呼吸、循环系统支持,胸部的紧急处理是严重胸部创伤患者成功救治的关键。现场准确判断病情,熟悉胸部创伤的特点,进行快速、有效的院前救治,降低病死率,能够有效地为下一步救治创造有利条件。

心肺复苏过程中胸外按压的频率应该在 $110\sim130$ 次/分,按压深度为 $5\sim8cm$。气道开放视情况可以采取环甲膜穿刺、气管切开及气管插管,其中解放军总医院第一附属医院(304 医院)研发的便携式环甲膜穿刺针可以最快在 10s 内完成临时气道开放。另外气管穿刺扩切术,也称“经皮气切”,可以达到在 90s 以内完成气管切开。

胸壁控制包括利用胸带或三角巾加棉垫进行胸壁压迫止血、闭合开放的胸壁伤口、消除反常呼吸运动,对有血气胸的患者给予胸腔闭式引流。

对于休克的重症胸部创伤患者要积极抗休克,对静脉补液的要求是快速、简便、可靠、有效,只有大静脉穿刺置管,建立以中心静脉通路为主的液体通路进行液体复苏,才能达到这样的要求。静脉穿刺点选择可以遵循“单侧 8 部位双侧 16 点”,即颈外静脉、颈内静脉、锁骨下静脉上入路、锁骨下静脉下入路、贵要静脉、头静脉、股静脉、大隐静脉。参照美军战伤救治原则,对有休克表现者,可采用乳酸林格液或 6% 的羟乙基淀粉维持平均动脉压在 70mmHg 左右。对未控制出血性休克的患者可给予小剂量补液,首次补液为 7.5% NaCl 溶液和 6% 右旋糖酐溶液 250ml,缓慢输注至少 $10\sim15min$ 以上,若指标无反应再给 250ml,总量不超过 500ml。研究表明,重症胸部创伤患者并发 ARDS 与早期快速、大量输液有明显关系。严重的胸部创伤已经对呼吸功能造成严重的影响,肺毛细血管的渗透压增加,在肺创伤周围形成广泛的水肿,在以上情况下,不当的快速大量补液势必引起血浆胶体渗透压下降、氧合血红蛋白稀释、气体交换功能交换功能严重受限,导致难以纠正的 ARDS,危及患者生命。

总之,重症胸部创伤院前处置遵循“急救白金 10 分钟”时效值的原则。全民普及救护基本知识及技能,能够在伤情发生的第一时间展开自救互救,并呼救,等待专业急救人员。专业人员的现场急救集中在使用基础生命支持和高级生命支持,并只做必需的救护措施而不全面的救护,以缩短现场时间,根据伤情及时通知医院开通绿色通道,做好接收救治准备,并尽早将患者送达医疗机构,以获得更完善的检查治疗。

第三节　重症胸部创伤救治绿色通道

急诊绿色通道是重症胸部创伤救治链中重要的一环。重症胸部创伤患者有病情重、变化快、危险性大、死亡率高、发生医疗纠纷多的特点。急诊绿色通道的建立是救治重症胸部创伤患者最有效的机制,所谓急诊绿色通道是指医院为急危重症患者提供的快捷高效的服务系统。

为保障急诊绿色通道有效地运转,必须完善硬件设施,建立一支稳定的、技术过硬的急救团队,制订规范的运作规程。

完善的硬件设施应包括必要的场所,如分诊台、抢救室、诊查室、手术室、急诊重症监护室(EICU)、急诊化验、急诊 B 超、急诊放射、急诊药房等多个区域,这些区域布局紧凑,流向合理,均有醒目的标识及引导指示标牌,并有专人全程陪同引导患者就诊。硬件设施还应包括必要的设备,如可移动和升降的抢救床车、可移动的多参数监护仪、可移动转运呼吸机及除颤起搏仪,可以随时更换位置或陪送患者检查、入院;必要的气管插管器械、洗胃机、抢救车及各种备用抢救药品。急诊手术室能随时开展各种各类手术。

为保证绿色通道畅通,提高救治水平,有必要建立一支特别能吃苦、特别能战斗、技术过硬的急救团队。

为达到这一要求,必须构建合理的人才梯队,完善首诊负责制、三级检诊制度、会诊制度、危重病抢救制度、交接班制度、病历讨论制度、危重病患者转运制度、医疗安全管理制度等规章制度。定期组织人员进行理论学习、技能培训和岗位考核。

绿色通道的运作程序:急诊团队根据院前救治人员传回的信息提前做好接收抢救准备,救护车一到,分诊护士和导医/护工立即将患者推入抢救室。抢救室护士立即给患者测量生命体征、吸氧、监护、开放静脉通道等,同时急诊值班医师立即对患者进行问诊和全面查体,作出初步诊断。需做辅助检查的患者,如病情允许搬动,则由导医和值班医师全程陪同;如病情不允许搬动,则在抢救室行床边检查;完成患者合适体位的摆放、吸氧、开通监护仪进行监护并完成第一次生命体征监测(体温、呼吸、脉搏、血压),建立静脉通道、采集血液标本(常规、生化、凝血和交叉配血标本)备用,建立患者抢救病历,做B超、X线检查等。各辅助科室医师接到抢救室床边检查电话邀请后,在5min内到达抢救室。各项挂号、检查、治疗、用药等手续需简化,先检查,先用药,后补交费、取药等手续,如无家属,则导医或护士代办。进入绿色通道的患者由急诊二线医师负责登记其病情,并在各项检查及治疗单上盖章签字,相关辅助科室凭检查单上的绿色通道印章优先检查。如患者需住院治疗,急诊二线医师同样在住院通知单上盖章签字,住院处见到绿色通道印章,以最快的速度办好住院手续,值班医师事先电话联系好相关科室床位,值班医师和导医共同陪送患者到病房,并做好交接手续。如病情涉及多个科室或需紧急手术治疗,急诊值班医师在抢救室电话请相关科室会诊,会诊医师必须在10min内到达,共同研究病情及治疗方案后,需紧急手术的患者,在抢救室完成所有术前准备,如放置胃管、尿管,备血,术前谈话签字等,由医师陪同直接推送至手术室。

根据以上运作程序制订急救绿色通道管理规程,系统地规范急性危重病患者的接诊、分诊、检查、诊断、抢救全程医疗服务行为,使急性危重患者得到及时、规范、高效、周到的医疗服务,从而提高抢救成功率,减少医疗风险。急诊绿色通道管理规程必须满足以下要求。

1. 重症胸部创伤患者进入抢救绿色通道后,要尽快请相应专业医师紧急会诊。接到会诊通知后,在医院医疗岗位的医师10min内到达现场,如有医疗工作暂不能离开者,要指派本专业有相应资质的医师前往。在院外的二线医师30min内要到达现场。

2. 进入绿色通道的患者医学检查结果报告时限

(1)患者到达放射科后,X线平片、CT 30min内出具检查结果报告(可以是口头报告)。

(2)超声医师在接到患者后,30min内出具检查结果报告(可以是口头报告)。

(3)检验科接受到标本后,30min内出具常规检查结果报告(血常规、尿常规等,可电话报告),60min内出具生化、凝血结果报告,配血申请30min内完成(如无库存血,则60min内完成)。

(4)药学部门在接到处方后优先配药发药。

3. 手术室在接到手术通知后,10min内准备好手术室及相关物品,并立即通知手术相关人员到场,在手术室门口接患者,患者到达后,接入手术区,麻醉医师进行麻醉评估和选择麻醉方案。急诊抢救手术要求在患者到达急诊科后1h内开始。

4. 所有处方、检查申请单、治疗单、手术通知单、入院通知单等医学文件在右上角盖红色"抢救"印章,先进行医学处理再进行财务收费。

5. 患者的病情、各种检查和治疗方案等根据医院规定完成知情同意,如患者没有家属和委托人,可由2名主治医师以上职称的医师签署知情同意书,并报医务科科长或总值班批准、签名。

(解放军第306医院　李　鲁)

第 5 章

胸部创伤手术的麻醉

一、胸部创伤特点

胸部创伤可涉及胸壁骨骼、胸膜、软组织及胸内心脏、大血管、气管、支气管、肺等,因直接影响患者呼吸、循环功能,病理生理变化复杂,病情危急,加之老年外伤患者增多,常合并有心、肺、脑、肾等器官功能障碍,给麻醉处理增添了复杂性,使麻醉处理更为困难,围术期并发症和死亡率高。

胸部创伤常合并其他部位创伤如颅脑、腹部脏器创伤及长骨骨折、骨盆骨折等,因急性血容量丢失导致失血性休克,尤其伴有颅脑创伤者病情常发展迅速,可因窒息、缺氧而死亡,故处理强调早期维持患者循环、呼吸功能稳定。

胸部创伤常有肋骨骨折、肺挫伤、气胸等,可导致严重通气、血流比例失调;加之疼痛可显著降低患者肺通气量,肺内分泌物不易排出,患者临床表现为呼吸困难、低氧血症等,肺部感染发生率高;多发肋骨骨折严重者可致反常呼吸运动,纵隔移位或摆动,严重影响患者正常的呼吸及循环功能。

疼痛、恐惧、休克和药物等因素皆可使患者胃排空时间延长,故外伤患者多非空腹,应预防、处理呕吐误吸,保证呼吸道通畅,维持患者供氧极为重要。

二、麻醉处理原则

明确诊断,了解创伤特点和病理生理变化;紧急气道处理和维持循环稳定;选择合适的麻醉方法和药物;预防和治疗围术期并发症。

三、气道管理

创伤患者常因气道梗阻导致严重缺氧而死亡,故保证患者呼吸道通畅、维持氧供非常重要。气道梗阻的常见原因如下:①意识丧失,舌根后坠;②胃内容物、血液或其他异物误吸所致呼吸道梗阻;③颌面部、口腔外伤所致急性软组织水肿或出血导致气道梗阻等。

常用解除气道梗阻的方法包括清理口腔内容物、放置口咽通气道或喉罩、气管内插管等。

胸部创伤所致呼吸困难、缺氧的患者,如有条件,在转运过程中即应面罩吸氧,到医院后尽快明确诊断,对因和(或)对症处理。不同原因导致者其处理方式不同,如气胸者可放置胸腔闭式引流管,而多发肋骨骨折则需行肋骨骨折固定,严重者或需行气管插管机械通气。严重缺氧和二氧化碳潴留的患者,气管插管既方便吸引气管内分泌物,保证呼吸道通畅,充分供氧,又可预防因反流、误吸所致肺损害。

四、循环管理

严重胸部创伤的患者可发生失血性休克,尤其合并其他部位损伤者,故维持患者循环系统稳定尤为重要。临床常根据患者血压、心率、神志、尿量、皮肤黏膜颜色、体温等判断患者是否存在血容量不足。纠正低血容量、维持循环稳定必须与处理呼吸功能紊乱同时进行,保证组织供氧,防止低血压所致重要器官灌注不足、损伤,维持内环境稳定是创伤患者早期复苏的基本目标。

创伤患者循环管理的主要目的如下:①恢复患者有效循环血容量;②恢复患者血液携氧能力,血红蛋白低者可输注红细胞;③维持患者正常凝血功能,凝血异常者可输注凝血因子、血小板、新鲜冷冻血浆或其他血液成分。

　　补充血容量常用的液体为晶体液和胶体液,两者各有特点。休克时功能性细胞外液丢失,输入含有与血浆电解质相近的溶液可维持血电解质平衡,同时稀释血液、降低血液黏稠度、改善微循环。但大剂量使用晶体液可导致贫血、低蛋白血症、组织水肿、肺间质性水肿、稀释性凝血功能障碍等。

　　与晶体液相比,较少剂量胶体液即可达到液体复苏效果,且能增加患者心排血量。人工胶体液目前有三种:明胶、右旋糖酐和羟乙基淀粉。明胶半衰期较短,有渗透性利尿作用,但临床应用时可有过敏反应。右旋糖酐属二代人工胶体,具有扩容作用时间长、改善微循环和防止术后静脉血栓形成等优点,但由于其对凝血功能影响较大及可能引起过敏反应,临床应用受到限制。羟乙基淀粉代血浆为第三代人工胶体,扩容作用时间长,对凝血和免疫系统影响轻,但长期、大量应用可有导致组织蓄积和器官功能损害的风险,推荐每日剂量一般不超过 33ml/kg。

　　输血指征及血液制品成分:详见附件 1 和附件 2。

五、麻醉管理

　　1. 术前访视　重症胸部创伤患者拟行手术时,麻醉医师应术前访视患者,尽可能详细了解患者循环、呼吸情况,受伤部位及严重程度,出血程度,是否合并其他部位损伤(如颅脑损伤、颈椎损伤、四肢和骨盆骨折、腹部脏器损伤等),受伤后输血量、补液量及液体种类;既往病史,是否合并其他疾病,是否有内科治疗及用药种类、治疗效果;拟行手术方式;如病情允许,详细的查体必不可少。麻醉方式常选用全身麻醉,根据手术方式和患者情况制订麻醉方案,选用合适的麻醉药物及监测手段,气管插管采用单腔或双腔气管插管。单腔气管插管的优点是方便支气管镜检查,避免误吸,在充分供氧、使用肌松药和麻醉药情况下可为更换双腔气管插管提供良好条件。单腔气管插管、双腔气管插管的选择取决于手术中是否需要肺隔离,患者自身情况(如是否存在困难气道、声门及气管狭窄等)、麻醉医师水平及医院的客观条件等。

　　2. 麻醉前准备　根据患者病情,选择合适麻醉药物和方法。患者监测内容包括常规监测血压(无创或有创)、心电图、脉搏血氧饱和度(SpO_2)、呼气末二氧化碳、中心静脉压、尿量、血气等;有条件者尚可监测体温(鼻咽、鼓膜或膀胱)、麻醉深度(BIS)、凝血功能(TEG 或 Sonoclot)、血浆胶体渗透压等指标;对于病情危重,尤其合并其他器官功能障碍者,可采用 Flotrac 或 Mostcare 等手段指导围术期麻醉管理。除上述监测内容外,应准备吸引器、保温装置(如液体加温装置、加温毯等)、纤维支气管镜、除颤器、抢救药物等。

　　3. 麻醉管理内容　胸部创伤患者手术常采用全身麻醉,根据手术方式决定采用单腔或双腔气管插管。病情稳定者麻醉诱导与一般选择性手术患者无明显区别,但循环功能不稳定、老年、合并其他器官系统疾病的患者,麻醉诱导应采用对循环系统影响小的药物,注射要缓慢,小剂量、分次给予,严密监测循环指标,合理使用缩血管药物。

　　胸部创伤实施急诊剖胸手术时,应注意判断有无气胸、肺挫裂伤、肋骨骨折存在。如有气胸,麻醉前必须先行胸腔闭式引流;肺挫裂伤是常见的胸部创伤,麻醉期间应实施肺保护性机械通气策略以维持患者充分氧合(吸引气道分泌物,维持呼吸道通畅,小潮气量＋低水平呼气末正压通气,手术侧肺持续正压通气等);同时需注重容量复苏实施方案,合理选择液体种类和输注量,容量过负荷会导致肺水肿,加重肺挫伤。

　　气管-支气管断裂发生率虽低,但对于麻醉医师来说也是一种挑战,麻醉管理的关键在于围术期如何维持呼吸道通畅,确保有效通气量,保证机体氧供,防止 CO_2 潴留。胸部创伤患者如出现呼吸困难、发绀、喘鸣、咯血,广泛颈部、胸部皮下气肿,胸腔闭式引流不能缓解的气胸,有钝器伤病史等临床表现应高度怀疑气管-支气管断裂,CT、纤维支气管镜检查可确诊,且可判断断裂的位置及范围,但气管未完全断裂行纤维支气管镜检查有时不容易被发现,诊断不明确时应依靠相关科室联合诊治。

　　根据气管、支气管断裂位置,采用气管、支气管插管全身麻醉,有广泛面部、颈部皮下气肿的患者常需气管切开后再实施麻醉,纤维支气管镜引导下确定气管导管位置。气管、支气管断裂手术通常需要手术医师和麻醉医师密切配合,台上台下相互沟通。手术后给予患者完善的镇痛。

　　心包填塞的麻醉处理相当困难,对已诊断心包填塞的患者,麻醉前应行心包穿刺减压。严重心包填塞的患者,麻醉诱导时应避免心率下降,应用对心肌抑制较轻的药物。依托咪酯、氯胺酮对心肌变时、变力作用影响小,临床常选用。心包填塞患者如发生心搏骤停,胸外心脏按压效果多不佳,应当机立断紧急剖胸,尽快减轻心包内压力,行胸内心脏按压。

六、围术期并发症

1. 凝血功能障碍　创伤患者由于大量失血,然后大量输注晶体液、胶体液所致血液稀释、低体温、低钙、酸中毒等原因,可造成凝血因子缺乏、血小板计数降低和功能低下,临床表现为创面弥漫、不可控制的渗血,患者死亡率明显增加。治疗方案主要是输注浓缩血小板、纤维蛋白原、凝血因子、新鲜冷冻血浆或冷沉淀等。

2. 低体温　围术期低体温是指手术患者中心温度低于 35℃。轻度低温为 32～35℃,中度低温为 28～32℃,重度低温为 28℃ 以下。其原因为大量输注低温液体,手术室环境温度低,麻醉药物抑制患者体温调节中枢,降低体温调节阈值,肌松药物抑制寒战反应等,上述因素均可使麻醉期间患者体温降低。

低体温的不良作用主要包括:诱发心律失常、心肌抑制、寒战导致机体氧耗增加;增加血液黏稠度,影响微循环灌注,加重酸中毒;降低酶活性,影响凝血机制等。临床常采用多种保温措施维持患者中心温度,包括设定手术室环境温度 22～25℃,胸腔冲洗液、液体、血液制品加温至 37℃ 后输注,以及手术床使用加温毯、患者非手术部位采用保温设备保暖等。

总之,胸部创伤手术麻醉应着重于维持患者循环稳定;保持呼吸道通畅,根据具体情况采用不同通气策略,维持氧供,维持机体内环境稳定;同时注重患者器官功能保护,减少围术期并发症,促进患者尽快康复。

七、典型病例(气管-支气管破裂修补术的麻醉)

患者,男性,23 岁,高处坠落伤,胸背部疼痛、胸闷憋气、咳嗽及体位改变时疼痛加重。

临床诊断:气管-右主支气管破裂,双侧气胸,纵隔气肿,双肺挫伤,肺部感染,右第 1～3 肋骨骨折,第 6、第 7 颈椎及胸 1～4 棘突骨折,下颌骨骨折,右锁骨骨折,右肩胛骨骨折,拟行"剖胸探查,气管-支气管修补术"。

麻醉准备:患者颈粗短,下颌骨骨折,张口受限,颈椎、胸椎骨折,颈椎活动受限,颈部、面部、前胸皮肤明显捻发感,存在困难气道,气管插管困难,麻醉诱导时应避免患者缺氧,麻醉及体位变化过程中注意保护颈椎,避免加重颈椎、胸椎损伤。麻醉准备器械:可视喉镜,35 号、37 号双腔管(左),吸引器,纤维支气管镜,常规麻醉用药,各种急救药品。

患者监测:常规监测心电图、脉搏血氧饱和度,行左侧桡动脉穿刺以测有创动脉压。

患者入室,有创动脉压:135～140/80～90mmHg,心率:100～120 次/分,呼吸为 24～28 次/分,不吸氧血氧饱和度(SpO_2)为 63%,面罩吸纯氧后,呼吸困难症状缓解,SpO_2 为 97%～98%。

麻醉诱导:诱导前吸引口腔分泌物,吸氧排氮 5min,采用快速序贯诱导,咪达唑仑 3mg,舒芬太尼 20μg,丙泊酚 160mg(分次),罗库溴铵 60mg 静脉给予,插入左 37 号双腔气管,纤维支气管镜确定导管位置。双腔气管插管固定后,手控呼吸气道阻力大,患者脉搏氧饱和度迅速下降,听诊左侧肺无呼吸音,右侧呼吸音较弱,SpO_2 为 60%～70%。加压给氧,反复、分别吸引左侧、右侧肺血性分泌物,左侧肺呼吸音可但仍低,右肺呼吸音粗,气道压力降低,氧饱和度逐步好转,维持在 95%～97%。

呼吸管理:采用压力通气模式,压力限定在 30cmH_2O,低水平呼吸末正压通气(PEEP)5cmH_2O,调整吸呼比例,根据呼吸末二氧化碳调整呼吸频率,允许轻度二氧化碳增高。左侧单肺通气时氧饱和度不能维持,增加 PEEP 至 8～10cmH_2O,右侧肺应用持续正压通气(CPAP),效果好,SpO_2 维持在 98%～99%。

手术过程中间断吸引双侧肺内分泌物,保证呼吸道通畅,左侧肺通气维持 PEEP 8～10cmH_2O,呼吸频率 12～15 次/分,右侧肺应用 CPAP,患者 SpO_2 维持在 96%～98%;术中患者循环功能平稳。

手术过程及转归:左侧卧位,右胸后外侧切口经第 5 肋间剖胸探查,术中见气管后侧壁软骨环与膜部交界区,自隆突上 6cm 向下纵向撕裂,一直延续至右主支气管(总长约 7cm),可见气管插管。充分吸引右侧气管内积血,修剪创伤边缘,修补气管-支气管裂口,胸腔注水右侧肺通气,确认无漏气。切开纵隔气肿排气,冲洗净化胸腔,吸痰,膨肺,确认右肺复张好,于右侧锁骨中线第 3 肋间、腋中线第 7 肋间放置胸腔闭式引流管各一枚。术毕患者呼吸、循环指标稳定,保留双腔气管插管,安全送至 ICU(图 5-1,图 5-2)。

术后第 2 日,患者脱离呼吸机,拔除气管插管,后转入普通病房,痊愈出院。

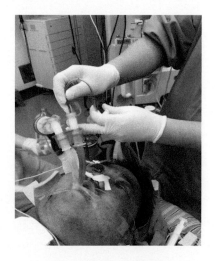

图 5-1　插管吸引清理气道

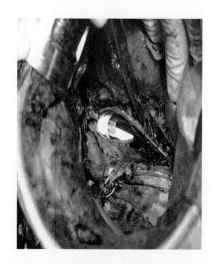

图 5-2　显示气管破裂,白色为气管插管

附件 1　血制品输注指征

一、浓缩红细胞(PRBC)

浓缩红细胞用于需要提高血液携氧能力,血容量基本正常或低血容量已被纠正的患者。低血容量患者可配晶体液或胶体液应用。

1. 血红蛋白>100g/L,不输浓缩红细胞。

2. 血红蛋白<70g/L,应考虑输浓缩红细胞。

3. 血红蛋白在 70~100g/L,根据患者贫血程度、心肺代偿功能、有无代谢率增高及年龄等因素决定。

二、血小板(PLT)

血小板用于患者血小板数量减少或功能异常伴有出血倾向或表现者。

1. 血小板计数>$100×10^9$/L,不输血小板。

2. 血小板计数<$50×10^9$/L,应考虑输血小板。

3. 血小板计数在$(50~100)×10^9$/L,应根据是否有自发性出血或伤口渗血决定。

4. 如术中出现不可控渗血,确定血小板功能低下,输注血小板不受上述限制。

三、新鲜冷冻血浆(FFP)

新鲜冷冻血浆用于凝血因子缺乏的患者。

1. 血浆凝血酶原时间(PT)或部分凝血活酶时间(APTT)大于正常的 1.5 倍,创面弥漫性渗血。

2. 患者急性大出血,输入大量库存全血或浓缩红细胞后(出血量或输血量相当于患者自身血容量)。

3. 病史或临床表现有先天性或获得性凝血功能障碍。

4. 紧急对抗华法林抗凝作用(FFP:5~8ml/kg)。

附件 2　血液制品成分

一、红细胞

1. 浓缩红细胞　每袋含 200ml 全血的全部红细胞(RBC),总量 110~120ml,血细胞比容(Hct)0.7~0.8,含血浆 30ml 及抗凝药 8~10ml。

适用于:①各种急性失血的输血;②各种慢性贫血。

2. 少白细胞红细胞　制备的方法:①过滤法,白细胞去除率 96.3%~99.6%,红细胞回收率>90%;②手工洗涤法,白细胞去除率 79%±1.2%,红细胞回收率>74%±3.3%;③机器洗涤法,白细胞去除率>93%,红细胞回收率>87%。

适用于:①输血产生白细胞抗体,引起发热等输血不良反应的患者;②防止产生白细胞抗体的输血(如器官移植患者)。

3. 红细胞悬液　400ml 或 200ml 全血离心后除去血浆,加入适量红细胞添加剂后制成。

4. 洗涤红细胞　400ml 或 200ml 全血经离心去除血浆和白细胞,用无菌生理盐水洗涤 3～4 次,最后加 150ml 生理盐水悬浮。白细胞去除率＞80％,血浆去除率＞90％,RBC 回收率＞70％。

适用于:①对血浆蛋白有过敏反应的贫血患者;②自身免疫性溶血性贫血患者。

二、血小板

1. 手工分离浓缩血小板　由 200ml 或 400ml 全血制备,血小板含量≥2.0×10^{10}/袋。

适用于:①血小板减少所致出血;②血小板功能障碍。

2. 机器单采浓缩血小板　采用红细胞分离机单采技术,从单个供血者循环液中采集,血小板含量≥2.5×10^{11}/袋。

三、血浆

1. 新鲜液体血浆　含有新鲜血液中全部凝血因子,包括不稳定的凝血因子 V、凝血因子Ⅷ。

适用于:①补充全部凝血因子;②大面积烧伤、创伤患者。

2. 新鲜冷冻血浆　含有全部凝血因子如因子Ⅱ、因子Ⅶ、因子Ⅸ、因子 X。

适用于:①补充凝血因子;②大面积创伤、烧伤患者。

3. 普通冷冻血浆　新鲜冰冻血浆保存 1 年后即为普通冷冻血浆。

4. 冷沉淀　每袋由 200ml 血浆制成。含有因子Ⅷ80～100U;纤维蛋白原约 250mg;血浆 20ml。

适用于:①甲型血友病;②血管性血友病(vWD);③纤维蛋白原缺乏血症。

(首都医科大学附属北京潞河医院　吴　迪)

第6章

胸部创伤性凝血病

在大手术打击或严重创伤作用下,正常的机体组织会出现以急性凝血功能障碍为主的表现,即创伤性凝血病。创伤后的凝血病表现为凝血酶原时间(PT)和部分凝血活酶时间(APTT)延长、血小板(PLT)计数和纤维蛋白原(Fbg)水平降低等。随着创伤程度的加重,创伤性凝血病的发病率也相应提高,病死率增加,严重危及患者生命。大出血和凝血病在严重创伤患者中非常普遍,往往进展为低体温、酸中毒及凝血功能障碍的"致死性三联征",具有很高的死亡率。近年来,人们认识到凝血病在创伤早期起着非常巨大的作用,因此,尽早诊断和积极处理凝血病有助于更好地控制出血,也是降低创伤死亡率的关键。长期以来,人们一直认为凝血病是在患者入院接受大量液体复苏后才发生,并将其归因于凝血因子的丢失、消耗和稀释,以及由酸中毒和低体温导致的凝血因子功能障碍。而事实上,凝血病在创伤的极早期、接受大量液体治疗之前就可以发生,并且和预后密切相关。Brohi 等发现24.4%的患者在到达医院时就有凝血病,他们的死亡率是那些没有凝血病者的 4 倍(46%和10.9%)。Niles 等报道一家战地医院收治的 347 例接受输血的患者,到达急诊室时凝血病的发生率为 38%,其死亡率较无凝血病者明显增高(24%和4%)。对于入院时发生凝血病的创伤患者,其 ICU 和总的住院时间延长,更容易发生急性肺损伤、急性肾损伤和多脏器功能衰竭。对伤后凝血功能障碍进行早期的干预和纠正可改善患者预后,这也是损伤控制性复苏(damage control resuscitation, DCR)理论的核心所在。DCR 主要来源于损伤控制外科(damage control surgery,DCS)的理念。DCS 理论强调对严重创伤的患者重点在于积极救治"致死性三联征",早期的简化性手术以控制出血或污染为主,待患者生理状态稳定后进行确定性手术处理。DCS 的主要目的是预防和处理伤后出现"致死性三联征",但在实际的复苏过程中,人们较为重视对酸中毒及低体温症的纠正,仅将凝血功能障碍视为液体复苏导致的血液稀释的结果。常规复苏措施对大多数(约 80%)的未合并休克或伤后呈高凝状态的创伤患者是适用的,然而,对另外 20%存在休克和凝血功能障碍的患者则效果不佳,应施行 DCR。DCR 与当前其他复苏策略的最大不同就在于它强调早期积极迅速地纠正患者的凝血功能障碍,此外还强调用血液制品而非晶体液进行复苏。

多项回顾性研究发现,创伤后凝血功能障碍的发生率高达 25%~30%。随着损伤严重程度的增加,凝血功能障碍的发生更为显著。创伤严重程度评分(ISS)在 45~59 分的患者有超过 50%存在凝血功能障碍,再如格拉斯哥昏迷评分(GCS)<6 分的颅脑外伤患者有超过 80%存在凝血功能障碍。凝血功能障碍与50%左右的失血性创伤患者的死亡有关,它也是预测创伤预后的准确指标之一。以上的这些研究都强调了早期正确纠正凝血功能障碍的重要性,但在临床实践中对其纠正仍是复苏过程中面临的最严峻挑战之一。

第一节　机体的凝血止血系统

一、促凝系统

研究表明,大约 20%的严重创伤患者入院时已存在严重凝血因子缺失,尤其是因子V,这可能暗示因子V的严重缺失在早期创伤性凝血病中起着重要的作用。止血系统启动阶段产生微量的凝血酶,后者激活单链因子V为双链因子Va;在血小板表面,因子Va与因子Xa结合形成凝血酶原酶复合物,后者反过来诱导大量凝血酶产生。该促凝过程可被活化蛋白C、纤溶酶的抗凝作用所抑制;凝血酶-凝血酶调节蛋白复合物激活血浆蛋白 C 为活化蛋白 C,后者通过蛋白水解作用使因子 Va 失活。故因子V活性降低在活化蛋白 C

介导的创伤性凝血病中起着重要的作用。凝血因子缺失使凝血酶不能形成,从而导致不稳定的纤维蛋白凝块及严重出血后果。创伤后液体复苏前即已出现严重凝血因子缺失,并影响预后;而且,这些凝血因子的缺失足以损害凝血酶的产生,破坏凝血系统。此外,在严重或长期休克及活化蛋白 C 产生后,蛋白 C 的耗尽和活化蛋白 C 进一步受损,可能导致促凝、血栓形成状态的出现,这将增加器官衰竭和静脉血栓栓塞的发病率。

二、抗凝系统

Brohi 等认为,在组织灌注不足的情况下,内皮细胞释放凝血酶调节蛋白,后者结合凝血酶,将其转变为发挥抗凝作用的物质。较少的凝血酶用于分解纤维蛋白原,并且凝血酶-凝血酶调节蛋白复合物激活蛋白 C (protein C,PC),后者抑制内源性凝血途径和抗纤溶因子,从而进一步发挥抗凝作用,加重出血状况。

三、纤溶亢进

纤溶系统的激活是血管止血机制维持血管通畅的组成部分。纤溶作用的基础是无活性的纤溶酶原转化为有活性的纤溶酶,后者分解纤维蛋白防止血栓栓塞的形成。多种机制作用于纤溶酶的产生,包括内皮细胞的激活、组织型纤溶酶原激活物的释放、表面接触激活、激肽释放酶介导的纤溶酶激活。急性严重创伤与纤溶作用增强有关,后者在早期创伤性凝血病的发生中起着重要的作用,并且 Tauber 等报道,暴发型与轻度纤溶亢进的创伤患者病死率分别为 85.7% 与 11.1%;前者表现为创伤严重度评分、格拉斯哥昏迷评分法(Glasgow coma scale,GCS)评分及血乳酸水平较高,收缩压较低。测量纤维蛋白溶解产物(如 D- 二聚体)可用于评估纤溶程度;Brohi 等研究证明,入院时创伤患者 D- 二聚体浓度升高,且与患者损伤严重程度呈正相关。与此同时,随机对照 CRASH-2 研究表明,创伤患者早期接受抗纤溶治疗(氨甲环酸)能明显改善生存率。这些间接证明了纤溶亢进是诱发创伤性凝血病早期启动的重要组成部分。组织损伤后,产生的纤溶酶能诱导多种反应以促进出血和凝血病,包括凝血酶进一步激活、纤维蛋白原和纤维蛋白的分解及血小板表面受体(糖蛋白 I b 和 II b/ III a 受体)的分解。此外,纤溶酶还能结合并激活单核细胞、中性粒细胞、血小板和内皮细胞、补体释放的脂质介质和细胞因子及促炎因子,从而增加促炎反应和多器官系统损伤,后者能通过抗纤溶药物减弱。与此同时,内皮损伤诱导组织型纤溶酶原激活物(tissue-type plasminogen activator,tPA)的释放,凝血酶的产生也导致 tPA 的表达;而休克时,过多活化蛋白 C 的出现消耗 PAI-1,从而减少 tPA 的抑制并加速纤溶酶原向纤溶酶转化。上述一系列的反应致使纤溶亢进,出血加剧,从而导致创伤性凝血病的发生增加。

四、抗纤溶系统

抗纤溶系统作为机体止血系统的重要组成部分,与其他系统相互作用,维持止血系统的动态平衡。该系统有多种拮抗剂调节纤溶酶的产生与活性,如 PAI-1、凝血酶激活的纤溶抑制剂、α_2 抗血纤维蛋白酶,与纤溶系统达到动态平衡。然而,严重创伤后组织灌注不足促使活化蛋白 C 形成过多,后者消耗大量的 PAI-1,降低 tPA 的抑制作用,并加速纤溶酶原向纤溶酶转化,诱发纤溶亢进,最终导致难治性出血。因此,有学者认为,抗纤溶系统的破坏同样在创伤性凝血病的发生中起着重要的作用。同时,在创伤后早期阶段(创伤后≤1h)应用氨甲环酸的抗纤溶治疗已成为创伤性凝血病早期一种新型、有效的治疗方案之一。

五、血小板

血小板是机体止血系统的基本组成部分之一,其来源于骨髓巨核细胞。血小板的止血功能可分为两个独立的途径:黏附与聚集作用诱使止血血栓在血管损伤部位形成;促进凝血酶的激活从而形成血栓。Jacoby 等研究证明,与对照组相比,创伤组患者血小板激活的三个关键标志物(血小板微粒、血小板选择蛋白的表达和活化的血小板受体糖蛋白 II b~ III a 的表达)水平明显增高,但血小板计数在创伤早期与 24h 内没有明显的差异。这表明,严重创伤可导致血小板激活增加和功能亢进,从而降低血凝块的强度。进一步的研究证明,在一定程度上血小板的功能较之其数量对血凝块形成速度、质量和完整性有着更大的作用;输注高比例的血小板:浓缩红细胞可明显改善患者预后。以上研究提示,创伤后组织损伤和(或)失血性休克的早期可能造成血小板功能损伤,而其数量的减少很可能是大量的血小板消耗、损失、继发性稀释作用等所致。尽管血小板功能异常较之其数量减少对创伤性凝血病发生所起的作用可能更大,但是要达到理想的治疗效果,不仅要尽可能地改善或保障血小板功能,在一定的程度上也要保证血小板的数量在合适水平。

六、内皮细胞

内皮细胞有着结构与功能的异质性,通过应答局部微环境的改变,从而调节机体平衡。生理状态下,内皮细胞表达组织因子途径抑制剂、肝素、凝血酶调节蛋白、内皮细胞蛋白 C 受体、tPA、前列环素、一氧化氮等物质,在一定的条件下,既可维持血液的流动性,又可促进局限性凝血块的形成。而当组织损伤和灌注不足时,血管内皮细胞表达凝血酶调节是凝血病治疗的新观点。蛋白和内皮蛋白 C 受体,捕获凝血酶并促进 PC 活化;后者使因子 V a 与 Ⅷ a 失活,同时也消耗 PAI-1,从而使纤溶亢进加剧。所以有学者认为,内皮细胞就像一个代谢活跃的输入-输出装备,以其结构与功能的异质性来应答微环境不同的改变;内皮细胞的这一特性将为创伤性凝血病的治疗开辟新思路。

第二节　创伤性凝血病的致病因素及发病机制

目前,有关创伤性凝血病的发生机制仍不清楚。较多的研究认为,创伤性凝血病是多种机制相互作用的结果,凝血病实质上是一种凝血功能障碍性疾病,对人类身体危害严重。生理状态下,机体的凝血、止血系统(促凝血、抗凝血、纤溶、抗纤溶、血小板、血管及其内皮细胞功能)处于一种动态平衡,而严重创伤破坏这一系统各部分的平衡后,导致凝血功能紊乱、止血障碍。

Hess 等提出了导致创伤后凝血功能障碍的致病因素及发病机制主要包括组织损伤、休克、血液稀释、低体温、酸中毒及炎症反应六大相关联性因素。通常情况下,机体组织损伤是创伤性凝血病的导火线,休克则对病情的进一步发展起到促进作用,酸中毒、低体温、炎症等其他因素都是加重因素。已知创伤性凝血病的发生受抗凝、凝血、纤溶机制的相互调控作用,从发病机制分析有以下五大相关因素。

一、组织损伤

组织损伤是创伤性凝血病发生的基础。创伤的直接暴力、休克、炎症反应、自由基等都可以引起内皮细胞损伤,内皮下的 Ⅲ 型胶原和组织因子暴露,通过与血管性血友病因子(von willebrand factor,vWF)、血小板及因子 Ⅶ 结合,激活凝血进程。同时,受损的内皮细胞释放组织型纤溶酶原激活剂增加,而纤溶酶原激活剂的抑制剂(PAI-1)减少,纤溶酶激活,使机体的纤溶活性增强。在凝血因子减少或功能受损时,纤溶活性增强进一步导致了血凝块形成减少或不稳定,从而增加出血量和加重凝血病。

二、休克

在一组 208 例患者的前瞻性研究中,可以观察到患者入院时的凝血功能障碍和休克严重程度有着明显的量效关系,那些损伤程度虽然严重但没有休克者大多未表现有凝血病。休克时组织低灌注极易导致酸中毒,进而可以干扰凝血酶的功能。组织低灌注时内皮细胞释放血栓调节蛋白增多,通过与凝血酶结合而抑制其功能,同时还激活蛋白 C 和抑制因子 Ⅴ、因子 Ⅷ 的功能,导致机体抗凝活性增强。因此,可以认为组织内皮细胞损伤和休克是诱发性创伤凝血病的两个关键因素。在受伤后的早期除了失血导致的凝血因子丢失和凝血因子大量消耗等最直接的因素之外,体液从细胞内和组织间隙向血管内转移及后续的作为常规复苏措施重要部分的大量晶体液或浓缩红细胞的输注也都导致了凝血因子的稀释。

三、低体温

伤后的低体温症主要由休克导致的组织低灌注、代谢活动减慢、输注量低温液体所诱发。它可通过多种不同机制影响机体凝血功能。第一,低温弱化血小板的功能活性;第二,低温影响体内凝血酶的活性,导致酶促动力学减弱;第三,低温也可影响纤溶,减少血栓素 B_2(TXB$_2$)的合成。随着温度的降低相应酶的活性及其代谢率降低,因此降低血小板活化和黏附作用,这是通过影响 vWF、血小板表面糖蛋白 Ⅰ b/Ⅸ 复合体的结合而起作用。只有当体温在 32℃ 以下时,才会较明显地降低凝血因子的活性。此外,酸中毒与低体温还会协同作用,共同影响凝血系统功能。

四、酸中毒

代谢性酸中毒在创伤患者中很常见,它可以抑制各种凝血因子的活性,也促进纤维蛋白原的降解,抑制凝血酶合成。Meng 等注意到 pH 与凝血酶活性密切相关,当 pH 由 7.4 降至 7.0 后酶活性会降低,因子 $Ⅶa$ 的活性降低 90%,因子 $Ⅷa$/组织因子复合体活性降低 55%,因子 Xa/因子 Va 触发的凝血酶原激活率降低 70%。F$Ⅶa$、$Ⅷa$/TF 复合体等的活性水平大幅度下降,进一步抑制凝血酶生成,特别是当合并有低体温时这种作用明显增强。pH 的变化还能抑制凝血因子 X 及凝血因子 V 的活性,进而影响凝血酶原时间(pro-thrombin time,PT)。虽然可以通过使用各种缓冲剂纠正酸中毒,但并不能单纯地治疗凝血病,提示酸中毒与凝血病之间还有着更复杂的联系。

五、炎性反应

炎症反应凝血过程和炎症反应之间存在着内在的关系。创伤是诱发炎症反应的一个重要因素,后者同样影响凝血的过程。单核细胞可以表达组织因子并黏附到损伤部位的血小板上,炎症反应引发内皮细胞损伤,通过血栓调节蛋白——蛋白 C 途径激活抗凝系统,从而影响凝血病的发生。

第三节　凝血障碍的监测与评估

并非所有的创伤患者都会发生凝血病,仅 20% 的患者存在凝血功能障碍。因对有无凝血功能障碍的患者处理不同,常规的复苏措施适用于大部分无凝血障碍的患者;对严重创伤存在凝血障碍风险的患者,常规复苏措施可能会加重业已存在的凝血功能障碍,恶化预后,需要采取 DCR。故早期迅速识别适合 DCR 的患者是实施这一新型复苏策略的前提。对此类高危患者的甄别包括了早期确定休克状态,是否存在组织低灌注,是否需要大剂量液体复苏及对凝血功能障碍的评估等多个方面。对休克的判断可依据既有的临床常规方法。对组织低灌注的判断可依据一些实验室指标如碳酸氢根浓度、碱缺失及乳酸含量等。对凝血功能障碍的评估主要依据临床表现和实验室检查。存在凝血功能障碍的患者通常表现为伤口、创面及血管损伤处的弥漫性渗血。但当出现上述表现时凝血功能障碍已到晚期,故而更多的是依赖实验室检查来诊断凝血功能障碍。传统评价凝血功能通常用凝血、纤溶等相关指标,包括血凝血酶原时间(PT)、部分凝血活酶时间(PTT)、凝血酶时间(TT)、纤维蛋白原、血小板计数、D-二聚体、纤维蛋白降解产物(PDP)等。在创伤患者中,PT 异常比 PTT 异常更为常见,但 PTT 异常预测预后的特异性更好。然而这些指标存在其固有缺陷,PT 及 PTT 的变化仅提示血浆凝血的异常,并不能反映血小板功能障碍及纤溶亢进。同时,这些指标的实验室检查通常需要 20~60min,并不能及时反映活动性出血患者的真实状况,因而需要发展床旁快速检测技术,但这些技术的精确度和准确性仍有待进一步评估。此外,通常的指标只反映凝血初始阶段的功能,并不能提供血小板功能、血栓强度、纤溶活性等信息。而且,这些体外试验的温度、pH、血小板水平与体内环境不同,也不能真实反映体内的凝血功能。通常的血小板计数和纤维蛋白原检测只提供数值,并不能反映它们的功能状况。近年来还有一种较好的凝血功能评价指标即血栓弹力图(TEG)正在推广,这项检查能提供常规凝血功能检验,不能提供的纤溶活性及血小板功能的信息,能够反映全血的凝血和纤溶水平,是比较理想的方法,近几年还出现供床旁使用的可靠仪器。但 TEG 还未能成为常规的检测项目,因为床旁检测法存在质量控制的问题,而送往中心实验室又需要对血标本进行抗凝,进而影响了结果。在肝移植、心脏外科等大手术中,应用血栓弹力图监测凝血功能情况可以增加诊断凝血异常的准确性,但是在识别创伤患者是否存在凝血功能障碍上,这项检测方法其实际效果尚未得到肯定。因此,在这些敏感、高效的检测指标得到推广应用之前,大多数临床医师还是更多地应用常规指标来评价凝血功能,但需要指出的是,由于这些评价指标的不足和缺陷,就不能因为这些指标的正常而忽视凝血功能障碍的存在,对凝血功能障碍的判断应更多地依据医师对患者的创伤程度、整体失血量、全身情况及结合部分实验室指标而作出综合判断。应该在早期就重视高危因素的识别,特别是对损伤严重、重型颅脑损伤、休克、活动性大出血、预期会接受大量输血的患者。常规进行凝血、纤溶等相关指标的监测,包括血 PT、PTT、TT、纤维蛋白原、血小板计数、D-二聚体、PDP 等,根据病情必要时每 2～4 h 重复检查。同时应注意体温和酸中毒的监测。有条件的单位可开展 TEG 监测。

第四节　防治措施

随着对创伤后凝血病的深入认识,为提高创伤救治效果,对凝血病早期积极防治的理念越来越受到重视,并且创伤性凝血病的救治措施不断得到更新和改进,人们提出了"损伤控制复苏(DCR)"的概念。传统的"损伤控制外科(DCS)"的主要目的是预防和处理伤后出现"致死性三联征",在患者达到生理状态后再施行确定性手术。DCS 主要包括三步:早期的简化性手术以控制出血或污染;再将患者转入 ICU 进行后续复苏;待患者内环境改善稳定后进行确定性手术处理。传统 DCS 是早期通过输注晶体液和浓缩红细胞防治休克,在输注一定数量红细胞后再补充血浆、血小板等凝血因子,对凝血病的纠正主要是在首次手术后进行,但临床上也观察到这在一定程度上加重了凝血病、酸中毒和低体温。因此人们进一步又提出了 DCR 的概念,其主要内容如下:①允许性低血压复苏;②识别和预防低体温;③纠正酸中毒;④早期积极预防和纠正凝血病。DCR 区别于 DCS 的关键是将凝血病的防治提高到非常重要的位置,强调在创伤早期、实施 DCS 的同时就应该积极采取措施来纠治凝血病。具体措施包括以下方面。

一、控制性止血

积极处理原发创伤,控制活动性出血,避免继续失血而加重休克、酸中毒和血液稀释。要积极采取各种辅助检查手段,按照标准的创伤评估方案,尽快确定出血部位。对外出血可使用局部加压包扎、填塞压迫,使用止血带,必要时使用结扎血管等方法止血。活动性内出血应尽快行血管介入或手术止血,切不可一味地为等待血流动力学稳定而丧失手术机会。实施 DCS 策略,以最简单的方法在最短时间内实现止血和去污染。此时必须打破常规思维,对危及生命的再出血应当机立断地采取一些极端的措施,如对颅底出血进行填塞、钳夹主动脉等,以实现止血的目的,才有可能挽救患者的生命。必须牢记,在严重创伤大出血的急性期,尽快有效地止血是关键。

二、实施恰当的休克复苏措施

对创伤性低血容量休克处理的核心在于尽早去除休克病因,控制出血,并采取有效的复苏措施以恢复组织灌注及改善氧供。随着对创伤性低血容量休克的病理生理机制认识的不断深入,对目前常规液体复苏措施中所浮现出的问题如组织水肿、缺血-再灌注损伤、加重酸中毒与凝血功能障碍等的重视程度也不断提高。休克是创伤性凝血病发生的关键诱因,要及时纠正。对于活动性出血,在实施确定性手术止血之前进行"允许性低血压"的液体复苏,应将收缩压维持在 90mmHg 以下,预防由于血压过高,血液冲破新生血凝块导致再发出血,此措施可以明显地减少失血量和并发症,提高救治成功率。但对于合并颅脑和脊髓损伤、缺血性心脏病、伤后时间过长者应该除外。在液体的选择上,为防止高氯性酸中毒,宜使用氯离子浓度接近生理水平的乳酸林格液,避免使用高氯的生理盐水和林格液,以减少凝血病程度和出血量。人工胶体会加重凝血病,其可能的机制包括降低 vWF 和因子Ⅷ水平、抑制血小板功能、干扰纤维蛋白原作用等。高渗盐水是休克液体复苏中比较理想的选择,但也有部分研究提示它会抑制凝血功能、增加出血量。DCR 抗休克的核心处置措施为以血液制品为主进行复苏,高级创伤生命支持(advanced trauma life support,ATLS)所提倡的晶体液复苏方法适用于大多数创伤患者,而对于那些伴发凝血功能障碍的严重创伤患者,DCR 强调早期确切地纠正凝血功能障碍,提倡以血液制品而非晶体液进行复苏,以便快速恢复凝血功能。其主要依靠使用新鲜冷冻血浆作为主要复苏液,它与浓缩红细胞至少 1:1 比例输注完成。晶体液的使用应受限制,其主要作用是维持血液制品输注间歇管路的通畅,这也是 DCR 与其他复苏方法在临床实践中的最大不同。

三、早期积极补充凝血底物

1. 成分输血　对于创伤大出血的患者应该早期输注新鲜冷冻血浆(fresh frozen plasma,FFP)以助于纠正失血患者中常见的凝血因子耗竭状态。一个单位的新鲜冷冻血浆含 0.5g 的纤维蛋白原及血液中的各种抗凝蛋白及前抗凝蛋白,建议在输注首剂红细胞的同时就给予。为减少血浆冻融和交叉配血耗费的时间,建议在战地医院或创伤中心储存融化的通用型 AB 型血浆,以保证严重创伤患者到达后就能立即输注。目前已有冻干的单采 AB 型血浆,以低于正常体积的水融化后可以快速地获得高浓缩的血浆。提倡早期联合输注新鲜冷冻血浆(FFP)与浓缩红细胞(PRBC),FFP 与 PRBC 的输注比例应为 1∶1。2002 年,Hirshberg 等描述了大量输注晶体液对凝血功能的影响,建议若要避免补液后凝血功能障碍,应将 FFP 与 PRBC 按 2∶3 的比例输注。Borgman 等的研究指出新鲜冷冻血浆高比例(FFP∶PRBC)输注是改善生存率的独立相关因素。虽然还缺少前瞻性的研究,但结合大量来自美军在伊拉克及阿富汗战争中抢救患者的战地救治经验,增加 FFP 与 PRBC 红细胞输注的比例达到 1∶1 时对改善患者预后有好处。增加纤维蛋白原和红细胞的比例同样可以明显地改善战伤士兵的预后。Holcomb 等回顾了 16 家 Ⅰ 级创伤中心收治的 467 例接受大量输血伤员的资料,以 1∶1∶1 的比例输注 FFP、血小板(PLT)、PRBC 对预后有利,并建议修改当前指南所推荐的比例。重组凝血因子 Ⅶa(rFⅦa)可在输注红细胞及血浆的同时根据需要使用 rFⅦa。但是复苏早期患者存在由于使用 rFⅦa 而加速凝血功能障碍的风险。因此,rFⅦa 用于得到充分复苏且所有凝血因子都在适当水平的患者。对测定纤维蛋白原低的患者可输注冷沉淀。

2.输注全血　与成分输血相比,新鲜全血含有更多的凝血因子、血小板、红细胞,能更有效地纠正贫血和改善凝血功能,美军在伊拉克战争的经验充分证明了它在战场上应用的价值。对于那些最严重的创伤患者(超出生存能力极限的创伤患者,极大量失血患者或大量失血后处理极度延迟的患者),Holcomb 等提出应采用新鲜全血(fresh whole blood,FWB)作为 DCR 的主要复苏液体。长久以来全血都是临床输血的主要选择,但是自 20 世纪中期以来,随着成分血液制品生产和使用的发展、普及,加上认识到输注全血存在诸多不良反应,这使得全血的临床使用逐渐减少。至 20 世纪 80 年代后期,成分输血几乎取代了全血输注。美军医疗部门基于近期积累的战地患者救治资料,通过对比研究成分输血与全血输血的效果后,提议重新认识输注全血的意义。正由于此,美军创建并完善了联合战区创伤登记数据库(joint theater trauma regisry,JT-TR),即将研究小组直接部署于前线战地医院的手术室中收集相关数据,以期研究者可以针对应用 FFP、FWB、重组凝血因子 Ⅶa 及有限晶体液进行复苏的效果进行分析。全血可补充创伤失血丢失的所有血液成分,包括血小板及各种活性凝血因子;且全血中各种成分的功能活性较之成分血液制品中更高。将血液分离成不同组份会导致各成分的稀释及丢失,当 PRBC、FFP、PLT 按 1∶1∶1 的比例输注时,凝血因子的活性仅为全血中凝血因子活性的 65%。这是因为在成分血液的制备过程中,代谢消耗及机械性损伤导致了原有血液成分功能的破坏。新鲜全血则跳过这些步骤,从而拥有更高的凝血效能。根据一所位于伊拉克前线的美军战地医院相关资料显示,应用新鲜全血作为输血选择可以显著地改善凝血功能:平均国际标准化比值(INR)由 2.0 降至 1.6。但是,新鲜全血的推广应用有赖于打造一个庞大的移动血库,并有大量的志愿献血者做后盾,以便随时满足创伤患者对全血的需求。

四、早期恰当使用各种止血药物

一般伤者的早期机体表现纤溶亢进,抗纤溶系统的破坏同样在创伤性凝血病的发生中起着重要的作用,应在创伤后早期阶段(创伤后≤1h)应用氨甲环酸的抗纤溶治疗,这已成为创伤性凝血病早期一种新型、有效的治疗方案之一。基因重组的因子Ⅶ(rFⅦa)是一个很有前景的药物。Boffard 等的一项前瞻性研究发现,rFⅦa 能减少钝性伤患者红细胞的输注量,但对穿透伤患者及死亡率的影响没有统计学意义。Desmo-pressin 是合成的精氨酸加压素类似物,可以促进内皮细胞释放 vWF,增加血小板表面糖蛋白受体数量和血液中因子Ⅷ浓度,但还没有在创伤患者中应用的报道。

五、注意体温监测,防治低体温

防治低体温要从现场复苏开始就给予高度关注,其中控制和减少出血是关键。如果现场处于寒冷环境下,除心肺复苏有必要就地进行外,应将患者尽快转移至救护载体(如救护车、直升机)内,脱离露天环境,避免体温丢失。去除患者身上潮湿的衣物,减少非损伤部位的暴露,使用毛毯、加热毯或睡袋包裹患者。应在转运的交通工具、急诊室、手术室和 ICU 室内进行保温。液体或血液制品使用前进行加热和保温,使用简易输液加热器,也有专门的动静脉转流体外加温装置可实现快速复温,要使输入的液体保证在 30℃ 左右。美军在伊拉克战场上使用这些标准预防措施后取得理想效果,患者到达战地医院时低体温的发生率从7%降至不到1%。

六、纠正酸中毒

提升患者血流的pH,每2h监测1次动脉血气分析。治疗酸中毒的关键在于纠正休克,并对患者进行保暖和升温,改善组织和器官的灌注。

七、重视创伤性凝血病后期继发的高凝状态和血栓形成

早期的一项研究发现,入院时存在凝血病是创伤患者发生静脉血栓的独立预测因子,因而必须高度关注此类患者后期并发静脉血栓和肺栓塞的危险。

总之,创伤性凝血病是重度胸部创伤的严重并发症,是创伤"致死性三联征"之一。创伤后凝血功能障碍主要是由组织损伤、休克、血液稀释、低体温、酸中毒及炎症反应六大相关联性因素导致机体正常凝血功能失衡引起。凝血功能障碍可以在胸部创伤开始就发生,并贯穿整个救治过程。对可能或已经发生凝血障碍的患者,积极预防,全程连续监测凝血功能,采取以DCR为主导的处置,可以显著地降低凝血病的发生率,减少"致死性三联征"的发生,提高重症胸部创伤救治的成功率。

(解放军第306医院　李　鲁)

参考文献

Ayuste EC,Chen H,Koustova E,et al,2006. Hepatic and pulmonary apoptosis after hemorrhagic shock in swine can be reduced through modifications of conventional Ringer'S solution. J Trauma,60(1):52-63.

Borgman MA,Spinella PC,Perkins JG,et al,2007. The ratio of blood products transfused affects mortality in patients receiving massive transfusions at a combat support hospital. J Trauma,63(4):805-813.

Brohi K,Cohen MJ,Davenport RA,2007. Acute coagulopathy of trauma:mechanism,identification and effect. Curt Opin Crit Care,1 3(6):680-685.

Brohi K,Cohen MJ,Ganter MT,et al,2007. Acute traumatic coagulopathy:initiated by hypopeffusion:modulated through the protein C pathway? Ann Surg,245 (5):812-818.

Brohi K,Cohen MJ,Ganter MT,et al,2008. Acute coagulopathy of trauma:hypoperfusion induces systemic anticoagulation and hyperfibrinolysis. J Trauma,64(5):1211-1217.

Brohi K,Singh J,Heron M,et al,2003. Acute traumatic coagulopathy. J Trauma,54(6):1127-1130.

Cesarman-Maus G,Hajjar KA,2005. Molecular mechanisms of fibrinolysis. Br J Haematol,129 (3):307-321.

Cotton BA,Guy JS,Morris JA,et al,2006. The cellular,metabolic,and systemic consequences of aggressive fluid resuscitation strategies. Shock,26(2):115-121.

Davenport RA,Brohi K,2009. Coagulopathy in trauma patients:importance of thrombocyte function? Curr Opin Anaesthesiol,22(2):261-266.

Di Cera E,2003. Thrombin interactions. Chest,124(3 Suppl):S11-S7.

Duchesne JC,McSwmn NE,Jr,Cotton BA,et al,2010. Damage control resuscitation:the new face of damage control. J Trauma,69(4):976-990.

Ertmer C,Kampmeier T,Rehberg S,et al,2011. Fluid resuscitation in multiple trauma patients. Curr Opin Anaesthesiol,24(2):202-208.

Esmon CT,2003. The protein C pathway. Chest,124(3 Suppl):S26-S32.

Floccard B,Rugeri L,Faure A,et al,2012. Early coagulopathy in trauma patients:an on-scene and hospital admission study. Injury,43(1):26-32.

Frith D,Davenport R,Brohi K,2012. Acute traumatic coagulopathy. Curr Opin Anaesthesiol,25(2):229-234.

Ganter MT,Pittet JF,2010. New insights into acute coagulopathy in trauma patients. Best Pract Res Clin Anaesthesiol,24(1):15-25.

Hess JR,Brohi K,Dutton RP,et al,2008. The coagulopathy of trauma:a review of mechanisms. J Trauma,65(4):748-754.

Hirshberg A,Dugas M,Banez EI,et al,2003. Minimizing dilutional coagulopathy in exsanguinating hemorrhage:a computer simulation. J Trauma,54(3):454-463.

Ho AM,Dion PW,Cheng CA,et al,2005. A mathematical model for fresh frozen plasma transfusion strategies during major trauma resuscitation with ongoing hemorrhage. Can Surg,48(6):470-478.

Ho AM,Karmakar MK,Dion PW,2005. Are we giving enough coagulation factors during major trauma resuscitation?. Am J Surg,190(3):479-484.

Holcomb JB,2007. Damage control resuscitation. J Trauma,62(6 Suppl):S36-S37.

Holcomb JB,Jenkins D,Rhee P,et al,2007. Damage control resuscitation:directly addressmg the early coagulopathy of trauma. J Trauma,62(2):307-310.

Holcomb JB,Weiskopf R,Champion H,et al,2011. Challenges to effective research in acute trauma resuscitation:consent and endpoints. Shock,35(2):107-113.

Holcomb JB,Zarzabal LA,Michalek JE,et al,2011. Increased platelet:RBC ratios are associated with improved survival after massive transfusion. J Trauma. 71(2 Suppl 3):S318-S328.

Hrafnkelsdottir T,Erlinge D,Jem S,2001. Extracellular nucleotides ATP and UTP induce a marked acute release of tissue-type plasminogen activator in vivo in man. Thromb Haemost,85(5):875-881.

Jacoby RC,Owings JT,Holmes J,et al,2001. Platelet activation and function after trauma. J Trauma,51(4):639-647.

Katori N,Tanaka KA,Szlam F,et al,2005. The effets of platelet count on clot retraction and tissue plasminogen activator—induced fibrinolysis on thrombelastography. Anesth Analg100(6):1781-1785.

Kauvar DS,Holcomb JB,Norris GC,et al,2006. Fresh whole blood transfusion:a controversial military practice. J Trauma,61(1):181-184.

Ketchum L,Hess JR,Hiippala S,2006. Indications for early fresh frozen plasma,cryoprecipitate,and platelet transfusion in trauma. J Trauma,60(6 Suppl):S51-S58.

Kiraly LN,Differding JA,Enomoto TM,et al,2006. Resuscitation with normal saline (NS) vs. Lactated ringers (LR) modulates hypercoagulability and leads to increased blood loss in an uncontrolled hemorrhagic shock swine model. J Trauma,61(1):57-65.

Levy JH,2010. Antifibrinolytic therapy:new data and new concepts. Lancet,376(9734):3-4.

Levy JH,Dutton RP,Hemphill JC 3rd,et al,2010. Multidisciplinary approach to the challenge of hemostasis. Anesth Analg,110(2):354-364.

MacLeod JB,Lynn M,McKenney MG,et al,2003. Early coagulopathy predicts mortality in trauma. J Trauma,55(1):39-44.

Magele M,Lefering R,Yucel N,et al,2007. Early coagulopathy multiple injury:an analysis from the German Trauma Registry on 8724 patients. Injury,38(3):298-304.

Malone DL,Hess JR,Fingerhut A,2006. Massive transfusion practices around the globe and a suggestion for a common massive transfusion protocol. J Trauma,60(6 Suppl):S91-S96.

Mann KG,Brummel-Ziedins K,Orfeo T,et al,2006. Models of blood coagulation. Blood Cells Mol Dis,36(2):108-117.

Mann KG. Kalafatis M,2003. Factor V:a combination of Dr Jekyll and Mr Hyde. Blood,101(1):20-30.

Martini WZ,Pusateri AE,Uscilowicz JM,et al,2005. Independent contributions of hypothermia and acidosis to coagulopathy in swine. J Trauma,58(5):1002-1010.

Meag ZH,Wolberg AS,Monroe DM,et al,2003. The effect of temperature and pH on the activity of high-dose factor Ⅶa in hypothermic and acidotic patients. J Trauma,55(5):886-891.

Medcalf RL,2007. Fibrinolysis,inflammation,and regulation of the plasminogen activating system. J Thromb Haemost,(5 Suppl 1):132-142.

Midwinter MJ,2009. Damage control surgery in the era of damage control resuscitation. J R Army Med corps,155(4):323-326.

Rizoli SB,Scarpelini S,Callum J,et al,2011. Clotting factor deficiency in early trauma-associated coagulopathy. J Trauma,7 1(5 Suppl 1):S427-S434.

Robeas HR,Hoffman M,Monroe DM,2006. A cell-based model of thrombin generation. Semin Thromb Hemost,32(Suppl 1):32-38.

Rugeri L,Levrat A,David JS,et al,2007. Diagnosis of early coagulation abnormalities in trauma patients by rotation thrombelastogmphy. J Thromb Haemost,5(2):289-295.

Scalea TM,2011. Hemostatic resuscitation for acute traumatic coagulopathy. Scand J Trauma Resusc Emerg Med,19:2.

Schochl H,Maegele M,Solomon C,et al,2012. Early and individualized goal-directed theraov for trauma-induced. Coagulopathy. Scand J Trauma Resusc Emerg MED,20:15.

Schreiber MA,2005. Coagulopathy in the trauma patient. Curr Opin Crit Care,11(6):590-597.

Sebesta J,2006. Special lessons learned from Iraq. Surg Clin North Am,86(3):711-726.

Shakur H,Roberts I,Bautista R,et al,2010. Effeets of tranexamic acid on death,vascular occlusive events,and blood transfusion in trauma patients with significant haemorrhage(CRASH-2):a randomised,placebo-controlled trial. Lancet,376(9734):23-32.

Sihler KC,Napolitano LM,2010. Complications of massive transfusion. Chest,137(1):209-220.

Syrovets T,Simmet T,2004. Novel aspects and new roles for the serine protease plasmin. Cell Mol Life Sci,61(7-8):873-885.

Tauber H,Innerhofer P,Breitkopf R,et al,2011. Prevalence and impact of abnormal ROTEM(R) assays in severe blunt trauma:results of the Diagnosis and Treatment of Trauma-Induced Coagulopathy (DIA-TRE-TIC) study. Br J Anaesth,107(3):378-387.

Thorsen K,Ringdal KG,Strand K,et al,2011. Clinical and cellular effects of hypothermia,acidosis and coagulopathy in major injury. Br J Surg,98(7):894-907.

Tien HC,Spencer F,Tremblay LN,et al,2007. Preventable deaths from hemorrhage at a level I Canadian trauma center. J Trauma,62(1):142-146.

Tieu BH,Holcomb JB,Schreiber MA,2007. Coagulopathy:its pathophysiology and treatment in the injured patient. World J Surg,31(5):1055-1064.

Tran S,Norstrom E,Dahlbaek B,2008. Effects of prothrombin on the individual activated protein C-mediated cleavages of coagulation factor Va. J Biol Chem,283(11):6648-6655.

Tsuei BJ,Kearney PA,2004. Hypothermia in the trauma patient. Injury,35(1):7-15.

White NJ,Martin EJ,Brophy DF,et al,2010. Coagulopathy and traumatic shock:characterizing hemostatic function during the critical period prior to fluid resuscitation. Resuscitation,81(1):111-116.

第7章

严重创伤性血胸的出血控制技术

胸腔内血管丰富,有肋间血管、胸廓内血管及心脏大血管,上述血管受伤后可形成血胸及心包积血。心脏大血管包括主动脉及分支、上下腔静脉、肺动静脉,若这类血管受损,出血量多且快,大多数患者死于现场,仅少数经过转运后得救。胸壁血管来自肋间血管、胸廓内血管,属于体循环,压力较高,常持续出血,不易自然停止,常需剖胸止血。肺的血管有肺血管和支气管血管两个系统:肺血管为功能性血管,参与气体交换,平均压力为主动脉的 1/8,肺萎陷时血流量明显减少,因而肺血管出血在短期内可自然停止,多不需要剖胸手术;支气管血管为营养性血管,供给氧气和营养物质。

第一节 术前出血评估和准备

胸部创伤引起血胸,血胸的临床表现与出血量、速度和个人体质有关。一般而言,成人血胸量≤0.5L 为少量血胸,胸部 X 线片示肋膈角圆钝,患者无明显症状、体征;0.5～1.0L 为中量血胸,胸部 X 线片示积血量达肺门水平;>1L 为大量血胸。中量以上血胸表现为低血容量休克和胸部积液体征。如果患者具备以下征象则提示存在进行性血胸:①持续脉率加快、血压降低,或经过补充血容量,血压仍然不稳;②胸腔闭式引流每小时引流量超过 200ml,持续 3h;③血红蛋白、红细胞计数和血细胞比容进行性降低,引流液的血红蛋白和红细胞计数与周围血接近,并迅速凝固。

心脏损伤常为心脏破裂或心内结构的毁损,多数死于事故现场,能送达医院被救治者多为心肌挫伤。穿透性心脏损伤应立即手术,这已成为心脏外科和急诊医师共识,只是对术前是否行心包腔穿刺和扩容尚存有争议,目前认为紧急剖胸仅需数分钟即可解除心包填塞和暂时止血;对未控制住心脏血管破口而存在心包填塞时,不宜大量扩容。凡心脏投影区域的胸部锐器穿透伤,即使无明显临床症状和病理体征,也应尽早送手术室扩创或剖胸探查,防止和避免延迟性心脏破裂。其典型的临床症状不多,常规心电图、超声心动图及实验室酶学检查也无特异性。心肌肌钙蛋白能较敏感地反映心肌挫伤,提高其诊断率。经食管超声心动图诊断心肌挫伤的敏感性和特异性优于心电图检查。

第二节 麻 醉

胸部创伤的诊治在通常情况下选择全身麻醉双腔气管内插管,单肺通气技术。但国内外已有在非全身麻醉下诊治胸部创伤的报道,可用局部麻醉药浸润胸壁各层及壁层胸膜,也可用肋间神经阻滞或硬膜外麻醉,在全身麻醉高危人群或不适用全身麻醉的患者中可选用。

胸部创伤的患者首先建立通畅的气道,对怀疑有颈椎损伤的患者气管插管时应使用纤维支气管镜引导下气管插管,插管时颈椎应呈中立位,尽可能地避免颈椎活动。如气管插管不能建立,应行紧急气管切开。

积极抗休克,纠正低血容量。尽快开放 2～3 条静脉通路,包括颈内或锁骨下静脉穿刺或用 14F～16F 针股静脉穿刺进行快速输液,输液种类注意晶体:胶体为2:1,在没有足够血液情况下可先用血液代用品,如羟乙基淀粉、琥珀明胶等胶体溶液。胶体溶液可有效地扩容及维持血浆胶体渗透压。其维持循环稳定、恢复血容量的效果与血液相似。在积极抗休克治疗的同时应尽量快速行手术处理。

对张力性气胸患者可在腋中线第 5 肋间隙放置胸腔引流管,同时对胸腔的出血量可作出评估,如存在活动性出血则表示需要剖胸手术。应注意放置胸腔引流管时不要损伤肋间血管。

第三节　手术中出血控制技术

一般胸部创伤的救治已形成常规，严重胸部创伤包括胸伤合并多发伤早期和运输途中的病死率很高，来院后的快速检查诊断至关重要，严重胸部创伤的患者由于伤情重，时间紧迫，应先抢救再诊断，边治疗边诊断，分清主次、轻重缓急，组织各科专业人员，通力协作。结合损伤机制、生理评分、快速体检结果，迅速作出是否紧急手术的基本判断。紧急气管插管、放置胸腔闭式引流或纵隔减压；限制性液体复苏抗休克的同时，积极的外科确定性处理是维持循环功能的关键；严重胸部创伤中多数为闭合性，尤以多根肋骨骨折合并血气胸为多，确诊后需及时行胸壁固定、胸腔闭式引流或剖胸探查术，若闭式引流术无效需行剖胸探查术。连枷胸的治疗重点之一是浮动胸壁固定，面积不大可选用肋骨板、肋骨环抱接骨器纠正胸壁软化、恢复胸廓形态满意。极少数携带致伤锐器的患者被送达医院。按经典教材和传统的论点："刺入胸部的锐器尚未拔除者，因有伤及心脏大血管可能，切勿将锐器移动或向外牵拖。一旦移出锐器，将立即导致急性失血、心包填塞或开放性气胸"。目前研究认为，锐器留置的时间越长，其胸内脏器损伤的程度越重。其机制为除原发伤外，并有继发脏伤。胸腔内脏器如肺、心、纵隔及膈肌均在不断地有规律的搏动或摆动，锐器的留存对胸内脏器不但无压迫止血功效，相反会扩大继发多处损伤。只是对有出入口的胸部贯通伤的锐器由于不导致继发伤者而例外。

凡有剖胸探查指征的患者应尽快手术治疗，术中迅速探明脏器损伤性质，及时、正确选择相应手术方式是手术成功的关键。对于心脏大血管损伤，必要时可在体外循环支持下行剖胸探查，应用主动脉腔内支架移植术救治胸主动脉损伤是一项新兴的介入性技术，使一些危重和难以承受全身麻醉和剖胸术者进一步获得挽救生命的机会。心脏创伤多为锐器伤，是胸部创伤的危重急症，可分为失血性休克和心包填塞两型，积极剖胸手术是唯一有效的治疗手段，现不再强调先行心包穿刺术。对失血性休克、心包填塞但生命体征尚存者可直接送手术室剖胸探查，而对生命体征极弱或刚刚部分丧失且高度怀疑心包填塞者须在急诊室剖胸，能明显提高抢救生存率。损害控制外科的策略和方法的核心思想是将急诊外科手术处理看作复苏过程的一个部分，主张对危重创伤患者采取分三阶段处理的策略，即初期简化手术、重症监护室复苏治疗和再手术实施确定性修复和重建，早期积极有效地进行控制损害的手术治疗可以明显提高生存率。

穿透性胸部创伤出现心脏停搏的患者应在急症室立即行剖胸探查，但需要有经验的医师操作，其目的如下：①解除心包填塞；②控制胸内出血；③开始心脏按压，恢复有效心率和心律；④控制肺门部血管，以减低肺损伤引起肺动脉气体栓塞；⑤修复心脏穿通伤；⑥钳夹降主动脉以保证心肌和大脑的血液灌注。近年来的研究表明，穿透性损伤的患者急诊室剖胸手术预后较好（生存率在 2.7%～18%），而钝性伤的患者生存率极低（0～2%），因此急诊室剖胸手术指征：①穿透性胸部创伤重度休克者；②穿透性胸部创伤濒死者，且高度怀疑存在急性心包填塞。手术在全身麻醉气管插管下经前外侧切口进胸，解除心包填塞，控制出血，快速补液，自体血回输。

胸腔镜可以用于诊断和处理膈肌损伤、控制胸壁血管出血、清除凝固性血胸、取出胸内异物、治疗外伤性乳糜胸及张力性气胸，其相关并发症少，是一种安全、准确、可靠的诊断技术。通过胸腔镜进行探查止血，常用的止血方法有电凝、钛夹钳夹、直线切割切除伤肺或镜下缝合修补等。胸腔镜治疗血胸的指征较为严格，要求患者的生命体征平稳，24h 胸腔闭式引流量不多于 1500ml，或每小时低于 200ml，如引流量过大，或患者出现血流动力学不稳定的表现，应剖胸止血。但对怀疑心脏、大血管损伤并不推荐使用胸腔镜治疗。胸腔镜手术具有微创、切口小、无须切除或撑开肋骨、呼吸肌不受破坏、术中出血少、胸部切口并发症少、术后伤口疼痛轻、术后恢复快、住院时间短等优点。胸腔镜手术减少胸部创伤手术前观察时间，争取手术时间，为患者剖胸探查提供确切依据，减少不必要的剖胸探查，改变了传统的经胸腔闭式引流观察漏气、出血量再决定手术与否的模式，变消极被动为积极主动处理。

手术后特殊处理要点：急性呼吸功能不全和失血性休克是伤后早期两个最主要致死原因，急性呼吸窘迫综合征和多器官功能衰竭是伤后晚期的主要死因，止血术后再次出血的概率不大，但术后仍需补充血容量并严密观察，此外胸腔感染的概率较大，术后应该抗感染、止血、保持引流管通畅和呼吸道管理。

（首都医科大学宣武医院　刘宝东）

第 8 章

重症胸部创伤的呼吸机治疗

呼吸机在各种原因引起的急性呼吸衰竭、慢性呼吸衰竭或呼吸功能不全时用以替代或辅助呼吸功能,使机体维持正常气体交换。呼吸机可提供呼吸支持,迅速有效地纠正低氧血症及二氧化碳潴留。其可作为原发病的辅助治疗,为原发病的治疗赢得时间。胸部创伤时常常发生呼吸衰竭,此时呼吸机的使用则必不可少。以下分别从呼吸机基本原理、对呼吸生理影响、有创呼吸机治疗与无创呼吸机治疗、呼吸机模式选择、撤离呼吸机时机及体外膜肺氧合等方面讲述重症胸部创伤的呼吸机治疗。

一、呼吸机基本原理

呼吸机是一种人工的机械通气装置,用以辅助或控制患者的自主呼吸运动,以达到肺内气体交换的功能,降低人体的消耗,以利于呼吸功能的恢复。任何呼吸机的工作原理都是利用气体的压力差,一般呼吸机的工作原理分两种方式。

1. 气道正压 呼吸机使气体压力增高,通过管道与患者呼吸道连接,气体经气道、支气管,直接流向肺泡,此时为吸气期;呼气时呼吸机与大气相通,肺泡内压大于大气压力,肺泡内气体即自行排除,直至与大气压相等。

2. 胸廓负压 将患者的胸部或整个身体置如密闭的容器中,呼吸道与大气相通。当容器中的压力低于大气压时,胸部被牵引扩张,肺泡内压力低于大气压,空气进入肺泡,为吸气期;而当容器压力转为正压时,胸廓受压迫缩小,肺泡内压力增高大于大气压,肺泡内气体排出体外,为呼气期。由于这类呼吸机体积大、动力大,通气效率低,目前已被淘汰使用。

完整的正压呼吸机工作系统中,由三部分组成:①气体供给装置。由空气压缩机和氧气供应装置组成,提供高压空气或氧气(高压氧)。通过空气氧气混合器,为患者提供吸入浓度为 21%～100% 的高浓度氧气。②控制单元。由计算机智能处理设置参数和监控值,由控制器发出控制指令,传感器将信号值反馈给主机,从而控制呼气阀和吸气阀的动作,以满足患者不同的呼吸指标的要求。③患者气路。由气体呼吸管路、湿化罐及过滤器等组成,是辅助患者呼吸的必需的组成部件。

二、机械通气对呼吸生理的影响

正压通气不同于人的自主呼吸,它增加肺内压和胸腔压,吸气过程中胸膜腔内压从 $-5cmH_2O$ 增至 $3cmH_2O$,并且根据预设的通气量、通气频率、吸呼时比和通气方式对患者呼吸进行辅助或控制,故对人体生理产生一系列影响。

1. 对肺容积的影响 由于机械通气为正压通气,正压通气使气道及肺泡扩张,肺血容量减少,因此,机械通气时肺容积是扩大的。在使用呼气末正压通气(PEEP)时,会使功能残气量明显增加。由于机械通气使气体分布更加均匀,同时也使肺内血流重新分布,这样改善通气与血流灌注比值(V/Q),从而使呼吸无效腔变小。

2. 对肺泡通气量的影响 肺泡通气量＝(潮气量－无效腔量)×呼吸频率。机械通气时由于气管插管或切开使解剖无效腔减少;同时机械通气可改善 V/Q,使呼吸无效腔减少,这样使肺泡通气量增加,有利于改善通气不足。

3. 对气体分布的影响 自然呼吸时,吸入气体在肺外周及近膈肌处分布较多,而机械通气则近中心部分肺组织扩张好,通气交换好。自然呼吸时吸气气流波形为渐增、缓降的正弦波,气体不易形成涡流,而机械通气由于气流速度快易形成涡流,不利于气体分布尤其是在有病变的气道更易发生。在有病变肺组织自然呼吸时吸入气体更多分布于健康肺组织造成分布不均,而机械通气由于正压通气,另外吸气时间延长,可使病变组织通气增加,这样有利于气体交换。

4. 对 V/Q 的影响 机械通气可使肺内气体分布均匀,增加肺泡通气量,使通气差的肺泡通气量增加,改善 V/Q,同时氧疗进一步改善缺氧及二氧化碳潴留。由于缺氧改善,使肺血管扩张,血流增加,这样进一步改善原来缺血肺泡的血流,也改善 V/Q 失调。若机械通气设置不当,压力过大,吸气时间过长,肺泡过度膨胀而压力增加,导致血流减少,同时使这部分肺泡血流向通气差的肺泡,进而加重 V/Q 失调。此外,机械通气时肺尖气体多而血流少,肺底气体少血流多也影响 V/Q。

5. 对气体弥散的影响 机械通气的正压作用导致气道及肺泡内压增加,使肺泡壁毛细血管渗出减少,从而减轻了肺及间质水肿,有利于弥散;机械通气使肺泡通气增加,肺泡膨胀,弥散面积增大;正压通气的肺泡内压增加,有利于氧向血液弥散。若机械通气不当,可导致心排血量下降,肺血流减少进而弥散下降。

6. 对呼吸功能的影响 机械通气可使呼吸肌休息,减少氧耗;若呼吸机使用不当,可发生自主呼吸与呼吸机对抗,则会增加呼吸肌做功,增加氧耗。

三、机械通气的生理与临床目标

1. 纠正低氧血症:机械通气通过改善肺泡通气量、增加功能残气量、降低氧耗,可纠正低氧血症和组织缺氧。

2. 纠正急性呼吸性酸中毒,但机械通气中动脉二氧化碳分压并非一定要降至正常水平。

3. 缓解呼吸窘迫:适当的机械通气可缓解缺氧和二氧化碳潴留引起的呼吸窘迫。

4. 防止或改善肺不张:正压通气有助于防止肺不张及促进已塌陷的肺泡复张。

5. 防止或改善呼吸肌疲劳;促进肺及气道愈合。

6. 保证镇静药和肌松药使用的安全性。

7. 减少全身和心肌氧耗。

8. 降低颅内压:通过适当的控制过度通气而可降低颅内压。

9. 促进胸壁的稳定:胸壁完整性受损的情况下,机械通气可促进胸壁稳定,维持通气和肺膨胀。

四、呼吸机的选择

对于呼吸机的选择可以根据患者病情及患者依从性进行选择,包括无创正压通气、有创正压通气方式。根据呼吸机的选择的情况可以给患者采取无创-有创-无创序贯治疗(图 8-1)。

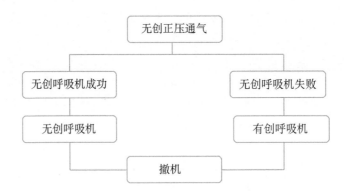

图 8-1 无创-有创-无创呼吸机序贯治疗流程

五、无创呼吸机治疗

无创正压通气(non-invasive positive pressure ventilation,NIPPV)是指不经气管插管或气管切开而提供正压通气支持的技术。NPPIV 包括体外负压通气、经鼻/面罩正压通气、胸壁震荡及膈肌起搏等。目前无创通气多为经鼻/经面罩实施的正压机械通气,由于不需要建立有创人工呼吸道,无创通气可以通过增加PEEP、减轻患者肺水肿、增加氧弥散等为治疗原发病赢得时间。有学者研究表明,对于钝性肺挫伤患者,通过 CT 扫描结合 GCS 评分和肋骨骨折的数目能够预测钝性胸部创伤患者是否需要行呼吸机通气支持。M. P. Crystal 等应用胸壁创伤评分系统(chest wall trauma scoring system)预测患者气管插管的可能性(表 8-1)。患者评分<7 分时需要气管插管呼吸机辅助通气的可能性较评分≥7 分时要小。

表 8-1　胸壁创伤评分系统

项目	评分	项目	评分
年龄(岁)		双侧	3 分
<45	1 分	肋骨骨折数	
45～65	2 分	<3	1 分
>65	3 分	3～5	2 分
肺挫伤		>5	3 分
无	0 分	双侧肋骨骨折	
轻度	1 分	无	0 分
重度	2 分	有	2 分

(一)无创呼吸机的选择时机

创伤是导致急性肺损伤(acute lung injury,ALI)和急性呼吸窘迫综合征(acute respiratory distress syndrome,ARDS)的第二常见原因。2012 年由欧洲危重病医学会(ESICM)与美国胸科学会(AST)组成的委员会发表了 ARDS 的柏林定义(表 8-2)。建议 ARDS 患者在轻度低氧血症时可应用无创呼吸机。2012 年美国东部创伤外科学会(The Eastern Association for the Surgery of Trauma,EAST)实践管理指南指出,在确切的局部麻醉下,对于神志清楚且依从性良好的肺挫伤及连枷胸患者,在呼吸困难早期应该尝试应用无创呼吸机;无创呼吸机临床应用专家共识指出,胸部创伤患者予以足够的局部镇痛及高流量吸氧后,如仍存在低氧血症且没有其他并发症和无创通气禁忌证时,应选用 NIPPV 治疗;无创通气治疗胸部创伤所致急性肺损伤的临床研究表明,无创通气治疗组在机械通气治疗时间、住院时间方面明显少于有创通气组,但病死率方面两组间差异无显著性意义。NIPPV 可应用于 ALI/ARDS 的早期干预,如 NIPPV 治疗后低氧血症不能改善或全身情况恶化,应及时气管插管行有创机械通气。

表 8-2　ARDS 的柏林定义与诊断标准

发病时机	在已知诱因后,或新出现或原有呼吸系统症状加重后 1 周内发病
胸部影像学[a]	双肺透光度减低,且不能完全用胸腔积液、肺叶不张或结节解释
肺水肿来源	无法用心力衰竭或液体负荷过多解释的呼吸衰竭
	如果没有危险因素,则需要客观评估(如心脏超声检查)排除静水压升高的肺水肿
低氧血症[b]	轻度:PEEP/CPAP≥5cmH$_2$O 时 200mmHg<PaO$_2$/FiO$_2$≤300mmHg[c]
	中度:PEEP/CPAP≥5cmH$_2$O 时 100mmHg<PaO$_2$/FiO$_2$≤200mmHg
	重度:PEEP/CPAP≥5cmH$_2$O 时 PaO$_2$/FiO$_2$≤100mmHg

CPAP. 持续气道正压;PEEP. 呼气末正压

a. 胸片或 CT 扫描

b. 如果海拔超过 1000m,应根据如下公式进行校正:PaO$_2$/FiO$_2$×(大气压/760)

c. 轻度 ARDS 患者可能接受无创通气

1. 无创呼吸机应用指征　下列 3 项标准中,至少满足一项者,可试行无创正压通气。

(1)血气分析提示 pH<7.35,PaCO$_2$>45mmHg,或 PaO$_2$/FiO$_2$<200mmHg。

(2)中度至重度呼吸窘迫,RR≥35 次/分,胸腹反常呼吸运动。

(3)排除无创通气相关禁忌证。

2. 无创呼吸机禁忌证(有创机械通气适应证)

(1)肺挫伤伴呼吸急促和严重低氧血症(FiO$_2$100%,PaO$_2$<60mmHg 或 FiO$_2$ 70%,SaO$_2$<88%)。

(2)连枷胸伴胸壁矛盾运动,胸腹反常呼吸运动,呼吸急促,低氧血症,高碳酸血症(PaCO$_2$ 较基础水平上升超过 10mmHg)。

(3)肋骨骨折伴严重胸痛,需要大剂量的镇痛治疗的患者。

(4)需剖胸手术的患者。

(5)严重血流动力学紊乱,尽管进行了充分的液体复苏,收缩压仍<90mmHg 者。

(6)伴严重的其他损伤(如近期食管、面部或颅脑创伤或手术)。

(7)需要紧急气管插管的情况,如心肺复苏。

(8)意识障碍(Glasgow 昏迷评分<11 分)。

(9)缺乏合作或配合能力,经镇静、镇痛处理仍不能控制的躁动。

(10)严重的室性心律失常或活动性心肌缺血。

(11)上消化道活动性出血。

无创正压通气应用的成功与失败预计指标(表 8-3):在一项 NIPPV 治疗多种病因所致 ARF 的多中心研究中发现,SAPS Ⅱ>34 分是导致 NPPV 失败的高危因素。并且 SAPS Ⅱ评分能够较准确地判断机械通气患者的预后。

表 8-3　无创正压通气(NIPPV)成功或失败的预计指标

成功的预计指标	意识水平
良好的耐受性,不漏气	神经病学评分(>4,昏迷,只在强烈刺激后唤醒,遵从指令不一致)
较少的气道分泌物	
RR<30 次/分	脑评分(>3,严重意识模糊,白天嗜睡或焦虑不安)
较低的 APACHE Ⅱ评分(<20 分)	Glasgow 昏迷评分<8 分
pH>7.30	疾病情况
Glasgow 昏迷评分 15 分	急性呼吸窘迫综合征(ARDS)
成功的最好预测是在无创通气 1~2h 时,治疗反应良好	肺炎
呼吸率降低	限制性肺疾病
呼吸性酸中毒纠正	对于失败需要气管插管的时间规定
改善氧合,降低 PaCO₂	在 12~24h 应用 NPPV 不能改善
失败的预计指标	晚期失败(应用 NPPV 后>48h)
疾病的严重性	采纳的失败预计值
酸中毒(pH<7.25)	功能低下状态(活动评分<2,轻微活动就呼吸困难)
高碳酸血症(PaCO₂>80mmHg 和 pH<7.30)	初始酸中毒(pH≤7.22)
APACHE Ⅱ评分大于 20	医院并发症(肺炎、休克、昏迷)

(二)临床应用操作与注意事项

NIPPV 基本操作程序如表 8-4 所示。胸部创伤患者无创通气方案:吸气压力(IPAP)一般最初设定于 10~12cmH₂O,呼气压力(EPAP)设定于 5~7cmH₂O,通过调整 FiO₂,使动脉血氧饱和度(SpO₂)>92%,或 PaO₂>65mmHg;然后检查患者的耐受情况;无创机械通气参数的调整:IPAP 应逐级递增 2cmH₂O,EPAP 应逐级递增 1cmH₂O。临床目标:通过滴定调整 IPAP、EPAP 和最低的 FiO₂,达到 RR<25 次/分,吸气潮气量≥8ml/kg,SpO₂≥92%,同时尽量使患者感到舒适,尽量减少面罩周边的漏气量。无创通气最初 24h,尽量减少无创通气中断次数。

若胸部创伤患者行无创正压通气后,满足 FiO₂≤50%,EPAP≤8cmH₂O,IPAP≤14cmH₂O,持续 6h 以上,可考虑撤离无创呼吸机,可试行每日 30min 的自主呼吸实验(SBT)。若 SBT 期间出现:SpO₂<92%,PaO₂<65mmHg,FiO₂>50%,RR>30 次/分,同时伴有明显的呼吸窘迫(动用呼吸辅助肌或反常呼吸运动),表明 SBT 失败。

NPPV 终止应用的标准主要依据是低氧血症和呼吸困难等临床表现得到明显改善(持续 48h 以上满足 FiO₂<50%,PaO₂>70mmHg,PaCO₂<45mmHg,RR<35 次/分)。

注意事项:胸部创伤患者应通过静脉或硬膜外途径给予镇痛治疗。创伤引起的活动性气胸或血胸,应于无创通气前行胸腔闭式引流治疗。若没有禁忌,常采用 45°半坐位或半卧位。较重胸部创伤患者往往最初 24h,需留置鼻胃管;同时注意防治应激性溃疡、深静脉血栓及相关的感染,并给予相应的处理。

表 8-4　无创正压通气(NIPPV)基本操作程序

1. 患者的评估:适应证和禁忌证	8. 逐渐增加辅助通气的压力和潮气量(适应过程)
2. 选择治疗场所及监护的强度	9. 密切监护(漏气、咳痰等)
3. 患者的教育	10. 治疗 1～4h 后评估疗效
4. 患者的体位:常用半卧位(30°～45°)	11. 决定治疗的时间和疗程
5. 选择和佩戴合适的连接器	12. 监控和防止并发症及不良反应
6. 选择呼吸机	13. 辅助治疗(湿化、雾化等)
7. 开动呼吸机、参数的初始化和连接患者	

NIPPV 的常见不良反应包括口咽干燥、面罩压迫和鼻梁皮肤损伤、恐惧(幽闭症)、胃胀气、误吸、漏气、排痰不畅及睡眠性上气道阻塞等。

六、有创呼吸机治疗

(一)有创呼吸机通气的生理目标

1. 改善或维持动脉氧合　改善低氧血症,提高氧输送是机械通气最重要的生理目标。吸入氧浓度 (FiO_2) 适当条件下,动脉血氧饱和度＞90％或动脉氧分压＞60mmHg($1mmHg=0.133kPa$)是保证氧输送的前提。

2. 支持肺泡通气　使肺泡通气量达到正常水平,将动脉二氧化碳分压水平维持在基本正常的范围内,是机械通气的基本生理目标之一。

3. 维持或增加肺容积　维持或增加肺容积是机械通气中常被忽视的生理目标。肺泡容积明显减少主要见于肺不张、ARDS、肺部感染、肺水肿等,是患者出现呼吸窘迫、低氧血症和肺顺应性明显降低的主要原因。通过应用控制性肺膨胀、间歇性高水平呼气末正压(PEEP)、叹息(sigh)、俯卧位通气等肺泡复张手段,可明显增加呼气末肺泡容积(功能残气量),改善呼吸窘迫和低氧血症。

4. 减少呼吸功　机械通气替代患者呼吸肌做功,降低呼吸肌氧耗,有助于改善其他重要器官或组织的氧供。

(二)有创呼吸机正压通气治疗的适应证

1. 呼吸骤停或即将呼吸停止。

2. 急性循环功能不稳定。

3. 意识改变或持续不配合。

4. 大量或高度黏稠的气管分泌物。

5. 面部或上气道异常妨碍进行有效的 NIPPV。

6. 虽加强治疗,包括 NIPPV,但呼吸性酸中毒进行性加重或病情恶化。

(三)有创呼吸机正压通气治疗的禁忌证

机械通气没有绝对禁忌证,但一些特殊疾病,机械通气有可能使病情加重,在出现致命性通气和氧合障碍时,应积极处理原发病(如尽快行胸腔闭式引流,积极补充血容量等),同时不失时机地应用机械通气。其主要包括以下疾病。

1. 张力性气胸或气胸　气胸患者接受机械通气治疗时易发生张力性气胸,而张力性气胸患者如接受机械通气治疗,则病情会进一步恶化。因此,这类患者在接受机械通气前或同时,必须采取胸腔闭式引流。

2. 大咯血或严重误吸引起的窒息性呼吸衰竭　大咯血或严重误吸引起的窒息,不宜立即用呼吸机进行正压通气,因为气道被血块或误吸物阻塞,正压通气会把血块或误吸物压入小支气管而易发生肺不张,对以后的治疗和恢复不利。应首先采取措施,将血块或误吸物清除,再进行正压通气。当然,不能一味地强调清除血块或误吸物而导致患者通气不足和缺氧,在清除误吸物的同时,应保证供氧。

3. 伴肺大疱的呼吸衰竭　肺大疱患者接受机械通气时,大疱内压力可升高而引起大疱破裂,引起张力性气胸。这类患者使用呼吸机时应注意患者肺大疱的程度、范围及是否有气胸病史,正压通气的压力应尽可能低,而且在机械通气过程中,应密切注意观察患者生命体征和肺部体征,以防发生气胸。一旦发生气胸,应立即进行胸腔闭式引流。

4. 严重心力衰竭　严重心力衰竭患者如并发呼吸衰竭,应实施机械通气,但机械通气有可能影响心脏前后负荷,因此需要选择适当的机械通气模式,将机械通气对循环的影响降到最低限度,并密切观察循环的改变,必要时应持续监测血流动力学变化。

(四)有创呼吸机正压通气方式

1. 容量辅助/控制(assist-control,A/C)通气　使用该模式时,当患者无自主呼吸时,呼吸机按照预设的潮气量、吸气时间及呼吸频率给患者送气。当患者自主呼吸触发呼吸机时,患者的每一次呼吸均被呼吸机支持,患者呼吸频率可高于设置的机械通气频率。

2. 同步间歇指令通气(synchronized intermittent mandatory ventilation,SIMV)　呼吸机强制指令通气与患者自主呼吸相结合的通气模式。呼吸机强制指令通气的送气方式与容量辅助/控制通气(A/C)类似,一般在触发窗内如患者有吸气触发,则按预设的潮气量、气体流速、吸气时间给患者送气;如在触发窗内患者无吸气触发,则在该指令通气周期结束后,呼吸机按预设的条件强制送气。在触发窗外患者吸气触发,呼吸机不予支持,则这次呼吸为自主呼吸。SIMV 也允许对触发窗外的自主呼吸进行一定水平的压力支持,即为 SIMV+PSV 通气。根据 SIMV 中指令通气的特征,可分为容量型和压力型两种。容量型 SIMV+PSV 模式中,指令通气为容量恒定,吸气流速为方波,气道压力随患者的气道阻力和顺应性变化。压力型 SIMV+PSV 模式,气道压力恒定,吸气流速为减速波,吸入潮气量也随患者肺的气道阻力和顺应性变化。

3. 压力控制通气(pressure controlled ventilation,PCV)　是一种预设压力、时间切换的控制通气模式。患者的每一次呼吸均被呼吸机支持,患者呼吸频率可高于设置的机械通气频率。

4. 压力支持通气(pressure support ventilation,PSV)　是一种预设压力、流速切换的辅助通气模式,对患者的每一次呼吸均给予支持。吸入气体向呼气的切换为流速切换,大多数呼吸机是在吸入流速降低到峰值流速的 20%~25% 时切换到呼气。PSV 既可作为自主呼吸较稳定患者的一种辅助通气模式,也可作为一种撤机手段。

5. 持续气道内正压(continuous positive airway pressure,CPAP)　是指通过按需阀或持续气流,在气道内形成持续正压,以增加肺容积、改善氧合。CPAP 完全靠患者自主呼吸,因此,应用 CPAP 的患者必须具有正常的呼吸驱动功能。

6. 气道压力释放通气(airway pressure release ventilation,APRV)　由 CPAP 系统中呼气端增加压力释放阀构成。通过周期性的短暂终止 CPAP 而增加肺泡通气量。APRV 通气时,肺泡通气量由压力释放时的释放容积和 APRV 频率决定。释放容积量由压力释放水平、肺顺应性和气道阻力决定。APRV 既可以是控制通气,也可是自主呼吸。

7. 气道双相正压通气(biphasic positive airway pressure,BIPAP)　是在 CPAP 模式的基础上扩展而来,呼吸机根据预设的高压/低压水平及高压/低压时间交替提供两种不同水平的气道压力,在高压期时气流进入肺内,当压力降低至低水平时,气体从肺内呼出。BIPAP 通气时,患者在通气周期的任何时刻都能进行自主呼气,且即便有自主呼吸存在时压力可保持基本不变。BIPAP 实际上就是压力控制通气,但有自主呼吸时,自主呼吸可在高、低两个水平 CPAP 上进行。

8. 成比率通气(proportional assist ventilation,PAV)　是采用正反馈的原理,由呼吸机将患者吸气努力按预设比率放大的一种辅助通气模式。该模式下,吸气时,呼吸机只给患者提供与吸气气道压呈比率的辅助压力,而不控制患者自主呼吸的潮气量、吸呼比及流速方式。如 PAV 设置为 1:1 时,气道压的 1/2 由呼吸机做功产生,另 1/2 则由呼吸机提供。当 PAV 为 3:1 时,则呼吸机提供 3/4,自主呼吸做功 1/4。PSV 提供的吸气正压是预先设定的恒定压力,在吸气触发后气道压力迅速增加达峰值并维持一定时间,与自主呼吸用力无关;而 PAV 提供的压力是变化的,取决于自主呼吸用力的大小。PAV 的实施是呼吸机通过对流量、气道压力等参数监测后,根据呼吸力学综合计算后提供的。其特点是患者舒适感增加,降低了维持通气所需的气道峰压,并减少产生过度通气的可能性。

9. 压力调节容量控制通气(pressure regulated volume ventilation,PRVCV)　是通过微电脑连续检测胸肺顺应性,并根据压力-容积关系,确定并提供下次通气中达到预置潮气量所需最低压力。它既保留患者自主呼吸,又能在顺应性、阻力等条件变化下提供不同的压力,以保证稳定的通气量。PRVCV 的优点是同步性能好,较少发生人机对抗;潮气量稳定,保证通气安全并减低频繁监测及调整吸气压的劳动量。

10. 自动转换模式(auto mode)或适应性支持通气(adaptive support ventilation,ASV)　ASV 是利用计算机处理控制系统,综合监测患者的即时情况,自动调校和设置呼吸机参数来适应患者的呼吸能力和通气需要。该模式全程监测呼吸力学参数如气道阻力、肺顺应性、呼气时间常数,以最小呼吸做功提供适合患者的呼吸形式。患者没有自主呼吸,ASV 完全接管患者的呼吸,相当于自动的压力控制;患者完全自主呼吸,ASV 配合其呼吸努力,同步支持,相当于自动的压力支持。无论患者有无自主呼吸能力,该模式都能适应。

以上通气模式均可根据患者病情不同选择不同模式及呼吸机参数。应用呼吸机时应根据患者的呼吸情况及肺部病理生理改变,选择合适的通气模式,合理调节呼吸机才能既达到治疗目的,又减少对患者的生理干扰和肺部损伤。

(五)分侧肺通气

胸部创伤患者可能出现两侧肺损伤程度不同的情况,如果应用常规通气方法,即单腔气管导管或双腔气管导管单机通气,肺挫伤严重一侧由于患侧顺应性低,气体进入较少,大部分气体进入顺应性较好的另一侧,使得顺应性好的这侧肺过度通气;由于过度通气,肺血管受到挤压致使血液减少;而血液更多分布到顺应性低的严重肺挫伤一侧肺,最终导致顺应性好的肺侧通气血流比值增高,无效腔增大;顺应性差的肺侧,通气血流比值降低,分流增大;全身通气血流比值严重失衡,氧合难以维持。实施分侧肺通气(independent lung ventilation,ILV),可逆转上述病理生理过程,分侧肺通气为双腔气管插管双呼吸机通气,分为同步和非同步,两侧肺同时触发各自的呼吸机,为同步通气;不同步触发时为非同步通气。分侧肺通气时,将病理和力学性质不同的两侧分隔开来,两侧可以根据实际情况选择不同的参数,对损伤侧尽量采取保护性通气策略,使得患侧可进行气体交换的肺泡面积增加,而健侧没有施加过高的 PEEP,使血流更好地分布在健侧,从而最终维持整体通气血流比值趋于平衡。2012 年美国东部创伤外科学会(EAST)实践管理指南建议在单肺严重挫伤因为通气不均或有一侧肺出血,可能影响健侧肺时,可考虑分侧肺通气技术。

(六)高频振荡通气

高频振荡通气(HFOV),是通过基础气流产生持续气道内正压,电驱动隔膜振动产生振荡波,是气体在气道内不断振动的一种通气方法。HFOV 改善氧合和通气的机制与常规机械通气不同,它通过持续的基础气流维持一定的平均气道压,增加肺容积,改善氧合,而通过高频率的振荡通气,排出二氧化碳。HFOV 气体交换的机制包括不对称的流速分布、增强的分子弥散、Taylor 传播、直接的肺泡通气、时间常数不同的肺泡间气体交换和对流等。

七、机械通气的撤离

当需要呼吸机支持的病因被去除,患者恢复自主呼吸能力时,及时撤离呼吸机对患者恢复和减少并发症十分重要。所谓撤机过程(也称脱机)是指逐渐降低机械通气水平,逐步恢复患者自主呼吸,最终脱离呼吸机的过程。

(一)筛查

筛查试验包括客观和主观评估两部分(表 8-5),具体包括下列四项。

表 8-5　撤机常用的筛查标准

标准	说　明
客观的测量结果	足够的氧合(动脉血氧分压≥60mmHg 且吸入氧浓度≤0.4;PEEP≤5～10cmH$_2$O);
	氧合指数(PaO$_2$/FiO$_2$)≥150～300mmHg
	稳定的循环功能(如心率≤140 次/分,血压稳定)
	不需(或小剂量的)血管活性药
	无高热
	没有明显的呼吸性酸中毒
	血红蛋白≥8～10g/dl
	神志清楚(如可唤醒的,格拉斯哥昏迷评分(GCS)≥13 分,没有连续的镇静药输注)
	稳定的代谢状态(如可接受的电解质水平)
主观的临床评估	疾病的恢复期;医师认为可以撤机;具有有效的咳嗽能力

1. 导致机械通气的病因好转或去除。

2. 氧合指数（PaO_2/FiO_2）>150～200mmHg；呼气末正压（PEEP）≤5～8cmH$_2$O；吸入氧浓度≤40%～50%；动脉血 pH≥7.25；慢性阻塞性肺疾病（COPD）患者动脉血 pH>7.30，动脉血氧分压>50mmHg，吸入氧浓度<35%。

3. 血流动力学稳定，没有心肌缺血动态变化，临床上没有显著的低血压，不需要血管活性药治疗或只需要小剂量血管活性药如多巴胺或多巴酚丁胺<5～10μg/(kg·min)。

4. 有自主呼吸的能力。

（二）自主呼吸试验

自主呼吸试验（spontaneous breathing trial，SBT）是临床上判断患者自主呼吸功能的有效方法。其基本方法是短期降低呼吸机支持水平或断开呼吸机后，观察患者自主呼吸情况及各项生理指标的变化，以对患者的自主呼吸能力作出判断，并为撤机提供参考。SBT 的实施可采用以下三种方式。

1. T 管　直接断开呼吸机，并通过 T 管吸氧。

2. 低水平持续气道内正压（CPAP）　呼吸机调整至 CPAP 模式，压力一般设为 5cmH$_2$O。

3. 低水平的压力支持通气（PSV）　呼吸机调整至 PSV 模式，支持压力一般设为 5～7cmH$_2$O。

目前研究显示，采用上述三种方法进行 SBT 的效果基本一致，临床医师可结合患者具体情况选用 SBT 的方式。通过 2min 自主呼吸试验后，继续自主呼吸 30～120min，如患者能够耐受，可以确定撤机成功，可准备拔除气管插管。

（三）气道评估

1. 通过自主呼吸试验的患者并不意味着就能成功拔除气管插管，决定拔除气管插管前还必须做气道的评估。具体脱机流程如下。

(1)气道通畅程度的评价：机械通气时，把气管插管的气囊放气，可以用来评估上气道的开放程度（气囊漏气试验）。在 A/C 通气模式下，气囊放气，记录六个连续呼吸周期，三个最小的呼气潮气量平均值和吸气潮气量的差值，如差值≤110ml 可认为套囊漏气试验阳性。

(2)气道保护能力的评价：对患者的气道评估包括吸痰时咳嗽的力度、有无过多的分泌物和需要吸痰的频率（吸痰频率应>2 小时/次或更长）。

2. 如果患者通过自主呼吸试验，但是气道保护能力差，咳嗽反射不能足够清除气道内的分泌物，可脱离呼吸机，但不能拔除气管插管。

（四）拔管

通过上述评价者，在给予积极气道管理的基础上，可以脱机拔管。

（五）撤机失败

机械通气>24h 尝试撤机失败的患者，应寻找所有可能引起撤机失败的原因，尤其是一些潜在的、可逆的原因。常见的撤机困难原因有 A、B、C、D、E 五大类。

1. A　Airway/lung，是由气道阻力增加、肺顺应性差或肺部水肿等导致的气体交换功能障碍而导致撤机困难，约占撤机困难原因的 60%。

2. B　Brain，是由谵妄或其他因素引起的认知功能障碍而导致撤机困难。

3. C　Cardiac，是由心脏功能因素导致的撤机困难，约占撤机困难的 20%。

4. D　Diaphragm，是由各种因素导致的膈肌功能障碍引起的撤机困难。

5. E　Endocrine，是指由内分泌或代谢因素导致的撤机困难。

当 SBT 失败的原因纠正后，每日进行一次 SBT 试验，没有必要 1d 内多次反复进行 SBT。

八、体外膜肺氧合

体外膜肺氧合（extracorporeal membrane oxygenation，ECMO）是通过体外循环代替或部分代替心肺功能，以挽救生命或为挽救生命赢得宝贵时间的支持治疗手段。ECMO 能够纠正低氧血症、排出二氧化碳，避免了长期机械通气可能造成的呼吸机相关肺损伤或氧中毒；并且能够降低肺动脉压力，减轻右心后负荷，有利于心功能的恢复。

（一）适应证

体外膜肺氧合主要用于病情严重（预期病死率 80% 以上）但有逆转可能的患者。ECMO 主要适用于新生儿呼吸衰竭、儿童呼吸衰竭、新生儿和儿童心力衰竭、成人心肺功能衰竭。

（二）禁忌证

1. 绝对禁忌证　①心脏反复停搏，不可逆脑损害；②急性、慢性不可逆性疾病；③恶性肿瘤；④重度中枢神经系统损伤；⑤活动性出血或严重凝血功能障碍；⑥无法解决的外科问题。

2. 相对禁忌证　①高龄患者（年龄＞70 岁）；②呼吸机使用 14d 以上；③进展性肺间质纤维化；④难以逆转的感染性休克。

（中国医科大学附属第一医院　栾正刚）

参考文献

钱元诚,2003.呼吸治疗的基础与临床.北京:人民卫生出版社:137-173.

邱海波,黄英姿,2009.ICU 监测与治疗技术.上海:上海科技出版社.

中华医学会呼吸病学分会呼吸生理与重症监护学组,编辑委员会中华结核和呼吸杂志,2009.无创正压通气临床应用专家共识.中华结核和呼吸杂志,32(2):86-98.

Akashiba T,Ishikawa Y,Ishihara H,et al,2017. The Japanese Respiratory Society Noninvasive Positive Pressure Ventilation (NPPV) Guidelines (second revised edition). Respir Investig,55(1):83-92.

Brogan T V,Thiagarajan R R,Rycus P T,et al,2009. Extracorporeal membrane oxygenation in adults with severe respiratory failure:a multi-center database. Intensive care medicine,35(12):2105-2114.

Duggal A,Perez P,Golan E,et al,2013. Safety and efficacy of noninvasive ventilation in patients with blunt chest trauma:a systematic review. Crit Care,17(4):R142.

Garpestad E,Bremnan J,Hill N,2007. Noninvasive ventilation for critical care. Chest,132:711-720.

Hemmila M R,Rowe S A,Boules T N,et al,2004. Extracorporeal life support for severe acute respiratory distress syndrome in adults. Annals of surgery,240(4):595-607.

Hernandez G,Fernandez R,Lopez-Reina P,et al,2010. Noninvasive ventilation reduces intubation in chest trauma-related hypoxemia:a randomized clinical trial. Chest,137(1):74-80.

Heunks LM,van der Hoeven JG,2010. Clinical review:The ABC of weaning failure-a structured approach. Critical Care,14(6):1.

Ouellette DR,Patel S,Girard TD,et al,2017. Liberation from Mechanical Ventilation:AnOfficial American College of Chest Physicians/American Thoracic Society Clinical Practice Guideline:Inspiratory Pressure Augmentation during Spontaneous Breathing Trials,Protocols Minimizing Sedation,and Non-invasive Ventilation Immediately After Extubation. Chest,151(1):166.

Thomrongpairoj P,Tongyoo S,Tragulmongkol W,et al,2016. Factors predicting failure of noninvasive ventilation assist for preventing reintubation among medical critically ill patients. J Crit Care,38:177-181.

Wunsch H,Mapstone J,2004. High-frequency ventilation versus conventional ventilation for treatment of acute lung injury and acute respiratory distress syndrome. The cochrane library,2(6):CD004085.

第9章

胸骨骨折的治疗

胸骨位于胸廓正前方,正中部分全长位于皮下,两侧则有胸大肌胸骨部的起点覆盖,不易遭受外力而骨折,创伤性胸骨骨折发生在约 10% 的胸部钝性创伤的患者中。

一、解剖与功能

胸骨位于胸前壁的正中,是一块上宽下窄、前凸后凹的扁骨,分胸骨柄、胸骨体和剑突三个部分。胸骨柄上宽下窄,中部微凹为颈静脉切迹(或胸骨上切迹),气管颈段紧邻此切迹后方,临床上常借此鉴别是否有气管偏移。其两侧有与锁骨连接的锁骨切迹,与锁骨相关节。胸骨柄侧缘接第1肋软骨。胸骨柄与胸骨体有纤维软骨连接成微隆起的部分称为胸骨角,又叫 Louis 角,可以看到也可以摸出。其两侧分别与左、右第2肋软骨相连,成为前胸壁计数肋骨的重要标志。胸骨角部位又相当于左、右主支气管分叉处及主动脉弓下缘水平、心房上缘、上下纵隔交界部,与背部第4及第5胸椎相对应。胸骨体扁而长,呈长方形,两侧有第2～7肋软骨相连接的切迹,胸骨体的前面有三条横嵴,是个体发育过程中胸骨体四个节段融合的遗迹。剑突为胸骨体下端突出部分,扁而薄,呈三角形,底部与胸骨体相连接,下端游离(图9-1)。其形状多变,居于左右肋弓之间,有人终身保持软骨形式。上胸骨是由起源于肋骨腹侧端成对的小棒状联结融合形成,在融合组织中出现纵向排列的骨化中心,有时因骨化不全,会造成先天异常,较常见的是在胸骨体上遗留卵圆形的胸骨孔。胸骨的血供主要由胸廓内动脉分支供应,胸廓内动脉起自锁骨下动脉第一段下面,向下经锁骨下静脉后方,穿胸廓上口入胸腔,沿胸骨侧缘外侧 1.2～1.5cm 处下行,居于上6肋软骨和肋间内肌的深面,胸横肌和胸内筋膜的浅面,至第6肋间隙处分为腹壁上动脉和肌膈动脉两终支。胸廓内动脉向内发出5条胸骨支从侧方入胸骨,5～6条骨膜支经静脉前后方分布于胸骨前后面的骨膜及肋软骨的骨膜,两侧有吻合。

胸骨、肋骨、脊柱构成骨性笼状支架胸廓。其内容心、肺、气管、纵隔等重要脏器官。胸廓的后方为脊柱,肋骨位于两侧,胸骨和肋软骨位于前方。胸廓具有一定的弹性和活动性,起着支持和保护胸腹腔脏器避免外力损伤的作用。但其主要作用,还在于它的参与呼吸运动。1993年,Berg 首次提出将胸骨、肋骨及胸肋关节组成的胸廓环作为胸椎第4柱的概念,以强调胸廓环对胸椎的特殊稳定作用。之后陆续有学者对这一理念进行各项生物力学检测及临床验证,深化了对胸椎胸廓环合并伤损伤机制及临床治疗的认识,Watkins 等的实验则进一步明确了胸廓

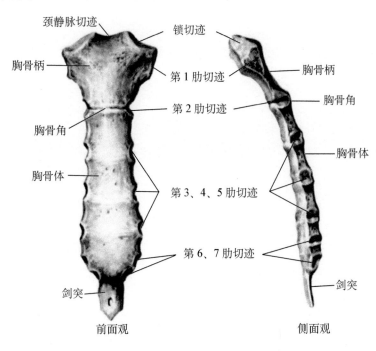

图 9-1 胸骨解剖

环及胸骨在胸椎稳定中的重要作用。

二、损伤原因及病理生理

1864 年，Guilt 首次报道胸骨骨折，胸骨骨折既往被认为罕见并且伴有严重创伤，但随着交通工具的迅速发展，发病率也有所增加，目前约占胸部钝性伤的 10%。多因直接暴力撞击挤压，如高处坠落、重物砸伤特别是汽车紧急减速时，驾驶员前胸撞击方向盘造成所谓"方向盘骨折"或安全带所致的"安全带综合征"，也有间接暴力引起者。脊柱过度屈曲也可造成胸骨骨折。

胸骨各处均可发生骨折，但最多见部位是胸骨体部及胸骨柄与胸骨体交界处。多为横向骨折，胸骨柄骨折由于锁骨和肩胛骨支撑和缓冲作用，且第 1 肋骨或第 2 肋骨骨折概率较少，故移位的概率很少。胸骨体骨折如果伴肋软骨或肋骨骨折，则易发生移位；胸骨及与其相连接的两侧肋骨或肋软骨均发生骨折，可引起反常呼吸运动。吸气时胸膜腔内负压增高，软化的胸壁向内凹陷，呼气时胸腔内负压减低，使该处胸壁向外凸起，这与其他部位的胸壁活动相反，称为反常呼吸运动，又称连枷胸。这种创伤多是在强大直接暴力下造成的。胸壁浮动破坏了胸廓机械运动的稳定性，呼吸道阻力增加使呼吸效能减低，通气功能受损而产生严重缺氧，通气功能受损加上并发的肺损伤更加重了呼吸功能的紊乱，造成严重的低氧血症。Johnson 根据断端移位的程度将胸骨骨折分为四级（图 9-2）。

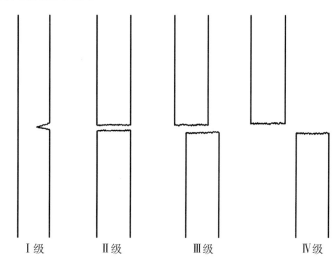

Ⅰ级　　Ⅱ级　　Ⅲ级　　Ⅳ级

图 9-2　胸骨骨折分级

三、临床表现及诊断

1. 胸骨区疼痛、肿胀，咳嗽、喷嚏和深呼吸时疼痛加剧。

2. 体检时可有胸骨区肿胀，可见皮肤瘀斑及局部血肿，明显压痛，可扪及骨摩擦音，合并肋骨骨折时可有反常呼吸运动。骨折重叠移位时，可触及畸形及骨摩擦音或骨折端随呼吸移动。

3. 影像学检查显示胸骨骨折和移位。胸骨的影像学检查一般采用 X 线常规摄片、CT 等。常规 X 线胸骨摄片虽然可以显示胸骨，但仍存在较大局限性，由于胸骨与胸部的纵隔、脊柱、肺组织等重叠，加之胸骨密度相对较低，造成胸骨的显示不如其他部位骨骼显示清晰，对于没有错位的细微骨折线，X 线片无法显示（图 9-3）。CT 特别是多层螺旋 CT 扫描能观察到胸骨及其周边脏器的改变，对检查胸骨骨折具有不可比拟的优越性，但常规 CT 轴位诊断时也出现漏诊，其中多为横向且未发生移位的骨折。多平面重建影像处理技术可从任意方位、任意层面观察胸骨骨折的情况，对于胸骨骨折的检出更加准确，尤其对横向及未发生分离移位的骨折较常规 CT 更为敏感，弥补了轴位 CT 检查的不足，为临床诊断和进一步治疗提供更准确和更全面的影像学依据。胸骨创伤患者多为急诊，部分患者难以配合检查，在图像中会出现呼吸伪影、运动伪影，这时需要与骨折相鉴别，胸骨骨折多为胸骨前后缘同时断裂，骨折线影不会超过胸骨范围。因此，在阅读胸骨创伤患者的 CT 图像时，应注意全面观察，排除伪影后，方可根据患者资料作出相应诊断。在临床实际工作中，对伤势严重且有复合伤的患者应首选 CT 检查,以防止过多搬动而造成损伤加重,同时严重创伤患者往往无法采用常规 X 线胸骨摄片,CT 检查变得更为实用和有效。多层螺旋 CT 在螺旋 CT 容积扫描基础上横断面成像、矢状面成像、容积再现三维成像技术(VRT)联合应用,对胸骨骨折的检出率可达100%,避免了普通 X 线片对胸骨骨折的漏诊。同时多层螺旋 CT 容积扫描及后处理技术重建图像也能显示胸部其他损伤情况,如肋骨骨折、胸腔积液、肺挫裂伤等(图 9-4)。对于危重或搬动不便的患者,B 超也是一种简便易行的诊断方法。

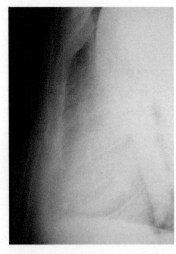

图 9-3　胸骨骨折 X 线征象

4. 合并损伤:较大的支气管损伤和深部肺组织损伤后带有咯血,肺表面挫伤可无咯血或伤后数日才于痰内出现陈旧性血块。肺爆震伤者在口腔、鼻腔内可见血性泡沫样分泌物。气胸、血胸、连枷胸、肺损伤、呼吸道梗阻均可引起不同程度的呼吸困难。皮下气肿及纵隔气肿常见,空气来源于损伤的肺、气管、支气管,经裂伤的壁层胸膜、纵隔胸膜或肺泡细支气管周围疏松间隙沿支气管树蔓延至皮下组织,胸壁皮下气肿最先出现,纵隔气肿先出现在

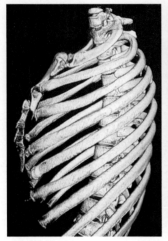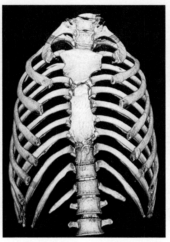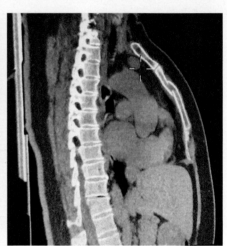

图 9-4　胸骨骨折 CT 征象

颈根部。严重时气肿可迅速沿皮下广泛蔓延,上达颈面部,下达腹壁、阴囊及腹股沟区。休克见于心脏和大血管创伤引起的大量失血、心包填塞及心力衰竭,因治疗原则不同,应鉴别各种不同原因引起的休克。传统观点认为,胸骨骨折是严重创伤的标志,往往伴有胸内损伤(心肌挫伤、主动脉破裂等)。因此,要求进行心电监护、心肌酶谱测定和心脏超声检查。胸骨骨折后心肌挫伤的发生率变化很大,而且诊断困难。原因在于诊断心肌挫伤的标准缺乏统一性。Chiu 等确定了诊断心肌挫伤的标准:排除既往心律失常史;损伤后出现需要治疗的心律失常;心电图提示有急性损伤性改变;心肌酶谱异常;心脏超声提示室壁运动异常。最近有研究对此提出了异议。目前,有研究认为,孤立性胸骨骨折胸内损伤的发生率较低,并不增加主动脉的损伤率,与胸椎的损伤也仅有较弱的关系,继发于胸骨骨折的心肌挫伤的可能性比过去认为的更少见。

四、治疗

　　胸骨骨折的治疗方法很多,争议较大,2009 年 Mayberry 发表的一项针对美国医师(创伤科医师 238 名,骨科医师 97 名,胸外科医师 70 名)的调查表明,89% 的创伤科医师,85% 的骨科医师及 95% 胸外科医师认为对有选择病例行手术治疗(表 9-1)。

表 9-1　胸骨骨折手术适应证及医师赞同手术比例

手术适应证	医师比例(%)
胸骨骨折不愈合(>6 周)	68
早期胸骨畸形	48
远期胸骨畸形	32
胸骨骨折疼痛 4～8 周	29
胸骨骨折疼痛 2～4 周	11
胸骨骨折疼痛<2 周	5

1. **胸骨骨折无移位的处理** 采取非手术治疗。对于无移位的Ⅰ级、Ⅱ级胸骨骨折,仅需卧床,应用胸带固定,防止胸骨骨折移位,给予镇痛、吸氧及对症处理,同时应注意迟发性血气胸及肺不张的发生,一般预后良好。

2. **单纯胸骨骨折部分移位的处理** Ⅲ级胸骨骨折患者的治疗应根据移位的程度、患者体质、一般状况、有无复合伤等因素综合考虑,选择非手术或手术治疗。单纯胸骨骨折一般可以考虑在局部麻醉镇痛的基础上手法复位,成功后则按单纯胸骨骨折无移位处理。闭式复位方法:患者仰卧位,背部中间垫一枕头,助手立于床头,两手按压在患者两肩部前方使患者处于挺胸位,视骨折移位情况而选用不同的复位手法和处理措施。骨折上断端向内移位时,术者两掌根相叠按压在胸骨骨折下端凸起处,逐渐用力向下按压,同时令患者屏气、鼓胸、用力咳嗽数次;如胸骨骨折下端向内移位时,术者左手掌根按压在胸骨骨折上端凸起处,右手掌根按压在胸骨剑突部,两手逐渐用力向下按压,同时令患者屏气、鼓胸、咳嗽数次。此时术者可闻及或感觉到骨折复位时滑移声响,检查骨折端移位畸形是否消失,如骨折端已平正即表示成功,胸前加垫,以胸部固定带或肋骨固定带固定。复位时应注意操作适当,以免造成胸骨后心包和心脏的损伤及胸廓内动脉撕裂出血,适用于1周内的急性损伤患者。

3. **胸骨骨折完全移位的处理** 由于胸骨是骨性胸廓的前方支柱,Ⅳ级胸骨骨折会造成胸廓的不稳定甚至导致骨折不愈合,造成患者长期而严重的胸痛,严重的胸痛会限制有效的呼吸运动,而且明显移位的骨折往往是由于瞬间暴力所引起,暴力传导,可导致多发肋骨骨折和脊柱骨折,震荡可致心肺组织挫伤破裂出血甚至气管破裂,导致严重的呼吸困难;连枷胸可导致缺氧,缺氧又引起呼吸幅度加大加深,加重呼吸困难,导致呼吸衰竭。胸骨固定手术可以稳定胸壁、控制疼痛,同时疼痛缓解也是预防继发并发症如肺不张或肺炎感染及慢性疼痛的必不可少的过渡。缩短呼吸机的使用时间,减少呼吸道并发症。因此对于严重胸痛、骨折错位重、合并有连枷胸或合并有其他部位损伤而需早期稳定胸部情况的患者需手术治疗。

1941年,Kirham首次报道应用外固定治疗胸骨凹陷骨折,1943年,Mckim首次报道应用克氏针治疗胸骨骨折,1975年,Mayba首次应用钢板螺钉固定系统治疗胸骨骨折,目前,有钢板螺钉和钢丝两大系统治疗胸骨骨折。骨科医师倾向于用钢板,而胸外科医师喜欢钢丝固定。传统的环形钢丝固定操作复杂,对麻醉的要求高,可能会导致胸骨稳定性差、纵隔炎、胸骨不愈合或畸形愈合,特别是合并骨质疏松的患者,有时还会造成钢丝松动或断裂。钢板螺钉系统特别是锁定接骨钢板内固定骨折对合复位确切,胸廓畸形可以得到满意纠正,而且操作简便,时间短,对麻醉的要求低,降低了麻醉对呼吸和全身的影响。钛钢板无磁性,不影响磁共振检查,对合并脊椎损伤的患者尤为重要。北京积水潭医院胸外科自2004年1月采用锁定钢板治疗胸骨骨折,至今已完成99例,由于是中间纵向固定,且只穿透一层骨皮质,对血管的损伤小,并且不用游离骨膜,造成骨折不愈合的可能性小。实际上,由于骨折端稳定,可以促进骨折愈合,而且大大增加患者的舒适性,减少长期卧床的并发症,所有病例均一期愈合,近年来的文献表明更多医师倾向于钢板螺钉系统(图9-5)。

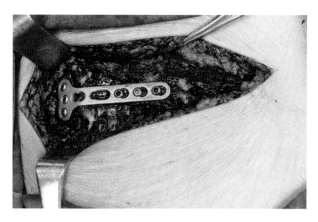

图 9-5　胸骨骨折锁定钢板固定

五、手术步骤(锁定钢板内固定术)

1. 麻醉:全身麻醉(气管插管静脉复合麻醉或不插管)。

2. 体位:仰卧位,背部稍垫高。

3. 以骨折点为中心做纵向切口。切开皮肤,逐层切开,切开胸骨骨膜,骨膜剥离器沿着骨膜的深面进行分离,分至胸骨边缘,充分显露胸骨骨折部位,分离的长度至少能置入3枚螺钉。

4. 用复位钳或骨撬对胸骨骨折端进行复位,根据胸骨塑形模板选择适合的固定板,用三维塑形钳根据模板的形状对固定板进行塑形。

锁定钢板内固定术的要点(图9-6)如下。

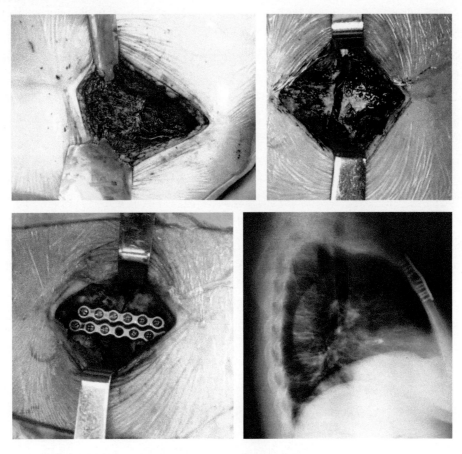

图9-6　锁定钢板内固定手术

(1)复位骨折断端时,复位钳或骨撬插入胸骨的深面,要紧贴胸骨边缘,以防损伤胸廓内动脉、静脉。

(2)复位时要持续牵引,避免用力过大造成胸骨的再次损伤,复位困难时可以应用肌肉松弛药,缓解过高的肌肉张力,达到解剖复位。

(3)确保胸骨固定板很好地贴服于胸骨骨折端的表面,上下端能够置入3枚螺钉。

5. 将钻孔引导器拧入固定板内,限深钻钻孔,用测深尺测定胸骨的厚度,选择相应长度的螺钉置入。由于应用的是锁定板,因此仅钻透胸骨前面的第一层骨皮质和髓质即可,从而避免了纵隔器官的损伤。

6. 按照上述方法,在骨折线对侧置入第二枚螺钉,两侧交替,置入剩余螺钉。

7. 冲洗伤口,胸骨表面放置负压引流管另戳孔引出,逐层缝合,手术完毕。

六、远期并发症

1. 骨折不愈合　胸骨骨折不愈合少见,多见于成人,一般认为伤后4～6个月,患者仍有持续性胸痛,影像学检查仍可见明确的骨折线,即诊断为骨折不愈合。原因:损伤的严重程度、骨折移位的大小、年龄及全身营养状况明显影响骨折愈合进程。胸骨骨折不愈合时常有顽固性胸痛,局部有异常活动及压痛,X线可有骨折端肥大征象,部分患者表现为骨折端硬化,CT 更可清楚地显示骨折不愈合的征象。处理:由于胸骨骨折不愈合时常有顽固性胸痛,需手术治疗。手术时,切除过度增生的骨痂或硬化的骨端,选用钢板螺钉固定,必要时中间嵌自体骨植骨。

2. 骨折畸形愈合　移位的胸骨骨折经非手术治疗后,多存在一定的成角短缩畸形,一般不引起症状,对功能活动无影响,不需特殊处理。对于畸形明显和(或)伴有胸痛的患者可考虑行截骨内固定治疗。

(北京积水潭医院　张　强)

参考文献

郎国华,相法伟,刘长青,等,2012.64 层螺旋 CT 在胸骨骨折诊断中的应用.中国医学装备,9(8):69-71.

刘正津,陈尔瑜,1996.临床解剖学丛书(胸部和脊柱分册).北京:人民卫生出版社:4-5.

马雪华,李睿,陈天武,等,2012.胸骨骨折的多层螺旋 CT 诊断.中国医学计算机成像杂志,18(3):234-232.

阮征,郑健,王邵华,等,2010.创伤性胸骨骨折 43 例临床诊治.同济大学学报(医学版),31(6):94-97.

孙玉鹗,2004.胸外科手术学.2 版.北京:人民军医出版社:512-515.

吴斌,范崇九,陆松华,2006.外伤性胸骨骨折 30 例诊治体会.基层医学论坛,10(5):474-475.

张强,王彦彬,宋磊,等,2008.锁定加压钢板在胸骨骨折手术中的应用.中华创伤骨科杂志,10(11):1099-1100.

Bonney S,Lenczner E,Harvey E,2004. Steral fractures:anterior plating rationale. J Trauma,12,57(6):1344-1346.

Chou SS,Sena MJ,Wong MS,2011. Use ofsternalockplating systemin acute treatment of unstable traumatic sternal fractures. Ann Thorac Surg,91:597-599.

Divisi D,Leonardo GD,Crisci R,2013. Surgical management of traumatic isolated sternal fracture and manubriosternal dislocation. J Trauma Acute Care Surg,75:824-829.

HarstonA,Roberts C,2011. Fixation of sternal fractures:Asystematic review. J Trauma,71(6):1875-1879.

Mayberry JC,Ham LB,Schipper PH,et al,2009. Surveyed opinion of American trauma,orthopedic,and thoracic surgeons on riband sternal fracture repair. J Trauma,66:875-879.

Queitsch C,Kienast B,Voigt C,et al,2011. Treatment of posttraumatic sternal non-union with a locked sternum-osteosynthesis plate(TiFix). Injury,42:44-46.

Watkins R,Watkias R,Williams L et al,2005. Stability provided by the sternum and rib cage in thethoracic spin. Spine Journal,30(11):1283-1286.

第 10 章

肋骨骨折的治疗

　　肋骨与胸骨及胸椎构成骨性胸廓,是保护胸腔内脏器,维持呼吸、循环功能的重要解剖结构。肋骨骨折(rib fracture)在胸部创伤中占 55%～85%,多发肋骨骨折经常合并胸骨骨折或肋软骨骨折,发生率在胸壁钝性伤中占 10%～15%,总死亡率达 16%～20%。肋骨骨折或胸骨骨折(包括医源性)导致胸壁软化,胸廓稳定性破坏,其即刻风险:骨折端移位、肋间神经卡压剧痛,肺挫裂伤,呼吸循环功能受损、血气胸、胸腹腔内脏损伤等;中远期风险:并发肺炎(发生率 50%)、骨不连、慢性疼痛、胸廓畸形、呼吸功能受损等。伤后生活质量下降,平均 30d 内不能自由活动、70d 不能正常工作。恢复胸廓稳定性非常重要。

　　古埃及文献中有约公元前 3000 年前医学家英霍蒂普(Imhotep)治疗胸部创伤的记载。公元前 4 世纪,古希腊名医希波克拉底(Hippocrates)就意识到肋骨骨折与咳血有关,并且对肋骨骨折患者采用休息及放血治疗。其还主张适当约束胸廓,以增加胸廓稳定、减轻疼痛。公元 16 世纪,法国著名外科医师帕雷(Ambroise Pare)描述皮下气肿与肋骨骨折有关。尤其近半个世纪以来世界各地的外科医师对肋骨骨折的诊断和治疗进行了深入细致的研究与实践,包括创新理念,发明新技术,采用新材料,获得了很好的救治效果。

　　但是,长期以来国内的医学教科书、医学专著对肋骨骨折及其诊断与治疗的描述均显得简单肤浅、理念陈旧、方法过时,已经明显滞后于胸外科的临床实际。查阅文献中有林林总总的关于肋骨骨折的病理解剖、病理生理、诊断与治疗的信息(尤其是固定方法),均具有明显的时代印记。以现代的眼光来看,它们或简单、或复杂、或怪异、或奇妙。然而正是由于先辈医师们的大胆探索与聪明才智,才能产生医学的进步与理念的更新。饮水思源,温故知新,笔者怀着敬佩与感恩之心,在众多的文献中掇菁撷华,梳理归纳,同时总结自身经验,书写成文,以飨读者。

　　因此,本章除了回顾历史、系统介绍肋骨骨折的诊断与治疗内容,还将重点阐述肋骨骨折的外科治疗暨胸廓稳定技术的新进展。

第一节　应用解剖

　　12 对肋骨中每一根肋骨各有独特的形态,弯曲各异、厚薄不均,平均宽度为 8～12mm,皮质厚度为 1～2mm,随着每天 2500 次的呼吸运动而产生几何形态变化,骨折后无法彻底制动,容易造成肋间血管、肋间神经损伤,多并发血气胸。第 1～3 肋骨骨折可伴大血管等严重创伤;第 4～9 肋骨是骨折的好发部位;第 11～12 肋骨骨折多伴有腹腔脏器创伤;肋软骨骨折 X 线不显影、血供差、不易愈合、容易漏诊;儿童肋骨骨折常合并严重的胸、腹腔内脏器伤。老年人因骨质疏松容易骨折,单根肋骨骨折也可引起严重并发症(图 10-1)。

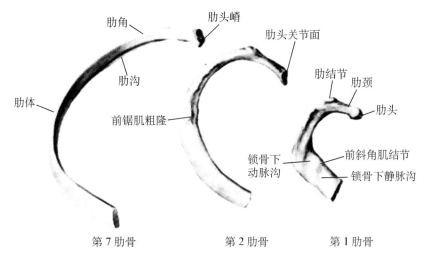

图 10-1 肋骨的特殊解剖形态

（首都医科大学附属北京潞河医院 吴 骏）

第二节 病因及发病机制特点

1. 肋骨骨折常见致伤原因 道路交通伤、高处坠落伤、间接挤压伤、直接暴力伤等。目前以道路交通伤为首位。

2. 不同暴力方式造成骨折的不同特点 胸部局限部位的直接暴力所引起的肋骨骨折,断端向内移位,可刺破肋间血管、胸膜和肺,产生血胸、气胸或血气胸。间接暴力如胸部受到前后挤压时,骨折多在肋骨中段,断端向外移位,刺伤胸壁软组织,产生胸壁血肿。枪弹伤或弹片伤所致肋骨骨折常为粉碎性骨折。儿童的肋骨富有弹性,不易折断,如有骨折表明致伤能量较大,是严重创伤的标志;老年人肋骨弹性减弱,容易骨折,而且容易发生并发症,死亡率高。

3. 特殊原因的肋骨骨折 偶尔由于剧烈的咳嗽或喷嚏等,胸部肌肉突然强力收缩而引起肋骨骨折,称为自发性肋骨骨折,多发生在腋段的第6～9肋骨。当肋骨本身有病变时,如原发性肿瘤、转移瘤、严重的骨质疏松等,在很轻的外力或没有外力作用下也可发生肋骨骨折,称为病理性肋骨骨折。随着人口老龄化,此类型的病例也日渐增多。

4. 骨折好发部位 高位肋骨(第1～3肋骨),有锁骨、肩胛骨及肩带肌群的保护而不易伤折;中位肋骨(第4～7肋骨),长而薄,是肋骨骨折的好发区域;低位肋骨(第8～10肋骨),渐次变短且连接于软骨肋弓上,有弹性缓冲,骨折机会减少;浮肋(第11肋和第12肋),有强大的胸背肌肉保护,较少骨折。但是,当遭遇暴力时,这些肋骨都有可能发生骨折,高位和中位肋骨骨折易并发胸腔内脏器及大血管创伤,低位和浮肋骨折易合并腹腔内脏器创伤,如肝、脾、肾、膈肌等。肋软骨骨折常伴有胸骨骨折或相连的肋骨骨折。

5. 肋骨骨折并发症 由于剧烈疼痛,不敢咳嗽,致呼吸道分泌物潴留,引起肺不张、肺部感染;骨折端可刺破肋间血管、肺等,出现气胸、血胸或血气胸,骨折导致的胸部皮下各层软组织出血会形成肉眼可见的胸壁血肿(图10-2～图10-5)。

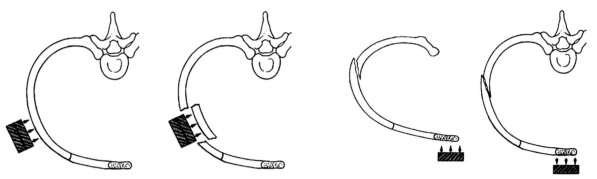

图 10-2 直接暴力所致肋骨骨折   图 10-3 间接暴力所致肋骨骨折

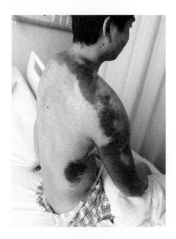

图 10-4　肋骨骨折广泛胸壁血肿

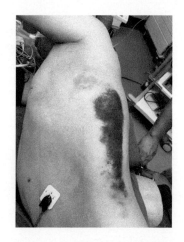

图 10-5　肋骨骨折区域胸壁血肿

（首都医科大学附属北京潞河医院　吴　骏）

第三节　骨折修复的病理生理学基础

肋骨骨折的愈合过程：一面清除坏死组织，一面新生修复，整个过程是持续的和渐进的。一般将骨折愈合分为以下三期，了解其过程的临床意义在于解释临床现象、采取合理的治疗方式、判断伤期与评估疗效。

一、血肿机化期（纤维愈合期）

血肿机化在骨折后 2～3 周完成。伤后骨折本身及邻近软组织的血管断裂出血，在骨折部形成了血肿。有资料显示一处肋骨骨折的局部出血量约为 125ml，因此，应注意多处肋骨骨折存在的隐匿性失血。伤后 6～8h 血肿开始凝结成血块，与局部坏死组织引起无菌性炎性反应。骨折断端因血循环中断，逐渐发生坏死。随着纤维蛋白的渗出，毛细血管的增生，成纤维细胞、吞噬细胞的侵入，血肿逐渐机化，形成肉芽组织，并进而演变成纤维结缔组织，使骨折断端初步连接，活动度变小即纤维连接。所以，临床中可见在伤后 2 周左右患者因骨折断端摩擦引起的剧烈疼痛会逐渐减轻。同时骨折端附近骨外膜的成骨细胞伤后不久即活跃增生，1 周后即开始形成与骨干平行的骨样组织，并逐渐向骨折处延伸增厚。骨内膜也发生同样改变，只是为时稍晚。

二、原始骨痂形成期

原始骨痂形成在伤后 4～8 周完成。原始骨痂形成或骨内膜和骨外膜的成骨细胞增生，在骨折端内、骨折端外形成的骨组织逐渐骨化形成新骨，称为膜内化骨。随着新骨的不断增多，外面逐渐向骨折端生长，彼此汇合形成梭形，称为内骨痂和外骨痂。骨折断端及髓腔内的纤维组织也逐渐转化为软骨组织，并随软骨细胞的增生、钙化而骨化，称为软骨内化骨，而在骨折处形成环状骨痂和髓腔内骨痂。两部分骨痂汇合后，这些原始骨痂不断钙化而逐渐加强，当其达到足以抵抗肌肉收缩及成角力、剪力和旋转力时，则骨折已达到临床愈合，此时 X 线上可见骨折四周有梭形骨痂阴影，但骨折线仍隐约可见。由此可见骨膜的重要性，损伤骨膜不利于骨折愈合，应在治疗的全程中贯穿保护骨膜的概念。

三、骨痂改造塑形期

骨痂改造塑形在伤后 8～12 周完成。原始骨痂中新生骨小梁逐渐增加，且排列逐渐规则和致密，骨折断端的坏死骨经死骨清除和新骨形成的爬行代替而复活，骨折部位形成骨性连接。通过活动和负重，应力轴线上的骨痂不断得到加强，应力轴线以外的骨痂逐渐被清除，并且骨髓腔重新沟通，恢复骨的正常结构，最终骨折的痕迹从组织学和放射学上完全消失。

骨折愈合异常有以下 3 种。

1. 愈合延迟和骨不连　目前尚无不同患者、不同部位的骨折愈合时间标准。肋骨骨折参照美国 FDA1986 年的定义,骨折未在平均时间内愈合(3～6 个月)称为愈合延迟(delayed union);骨折超过 9 个月,近 3 个月无进一步愈合倾向称为骨不连或骨不愈合(bone nonunion)。常见的原因:感染、局部血液供应不足、骨折端分离、骨折稳定不足等。

2. 畸形愈合　骨折端之间重叠、旋转、成角连接导致的异常愈合(malunion)。

3. 错位愈合　解剖关系紊乱的异常愈合(dislocation healing)

常见原因为:骨折复位不佳、固定欠牢固、肌肉牵拉、不恰当负重等。

肋骨骨折后骨不连、畸形愈合或错位愈合均可导致肋间神经卡压、断端形成神经瘤,是伤后慢性胸痛不适的主要原因;多发肋骨骨折后骨不连、畸形愈合或错位愈合会导致胸廓变形、弹性减弱、肺容积丢失而影响呼吸功能(图 10-6～图 10-10)。

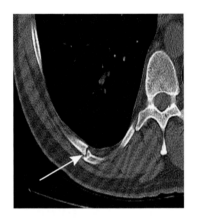

图 10-6　肋骨骨不连(箭头所示)

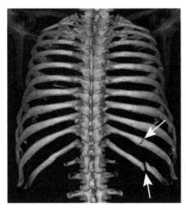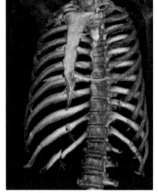

图 10-7　伤后 4 个月右侧第 11、12 肋骨骨不连(箭头所示)

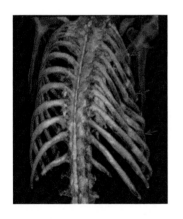

图 10-8　右侧多发肋骨骨折 7 个月后胸廓塌陷(箭头所示)

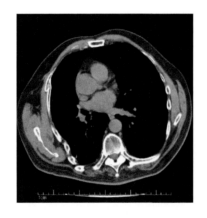

图 10-9　肋骨畸形愈合右胸廓变小

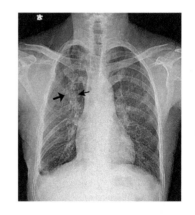

图 10-10　伤后 1 年右侧肋骨错位愈合(箭头所示)(↑)

(首都医科大学附属北京潞河医院　吴　骏)

第四节　临床表现及诊断

一、症状及体征

1. 疼痛　较为剧烈的胸壁局部疼痛是肋骨骨折最明显的症状,且随咳嗽、深呼吸或身体转动等运动而加重,这是由于肋骨随呼吸运动发生几何形态变化,骨折后无法彻底制动,骨折断端移位摩擦或卡压肋间神经所致(图 10-11)。有的患者自述听到或感觉到肋骨骨折处有"咯噔咯噔"的骨擦感。有时可见胸壁塌陷(图 10-12)。

2. 直接压痛   按压骨折处,有明显疼痛加重,有时可触及骨擦感或畸形。

3. 胸廓挤压试验   即间接压痛。检查者双手对称放在患者胸廓正常无压痛处,先前后挤压、再侧方挤压胸廓使其变形,诱发骨折端摩擦而引起疼痛为阳性。这可与胸壁软组织挫伤相鉴别。

4. 胸壁软化   多根多处肋骨骨折,形成"连枷胸"(flail chest),或"胸廓碎裂型损伤"(the broken blunt chest traumatism)。

5. 合并损伤及并发症   骨折断端可刺破胸膜、肋间血管和肺组织,产生血胸、气胸、血气胸、皮下气肿(胸部、颈部)或咯血。胸痛使呼吸变浅、咳嗽无力,呼吸道分泌物增多,潴留导致肺不张、肺感染,其发生率为30%～50%。在高龄或原有肺基础性疾病(慢性支气管炎、慢性阻塞性肺疾病)的人群其肺部并发症的发生率更高。

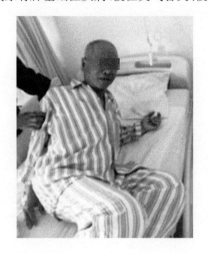

图 10-11   肋骨骨折后起卧时诱发胸部剧痛

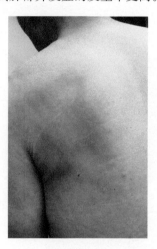

图 10-12   多发肋骨骨折左侧后胸壁塌陷

二、影像学诊断

(一)胸部 X 线片

自从 1895 年 10 月 28 日,英国科学家伦琴宣布利用 X 线透视显示出自己手上的骨骼至今,X 线照相技术依然是诊断骨折的主要手段。只不过近 20 年来原始的感光胶片已被计算机 X 线成像(CR)和数字化直接成像系统(DR)所取代,其具有图像更清晰、辐射量更低、检查速度更快、检查成功率更高等优点。胸部正位、斜位、膈下肋骨像,可显示肋骨骨折及胸部其他脏器的概况。但是由于肋骨厚薄不一、前后重叠,加之投照条件不同,患者体型差异,所以准确性较差,容易漏诊。诊断符合率为 32%～50%,但仍为基本检查方法。

(二)胸部 CT

1974 年全世界第一台电子计算机断层扫描 (computed tomography,CT)机用于全身扫描。具有扫描时间快,图像清晰、信息量大等优点。尤其是对胸部创伤的患者的诊断价值更高。骨窗横轴位图像结合二维(2D)重建技术、三维(3D)重建技术使图像直观、立体,且能比较精准地确定骨折部位、数目、形态及脏器损伤。CT 经常发现胸部 X 线片不能发现的隐匿性肋骨骨折。但是 CT 容易遗漏与扫描平面平行的肋骨骨折。有少部分患者在进行初次 CT 检查时未见骨折,而在数周后再次行 CT 复查时可发现骨痂形成的高密度影,而证实存在肋骨骨折。

以下是笔者收集的胸部 CT 显示而胸部 X 线片不显示的与肋骨(胸骨)骨折相关的特殊影像(图 10-13～图 10-27)。

1. 特殊的肋骨骨折形态   如折曲、内陷、粉碎等。

2. 肋软骨骨折   横轴位或肋骨曲面断层可见肋软骨骨折、肋软骨与胸骨或肋骨的分离。

3. 肺卡压   横轴位可显示肺组织被肋骨骨折断端卡压。

4. 皮下软组织破裂   骨折断端刺破或胸腔内瞬间高压冲击导致的胸壁皮下软组织破裂。

5. 骨折端与内脏的关系   如肋骨骨折断端刺入肺、肝、膈肌等。

6. 胸骨骨折   二维图像和横轴位图像比三维图像显示得更直观、准确,还可精确测量胸骨厚度,并据此选择内固定所用钛板和螺钉的规格。

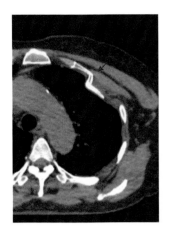

图 10-13　骨折"Z"字形折曲

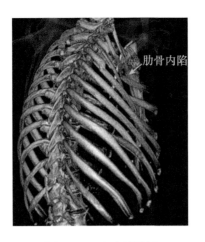

图 10-14　内陷型骨折

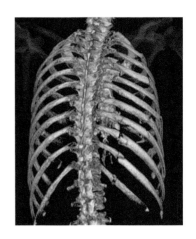

图 10-15　粉碎型骨折

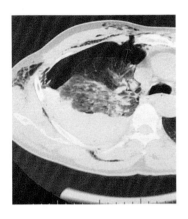

图 10-16　肋软骨骨折

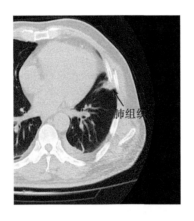

图 10-17　骨折卡压肺组织

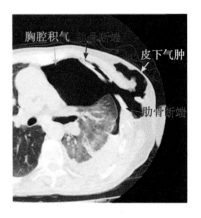

图 10-18　皮下软组织破裂

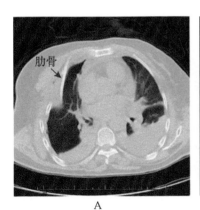

A

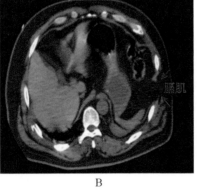

B

图 10-19　骨折端与内脏关系

A. 肋骨刺入肺组织；B. 骨折端刺破膈肌

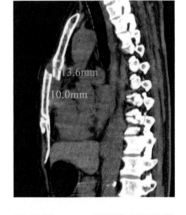

图 10-20　CT 二维图像显示胸骨骨折、测量厚度

7. 肋骨骨折断端移位程度与胸部 X 线片不一致　临床中常有胸部 X 线片显示多发肋骨骨折断端严重移位，伤侧胸廓变形，而 CT 的三维肋骨重建图像或横轴位图像肋骨断端移位并不严重。由此带来了胸部 X 线片和 CT 哪个准确的困惑。笔者认为一般胸部 X 线片检查在先，拍摄时多为立位或卧位，患者可因剧烈胸痛而采取自我保护性体位（躯干向伤侧弯曲，伤侧胸部肌肉较松弛），所以，肋骨骨折断端移位严重的形态被胸部 X 线片所记录。CT 检查时患者是强制性仰卧在检查台上，近似于"解剖体位"，肋骨骨折断端也就被"强制性复位"，所以呈现"移位不严重"的状态。此种恰好情况说明肋骨骨折断端不稳定应被重视！另外，还应注意 CT 的三维图像是重建的，有伪影和假象的可能性。

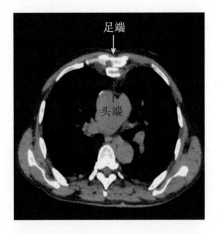

图 10-21 CT 横轴位显示胸骨骨折重叠错位

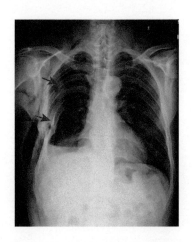

图 10-22 同一患者胸部 X 线片的"保护性体位"显示右侧肋骨骨折错位严重

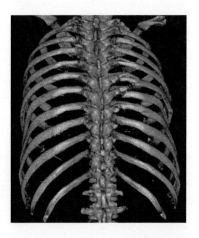

图 10-23 同一患者 CT 的"强制性卧位"显示右侧肋骨骨折错位轻

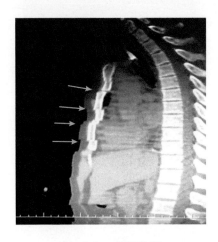

图 10-24 错层伪影

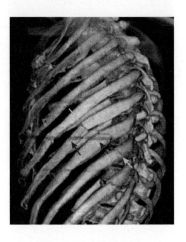

图 10-25 错层伪影

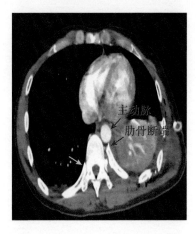

图 10-26 CTA 显示肋骨断端迫近主动脉

8. 错层伪影　受机器扫描速度、呼吸活动等影响,容易形成的错层伪影,这应与骨折区分。

9. 显示心脏与主动脉　CT 横轴位图像可显示心包、心脏、主动脉轮廓。CT 血管造影(CTA)则价值更大。笔者曾有一例患者 CTA 显示左侧第 4 后肋骨折断端移位至接近降主动脉,间距仅数毫米。

10. 肋骨曲面断层(curved plannar reconstruction,CPR)　是多平面重建技术的延伸,使不在同一平面走行的弓形肋骨呈现在同一平面上,重建出单根肋骨及肋软骨的全貌而直观的图像。对肋骨骨折形态及移位程度的显示优于三维重建图像,尤其对细微肋骨骨折的诊断价值大。但是如果对 12 对肋骨都行 CPR,则耗时较长,难于普遍使用。故在实际工作中只对目标肋骨进行 CPR 的实际价值更大(如涉及保险赔付、刑侦鉴定或司法鉴定的病例)。

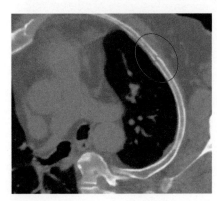

图 10-27 CPR 显示肋骨骨折

(三)肌骨超声学检查

1915 年,物理学家朗之万发明了可以发射及接收超声波的探头,1952 年和 1958 年 A 型超声和 B 型超声分别开始应用于临床,由于图像模糊、分辨能力差,临床应用的进展十分缓慢。直到 1974 年灰阶、实时超声的出现,可以实时动态地观察人体脏器的活动,为超声的发展创造了有利的条件,从而超声检查被广泛地应用于临床。从 20 世纪 90 年代开始,经过了近 30 年的发展,现代超声设备条件不断优化、高清化,从而为胸部创伤的诊断提供了优质的超声图像。其中的肌骨超声(musculoskeletal ultrasound,MSKUS)可以清晰地显示 0.2mm 左右的极微小肋骨骨折、骨裂。MSKUS 已成为与 X 线、CT 和 MRI 并列的肌肉骨骼系统的主要影像诊断技术之一。

1. 基本原理　高频超声波虽然不能穿透坚硬高密度的骨骼,但可以清晰地显示骨皮质为连续光滑线状或弧形强回声光带。利用此特性即可观察到肋骨表面的情况(图 10-28,图 10-29)。

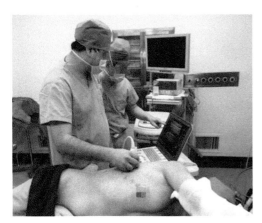

图 10-28　手术室内超声骨折定位

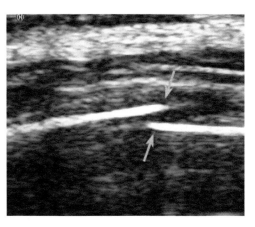

图 10-29　超声示骨折断端(黄↑)

2. 直接基本征象

(1)肋骨或肋软骨新鲜骨折时,直接征象为骨皮质强回声光带连续性中断伴骨折两断端局限性凹陷、成角、错位或稍有重叠。

(2)通过测量断端骨折间隙宽度来确定骨折断端分离的程度、错位方向和成角情况。即使对细微分离或错位情况也能够给予良好显示。

(3)高频超声对肋软骨具有较强的穿透能力,不仅能很好地显示肋软骨的前后缘软骨膜的两条强回声光带,而且也能清晰地显示软骨内部结构。

3. 间接基本征象　新鲜骨折时常伴周围软组织炎性肿胀或血肿形成,超声检查则显示骨折周围软组织层次紊乱、增厚肿胀及无回声或低回声的软组织液性暗区,这些显示可对肋骨及肋软骨骨折的诊断有间接提示作用。

4. MSKUS 的不足之处

(1)检查无整体性,不能显示全貌,只是对局部可疑部位逐点扫查,耗时较长。

(2)受患者因疼痛剧烈不能翻身的影响,而限制了对胸部骨折的检查。超声探头按压诱发疼痛加重则患者难以配合检查。

(3)常有伪像,如肋骨的自然纹理、血管穿入骨皮质的部位容易误认为微小骨裂。

(4)女性乳房巨大时,显示肋骨表面及肋软骨的图像质量下降。

(5)超声医生经验不足时,容易将肺表面、肋骨与肋软骨连接处误诊为骨折,或医生掌握探头手法欠熟练,漏诊微小的骨折,或因患者体态肥胖数错肋骨。

有鉴于此,目前 MSKUS 尚未被普遍认可为肋骨骨折的常规诊断手段,只作为胸 X 线片、CT 检查的补充手段。它的另一个作用是骨折定位,包括笔者供职的北京潞河医院在内已有许多家医院尝试在手术室用MSKUS 定位指导选择手术切口。

(首都医科大学附属北京潞河医院　吴　骏)

第五节　分型及临床意义

肋骨骨折分型的意义在于细化诊断,统一标准、精准治疗。然而,目前分型繁多不一,著名的美国胸壁创伤学会(CWIS)正在通过德尔菲法(专家调查法)组织全球的专家撰写有关的"共识"(笔者参加),值得期待。以下是笔者收集整理的肋骨骨折分型,供参考。

一、一般分型(按数量分型)

1. 单根肋骨骨折　可为一处骨折,也可为单根肋骨多处骨折。一般创伤损害较轻,处理相对简单。
2. 多根肋骨骨折或多根肋骨多处骨折　创伤损害较重甚至很严重。

二、类 AO/ASIF 原则分型(按部位、创伤程度分型)

参照国际内固定研究学会(AO/ASIF)的方法,用两组数字描述肋骨骨折部位(部位分型)及相对应的创伤损害程度。两组数字中都是数字越大创伤危害程度越低(图 10-30)。

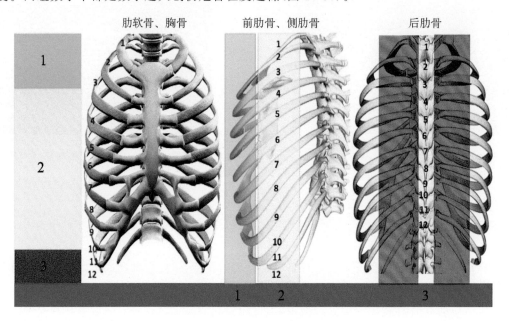

图 10-30　类 AO/ASIF 原则骨折分型

第 1 组数字(纵向)表示:1 型,第 1～3 肋骨;2 型,第 4～10 肋骨;3 型,第 11～12 肋骨

第 2 组数字(横向)表示:1 型,前面的肋骨;2 型,侧面的肋骨;3 型,后面的肋骨

三、ABC 分型(按局部形态分型)

根据肋骨骨折局部 X 线影像显示的骨折形态将其分为 A、B、C 三型,A 型:骨折断端无移位;B 型:骨折断端有移位;C 型:骨折断端呈粉碎性或节段性,每型又分成 3 个亚型(图 10-31)。

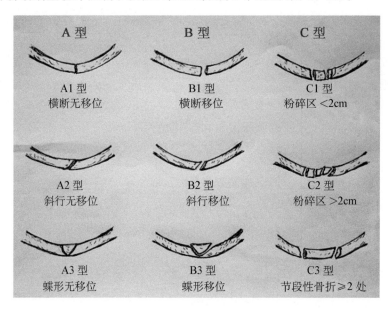

图 10-31　肋骨骨折 ABC 分型

四、连枷胸型(按创伤程度分型)

连枷(flail)是一种古老的农具。由一个长柄和一组平排的竹条或木条构成枷排(与肋骨排列相似),人力上下挥动木柄,使敲杆绕轴转动,枷排拍打谷物、小麦、稻子、豆子、芝麻等,使子粒掉下来(图 10-32)。

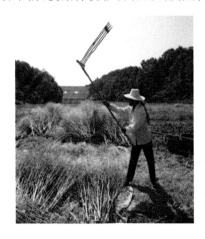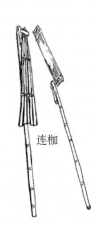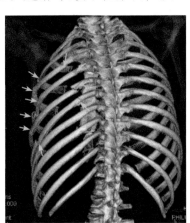

连枷

图 10-32　连枷与连枷胸

经典连枷胸的定义是:≥3 根的多发肋骨骨折,每根>2 处的多处骨折,或多发肋骨骨折合并胸骨骨折或肋软骨骨折时,部分骨性胸壁失去支持,脱离胸廓,呈浮动状态,酷似农具连枷的枷排,故称为连枷胸(flail chest)。因为此部分胸壁与正常胸壁的呼吸运动相反,所以又称"反常呼吸运动"。患者出现明显的呼吸困难和循环障碍。

连枷胸根据部位分型:①前壁型连枷胸,伴或不伴胸骨骨折,此种类型对呼吸、循环影响最大;②侧壁型连枷胸,此种类型对呼吸、循环影响比较大;③后壁型连枷胸,因有肩胛骨及肌肉保护,对呼吸、循环影响较小。

五、胸廓碎裂型(按创伤程度分型)

胸廓碎裂型(the broken blunt chest traumatism)应该与连枷胸相区别,有的学者称其为"软胸壁综合征",它是指一侧≥5 根肋骨骨折时,或双侧多根多处肋骨骨折,或伴有胸骨骨折、多发肋软骨骨折时,常伴有胸骨、胸椎、肩胛骨骨折,致使一侧或双侧胸廓严重软化、畸形。此型因为软化胸壁面积较大,并无反常呼吸存在,只是随着自主呼吸或机械控制/辅助呼吸而被动地一起运动,而且运动幅度很小,仅仅表现为蠕动样活动。其常合并重度肺挫裂伤、大量气胸、进行性血胸或心肺大血管刺伤等,极易合并肺部感染。这种类型伴发伤(脑、腹腔、脊椎、四肢等)也很严重,极易发生呼吸窘迫综合征(ARDS)或多器官功能障碍综合征(MODS)。如果没有辅助呼吸,很快因窒息而死亡。人工或机械辅助呼吸,并使用压力支持起到内固定胸廓的作用,病情会明显缓解。然而需在 2~3 周甚至更长时间才有可能脱离呼吸机,在此期间会随之发生相关并发症。已有大量的文献表明,如果急诊手术固定胸壁、探查胸腔及对合并伤进行处理,可阻断胸壁浮动造成的恶性循环,减少呼吸机使用时间,减少呼吸机并发症,降低病死率。当然,学术界对其手术适应证和手术时机尚有争议。

六、北京潞河医院临床分型(实用临床分型)

北京潞河医院根据影像学特点和临床表现将肋骨骨折作以下临床分型(图 10-33A~F)。

1. 单根单处或单根多处型骨折　损伤轻,并发症少。

2. 多根多处型骨折　骨折≥3 根,每根 1 处骨折,骨折处分散,虽不形成连枷段,但胸壁不稳定。

3. 轴线型骨折　骨折≥3 根,骨折处大致呈纵行线状排列,胸壁以此轴线软化浮动,虽不符合经典连枷胸的定义,但具有剧烈的疼痛和胸壁软化表现。

4. 孤岛型骨折　多根多处肋骨骨折,每根至少 2 处骨折,形成一定面积的软化胸壁呈孤岛状,失去支撑而浮动,出现反常呼吸运动,呼吸循环功能干扰较大,与经典连枷胸相似。

5. 内陷型骨折　单处或多处肋骨的断端内陷或折曲,可伤及胸腔、腹腔脏器甚至危及生命。

6. 胸廓碎裂型 如前述。

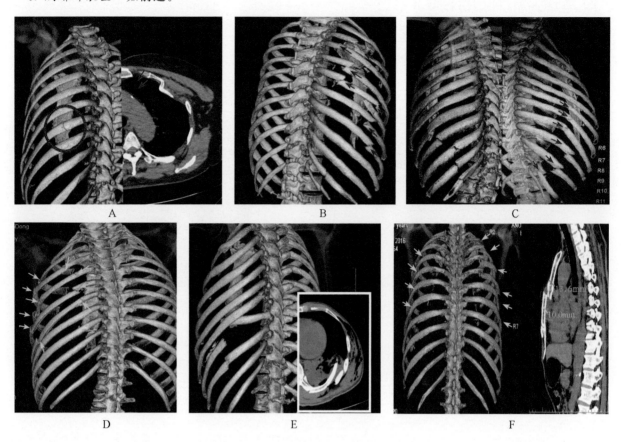

图 10-33 北京潞河医院实用临床分型

A. 单根单处或单根多处型骨折;B. 多根多处型骨折;C. 轴线型骨折;D. 孤岛型骨折;E. 内陷型骨折;F. 胸廓碎裂型骨折

七、临床问题讨论

建议临床上用胸壁软化(chest wall softening)的概念来取代经典连枷胸的概念。

经典定义的连枷胸(flail chest)是公认的肋骨骨折内固定适应证。然而实践证明它偏重解剖学异常,忽略病理生理学改变。临床实践中有些病例根据 X 线影像虽然可诊断为连枷胸,但仅有轻微疼痛,不伴有任何呼吸功能损害,即所谓"放射学连枷胸"(flail chest radiology)。但也有些病例虽然不符合连枷胸的影像学标准,但是存在多发肋骨骨折(每根只有 1 处骨折),其骨折线呈"轴线型"排列,或骨折端分离、内陷、折曲,出现剧烈疼痛与呼吸功能损害等严重的病理生理学改变。或是双侧多发肋骨骨折,或是胸廓碎裂型,胸壁软化浮动甚至需呼吸机支持(典型连枷胸症状),却不能诊断为连枷胸。如果手术治疗,适应证会遭质疑。然而对这样的病例已有大量手术内固定治疗有效、并发症减少的文献报道,符合损伤控制外科(Damage control surgery,DCS)和加速康复外科(Enhanced recovery after surgery,ERAS)的理念。因此,我们认为经典连枷胸的概念有其局限性,不能完全适应肋骨骨折分型的描述和作为评判手术适应证的依据,可用胸壁软化的概念取代。胸壁软化包含了经典的连枷胸、多根多处骨折、轴线型骨折、内陷型骨折、胸廓碎裂型。它不拘泥于传统影像学分型,重视胸壁软化导致的病理生理学改变,更具临床实际意义(图 10-34)。

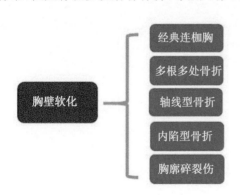

图 10-34 胸壁软化

（首都医科大学附属北京潞河医院 吴 骏）

第六节　治疗方法的历史与现状

一、外固定方法

（一）贴敷或包扎外固定

公元 16 世纪,法国医生帕雷(A. Pare)初步尝试对错位的肋骨进行闭合复位。他用树脂与面粉调成黏合剂涂在棉布上,将棉布紧紧贴在胸壁上,希望"以极大的外牵力"使肋骨骨折复位或减少断端摩擦。

1851 年,法国医师马尔盖涅(Malgaine)发明了棉布的多头胸带包扎固定方法,包括胸带加厚棉垫加压包扎胸廓。虽然其作用有限,但因其简单易得,有一定效果,尤其对患者有精神安慰作用,所以,至今仍在临床使用,并且衍生出许多种商业化产品。此外还有"叠瓦状宽胶布"固定法,实际效果不大,常有胶布过敏、张力性水疱等,虽然此法早已弃用,但在一些教科书上仍有记载(图 10-35,图 10-36)。

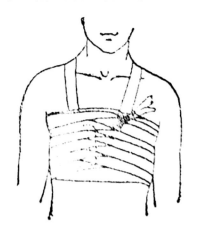

图 10-35　胸带加压包扎固定法

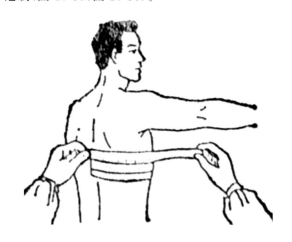

图 10-36　叠瓦状宽胶布固定法

在 2006 年第 7 届欧洲创伤会议上报告的,由匈牙利博拉(Bolla)医师发明的记忆金属胸部护板,引发了肋骨外固定理念及方法的改变与更新,具有里程碑意义。其创意灵感来自于肋骨骨折的患者会很自然地用手按压住骨折部位的自我保护现象(图 10-37)。将记忆金属胸部护板(内含形状记忆金属丝)粘贴在胸壁上,通过局部胸壁固定、减少肋骨骨折断端移位,而达到止痛作用(图 10-38)。与公元 16 世纪法国医师帕雷(A. Pare)的创意有异曲同工之妙。国内临床应用的首次报道始于笔者 2007 年 7 月至 2008 年 1 月的 95 例资料,结果显示使用记忆金属胸部护板,可使肋骨骨折疼痛减轻、镇痛药用量减少、肺部并发症发生率下降、

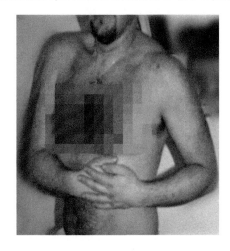

图 10-37　创意灵感——伤后自我保护

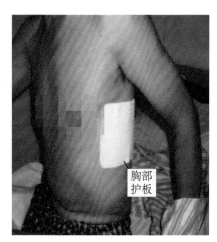

图 10-38　记忆金属胸部护板

平均住院日缩短。是一种优于传统的、简单易行的外固定方法,使用期间患者舒适,不影响穿衣,生活质量好,现已在临床中广泛使用。

适应证与禁忌证:适于无须手术治疗的肋骨或胸骨骨折。第1～7后肋有肩胛骨遮挡,不必使用;因女性乳房遮挡,所以其后面的肋骨骨折固定效果差。

(二)牵引或支撑外固定

牵引或支撑外固定的基本方法是利用外力牵拉胸壁软组织或用金属器械牵拉肋骨。因其有创性,施加的外力牵引量不易计算,卧床时间较长,患者痛苦,疗效有限,所以现在已经完全弃用。

1926年,琼斯医师(T. B. Jones)用子弹钳牵引肋骨治疗儿童8处骨折。1946年,贾斯洛医师(Jaslow)用衣架挂钩原理牵引胸壁治疗胸骨连枷胸获得成功(图10-39,图10-40)。

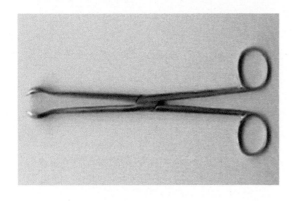

图10-39　子弹钳

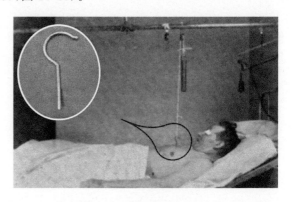

图10-40　衣架钩原理牵引法

1949年,赫罗伊医师(Heroy)描述了连枷胸的3个亚型(前壁型连枷胸、侧壁型连枷胸、后壁型连枷胸)。其中"方向盘伤害"是一种特殊类型,由于当时还没有发明汽车安全带,车祸中的正面相撞,胸骨和双侧肋骨容易受伤骨折。1951年,他用手术室的布巾钳夹持胸骨,通过滑轮施加10磅(1磅=0.45kg)的牵引力,以牵拉浮动的胸壁,这就是我们最熟知的"布巾钳"牵引法(图10-41)。

1963年,斯赫里勒医师(Schrire)介绍了一种大型橡胶真空吸引装置,通过局部产生的负压吸引塌陷的肋骨,称为"开普敦帽"(图10-42)。

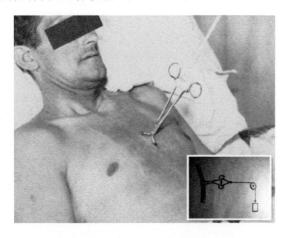

图10-41　布巾钳牵引法

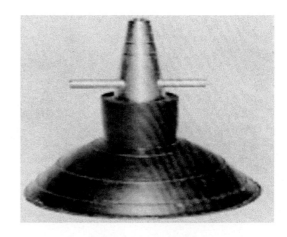

图10-42　开普敦帽

1965年,康斯坦丁内斯库医师(Constantinescu)用胸壁外固定架固定前壁型连枷胸,它是一个锋利、可以折叠、可以旋转90°的金属钩子,打开时形成一个"T"形,勾住并牵引肋骨(图10-43,图10-44)。

2002年吴伟敏医师报道临时胸廓固定装置固定连枷胸。所用的外固定架的材料简单易得,关键创意是将缝线或钢丝经皮穿刺入胸腔,绕过肋骨再引到胸腔外,以此牵拉固定肋骨骨折(图10-45,图10-46)。

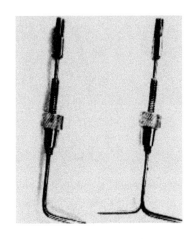

图 10-43　"T"形钩

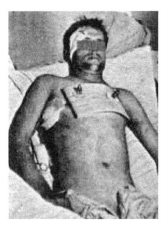

图 10-44　外固定架

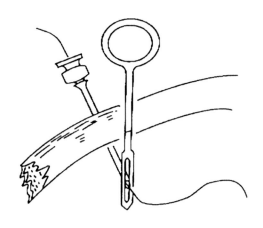

图 10-45　临时胸廓(经皮穿刺挂线)

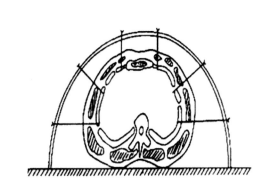

图 10-46　临时胸廓(以病床为支点做双侧胸壁对等牵引)

二、内固定方法

(一)机械性气体内固定

1.机械负压通气内固定　1926 年,美国医师菲利普·德林克(Philip Drinker)发明了德林克呼吸机,被称为"铁肺"(iron lung)。它是一个长 1.68m 宽 0.56m 的金属与橡胶构成的密闭圆筒,连接着机械泵。患者的头部伸在外面,当铁肺中的空气被吸出时,形成的负压吸引病人胸壁扩张,随后向铁肺内注入正压空气,患者胸壁回陷,如此循环,强制性地替代患者呼吸。它是第一个代替人体器官功能的机器,拯救了许多人的生命。1945 年哈根医师(Hagen)首次报道用铁肺治疗连枷胸呼吸困难的成功病例,应用铁肺治疗 10d,稳定了软化的胸壁,逐渐训练 11d 后完全脱机(图 10-47)。严格而论,较之于下面介绍的机械正压通气内固定,"铁肺"应属于"负压牵引外固定"。

2.机械正压通气内固定

(1)1902 年霍伊特医师(Hoyt)第一次描述了在 49 年前人工呼吸方式的临床使用。

(2)1951 年卡特(Carter)等用气管切开和间歇正压通气技术治疗胸部创伤。气管切开可充分清除呼吸道分泌物,间歇性机械通气可维持肺膨胀,减轻自身呼吸肌做功。

(3)1955 年艾弗里(Avery)等第一次描述持续机械通气,从而提供了持续性内部气动稳定胸壁技术。

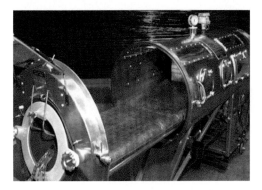

图 10-47　德林克呼吸机(铁肺)

(4)1968年加尔松(Garzon)、鲍曼(Baumann)和普伦蒂斯(Prentice)等发表论文详细地介绍了肺的病理生理学。并证明了肺顺应性、气道阻力、潮气量、肺弥散、血气、肺内分流和胸部创伤程度的关系。其介绍了对创伤性肺挫伤和连枷胸(PC-FC)的三种治疗方式:①持续机械通气与气管插管;②气管切开与机械通气;③间歇性辅助自主呼吸。此论文还详细地阐述了胸部创伤、肺容量、治疗方法和血气之间的关系。报道了使用班纳特呼吸机(Bennet respirator)治疗严重胸部创伤和连枷胸14d的病例,这款呼吸机已初具智能化(图10-48)。

(5)20世纪70年代末期之后,随着对PC-FC的病理生理的深入了解,呼吸机已经具备持续正压通气(CAPA)、呼气末正压通气(PEEP)和气道加温与湿化等多功能智能化模式,加上气管插管(包括双腔导管、经鼻插管)、微创气管造口(经皮穿刺)等技术广泛应用于PC-FC的患者,从而可以实现维持肺复张,增加氧合,清除呼吸道分泌物的目的。使死亡率下降至20%(图10-49)。

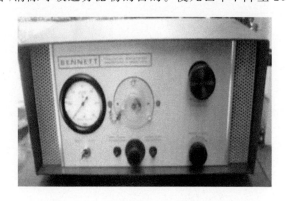

图10-48　班纳特呼吸机(初具智能化)

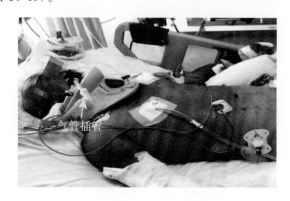

图10-49　气管插管

在其后的一段时间里,机械通气用于PC-FC的治疗成为主流。甚至许多外科医师开始放弃外科治疗手段。然而,因为机械通气的有创性、易引发呼吸机相关性肺炎、肺气压损伤、呼吸肌萎缩和呼吸机撤离困难等弊端的逐渐显现。以及连枷胸远期遗留的胸廓畸形、顽固性胸痛、肺容积丢失和呼吸功能下降等成为难以逾越的障碍。所以,目前机械通气对于PC-FC作为抢救性、过渡性手段的意义大于唯一治疗手段的意义。外科手术已经成为快速恢复胸廓稳定性的重要方法。

(二)外科手术内固定

公元1世纪,罗马外科医师索兰纳斯(Soranus)为减轻患者的胸痛而切除了内陷入胸腔的肋骨骨折断端,这是最早的肋骨骨折外科手术。肋骨骨折手术固定(surgical stabilization of rib fractures,SSRF)在全球已零星实施近100年,近60年是活跃发展时期,但其过程犹如钟摆式运动。20世纪50年代此方法比较受关注,1950年,科尔曼(Coleman)报道应用金属线缝合固定肋骨;1956年,科拉彻(Crutcher)报道采用Rush钉进行肋骨髓内固定获得了满意的疗效。1970~1980年,随着机械通气被广泛采用并且能降低PC-FC的患者呼吸衰竭的发生率,治疗方法从骨骼牵引、手术固定又转向机械通气内固定。仅有少数外科医师认为如果机械通气治疗失败后进行外科内固定可能获益。其主要原因是习惯于传统治疗方法,拘泥于经典连枷胸的定义为外科手术适应证,过分担忧外科手术损害,缺乏验证手术治疗效果的研究,因而无法达成共识。仅限于经典连枷胸时行肋骨固定手术或剖胸探查手术时附带行肋骨固定手术。

进入21世纪,尤其是近10年随着各种金属肋骨内固定板材和螺钉系统的不断问世,SSRF得到广泛开展,尤其是肋骨骨折切开复位内固定手术(open reduction and internal fixation,ORIF)取得了以往看不到的令人鼓舞的疗效。相当数量的前瞻性、回顾性研究结果揭示了以下事实,并带来了对于PC-FC治疗理念的更新。

1.非手术疗法的弊端

(1)病程长(前瞻性研究):非手术治疗203例连枷胸或单根肋骨骨折患者,59%疼痛时间延长,76%功能障碍时间延长>2个月。

(2)近期并发症多(回顾性研究):非手术治疗59例连枷胸患者,肺炎发生率为70%,死亡率为51%。

(3)远期致残率高(回顾性研究):5年内恢复到全职工作的患者只有43%,>50%的患者有活动时疼痛、胸壁畸形等。肺挫伤、瘢痕纤维化导致呼吸功能减退。

2. **手术治疗的获益性**　可以快速恢复胸廓稳定性、缓解或消除疼痛、减少并发症、减少住院日和医疗费、近期和远期生活质量好、胸部畸形致残率下降、最大限度地保全肺功能。手术治疗还能及时发现并处理胸腔内其他损伤。有前瞻性研究和回顾性研究证明手术组降低了使用呼吸机时间、肺炎发生率、入住 ICU 时间和死亡率。即便是对非连枷胸实施 SSRF 也可因快速消除疼痛、降低近期和远期并发症及致残率而获益。虽然有关医疗经济学的研究不多,但是 2012 年发表的美国医院手术与非手术费用对比(模型)的资料可能具有一定的参考价值(图 10-50~图 10-54)。

3. **外科医生的责任**　①要为患者的存活和短期结果负责;②应对患者长期的功能和生活质量负责。对适应证明确的患者施行 SSRF 符合 DCS 和 ERAS 理念,已有成为主流治疗手段的趋势,并越来越倾向于操作简单和微创化。

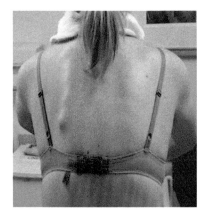

图 10-50　肋骨骨折畸形愈合后遗留的胸廓畸形

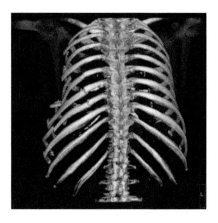

图 10-51　肋骨骨折左胸廓塌陷(手术前)

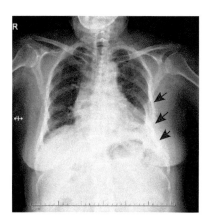

图 10-52　肋骨骨折左胸廓塌陷(手术前)

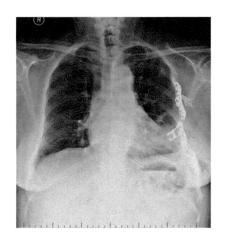

图 10-53　SSFR 术后胸廓对称

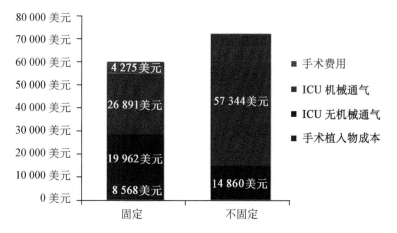

图 10-54　美国医院手术与非手术的费用对比(模型)

（首都医科大学附属北京潞河医院　吴　骏）

第七节　手术适应证

在相当长的一段时间内,肋骨骨折手术固定(SSRF)的适应证仅限于连枷胸或剖胸探查手术时附带进行。近 10 年来逐步倾向于早期手术治疗,手术获益性突显,可以快速恢复胸廓稳定性、缓解消除疼痛、减少并发症、减少住院日和医疗费、近期和远期生活质量好、胸部畸形致残率下降、最大限度保全肺功能。SSRF 还能及时发现并处理胸腔内其他损伤,符合 DCS 和 ERAS 理念。然而,时至今日在全球仍缺乏比较统一手术适应证,只有各医疗机构自身经验的标准。近 8 年发表了几个有代表性的前瞻性、回顾性研究报道,分析高级别的数据,形成了一些 SSRF 的专家共识。突出的特点是,SSRF 的适应证已经不局限于经典定义的连枷胸,对非连枷胸的肋骨骨折行 SSRF 的适应证也逐渐宽泛和理性化。选取具有代表性、权威性的介绍如下:

一、2009 年拉明德·尼鲁拉的手术适应证

拉明德·尼鲁拉(Raminder Nirula)等在其发表的文献综述中用表格方式列出了可能的手术适应证纳入标准(5 条 14 目),并表示"希望它能成为这一重要临床领域内的路标和促进剂"。如他们所愿,此后发表的文献里有关手术适应证的内容,基本上是以此为框架修改或增减的。

1. 连枷胸纳入标准
(1)不能脱离呼吸机。
(2)脱机期间可见反常呼吸运动。
(3)无明显的肺部挫伤。
(4)无严重的脑损伤。
2. 为减少痛苦和残疾的纳入标准
(1)痛苦的、可移动的肋骨骨折。
(2)应用麻醉药物或进行硬膜外阻滞镇痛失败。
(3)激惹骨折活动加剧了痛苦。
(4)最小的伴随损伤(AIS ≤ 2)。
3. 胸壁畸形或缺损纳入标准
(1)胸部挤压伤致胸壁结构塌陷,胸腔容积显著缩小。
(2)严重移位的多发性的肋骨骨折或组织缺损可能导致永久性畸形或肺疝。
(3)严重移位的骨折明显阻碍肺膨胀或肋骨骨折刺穿肺部。
(4)虽有其他损伤但有望存活者。
4. 肋骨骨折骨不连纳入标准(有症状的)
(1)CT 的骨折不愈合证据(＞损伤后 2 个月)。
(2)患者持续有骨折断端活动症状。
5. 其他纳入标准　其他原因剖胸手术时,如闭合切口时。

二、2012 年美国肺挫伤和连枷胸的管理指南概要

2012 年美国国立临床诊疗指南数据库(National Guideline Clearinghouse,NGC),发布了肺挫伤和连枷胸的管理指南概要(NGC-9610)。

NGC-9610 修订过程中通过查询 MEDLINE(联机医学文献分析和检索系统),Embase(荷兰医学文摘数据库),PubMed 和 Cochrane databases(科克伦数据库),检索到的 1966 年 1 月至 2011 年 6 月 30 日期间的 129 篇有关文献。所有证据审查和分级均由两个委员会的成员制定。委员会协商后意见一致,指出非手术治疗肋骨骨折后最常见的问题是持续性胸壁疼痛及劳力性呼吸困难、不确定病因的呼吸道症状,SSRF 可以减少呼吸机使用时间、降低死亡率、致残率。

三、2013 年肋骨骨折治疗的欧美专家共识

2013 年 6 月 DePuySynthes 举办了肋骨骨折治疗研讨会,发表了肋骨骨折治疗的欧美专家共识,其手术适应证如下。

1. 3 根或更多根肋骨骨折,骨折移位超过 1 个肋骨的宽度。
2. 有连枷段(连枷部分)。
3. X 线显示肺的容积丢失。
4. 气管插管或机械通气。
5. 使用静脉注射麻醉剂。
6. 使用镇痛药效果不佳或视觉模拟评分法(VAS)疼痛评分 ＞ 6。

7. 骨折导致肺裂伤、肺穿通伤。

8. 胸腔开放缺损。

9. 稳定剖胸手术切断的肋骨。

10. 肺疝。

该专家共识还介绍了美国佛罗里达大学肋骨骨折治疗临床路径(图 10-55)。

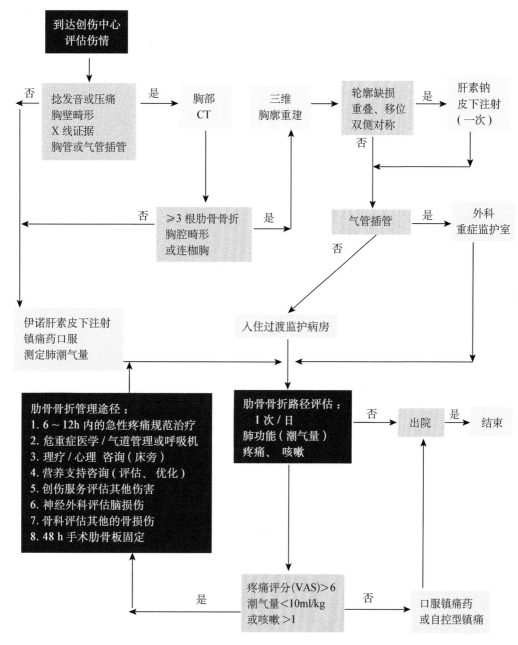

图 10-55　美国佛罗里达大学肋骨骨折治疗临床路径

四、2016 版肋骨骨折治疗的欧美专家共识

2016 年弗雷德里克·M·皮尔斯(Fredric M. Peirce)等美国、英国和澳大利亚的创伤外科、矫形外科和胸外科医师在美国犹他州帕克城召开的肋骨骨折学术研讨会上，发表了题为《手术稳定肋骨骨折的临床实践指南》的共识声明，建议的手术适应证如下。

SSRF：适于所有连枷胸患者(2b 级证据，B 类推荐)。

SSRF：适于多根、严重(双皮质)移位性骨折(4 级证据，C 类推荐)。

SSRF：适于早期非手术治疗失败者，无论影像学的骨折类型如何(5 级证据，D 类推荐)。

肺挫伤(PC)不应被视为 SSRF 绝对禁忌证,应该对肺挫伤具体评估(5 级证据,D 类推荐)。

创伤性脑损伤(TBI)不应被视为 SSRF 绝对禁忌证,应该对创伤性脑损伤具体评估(5 级证据,D 类推荐)。

上述证据分级源自英国牛津循证医学中心。推荐等级参照推荐、评估、开发与评价(GRADE)系统。

共识声明提出通过手术固定可将复杂的连枷胸转换成"简单"的肋骨骨折。通过三个随机试验和一些队列研究和两个荟萃分析表明,对连枷胸型肋骨骨折、非连枷胸型肋骨骨折、慢性不愈合的肋骨骨折施行 SSRF 均有很大的获益性。近期获益性包括减少疼痛,缩短机械通气时间,降低肺炎发生率、气管切开率、ICU 和住院时间、死亡率,可在一个月内快速恢复工作和改善的肺功能;长期获益性包括减少顽固性疼痛(40%)和骨折位移造成的胸廓畸形(20%)。通过减少机械通气、ICU 和住院时间等,可以直接降低医疗费用。所以建议为成本效益考虑也应积极实施 SSRF。

五、中国(包括香港、澳门、台湾)的现状

普遍存在的问题是医师观念偏差大,专业资质不统一(非胸外科医师在经治,如骨科医师、急诊科医师、甚至整形外科医师),手术指征无统一标准。对于经典连枷胸的概念广为熟知,公认为 SSRF 手术适应证。对于除此之外的肋骨骨折的手术适应证缺乏了解,缺乏深入研究与总结。虽然各个医疗机构已有大量非连枷胸手术内固定治疗有效、并发症减少的病例积累和相关文献发表,只是缺乏高级别证据,暂无共识意见发表,学术界仍有许多争议。

笔者总结其供职的北京潞河医院胸心外科 15 年来,近千例肋骨骨折(包括胸骨骨折)手术的临床经验,建议的手术适应证如下。

1. 建议的手术适应证

(1)多根多处肋骨骨折,胸壁不稳定(3 根或更多根骨折,端移位超过一根肋骨的宽度或厚度,造成骨端无接触)。

(2)胸廓畸形(包括局部畸形)。

(3)肋骨骨折急性剧痛(VAS 疼痛评分 >6),镇痛药物效果不佳。

(4)开放性肋骨骨折。

(5)胸壁缺损(包括肋骨骨折)。

(6)骨不连超过创伤后 2 个月,有骨折断端活动感。

(7)其他原因剖胸手术(包括手术计划切断或撑断的肋骨)。

2. 建议的急诊或亚急诊 SSRF 手术适应证　符合胸壁软化的条件,即符合下列实用临床分型者。

(1)多根多处型肋骨骨折:胸壁软化不稳定者。

(2)轴线型骨折:≥3 根骨折、骨折线纵行排列呈"轴线型"。

(3)孤岛型骨折:多根多处肋骨骨折,局部胸壁失去支撑而浮动。

(4)内陷型骨折:骨折断端内陷,可伤及胸腔、腹腔脏器。

(5)胸廓碎裂型。

3. 建议的参考条件　年龄>45 岁且骨折数目多者,因为自身基础疾病发生率高,发生胸部创伤后并发症发生率和死亡率均高,SSRF 的手术适应证应从宽掌握。

远期的肋骨畸形愈合或错位愈合不是手术适应证。

(首都医科大学附属北京潞河医院　吴　骏)

第八节　手术时机

1. 通常的手术时机　SSRF 应在伤后 72h 内进行。因为在此"时间窗口",解剖关系清晰,出血及手术副损伤较少,技术上更容易。一旦骨折后局部炎症和愈伤组织形成(骨膜水肿增厚、肉芽组织充填),解剖复位更加困难。而且,通过手术尽早地恢复胸壁稳定性,可以终止胸壁软化引发的各种病理生理改变,从而缩短病程。

2. 创伤早期特殊病例的手术时机　血流动力学不稳定者应在其稳定后实施 SSRF;伴有高优先级别伤

害(如伴有脊柱或脊髓损伤),通常应该推迟到稳定脊柱的手术后行 SSRF。

3. 伤后时间较长的特殊病例的手术时机　如虽然骨折超过 2 周,但仍有手术适应证者或骨不连者,应按择期手术时机执行。

4. 优化手术流程　胸部创伤同时伴有其他也需要手术治疗的病例,按照对生命威胁程度、器官系统重要性等排序实施手术;双侧肋骨骨折及伴有胸骨骨折的手术,涉及多次翻身改变体位,一般应先重侧后轻侧;先仰卧位固定胸骨骨折,后侧卧位固定肋骨骨折。

(首都医科大学附属北京潞河医院　吴　骏)

第九节　内固定材料

人体肋骨具有独特的几何形状,肋骨宽 8～12mm,皮质较薄,易发生斜行骨折或粉碎性骨折,肋间神经紧贴于肋骨下缘内侧,手术对神经的损伤或挤压可能导致术后疼痛综合征,这就使得骨折内固定材料更具有特殊性。在长期的肋骨骨折手术固定的历史过程中,开始并没有为肋骨骨折定制的专业化材料,外科医师尝试过一切能找到的材料。包括各种缝线、金属丝、金属针(克氏针)、金属接骨板、螺钉等,基本是从骨科专业"借来"用的。因为设计不专业、器械不合手,导致医师对手术缺乏足够热情。随着近 60 年的不断研究与发明,肋骨骨折的内固定材料越来越多样化、专业化,手术器械也越发精良。分类介绍如下。

一、按理化性质分类的材料

1. 化学合成类(可吸收性)　1994 年日本应用基本成分为聚左旋乳酸(PLLA)的"肋骨钉",在 2003 年被国内引进,并应用于髓内固定。可吸收为其最大优点,但固定欠牢,术后骨折端再移位亦为致命缺陷。目前适用范围是骨折断端整齐的肋骨骨折或剖胸手术切断的肋骨固定及金属过敏者(图 10-56～图 10-58)。

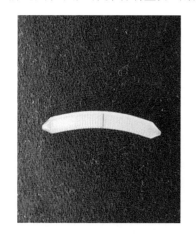
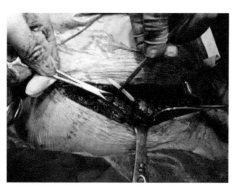
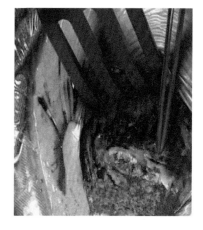

图 10-56　PLLA 肋骨钉　　　图 10-57　肋骨钉固定　　　图 10-58　肋骨钉固定 1 年后骨愈合良好

2. 金属制品类(不可吸收性)　主要包括不锈钢、纯钛、钛合金等,是目前使用最多的内固定材料。其最大的优点是即刻固定效果好。缺点是体内异物残留造成患者生理和心理的不适、再次手术取出的损伤、影响磁共振检查等。

骨折断端固定后轻微的活动可刺激骨折愈合,使其愈合能力更强,由于用金属材料固定的骨折断端有金属的保护而免受压力刺激,所以愈合相对缓慢,这就是"压力保护"的概念。动物模型支持这种概念,显示可吸收材料比金属材料固定,骨折愈合得更快、更牢。

二、按固定部位分类的材料

1. 骨皮质-髓腔内固定材料　穿过骨皮质进入髓腔固定的材料。早期使用骨科的克氏针进行此固定,操作比较困难。2010 年随着锁定髓内板钉的诞生,使骨皮质-髓腔内固定更加专业化。髓内固定允许骨折部位的微运动,促进破骨细胞活性和愈伤组织的形成(图 10-59,图 10-60)。

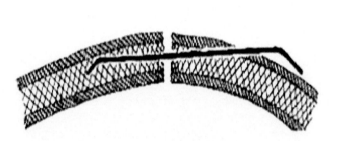

图 10-59　克氏针固定

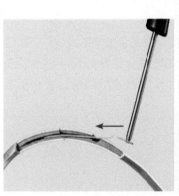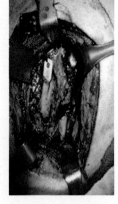

图 10-60　锁定髓内板钉固定（红箭头为髓内板，黑箭头为锁定螺钉）

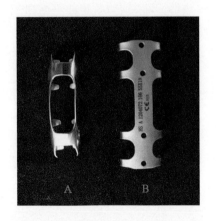

图 10-61　骨皮质外金属固定器的代表

A. 记忆金属环抱器；B. 爪形金属接骨板

2. 骨皮质外固定材料　在肋骨骨皮质外固定的材料，多为各种金属板材，形式繁多，是骨皮质外固定的主流材料，代表性材料如图 10-61 所示。

三、按固定方式分类的材料

1. 捆绑式　是利用粗丝线、合成编织线、可吸收线、不锈钢丝等，环绕肋骨或"8 字"缝合、肋骨钻孔缝合等的简单方法，即使现在也仍有实用价值。笔者的一个病例对金属过敏，用涤纶编织缝线 4 道（每道 2 根）缝合固定外科手术纵向劈开的胸骨，获得了与钢丝固定同样的效果。这种缝线骨科用于缝合跟腱，单根即可抗 5000kg 的拉力。将金属板捆绑在肋骨表面固定也是常用的方法，1972 年问世的巴黎板（Paris plates）是经典的方式（图 10-62～图 10-66）。

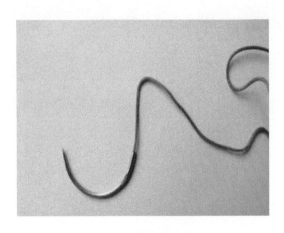

图 10-62　涤纶编织缝线

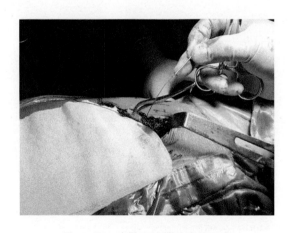

图 10-63　肋骨两端钻孔穿线固定

2. 抓固式　基本原型来自于 1973 年报道的朱代板（Judet plate）和桑切斯-略雷特板（Sanchez-Lloret plate），即用金属材料制成的上下缘有多个对称脚爪形结构的条状板材。剥离肋骨上下缘的肌肉、血管、神经后，将其放在肋骨表面，收紧脚爪固定肋骨断端。由此衍生出钛制爪脚式接骨板和镍钛记忆金属环抱式接骨器，即国内医师熟知并广泛使用的钛制接骨板和记忆金属环抱器。后者是利用温度型记忆金属"冷软热

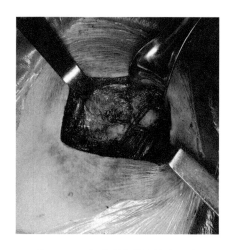

图 10-64　粗丝线"8"字缝合固定

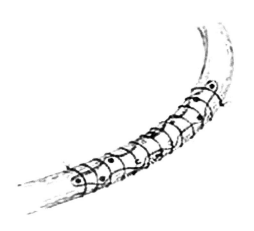

图 10-65　钢丝捆绑钢板固定

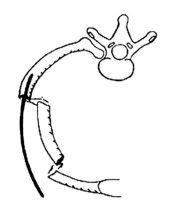
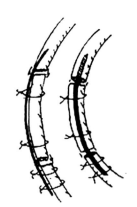
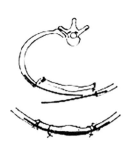
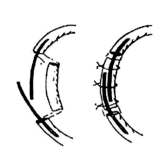

图 10-66　克氏针捆绑式固定

硬"的"奇妙"物理特性来固定骨折。此种记忆金属环抱器经冰盐水浸泡变软,扩张脚爪,将其放在肋骨表面,用 45℃热盐水喷敷后自动回缩至原型而固定骨折。此类材料的优点是即刻固定,比较牢固,价格相对低廉。缺点是不可避免的破坏肋骨的血供、损伤血管和神经导致骨愈合不良和肋间神经卡压性胸痛或慢性的内固定处紧束不适感。成型的产品因不能精准地适应肋骨的弯曲度,所以无法固定肋软骨和靠近肋横关节处的骨折。其操作相对复杂,难于掌握和标准化(图 10-67～图 10-70)。

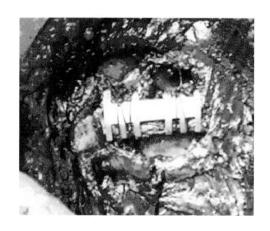
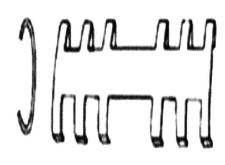

图 10-67　朱代板(Judet plate)

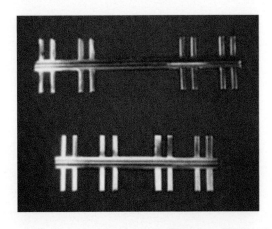

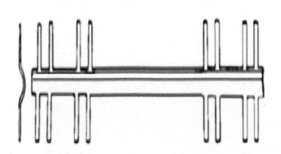

图 10-68　桑切斯-略雷特板(Sanchez-Lloret plate)

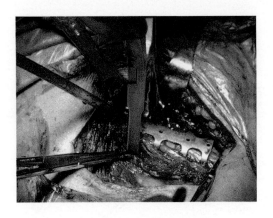

图 10-69　钛制爪脚式接骨板

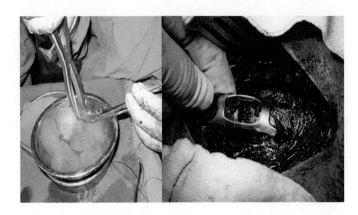

图 10-70　镍钛记忆金属环抱式接骨器

3. 锁卡式　2008 年由塞尔斯、吉拉德等(Sales、Gillard)报道的 U 形板(U-plate),通过 U 形金属抓住肋骨上缘,依靠从前向后的锁钉确保其牢固性,U 形板虽可能不损伤肋间神经,但后期发现有固定不牢和断裂的情况(图 10-71～图 10-73)。

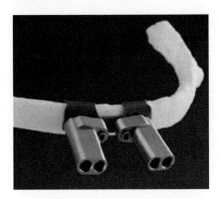

图 10-71　U 形板(U-plate)

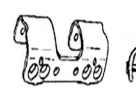

图 10-72　U 形板(U-plate)原理

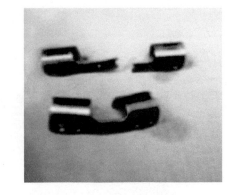

图 10-73　U 形板(U-plate)断裂

4. 板、钉锁定式(双皮质螺钉)　1981 年恩格尔(Engel)报道锥型双皮质螺钉穿透肋骨双层皮质,将多孔金属肋骨板固定在肋骨骨折处。2005 年由黑尔贝格(Hellberg)创新改进,在螺钉帽和金属肋骨板的螺钉孔上设有匹配的螺纹,拧紧螺钉通过力学压缩锁定肋骨板,有效地避免了螺钉松动或脱落。这是标准的经过时间考验的技术,尤其适合于骨质疏松症的肋骨骨折和肋软骨的固定(图 10-74,图 10-75)。

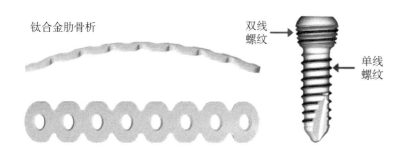

钛合金肋骨析

双线螺纹

单线螺纹

图 10-74　钛合金肋骨板和双皮质锁定螺钉

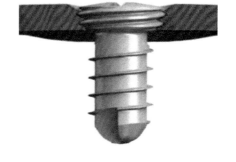

图 10-75　双皮质锁定螺钉

四、按生物力学分类的材料

1. 标准型肋骨板(非解剖型)　人体 12 对肋骨中的每一条肋骨都具有独特的几何形状(弯曲度各异、厚薄不均),肋骨平均 8~12mm 的宽度,1~2mm 的皮质厚度,这个特性决定了单个肋骨不能承受很大的压力;但手术固定建立的非刚性连接,还要承受每日约 25 000 次的呼吸运动。这就使得骨折固定材料的设计要适应这种生物力学的挑战。早期的金属接骨板的代表如朱代板(Judet plate)、桑切斯-略雷特板(Sanchez-Lloret plate)、记忆金属环抱式接骨器等的弊端为:不适应目标肋骨的生理形态,与肋骨适型差,操作不便,容易脱落,肋骨板应力性断裂等(图 10-76~图 10-79)。它们是按照固定规格标准设计的产品,故称为"标准型肋骨板"。

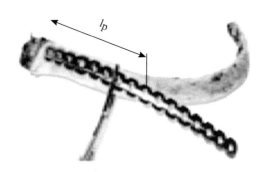

图 10-76　标准型肋骨板平面曲率(lp)小,与肋骨弯曲不适形

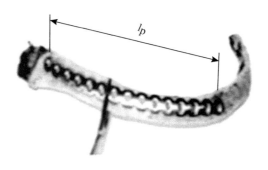

图 10-77　解剖型肋骨板的平面曲率(lp)大,与肋骨弯曲适形

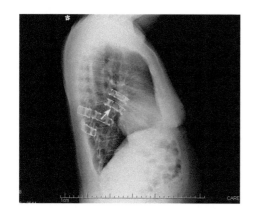

图 10-78　标准型肋骨板应力性断裂(术后 8 个月)

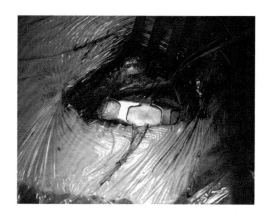

图 10-79　标准型肋骨板应力性断裂(术后 1 年)

2. 解剖型肋骨板　1980 年拉比茨克板(Labitzke plate)问世,它有多个不对称活动关节,具有一定的曲度和伸展性,可视为部分型解剖板,也是第一个钛制肋骨板(图 10-80,图 10-81)。

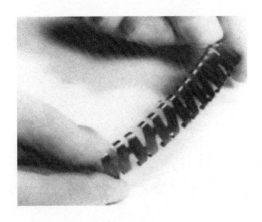

图 10-80 拉比茨克板(Labitzke plate)

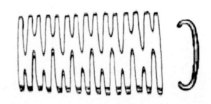

图 10-81 拉比茨克板(Labitzke plate)原理

2010 年 M. Bottlang 等在发表的论文《按解剖轮廓设计的肋骨接骨板》中,介绍了仿肋骨的生物力学特性设计的肋骨板,被称为"解剖型肋骨板"。此后,解剖型肋骨板的产品相继应用于临床。

Matrix RIB 肋骨固定系统,是基于大量人体肋骨数据计算机评价后生产的解剖型肋骨板的代表性产品。它基本固定原理是将预成型的厚度为 1.2mm 多孔钛合金肋骨板,用直径为 2.9mm 的双皮质锁定螺钉,固定在肋骨表面。螺钉与肋骨板之间均有匹配的内螺纹,拧紧锁定螺钉后形成螺钉-肋骨板-肋骨三位一体的骨折内固定,牢固可靠,不会"脱钉"。而且符合国际内固定研究学会(AO)的骨折治疗金标准(解剖复位、可靠固定、充足血供、早期主动功能性运动)。

其技术优势如下:①钛合金材料质轻,强度大,肋骨板可承受超出正常呼吸时 15 倍的应力(600N·mm),加上锁定技术,保证了强度与稳定,一般无须二次手术取出。②在肋骨表面固定,不去除骨膜,不损伤肋骨下缘的血管神经束,边缘圆弧状钝化设计也可减轻组织损伤,保证了充足血供。③接近生物力学:预成形钛合金肋骨板符合肋骨生理弯曲度,可与肋骨表面完全附着。以不同颜色区分左右侧,选取方便快捷。④可个性化使用。根据个体的肋骨形态裁剪、塑形、桥式连接。尤其适合肋软骨与肋骨相交的前肋、靠近棘突的后肋等特殊部位的肋骨骨折及肋骨骨折合并胸骨骨折的固定。⑤可靠的固定可早期功能性运动。⑥器械精良:专用的器械用于骨折解剖复位。配有限深骨钻,可防止钻孔过深伤及胸腔内脏器。自转式机轮螺丝刀,操作方便、省力(图 10-82～图 10-92)。

欧美临床使用 Matrix RIB 肋骨固定系统的报道始于 2013 年,是目前欧美等发达国家使用的主流产品。2014 年首都医科大学附属北京潞河医院吴骏医师和北京积水潭医院王彦彬医师的胸外科团队开始引进使用该系统,至今国内许多医师陆续尝试使用,已有渐成主流之势。

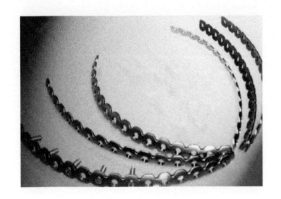

图 10-82 解剖型肋骨板

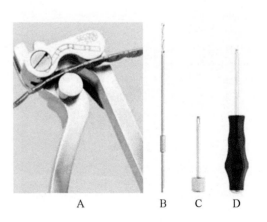

图 10-83 专用的手术器械

A. 三维塑形钳;B. 限深钻头;C. 定位器;
D. 机轮螺丝刀

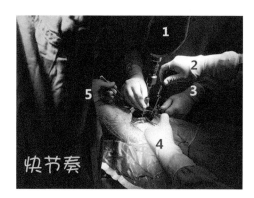

图 10-84　操作快捷(几只手同时操作)

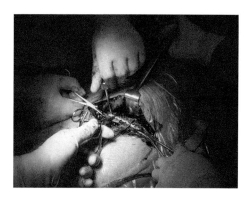

图 10-85　肋骨板贴在肋骨表面固定

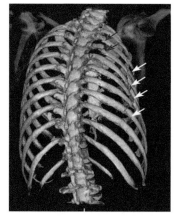

图 10-86　术前 CT(红箭头指示后肋骨折)

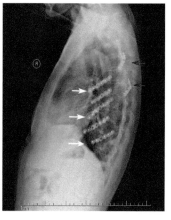

图 10-87　术后胸部 X 线片(红箭头指示后肋接骨板)

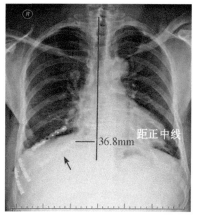

图 10-88　术后胸部 X 线片(红箭头指示后肋接骨板)

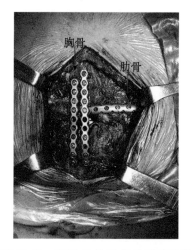

图 10-89　胸骨-肋软骨-肋骨桥接固定

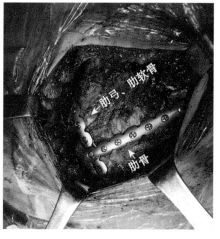

图 10-90　肋骨-肋软骨桥接固定

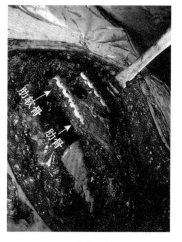

图 10-91　肋软骨-肋骨桥接固定

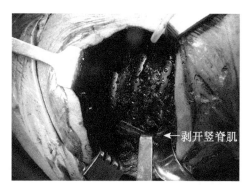

图 10-92　靠近棘突的骨折固定(剥开竖脊肌)

(首都医科大学附属北京潞河医院　吴　骏)

第十节　手术切口及入路

肋骨骨折多处存在、胸壁肌肉多层错综覆盖、个体胖瘦差异等特殊性,决定了没有"一刀切"的合适切口,在手术切口(手术入路)选择上很难统一化和标准化。

一、选择切口的基本原则

1. 显露充分、兼顾性强。
2. 微创化(保全肌肉,免伤神经)。
3. 个性化、美容化。

二、选择切口的基本注意事项

1. 恰当的适应证　根据临床表现、影像学证据而选择切口。

2. 精准的定位　麻醉后肌肉松弛的状态下体表扪诊的结果与胸部X线片、CT、B超等影像学资料核对后设计切口并标记。体表扪及的骨性外突、内陷、阶梯样畸形、骨擦感的部位即为肋骨骨折处(图10-93,图10-94)。

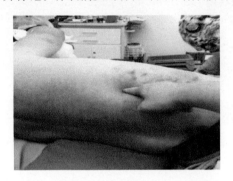

图10-93　麻醉肌松后体表扪诊定位(凹陷处)

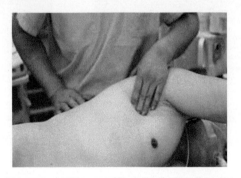

图10-94　麻醉肌松后体表扪诊定位(软化处)

3. 合理的切口　先小后大,逐渐延长,即充分利用皮肤、肌肉的可牵拉性和延展性。先做切小口,分离软组织到肋骨后,手指触摸探查,再决定切口的延长和走向。尽量选择与肋骨方向一致的皮纹切口。

4. 个性化、多样化　没必要为了兼顾分散的骨折而做大切口、切断许多肌肉,选择多个小切口既能完成固定,而且损伤还小。

5. 肌肉保留技术　尽量分离胸壁肌肉的正常间隙显露,尽量沿肌纤维方向分离或劈开肌肉,禁忌在肌肉与骨骼的附着处切断,而且要按解剖层次缝合肌肉。微创钢板内固定术(minimally invasive plate osteosynthesis,MIPO)可避免切开过多的皮肤和肌肉。

6. 选择性与完全性固定结合　国外有些学者为了固定"视野内能见到的肋骨骨折"而将切口做得很长,这样必然增加损伤。以尽量小的切口能完全固定最理想,如果选择性固定了错位严重的肋骨,而且固定后对相邻活动性不大的肋骨骨折能起到"支柱"作用,就不必"逐一固定"。

7. 微创技术　尽量在胸膜外操作、不剥离骨膜,同时隔离保护肋间血管和神经(图10-95～图10-101)。

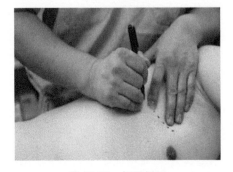

图10-95　标记切口

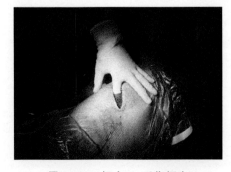

图10-96　切小口,手指探查

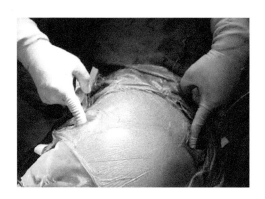

图 10-97 2 个小切口

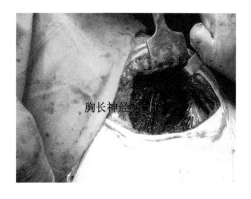

图 10-98 保护胸长神经

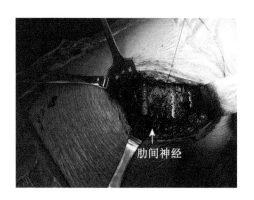

图 10-99 保护肋间神经

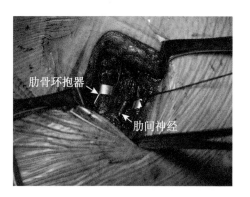

图 10-100 小切口、保护肋间神经

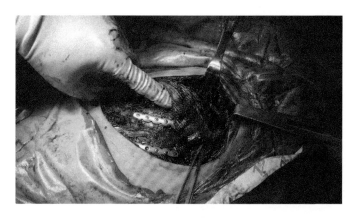

图 10-101 肌肉劈开

三、切口的基本类型

按骨折所在区域大致分类:①前胸切口;②侧胸切口;③后胸切口;④前外侧切口;⑤后外侧切口;⑥双胸切口;⑦胸骨切口+前侧切口;⑧胸骨切口+双胸切口;⑨个性化切口。

四、切口示例

(一)前侧多发肋骨骨折的切口

前侧多发肋骨骨折一般可选择双乳腺下缘切口。患者仰卧位,沿乳腺下缘斜切口分开胸大肌和胸小肌纤维,可满意暴露前 4~6 肋骨。也可选小的横切口或斜切口可直接显露骨折(图 10-102)。

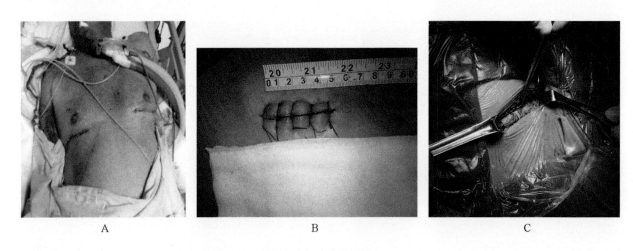

图 10-102　前侧切口

A. 双乳腺下缘切口；B. 前胸小切口固定第 2、3 肋骨；C. 前胸小切口固定肋软骨

(二)外侧多发肋骨骨折的切口

1. **外侧斜切口**　患者侧卧位，做 7～9cm 纵斜切口，沿背阔肌前缘向后方牵开，暴露前锯肌，分开肌肉纤维暴露肋骨骨折。此时应避免损伤长胸神经(图 10-103)。

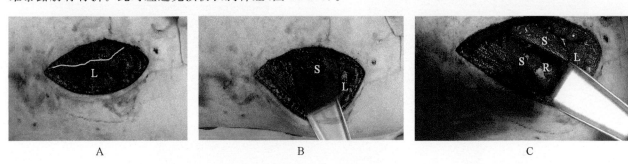

图 10-103　外侧斜切口和肌肉保留

A. L-背阔肌；B. S-前锯肌；C. R-肋骨

2. **腋下纵切口**　腋下是前面的胸大肌与后面的背阔肌之间的肌肉薄弱区，不切断肌肉即可显露肋骨，而且位置隐蔽，美观性好。多用纵切口，也可做成"S"或"L"形(图 10-104，图 10-105)。

3. **外侧肋间切口**　切口沿肋骨走向，可延长成"S"或"L"形，向各方向牵拉后可扩大显露(图 10-106)。

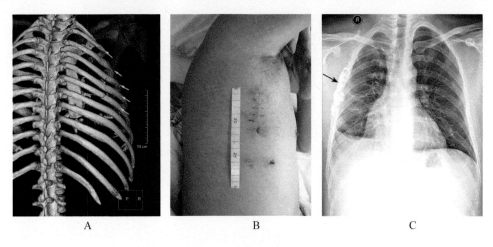

图 10-104　腋下纵切口

A. 术前 CT；B. 切口长 4.5cm，固定 4 处骨折；C. 术后胸片

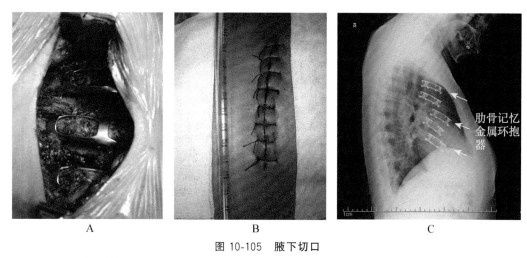

图 10-105　腋下切口

A. 腋下纵切口显露；B. 切口长 10cm；C. 术后胸部 X 线片显示固定 5 处肋骨骨折

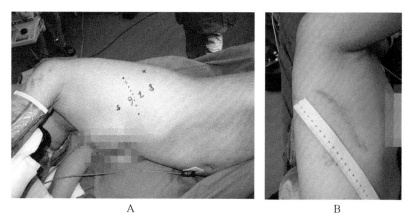

图 10-106　外侧肋间切口

(三)后外侧多发骨折的纵切口(翻转前锯肌)

这种切口适于后外侧的多根多处肋骨骨折的固定,基本是沿背阔肌前缘的走向的纵行斜切口,通过切断并翻转前锯肌显露肋骨,但要注意保护胸长神经。基本手术步骤如下。

1. 根据 CT 定位骨折部位(图 10-107A)。

2. 患者侧卧位,皮肤上标记切口和骨折部位(图 10-107B)。

3. 在背阔肌前缘切断前锯肌(图 10-107C)。

4. 掀开并翻转前锯肌可显露 3～12 侧后肋(图 10-107D)。

5. 固定肋骨骨折(图 10-107E)。

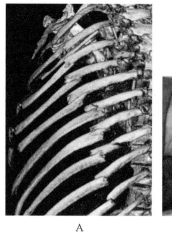

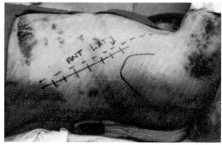

A　　　　　　　　　　　B

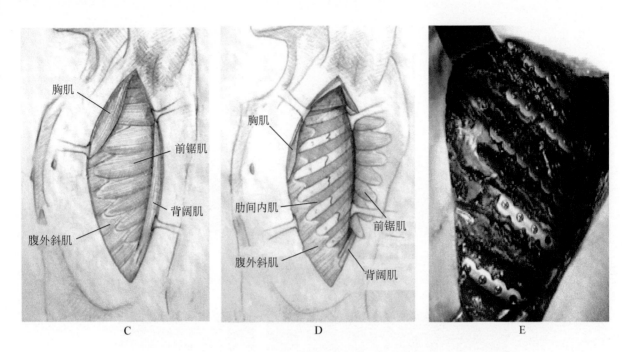

图 10-107　后外侧多发骨折的纵切口(翻转前锯肌)

(四)后侧多发肋骨骨折的切口

由于被肩胛骨、背阔肌、斜方肌、竖脊肌等遮盖,后胸的肋骨,尤其是肩胛骨或靠近肋横关节的区域,显露与固定颇难。可视具体情况选用听三角及延长切口、椎旁纵切口、后外侧切口,分述如下。

1. 听三角及延长切口(绕肩胛角)

(1)患者侧卧或俯卧位,同侧上臂前伸或低垂,使肩胛骨外展(图 10-108A)。

(2)做听三角切口,可根据需要绕过肩胛角适当延长切口(图 10-108B)。

(3)向前、向上、向外牵拉肩胛骨,可充分显露至第 2 后肋(图 10-108C)。

2. 椎旁纵切口(翻转背阔肌)

(1)患者侧卧前倾位,在距后正中线 4~6cm 做椎旁纵切口。向后牵拉斜方肌、大菱形肌,肌肉下缘可适当离断(图 10-109A)。

(2)在下方的背阔肌腱膜处切断,将背阔肌向前翻转,剥离牵开竖脊肌显露其深面的肋骨,如此可充分显露第 3~12 后肋(图 10-109B、C)。

3. 后外侧切口　这是胸外科医师最熟悉的切口,虽然切口较长,但是对于前、中、后区域都有骨折,或是计划进入胸腔内操作的患者尤为适合(图 10-110A、B、C)。

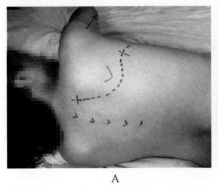

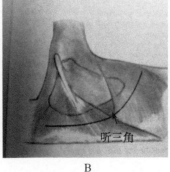

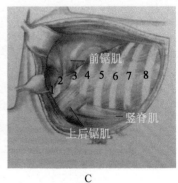

图 10-108　听三角及延长切口(绕肩胛角)

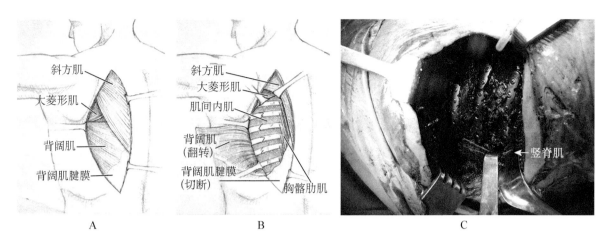

图 10-109 椎旁纵切口(翻转背阔肌)

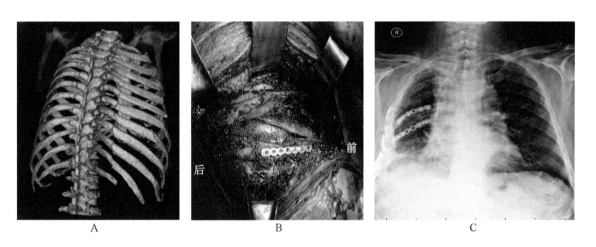

图 10-110 后外侧切口剖胸修补肺、膈肌破损＋固定前、后肋骨骨折

(五)多个骨折系列的切口(综合性、个性化切口)

如果有前侧骨折、外侧骨折、后侧骨折的组合,或者同一根肋骨多处骨折且部位相距较远。可根据骨折部位做 2 个切口或用传统的后外侧切口,或用 1 个小切口＋经皮穿刺技术(MIPO)。对于多处骨折集中在一个区域的可做局部小切口。胸骨骨折伴有肋软骨或肋骨骨折的可分别做胸骨纵切口和肋骨切口,也可选胸骨纵向切口向肋骨的延长,用接骨板做胸骨-肋软骨、胸骨-肋骨、肋骨-肋骨的"桥式连接"(图 10-111～图 10-119)。

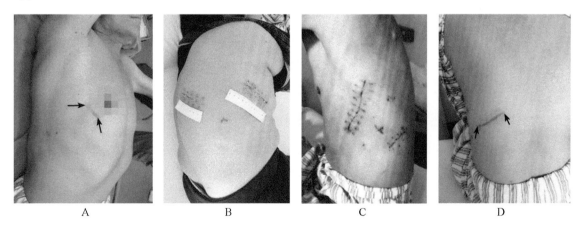

图 10-111 个性化切口

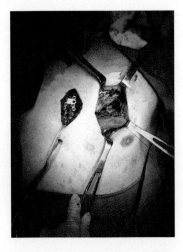
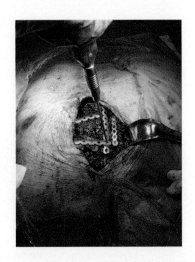

图 10-112　胸骨、肋骨 2 个小切口（劈开肌肉）　　　　图 10-113　正中切口（胸骨-肋软骨-肋骨桥接固定）

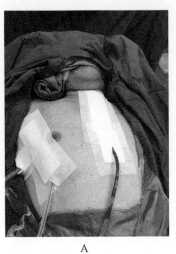
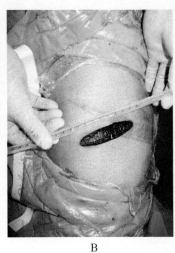
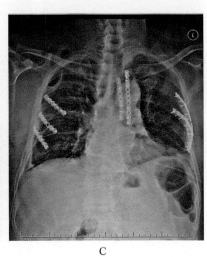

A　　　　　　　　　　　　B　　　　　　　　　　　　C

图 10-114　胸廓碎裂伤的切口

A. 右胸、胸骨切口；B、左胸切口；C、术后胸片

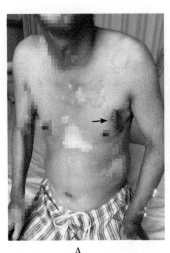
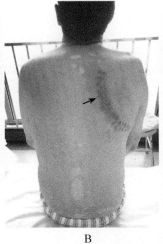
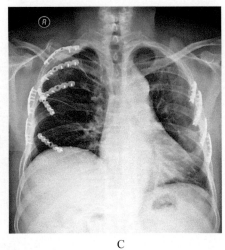

A　　　　　　　　　　　　B　　　　　　　　　　　　C

图 10-115　双侧肋骨骨折的切口

A. 左前胸切口；B. 右后胸切口；C. 术后胸部 X 线片

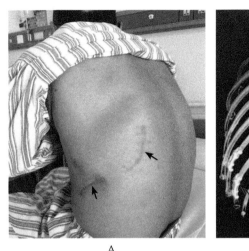
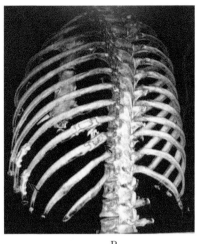

图 10-116　前后 2 处骨折的切口

A. 前后 2 个切口;B. 术后 CT

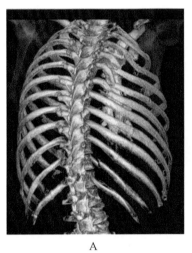
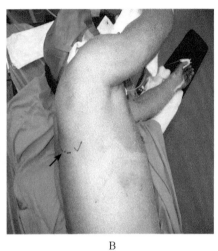
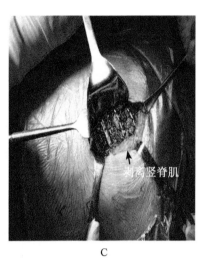

图 10-117　后肋骨折剥离竖脊肌固定(肩胛骨内缘切口)

A. 术前 CT;B. 肩胛骨内缘切口;C. 剥离竖脊肌固定

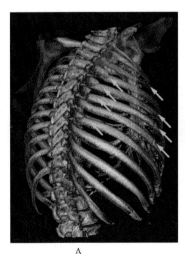
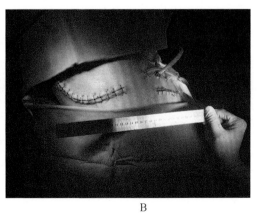

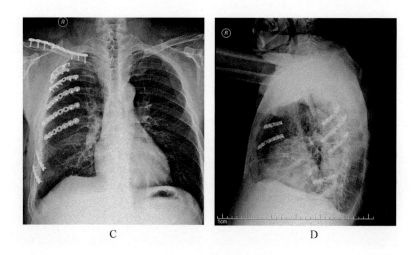

图 10-118   前后骨折的切口

A. 术前 CT;B. 前后 2 个切口;C. 术后胸正位片显示固定骨折 7 处;D. 术后胸部侧位片

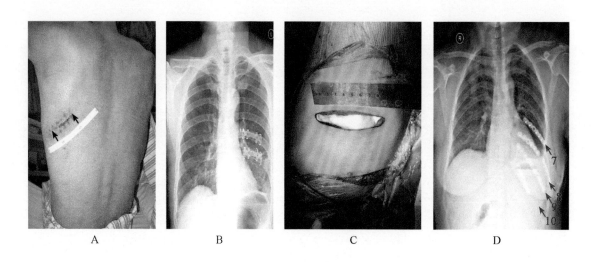

图 10-119   局部小切口

A. 切口长 7cm;B. 术后胸部 X 线片;C. 切口长 8.5cm;D. 术后胸部 X 线片显示固定骨折 5 处

(六)微创技术(MIPO)

关键技术有两点,一是使用直角骨钻和直角螺丝刀,适用于肩胛骨后面的骨折固定;二是使用经皮穿刺的器械钻孔与拧螺钉,缩短切口(图 10-120A~D)。

由于 MIPO 器械较为复杂,需要提前准备,难以唾手可得。有鉴于此,我们采用小切口+经皮穿刺技术(用手术室常用的硬质塑料吸引器管替代金属穿刺套管),同样达到了与 MIPO 相同的缩短切口的效果(图 10-121A~E)

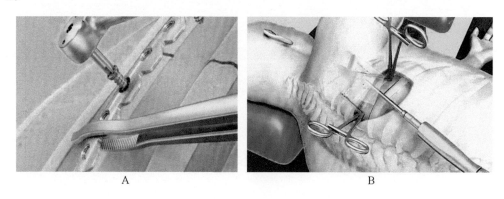

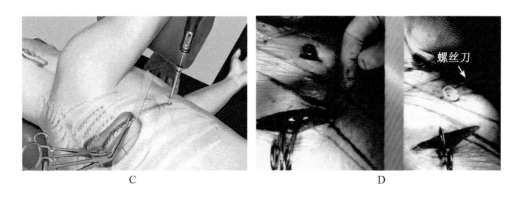

图 10-120 MIPO 技术
A. 90°骨钻、90°螺丝刀;B. 用 90°骨钻、90°螺丝刀固定肩胛骨后面的骨折;C. 经皮穿刺固定骨折;D. 小切口加经皮穿刺固定骨折

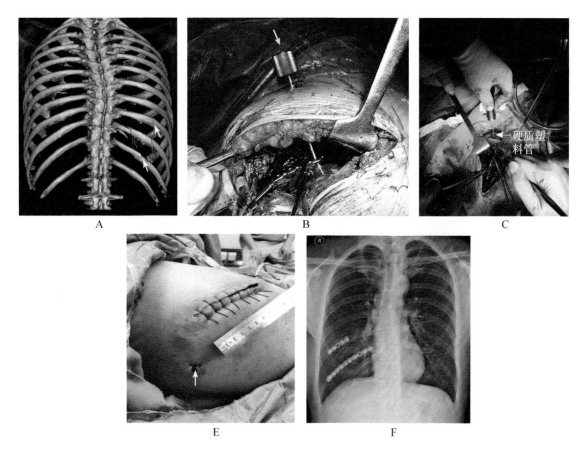

图 10-121 自创的小切口加经皮穿刺技术
A. 术前 CT 显示后肋骨折;B. 经皮穿刺钻孔;C. 经皮穿刺拧螺钉(↑硬质塑料管);D. 小切口、经皮穿刺孔(↑);E. 术后胸部 X 线片;F. 术后胸部 X 线片

(首都医科大学附属北京潞河医院 吴 骏)

第十一节 Matrix RIB 内固定系统的应用

Matrix RIB 内固定系统是解剖型肋骨板的代表。预塑形的钛合金肋骨板比较符合肋骨的生理弯曲度和扭曲度。其使用方法代表了肋骨骨折切开复位内固定术(open reduction and internal fixation,ORIF)的基本操作步骤。

一、手术方法

1. 切口：切开皮肤、皮下脂肪，进入肌层后，沿肋骨长轴方向暴露骨折端。

切口长度的考量：一般固定一处骨折所需肋骨板长度为 5～6cm（骨折两断端各需 2～3 枚螺钉，两钉间距为 1cm），加上皮肤、肌肉还有一定的可牵拉性，所以，同一轴线上相邻 3 根肋骨骨折所需切口长度为 5～8cm。先采用小切口，手指触诊探查后逐渐延长。

2. 骨折复位：不剥离骨膜，不游离肋间血管、神经，以专用的肋骨复位钳牵拉两断端使其解剖复位，同时也解除了骨折端移位造成的肋间血管、神经或肺组织的卡压，如遇骨折端嵌入肺组织，可由此肋间隙打开胸腔，修补损伤的肺组织。

3. 接骨板塑形：选择适合肋骨生理曲度、长度的预成形钛合金肋骨板，用三维塑形钳根据模板对肋骨板进行精准塑形。

4. 肋骨钻孔：肋骨板安放在肋骨表面，限深骨钻行肋骨钻孔、骨孔尺测深。

5. 拧钉锁定：在骨折线两边至少各拧 3 枚自攻锁定螺钉，使肋骨板、螺钉与肋骨形成"三位一体"的骨折内固定，恢复胸廓几何形态。

6. 常规放置肋骨与肌肉间负压引流管。依据术前、术中情况决定是否放置胸腔闭式引流管，逐层缝合伤口，术终（图 10-122～图 10-133）。

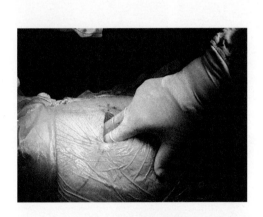

图 10-122　小切口探查

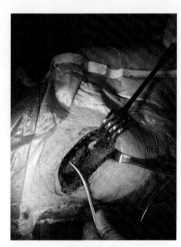

图 10-123　延长切口，显露骨折

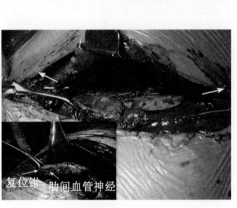

图 10-124　骨折复位（箭头示复位钳牵拉方向、不伤及血管神经）

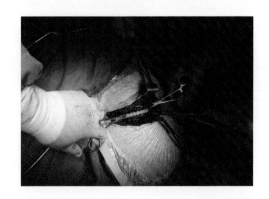

图 10-125　黄色试模测量肋骨形态

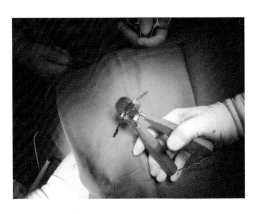

图 10-126　裁断肋骨板

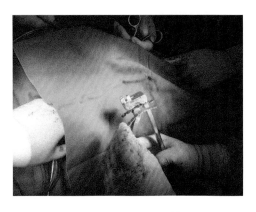

图 10-127　用三维塑形钳精准塑形

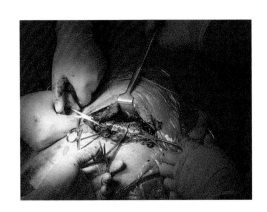

图 10-128　夹板钳夹持肋骨板

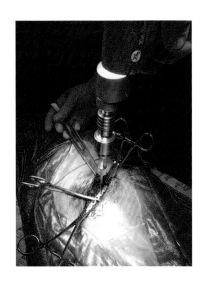

图 10-129　限深骨钻钻孔

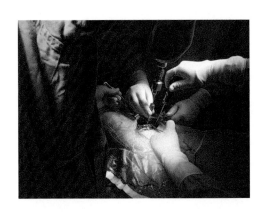

图 10-130　同步拧螺钉和钻孔

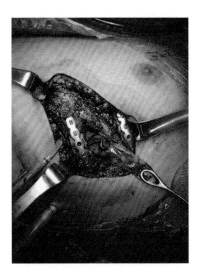

图 10-131　肺牵出修补

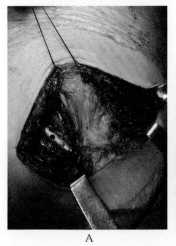 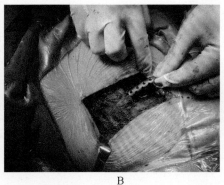

A　　　　　　　　　　　　　　B

图 10-132　剥开肌肉

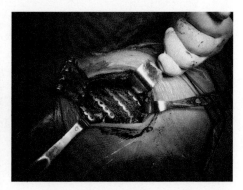

图 10-133　完成肋骨骨折内固定

二、注意事项

1. **产品标识**　不同肋骨弯曲度的钛合金肋骨板用红色和蓝色区分,红色用于右侧肋骨,蓝色用于左侧肋骨,黄色为通用(图 10-134)。

2. **骨折复位**　解剖复位以解除骨折断端对肋间血管、神经和肺组织的卡压。

3. **微创技术**　不剥离骨膜、不用大功率电刀损伤骨膜(<15J),分离或劈开肌肉,其中 MIPO 技术可避免切开更多的皮肤和肌肉。

4. **避免副损伤**　避开靠近肋骨下缘钻孔和拧螺钉,以防止损伤肋骨下缘的肋间动脉和肋间神经,尤其是钻伤肋间血管的大出血,术中不易发现,后果严重。

5. **垂直拧钉**　若偏移角>5°会损伤螺纹("易扣")而导致螺钉无法锁定,或"冷焊接"而不能退钉。

6. **双皮质固定**　产品标配的限深骨钻钻头的长度分别为 6mm、8mm、10mm,可钻透并超过肋骨的双层骨皮质,而螺钉的长度也分别为 6mm、8mm、10mm,加上肋骨板 1.2mm 的厚度,所以,螺钉既可双皮质固定,又不会伤及肺组织。为慎重计,钻孔和拧钉时可请麻醉师暂停机械通气。

7. **预防感染**　因为有植入物,所以要全程无菌操作,可靠止血,缝合软组织不留死腔,留置肌肉与肋骨之间的负压引流(胸壁引流管),可有效引流创腔积血和渗液,防止感染。

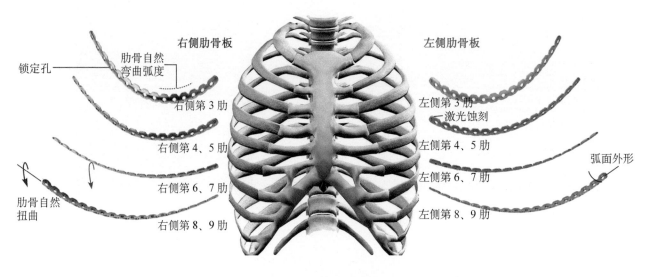

图 10-134　Matrix 肋骨板(红色用于右侧肋骨,蓝色用于左侧肋骨)

8. 植入物安全性　肋骨板、螺钉为钛合金制品(Ti6AI7Nb)，保证了刚性强度，而且肋骨也不如四肢骨骼受力强，肋骨板一般不会断裂；钛合金理化性能稳定，组织相容性好，一般术后无不适感，不影响胸部 X 线片 CT 检查的成像质量。允许在磁场强度 3.0T 以上的磁共振(MRI)机器上检查。所以，一般无须二次手术取出。笔者数百病例中仅有一例在术后一年手术切除胸壁良性肿瘤时取出附近的肋骨板 2 条。所见白色膜状纤维组织包裹下的肋骨板和螺钉形态、色泽如初，肋骨愈合好(图 10-135～图 10-139)。

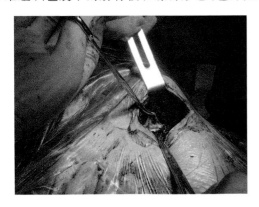

图 10-135　显露肋骨板外的纤维膜

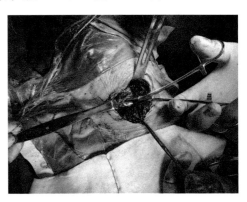

图 10-136　显露肋骨板并取出

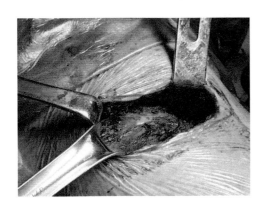

图 10-137　取出肋骨板的骨折愈合好

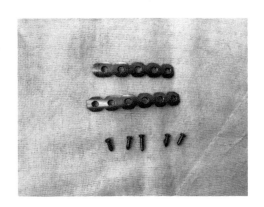

图 10-138　取出的肋骨板、螺丝钉

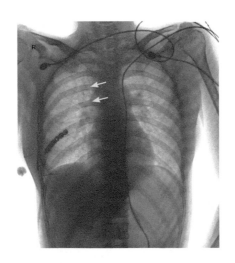

图 10-139　术后胸部 X 线片，箭头处为取出肋骨板的肋骨

三、典型病例

病例一

患者,男,54 岁,工人,机器绞压致左侧多发肋骨骨折、肋软骨骨折、胸骨骨折,左侧胸廓严重塌陷,呼吸困难,低氧血症。同期用 Matrix RIB 内固定系统固定胸骨、肋骨、肋软骨骨折 12 处,包括胸骨-肋骨桥式连接、肋骨-肋软骨桥式连接,用接板 8 条,手术历时 2h 40min。术后 1h 拔出气管插管,第 3 天开始离床活动,第 14 天出院。1 年后复诊,术后胸廓对称,形态正常,肺功能正常(图 10-140～图 10-142)。

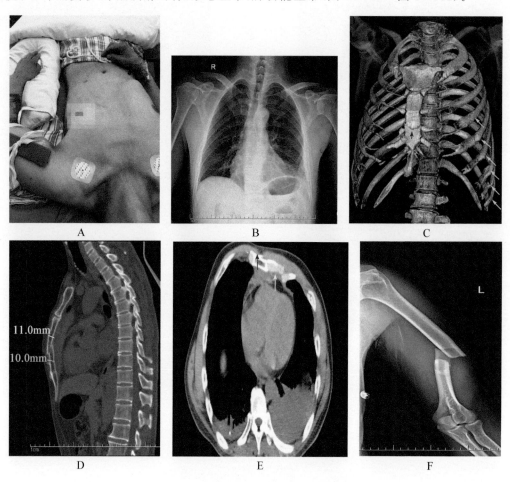

图 10-140　术前

A. 左胸廓塌陷;B. X 线胸片显示胸廓不对称;C. CT 示左肋、胸骨骨折;D. 胸骨骨折;E. CT 示左胸廓缩小(↑示左肋软骨、肋骨骨折);F. 左肱骨干骨折

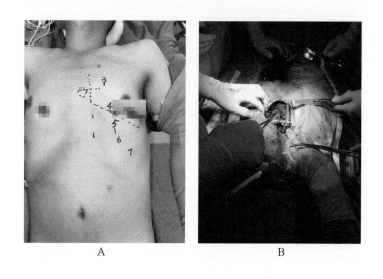

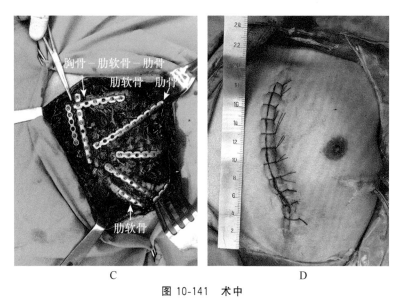

图 10-141　术中

A. 体位、切口设计；B. 胸骨-肋骨桥接；C.8 条接骨板固定；D. 切口长 18cm

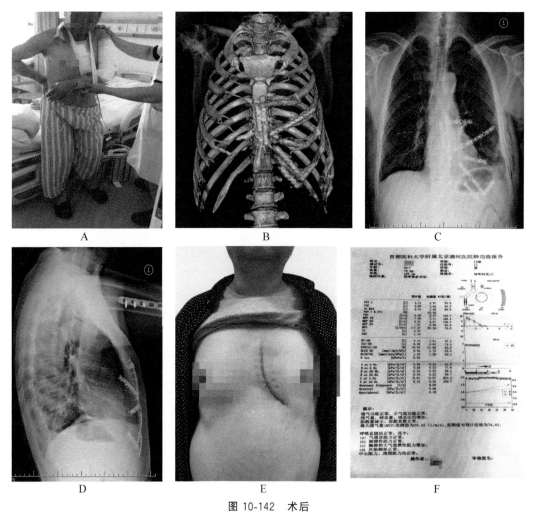

图 10-142　术后

　　A. 术后 3d 离床；B. 术后 CT 胸廓三维重建；C. 术后胸正位片显示胸廓对称；D. 术后胸侧位片；
E. 术后 1 年；F. 术后 1 年肺功能正常

病例二

患者，男，59 岁，双侧多发肋骨骨折、肺挫裂伤、血气胸，呼吸困难，低氧血症。伤后 4h 行双侧肋骨骨折内固定术、胸腔闭式引流术,固定肋骨骨折 13 处,手术历时 3h 10min,术后 9d 出院(图 10-143～图 10-145)。

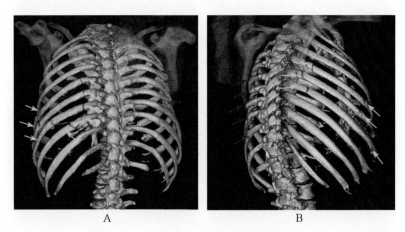

图 10-143　术前
A. CT 主要显示左侧多发骨折;B. CT 主要显示右侧多发骨折

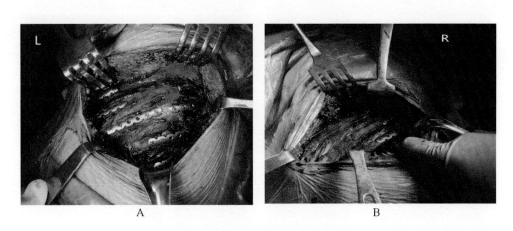

图 10-144　术中
A. 左侧固定骨折 7 处;B. 右侧固定骨折 6 处

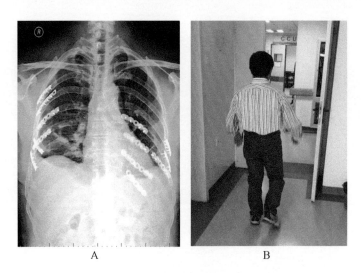

图 10-145　术后
A. 术后胸部 X 线正位片;B. 术后 9d 出院

病例三

患者,女,28 岁,车祸伤,同期行右侧多发肋骨骨折内固定术、肺修补术(扩大肋间破口)加肱骨干骨折内固定术,手术历时 1h 10min(图 10-146～图 10-148)。

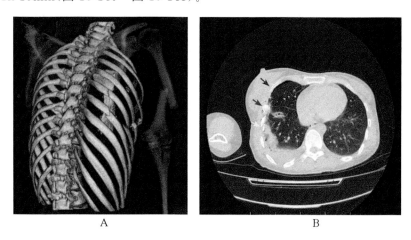

图 10-146　术前

A. CT 显示右侧肋骨、肱骨干骨折;B. CT 显示肋骨骨折、肺挫裂伤(↑)

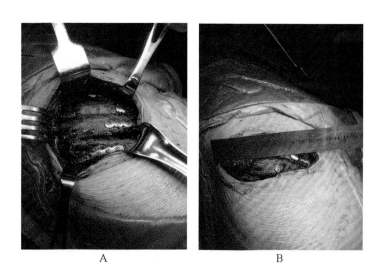

图 10-147　术中

A. 肺修补、肋骨骨折固定;B. 切口长 12cm,固定骨折 6 处

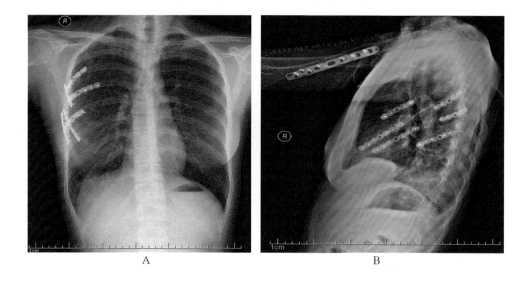

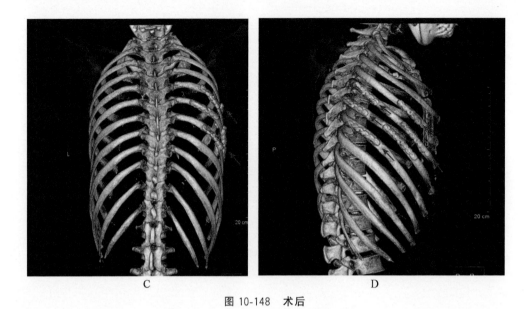

图 10-148 术后

A. 胸正位片显示胸廓对称;B. 胸侧位片显示肋骨、肱骨骨折内固定;C. D. CT 3D 显示胸廓对称、肋骨板(↑)

病例四

患者,男,48 岁,双侧多发多处肋骨骨折,胸骨骨折,胸壁软化(胸廓碎裂型),且有低氧血症,行双侧肋骨＋胸骨联合内固定术,手术历史 3h 12min,术后 12d 出院(图 10-149～图 10-151)。

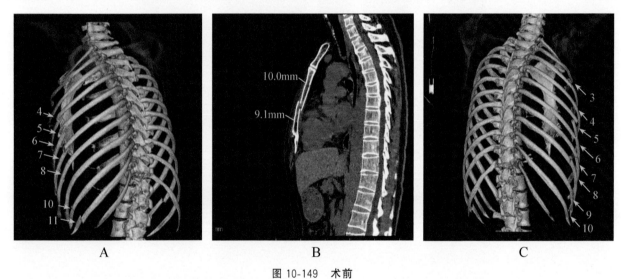

图 10-149 术前

A. CT 示左侧多发肋骨骨折;B. 胸骨骨折;C. CT 示右侧多发肋骨骨折

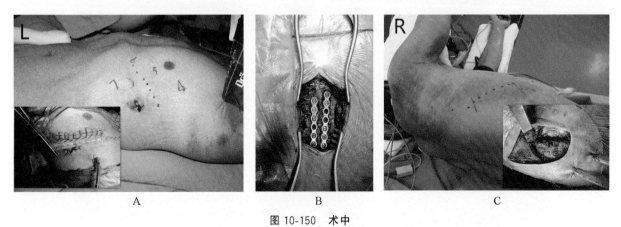

图 10-150 术中

A. 左胸切口;B. 胸正中切口、胸骨骨折内固定;C. 右胸切口,保留肌肉

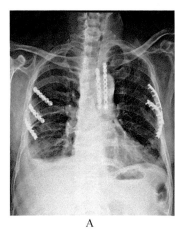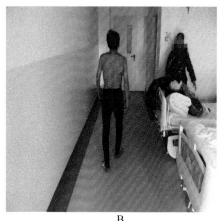

图 10-151 术后

A. 术后胸正位片显示胸廓对称;B. 术后第 12 天出院

（首都医科大学附属北京潞河医院 吴 骏）

第十二节 围术期处理

一、抗菌药的预防应用

SSRF 并不完全是I类切口,术前已经置入的胸腔引流管、已有的气胸、肺不张与肺感染以及皮肤等软组织伤口等,使手术切口为II类。内固定材料的植入陡增了细菌感染风险。抗菌药的预防应用也属必要。

1. 头孢唑林 目前尚鲜有 SSRF 预防性应用抗生素的研究报道。然而,参考其他有植入物的手术,如心脏瓣膜置换术、骨科内固定物植入术的常规,术前、术中应用头孢唑林已被证明可显著降低术后外科手术部位感染、脓毒症和死亡率。

2. 万古霉素 可以预防因为一个或多个危险因素增加的耐甲氧西林金黄色葡萄球菌（MRSA）引发的外科手术部位感染。

二、静脉血栓栓塞的预防

低分子量肝素（LMWH）可减少创伤患者的静脉血栓栓塞(VTE)风险。同时还有阶梯式弹力袜、床上主动或被动肢体运动、早日离床活动等综合措施。无特殊情况,术后次日即应离床活动。

三、肺保护与肺部并发症防治

合理有效的疼痛管理措施,可消除因疼痛引起的呼吸受限、咳痰无力。雾化吸入给药解除反应性气道高张高阻反应和稀化痰液,拍背协助咳痰,必要时纤维支气管镜吸痰,鼓励尽早离床活动。如有感染证据则根据药敏结果选用合理的抗菌药。

四、机械通气的管理

术后应尽早拔出气管插管。必须机械通气的患者也应创造条件,不失时机地脱离呼吸机。

五、引流管的管理

有手术侧胸腔闭式引流者,若病情允许,可在手术前 24h 拔出胸腔引流管。术前无血气胸、术中壁层胸膜无破损者可以免置胸腔闭式引流管。胸腔闭式引流液低于 100ml/d、胸壁负压引流液低于 20ml/d,可分别拔管。

六、伤口处理

术中止血彻底,缝合不留死腔,术后有效引流渗液。如有感染不得已时可拆除固定物。

七、体位与其他保护

剧痛不能搬动或不能平卧的患者,可在手术车上麻醉、气管插管后搬到手术台。注意搬动时对脊柱、四肢、锁骨骨折的与保护,防止加重原有的损伤。例如,使用颈托、保护好临时支具、轴位翻身等(图 10-152～图 10-155)。

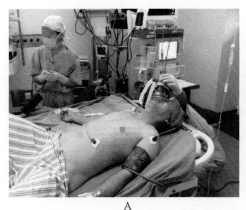
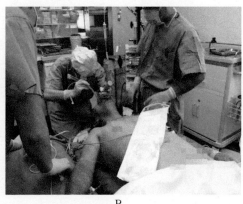

图 10-152　避免搬动引发剧痛,先在手术车上麻醉插管

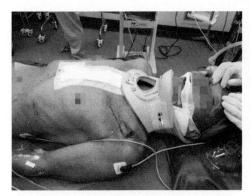

图 10-153　颈托保护

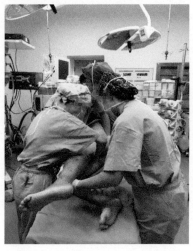

图 10-154　合并脊柱骨折的轴位翻身

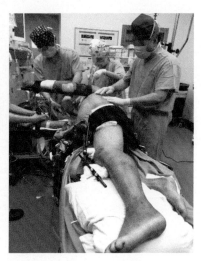

图 10-155　轴位翻身,保护大腿骨折的外固定架

(首都医科大学附属北京潞河医院　吴　骏)

第十三节　肋骨骨折、胸骨骨折内固定并发症

骨折内固定技术除支持作用外,还有维持整复后位置、防止骨折移位的作用,使骨折早期保持其在解剖学和功能上的整体性以利于愈合。随着骨折内固定技术的不断发展,其术后并发症也日益引起重视。

一、感染

术后感染是骨折内固定术后比较严重的并发症。一般认为控制感染可以通过以下几个方面:①严格把握手术指征。活动性感染和骨髓炎应是内固定的绝对禁忌证,而局部软组织条件不佳,则应视为相对禁忌证,待皮肤创面愈合,水疱、水肿消退后再手术。②开放性骨折应尽早彻底清创。超过 12 h 以后伤口感染率剧增。清创后伤口张力大,闭合困难,应采用成形技术无张力下闭合伤口,以免伤口张力过大,皮瓣坏死而感染。③缩短手术操作时间。④早期合理应用抗生素。一旦发生感染,应尽快敞开全创面,以笔者的经验,内固定物可不必马上取出,如果换药后伤口很快变得新鲜,无脓性分泌物,肉芽组织爬上内固定物,则内固定物可不取出(图 10-156),如果创面始终灰暗,有脓性分泌物,则应尽快取出内固定物。为减少医师的劳动强度,早期可应用封闭负压引流技术,它是用特殊材料的泡沫敷料填充创面,再用生物半透膜封闭,敷料内引流管接负压和冲洗,可彻底清除伤口渗出物,促进创面愈合(图 10-157),我们采用此方法,4 例内固定术后伤口感染患者中 3 例未取内固定物,1 例取出内固定物后,伤口愈合。

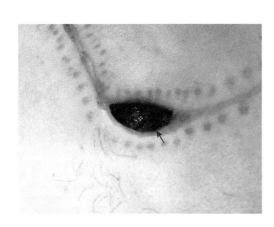

图 10-156　伤口感染(箭头所示为肉芽包埋的钢板及螺钉)

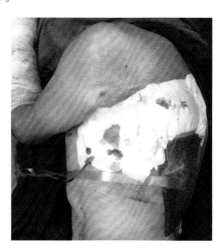

图 10-157　伤口封闭负压引流技术

二、金属反应

体液是一种腐蚀性极强的电解质溶液,当体液与金属接触就可能发生均匀腐蚀、电偶腐蚀、点蚀、缝隙腐蚀、磨蚀、晶间腐蚀、应力腐蚀开裂和腐蚀疲劳,其中以点蚀、电偶腐蚀及应力腐蚀开裂的危害最为常见。目前预防腐蚀的主要方法如下:①内固定材料选用抗蚀损的合金,使其有较高的强度和较好的生物相容性。②正确选用内固定材料,避免应力集中。内固定材料不宜临时折弯使其定型,这样会损伤钢板内部结构发生应力微电池,在钢板内引起电解蚀损作用。③改善手术技巧。④减少金属表面损伤,保护钝化膜。⑤避免使用不同金属,否则将发生电位差形成电解蚀损。因此,肋骨骨折应尽量避免钢板和环抱器混用,如果应用,应早期取出。

三、内固定失败

常见内固定失败的原因包括螺钉松动、断裂,钢板折断、折弯等,这些并发症除内固定材料的选择外,很大程度上与选用的内固定类型、手术技巧和术后功能锻炼有关。减少手术并发症的方法:①已完全游离的破碎小骨片需要彻底清除,有软组织相连的碎骨可置入骨折断端之中,大致摆拼复位,必要时用丝线捆绑后使用环抱器或钢板,此种情况下不宜用可吸收肋骨钉;②凡骨折有缺损时,必须短缩肋骨填充缺损间隙使之具有支撑力,否则缺损过大容易导致不愈合而且也易发生钢板断裂和折弯(图 10-158);③螺钉尽量不要打在肋软骨上,防止脱落(图 10-159);④严重骨质疏松患者胸骨骨折应采用钢板螺钉系统固定,尽量避免使用钢丝系统,防止哆开胸骨,造成内固定失败。

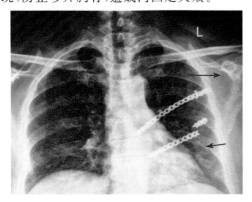

图 10-158　钢板断裂(箭头所示)

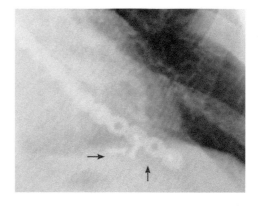

图 10-159　螺钉移位(箭头所示)

四、畸形愈合或不愈合

畸形愈合或不愈合的原因为内固定物强度不够或内固定物移位。如果所选用的内固定物本身不合要求,或金属发生疲劳断裂,无法对抗邻近肌肉的拉力,则必然难以维持其原有对位。如果术后辅以确实的外固定,可获得良好的解剖复位,否则易形成畸形愈合或不愈合。而肋骨不同于其他骨骼,术后无法实施有效的外固定。受生理性呼吸及清醒状态下咳嗽、排痰等生理需要的影响,自肋骨固定完成起内固定物与骨折段即一起处于持续的微活动状态之中,特别是在环抱器内固定中,术前对患者肋骨的粗细程度估计不足,备用的消毒好的环抱器型号或数量不足。术中选择型号偏大时,环抱器钩爪不能紧抱肋骨缘,即使可通过增加爪内抓持的软组织而获得暂时性的稳定,但在呼吸及咳嗽等生理活动后仍可能出现环抱器松脱及骨折点再次错位。选择型号偏小时,环抱器复形过程中钩爪不能充分复位,抓稳肋骨的上下缘也可导致固定不稳。如果勉强复位后钩爪过度挤压骨缘皮质,也可能导致局部骨皮质吸收而继发性的引起固定器抓持力下降,在持续微活动状态下也可能造成环抱器松脱。当骨折位于前侧肋时,可应用胸壁护板减轻骨折端的张力,有效地促进愈合。

(北京积水潭医院　张　强)

第十四节　聚左旋乳酸可吸收肋骨钉固定多发性肋骨骨折

一、聚左旋乳酸可吸收肋骨钉的特性

1. GRAND FIX 可吸收肋骨钉的原料是从植物树脂中提取合成,具有安全无毒的特点,注册名称来源于原料成分——植物树脂聚乳酸三种异构体中的左旋聚乳酸(PLLA),GRAND FIX(刚子)初期力学特性同金属相比更接近人体骨骼,无须担心因应力遮挡而引起周围的骨骼脆弱。严格上讲,材料吸水后,分子链开始断链时其开始降解,当分子量跌到一定水平时强度开始下降,早期强度缓慢下降,中期快速下降,晚期完全崩解成碎片甚至消失,最终分解成水和二氧化碳,通过汗液、尿液和粪便排出体外。

2. 犬的肋骨髓内插入 PLLA 及不锈钢材料 2 年间观察评估过程如图 10-160～图 10-163 所示。

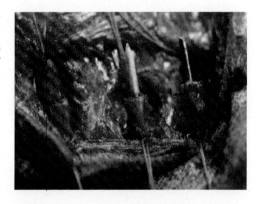

图 10-160　PLLA 及不锈钢材料插入对照

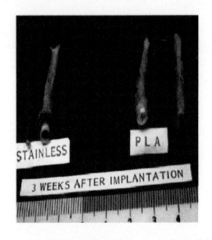

图 10-161　3 周后在肉眼下所见:PLLA 与肋骨骨质一体化而金属与骨质吻合性差,并有脱落

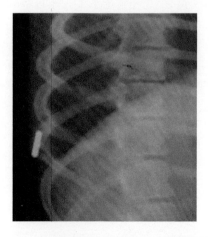

图 10-162　4 个月后的 X 线观察:PLLA 结合部生长良好,不显影;金属接合处出现脱落。金属材质与骨质弹性模量差别较大,易导致骨质脆弱、伪关节形成等

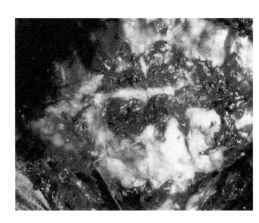
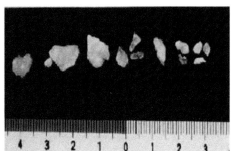

图 10-163　犬的胸部置入 PLLA 材料并追踪观察,2 年后置入物一点点龟裂并崩解成细小的块状物

3. 聚左旋乳酸可吸收肋骨钉降解过程如图 10-164～图 10-166 所示。

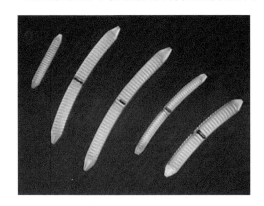

图 10-164　初始形态

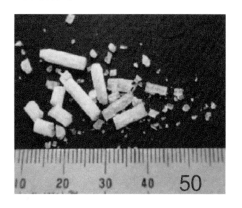

图 10-165　27 个月后的形态

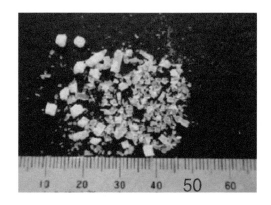

图 10-166　30 个月后的形态

二、PLLA 内固定的优点

1. 患者恢复快,固定即时减轻胸痛症状,改善呼吸深度,改善湿肺,帮助排痰。

2. 对 MR 或 CT 三维重建成像无干扰。

3. 可吸收,无须二次手术取出内固定物。

4. 肋骨髓内轴向固定,符合力学原理,效果确切、稳固,术后无异物感。

5. 操作简单,固定即时恢复肋骨连续性,恢复胸廓外形。

6. 纠正反常呼吸运动,改善肺通气储备功能,减少使用呼吸机的时间。

7. 并发症少,有效缩短卧床时间和住院时间。

三、适应证

笔者结合肋骨骨折骨钉特点、长度将其分型:①无移位的横断或劈裂骨折;②断面相对较齐且有移位的横行骨折;③小于1cm劈裂或斜行移位骨折;④大于1cm劈裂或斜行移位骨折;⑤高位骨折或远离切口;⑥多发肋软骨骨折或合并线形有移位的胸骨骨折;⑦粉碎性骨折;⑧双侧骨折;⑨肋骨骨折合并复合伤。

对于断面相对较齐的有移位横行骨折;1cm以内较短的劈裂或斜行骨折;线形胸骨骨折。上述骨折,由于肋骨钉方便快捷可靠,我们认为是首选适应证,在骨钉型号上尽量选择粗长骨钉固定较稳妥。

对粉碎性骨折和大于1cm较长的劈裂斜行骨折,由于髓腔劈裂,现有骨钉长度插入髓腔较短,稳定性差,不宜采用。软骨部骨折因没有髓腔,钻孔插钉时易劈裂,我们用自制空芯针头掏出凹槽再插入固定,效果满意,但尽量选择较细骨钉或直接用带针粗线缝合,老年人骨皮质较薄,也易插劈裂,对此类骨折应慎重选用,如发现劈裂不可勉强固定,及时选择其他固定方法,双侧骨折要考虑变换体位对已固定的骨折造成移位出血。

四、植入操作方法

1. 开放手术切口:开放手术常要离断部分肌肉,前胸部手术可整块游离胸大肌,显露骨折断端,实际操作中可根据骨折形态特点作如下变形。

(1)以后外侧"～"切口为基础的变形切口,如形似"⌒""⌣""⌐""⌐""⌐""⌒""S""丿""丶""⌒"的切口。

(2)以垂直切口为基础的变形切口,如形似"L""⌐""T""〔""〕""╟""╢"的切口。

2. 尽量使切口通过胸壁软化区中轴线,同时照顾上下骨折肋骨,以方便固定为原则,剖胸探查行血块清除、止血及相应的肺、支气管、膈肌、心脏等手术,根据病情及患者经济条件可选择性固定重要的影响稳定性的骨折肋骨,选择适宜型号骨钉,骨钉选择方法:①直径选择,根据肋骨横断面髓腔的形状和大小选用方形截面肋骨钉,肋骨体及靠近胸椎的肋骨角段选用长方形截面肋骨钉,如3cm×2cm、4cm×3cm;②长短选择,根据肋骨骨折形状选用,横断型肋骨骨折或肋骨离断可选27mm和34mm,骨折线长度不超过10mm的斜行骨折多选用38mm。

3. 扩髓:肋骨骨折时一般先将骨折端上下错位,根据肋骨截面形状,选用合适型号的骨孔尺,用骨孔尺两侧刀刃分别在肋骨两断端的髓腔依次戳孔扩髓,再根据骨孔深浅选用合适的肋骨钉。

4. 将骨钉插入后拉拢捆绑。

操作示意图如图10-167～图10-170所示。

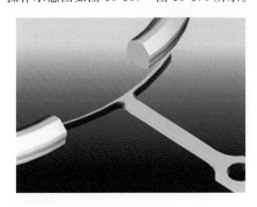 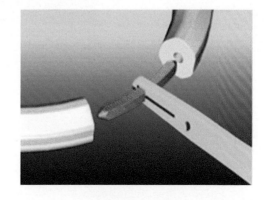

图10-167　扩髓　　　　　　　　　　　　　图10-168　插钉

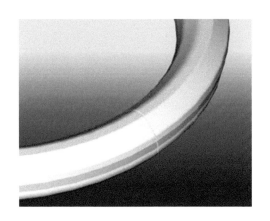

图 10-169 拉拢

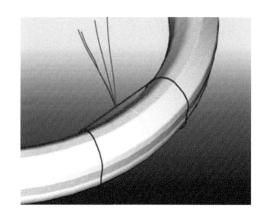

图 10-170 捆绑

五、术后处理

术后肺挫伤不重、胸廓稳定的患者,多不需要特别处理,术后加强呼吸道管理,鼓励患者早期下床活动及咳嗽,并行雾化吸入,协助排痰和对症处理,常规应用抗生素,预防肺不张及肺部感染等并发症,2~7d 拔除胸腔引流管,复查胸部 CT,及时处理胸腔积液和肺不张等。但对于连枷胸创伤性湿肺较重的患者,术后短时间的机械通气是有益和必要的,可缩短连枷胸患者使用呼吸机辅助呼吸的时间和入住 ICU 时间,缩短患者的住院时间,间接减少住院医疗费用,对改善呼吸功能有重要的意义。

(赤峰学院附属医院 苏志勇)

第十五节 记忆合金环抱器治疗多发肋骨骨折连枷胸

肋骨骨折在胸部创伤中最常见,对多根、多处肋骨骨折患者,由于材料科学的进步、治疗观念的改进,采用手术内固定肋骨骨折已成为治疗严重胸部创伤的趋势,尤其是治疗连枷胸的一个发展方向。记忆合金肋骨环抱器是近年来出现的一种新型固定材料,对多发性肋骨骨折,特别是伴有浮动胸壁、连枷胸的患者应用记忆合金环抱器手术内固定是一种比较理想的治疗方法。其原理是记忆合金在形状恢复过程中可产生恢复力,且只要这种形状未完全恢复,恢复力就会持续产生。肋骨固定时,记忆合金在热盐水的作用下升温产生恢复,但骨骼限制其完全恢复,这样在骨折处就产生了动态持续性的钳夹力,而达到固定骨折的作用。目前市场上环抱器厂家较多,但主要分两大类:一类是记忆合金;另一类是普通合金材料。

一、手术内固定的优点

手术内固定能迅速恢复胸廓解剖形态,纠正胸廓畸形,增强呼吸原动力,减轻疼痛,避免肋骨断端对胸内器官的继发性损伤,改善呼吸循环功能,手术时不需在肋骨上钻孔、剥离骨膜,仅需少许剥离断端肋间肌,因此对肋骨骨膜、髓内外血管等损伤小,不影响骨折断端血液供应,有利于骨折愈合。记忆合金肋骨环抱器耐磨损、耐腐蚀、固定牢靠,同时具有较好的组织相容性,在体内异物反应小,术后疼痛缓解明显,有利于咳嗽、排痰和早期下床活动,显著降低肺部感染、肺不张、ARDS 等并发症的发生率和病死率,大大缩短其住院和康复时间,同时其操作简便、创伤小,一般不需要再次手术取出,可避免二次手术给患者带来的不必要的痛苦和经济负担。有试验显示,其还可减少感染和再骨折的风险,促进骨折的早期愈合,缩短骨折愈合周期。

二、手术适应证

手术适应证:①多根多处肋骨骨折导致连枷胸者;②骨折断端移位明显或刺破胸腔内器官可能性极大者;③疼痛剧烈,影响呼吸或强烈要求手术者;④有剖胸探查指征者;⑤胸廓明显畸形,对美观要求较高者。这里需特别提及的是对于大于 1cm 劈裂或斜行移位骨折,粉碎性骨折环抱器在提高固定稳定性上有其独到优势。

三、植入操作方法

1. 开放手术切口:开放手术常要离断部分肌肉,前胸部手术可整块游离胸大肌,显露骨折断端,实际操作中可根据骨折形态特点作如下变形。

(1)以后外侧"～"切口为基础的变形切口,如形似"⌒""⌣""╌""┐""┗""⌒""S""╲""╰""╱"的切口。

(2)以垂直切口为基础的变形切口,如形似"L""┘""T""〔""〕""├""┤"的切口。

2. 尽量使切口通过胸壁软化区中轴线,同时照顾上下骨折肋骨,以方便固定为原则,剖胸探查行血块清除、止血及相应的肺、支气管、膈肌、心脏等手术,探查肋骨骨折数目、部位和错位情况,自上而下显露肋骨骨折端,根据病情及患者经济条件可选择性固定重要的影响稳定性的骨折肋骨,选择适宜型号骨板,选择方法:①曲度选择,根据骨折的弯曲角度来选择;②长短选择,骨折线的劈裂长度选择,一般超过骨折线断端大于30mm;③宽度选择,根据骨折肋骨宽度、厚度选择,使其能将骨折肋骨充分抱拢;④选择抱拢爪的长度,目前厂家提供的产品,抱拢时爪部的长度对于一些肋骨宽大的男性患者,特别是后肋存在着一定的设计缺陷,往往和部分患者不能充分抱拢而使爪部抠入肋骨皮质中。

3. 准备固定的肋骨远近端分别剥离骨膜约3cm,给予解剖复位,测量肋骨横径,取相应型号的镍钛记忆合金环抱器置于0～4℃的无菌冰盐水中浸泡3～5min,用撑开器分别将齿臂缓慢撑开,使其每对齿臂开口略大于肋骨横径,快速扣于肋骨断端,用40～45℃的温盐水纱布热敷,张开的齿臂逐渐回缩,很快恢复为闭合状态,将骨折断端牢固固定。同法依次固定其余骨折肋骨。内固定重点为第3～9肋,原则上以矫正连枷胸、胸廓成形为目的。在具体操作时我们认为还需注意以下问题:①选择合适型号、曲度,变形撑开要适度,以免影响还原;②操作要准确迅速,以免因时间延长、温度影响而使记忆合金还原,延长手术时间;③固定时环抱器的抓脚应紧贴肋骨背面,避免记忆合金还原造成肋骨劈裂;④避开肋间血管及神经,以免引起术后局部缺血或疼痛。

四、术后管理

术后加强呼吸道管理,鼓励患者早期下床活动及咳嗽,并行雾化吸入、协助排痰和对症处理,常规应用抗生素,预防肺不张及肺部感染等并发症,2～7d拔除胸腔引流管,复查胸部CT,及时处理胸腔积液和肺不张等。对术前即合并ARDS、肺部感染及肺功能差的患者,术后常规给予呼吸机辅助呼吸。而术后环抱器松动、断裂及再骨折等并发症多与环抱器型号选择不当或术中操作不当有关。

五、典型病例

病例一
左胸部创伤连枷胸如图10-171,图10-172所示。

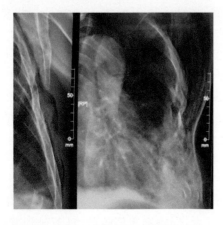
图10-171 术前胸正位片连枷胸

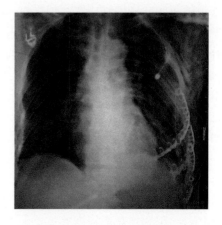
图10-172 内固定后胸正位片

病例二

多发肋骨骨折伴血胸如图 10-173～图 10-175 所示。

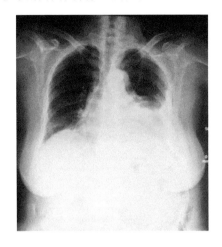

图 10-173　术前胸正位片连枷胸

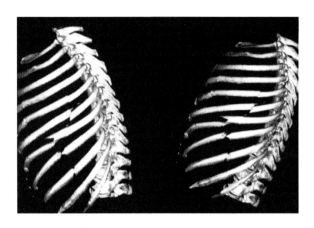

图 10-174　术前 CT 三维重建

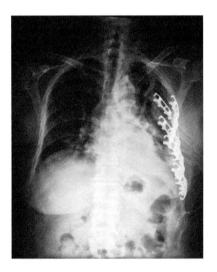

图 10-175　术后胸正位片

（赤峰学院附属医院　苏志勇）

第十六节　钛合金肋骨锁定板隧道式肋骨骨折内固定

多发性肋骨骨折临床非常多见,对于多数合并有血气胸、连枷胸和胸廓畸形的患者来说,采取一般的治疗,如应用多头胸带或弹力胸带外固定待其自行愈合效果差、恢复慢,严重影响患者的生活质量。患者的肋骨骨折数量越多,患者的生活质量越差。尽管多发性肋骨骨折是否需要切开复位和内固定存在争议,但是为达到消除浮动胸壁、连枷胸,尽可能减少风险,缓解患者的痛苦,目前采用内固定器械进行手术内固定已成为趋势。

多发性肋骨骨折内固定手术的目的主要是稳定胸壁,尽可能地恢复胸廓原有形态,消除反常呼吸运动,通过内固定手术稳定骨折端,消除骨折引起的异常活动刺激,有效缓解疼痛,有效预防肺不张和肺部感染。肋骨骨折内固定材料有多种,如钢丝、克氏针、可吸收骨钉、薄形钢板、环抱器等,目前钢丝、克氏针、可吸收骨钉已经很少应用。其中镍钛合金环抱器手术操作简单,术中不需要过多剥离骨膜,极大地减少了手术创伤,并缩短了手术时间,降低了手术风险。但是由于环抱器容易卡压肋间神经,术后有疼痛不缓解的可能,目前笔者所在科室已经应用较少,只在第 3 肋以上的高位的肋骨骨折中有应用。

近年来采用的钛合金肋骨锁定板行肋骨骨折内固定,对于一些难以复位和多根多处骨折的病例有较好的治疗效果。术中根据肋骨直径大小、形状及骨折类型选择合适的内固定器,稳定骨折端,有效地恢复了胸廓完整性,消除了反常呼吸运动,促进肺组织良好膨胀,降低肺部并发症,同时改善胸廓外观,起到美容和整形作用。同时,由于肋骨为板状骨,采用锁定型钢板系统,可以避免术后钢板移位和螺钉脱落。

隧道式内固定技术,可以避免因手术切口过大而增加创面的不利因素,减少创伤、胸壁疼痛,从而促进患者早期恢复。术中由于患者肋骨骨折不在一个平面,所以切口的选择无法按照常规的切口完成,通过游离骨折端,定位后,在定位皮肤处行皮肤隧道进行螺钉固定,减少了再用切口而带来的伤害,避免更多切口而导致的胸壁肌肉损伤。尤其对于靠近脊柱的肋骨骨折固定,优势在于切口小,避免对椎旁神经损伤和局部的感染。笔者所在医院对多例患者施行该手术,疗效满意。

该技术治疗多发性肋骨骨折具有创伤小、操作简便、安全、固定可靠、组织相容性好及并发症少等优点,且利于促进骨折愈合和呼吸功能改善,对于多发肋骨骨折,特别是伴有浮动胸壁、连枷胸、血气胸等并发症的患者是一种比较理想的治疗方法。

手术方法:患者取侧卧位,结合 CT 和手指触摸肋间定位手术切口,根据骨折的部位和形状选取中心位为切口,可以采用横切口或纵切口,游离皮下和基层,沿肌间隙和肌肉纹理解剖,避免断裂肌肉,对于远离切口中心的,采用隧道式肋骨骨折内固定系统完成固定。骨折错位明显的,沿骨折线切开骨膜,显露骨折断端即可,不做过多游离,以复位钳牵引复位。内固定材料(图 10-176)选用辛迪斯钛合金肋骨锁定板固定系统(Matrix RIB),根据肋骨形状选用相应的肋骨固定器,以限深钻头钻透肋骨骨板,用 6~8 枚长度 8mm 直径 3mm 的锁定钉固定,注意避开骨折端。放置肌间隙下负吸引流装置,缝合切口,常规放置胸引管,2 例行四肢骨固定。术后常规行骨折肋间椎旁神经阻滞镇痛治疗(图 10-177~图 10-179)。

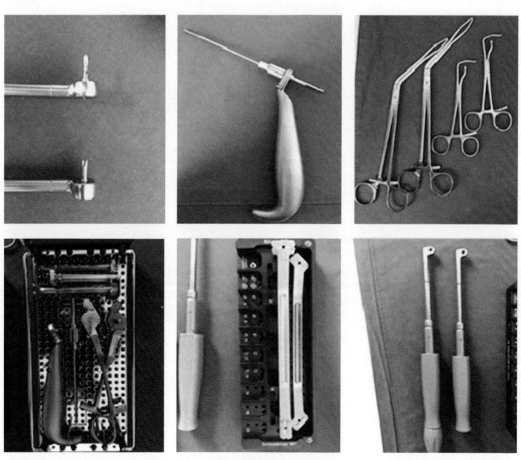

图 10-176　手术中用到的专用器械

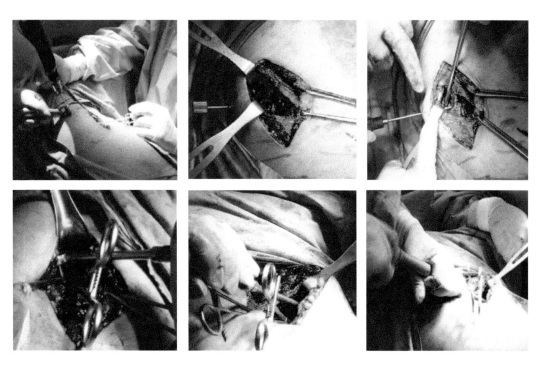

图 10-177 术中的操作图片

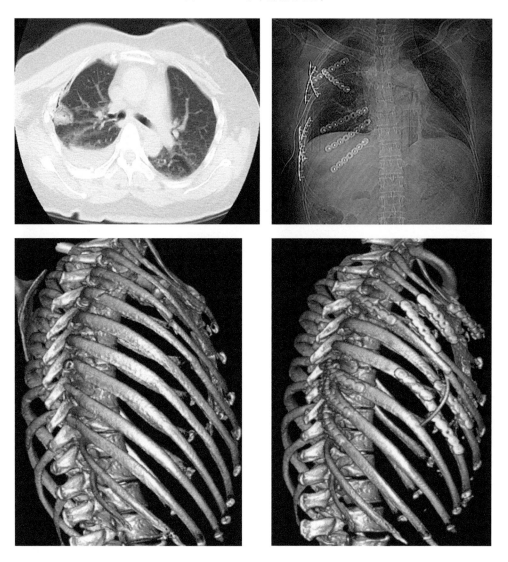

图 10-178 手术前后的图片

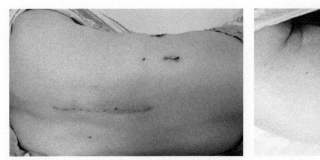
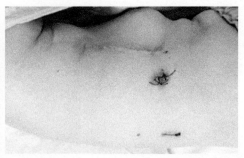

图 10-179　术后伤口图片

（上海交通大学附属第六人民医院　成少飞）

第十七节　可吸收线捆绑肋骨骨折对肋间血管神经和术后疼痛的影响

一、肋间血管、神经的解剖学特点

肋间动脉（肋间后动脉）自胸主动脉发出后，向外前行达肋角附近，分为上、下两支，上支紧贴肋沟往前，下支沿下位肋上缘前行。上下两支于肋间隙前 1/3 处与起自胸廓内动脉的肋间支吻合形成动脉环。在行程中，其发出肌支、骨膜支、胸膜支和肋骨滋养动脉等。其分支分布于肋骨、肋间肌、壁层胸膜及胸壁浅层组织，分支间也有丰富的相互吻合。营养肋骨的主要血管有肋骨滋养动脉及肋骨骨膜动脉，肋骨滋养动脉多数发自肋间动脉上支，也有少部于肋间动脉下支发出，于肋骨的滋养孔进入并营养肋骨，亦有分支上行至上位肋内面进入肋骨滋养孔内。肋骨几乎全程均有滋养孔存在，以肋骨中段最为集中，所以肋骨的滋养动脉非常丰富。肋骨的骨膜动脉起源于肋间动脉的骨膜支，骨膜支动脉非常丰富，且相互吻合连成网状。综上所述，肋骨具有双重的血液供应，同时在肋骨前、后两个方向及相邻肋间均有血液供应（图 10-180）。

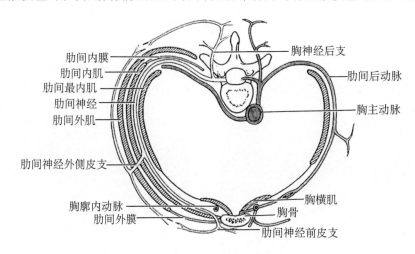

图 10-180　肋间血管、神经解剖

肋间神经为第 1～11 对胸神经走行于相应的肋间隙内。第 12 对胸神经前支走行于第 12 肋下方，故称为肋下神经。肋间神经和肋下神经均为胸神经前支，与肋间动脉、静脉伴行。在肋角的内侧，位于肋间隙的中部，与肋间静脉的排列次序不定。在肋角前部，沿肋下缘前行，走行于肋沟内，位于肋间内肌和肋间最内肌之间，其排列关系自上而下为肋间静脉、肋间动脉和肋间神经（图 10-181）。肋间神经沿途分支支配肋间肌、胸横肌等。在腋前线附近分出外侧皮支穿至皮下，第 2 肋间神经的外侧皮支较粗大。横过腋窝底至臂内侧，与臂内侧皮神经相连，称为肋间臂神经。肋间神经末端在胸骨侧缘向前发出前皮支，穿至胸前壁皮下。下 5

对肋间神经和肋下神经的前段离开肋间和肋下,向前下入腹壁,分布于腹肌和腹壁的皮肤。肋间神经的营养动脉主要来自肋间后动脉及其分支(肌间支、胸膜支等),全程有多支营养动脉进入。

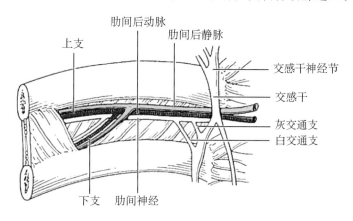

图 10-181 肋间血管、神经排列顺序

二、外伤致肋间神经痛的病理机制

神经卡压病变的致病因素有神经缺血和机械性损害。肋骨骨折断端错位可使肋间神经直接损伤或受压,导致神经局部损伤缺血,继而出现受压轴索、轴浆流受阻,神经水肿,而这种卡压如果严重持久存在,可出现华勒(Waller)变性,神经纤维发生脱髓鞘改变,远端轴索崩解,髓鞘出现轴索及其所属髓鞘发生变性、崩解,并被细胞吞噬,由此出现顽固性肋间神经痛。

三、肋骨骨折固定术中可吸收线捆绑固定

肋骨为扁骨,骨折面常为斜形或不规则形,特别是胸腔镜手术切口狭小,骨折断端止血、牵引复位是主要难点之一,另外如何更好地显露、安放骨折固定物并保证术后不发生肋骨再次错位和固定物移位、脱落等,也都是术者需要考虑的重要问题。目前手术中常用的方法是应用 1 号可吸收线辅助捆绑固定。

1. 手术方法 胸腔镜下在骨折断端两侧距离肋骨断端 2～3cm 处,分别应用穿刺引线器距肋骨上下边缘 0.3～0.5cm,将可吸收缝线穿梭捆绑于肋骨上,保护肋骨骨膜,剥离肋骨断端 1.5cm;向两侧牵拉捆绑于肋骨的可吸收线使骨折对位并充分显露骨折断端(图 10-182),植入内固定物,最后将可吸收线加固捆绑在整段骨折肋骨处(图 10-183)。

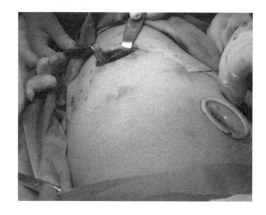

图 10-182 可吸收线牵拉肋骨断端

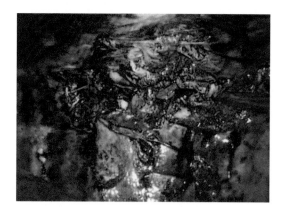

图 10-183 肋骨纺织捆绑

2. 肋骨捆绑的优点 可吸收线捆绑肋骨因其在骨折牵开对位、植入固定物时持续牵引而保证远期手术效果,同时能够预防术后肋骨骨折再次错位,肋骨固定物移位、脱落等。

同时,肋骨具有骨膜支及滋养支血管双重的血液供应,在肋骨前、后两个方向及相邻肋间均有血液供应,

所以捆绑骨折邻近肋间动脉主干后,仍会有远端及其他肋间动脉分支对胸壁、肋骨及骨膜供血,而不会造成肋骨及切口愈合不良增多;而肋间神经主干沿肋骨方向与肋间血管在肋间隙及肋沟内紧密伴行,其营养动脉主要来自肋间后动脉及其分支(肌间支、胸膜支等),全程有多支营养动脉进入,丰富的动脉供应及肋沟的保护避免了肋间神经的急性缺血性改变,以上特点与临床剖胸及胸腔镜手术经验也相符合,术中肋间血管、神经与肋骨捆绑未造成长期顽固性肋间神经痛、骨折愈合不良等情况发生,手术操作简单,安全可靠。

3. 注意事项

(1) 肋骨前段骨折肋间神经缺乏肋沟保护,手术时应尽量将肋间血管、神经与肋骨剥离后捆绑固定,如有肋间血管出血可单独结扎止血,以避免造成顽固性肋间神经痛的发生。肋间血管、神经主干与肋骨关系紧密,特别是肋间血管走行途中发出很多细小分支经滋养孔进入肋骨,操作大多需要在直视下完成,操作也需要非常精细,否则极易造成肋间血管、神经损伤,手术过程中首先要游离两侧肋骨断端,然后分别向两侧延长肋骨下缘剥离至需要捆绑的位置,即可应用可吸收线捆绑于肋骨上。

(2) 捆绑固定应使用可吸收缝线,其植入组织 2 周保留原线强度的 55% 以上,植入组织 15d 后开始吸收,30d 后大量吸收,60～90d 完全吸收,此类缝线在机体内张力随时间延长逐渐减小,因而不会出现因神经长期压迫出现永久性损害。

(3) 应将部分肋间组织捆绑在内,以缓冲缝线对肋间神经的直接压迫,避免肋间神经痛的出现。

(赤峰学院附属医院　姜天烁　苏志勇)

第十八节　肋骨骨折治疗进展

一、背景

机动车使用的普及导致交通事故频发,同时地震、火灾、工程事故及现代战争、恐怖袭击、运动损伤等情况的发生,钝性伤,尤其是胸部钝性伤的发生率明显增加。统计显示,钝性伤的发生率占所有创伤的 25%。在所有创伤中有 15% 是胸部创伤,而多发伤中有 60% 合并有胸部创伤。全球每年因创伤导致的死亡人数超过 500 万,其中钝性伤导致的死亡人数中有 25% 为胸部钝性伤,而连枷胸导致的死亡率高达 33%。

在胸部创伤的致伤原因中,机动车交通事故占 44%,是最主要的致伤因素,其次为高处坠落伤、跌倒伤、枪击伤等。程海峰等通过对 1600 例急诊胸部创伤分析,交通事故高达 69%。肋骨骨折的致伤因素中,同样机动车交通事故占第一位。何哲等对 353 例肋骨骨折的病例资料进行统计,机动车交通事故占 53.5%,高处坠落伤占 28.3%,枪击暴力伤占 4.2% 等。根据 2012 年卫生部门的统计,我国每年因机动车交通事故导致死亡的人数为 166 906 个,而 WHO 根据模型预测的这个数值超过 20 万,中国的机动车交通事故导致的死亡人数占全世界机动车交通事故死亡人数的 50%。由此可见,每年有大量的胸部创伤、肋骨骨折的患者需要进行救治,是一个值得胸外科、创伤科、急诊科、重症科医师共同关注的问题。

二、解剖学基础及病理生理改变

胸部创伤依据致伤原因分为钝性伤和穿透伤两大类。在平时,闭合性胸部创伤占 70%～80%,开放性伤占 11%～30%;而在战时,绝大多数为开放性伤,但随着现代战争高能量武器的应用,闭合性伤、爆震伤有明显增多的趋势。在闭合性胸部钝性伤中,肋骨骨折是最多见的,约占 60%,其次为肺挫伤和血气胸。

胸廓作为胸腔壁的骨性基础和支架,是一个复杂的三维立体结构,由 12 个胸椎、12 对肋骨和 1 个胸骨借关节、软骨连结而组成,在成人呈现上窄下宽、前短后长的倒置漏斗状。通常认为,第 1～3 肋较短,周围有锁骨、肩胛骨和较厚的肌肉软组织支撑保护,不容易发生骨折。第 8～10 肋骨连于肋弓,有较大弹性缓冲作用,较少骨折。第 11 肋和第 12 肋为浮肋,活动度大,骨折更少见。第 4～7 肋较长,前后固定,受冲击后最容易发生骨折。肋骨骨折的发生是由多种因素造成的,包括外力的性质、受力的部位、患者的体位等,临床上不同部位的骨折都有可能碰到。

连枷胸属于严重的胸部创伤,解剖学上的定义是指 3 根或以上肋骨分别超过 2 处以上的骨折。该定义着重于强调解剖上部分骨性胸壁失去支撑,与周围的胸廓脱离,呈浮动状态,又称为浮动胸壁或胸壁软化。

浮动胸壁多发生在前胸壁,后胸壁因受脊柱和周围肌肉保护而少有发生。当吸气时胸内负压增加,失去支持的浮动胸壁向内凹陷;呼气时胸膜腔内压增大,浮动胸壁向外凸出,形成与正常胸壁方向相反的运动,称为反常呼吸。骨折发生早期,因骨折处剧烈疼痛使创伤处肌肉处于痉挛固定状态,反常呼吸运动多不明显,数小时后肌肉因疲劳而松弛,加上呼吸道分泌物潴留,导致呼吸肌做功增加及呼吸动度加大,反常呼吸运动会逐渐明显起来。连枷胸破坏了胸廓运动的稳定性,使得两侧胸膜腔内压力失去平衡,纵隔随呼吸来回摆动,称为"纵隔摆动"。当出现纵隔摆动时,吸气时健侧胸膜腔负压升高,纵隔移向健侧;呼气时,健侧负压降低,纵隔随之向伤侧移位。纵隔摆动可刺激肺门及纵隔神经丛,加重或引起胸膜肺休克。纵隔摆动同时会影响气体交换,当吸气时患侧气道内含氧量低的无效腔的气体吸入健侧肺内,呼气时健侧肺从气道内排出部分残气的同时,也将部分残气送入伤侧肺内,造成残气在两肺间来回流动,严重影响气体交换,加重缺氧。由于胸膜腔失去正常负压及纵隔摆动引起心脏、大血管不时地移位,导致静脉回心血量减少,影响循环功能。

发生严重肋骨骨折时常合并肺挫伤,其发病机制与肺爆震伤类似,多继发于胸部顿性伤中的挤压伤和减速伤。当受到外力冲击时胸廓迅速受压变形,与肺组织直接撞击导致肺组织损伤,同时,胸廓受撞击后胸腔容积缩小,胸腔内压力迅速增高,压迫肺实质引起出血及水肿;当暴力消除,变形的胸廓弹性复位,胸腔内压力迅速降低,在产生胸腔内负压的瞬间导致原损伤区域的肺泡及毛细血管损伤加重。

三、临床表现及诊断

1. 临床表现　肋骨骨折典型的症状与严重程度并不一定对应,常见的临床表现包括疼痛、瘀斑、胸壁的压迫感、气促等。

(1)疼痛:是肋骨骨折最主要的症状,包括肋骨骨折、连枷胸等引起的骨性疼痛,血胸、气胸引起的胸膜疼痛,肺挫伤、肺裂伤引起的肺实质的疼痛等。疼痛可随深呼吸、咳嗽加重。

(2)呼吸系统症状:肋骨骨折导致的疼痛引起患者通气功能受限,多呈浅快呼吸,患者出现气促、呼吸困难。同时因外伤后呼吸道分泌物增多,患者的有效咳嗽排痰减少,容易继发肺部感染。研究显示,超过 1/3 的钝性胸部创伤患者会出现肺部并发症,而单纯肋骨骨折呼吸系统并发症达到 38%,肺部感染的比例超过 30%。

(3)体征:肋骨骨折部位往往合并胸壁挫伤、瘀斑,有明显压痛,部分可触及骨折断端或局部凹陷,可有骨擦音、骨擦感,胸廓直接、间接挤压试验阳性。出现连枷胸时可见反常呼吸运动,多发肋骨骨折伴明显移位时可出现胸壁畸形。

2. 影像学检查　肋骨骨折的影像学诊断并不困难,但限于不同的检查方法,诊断的敏感性和特异性存在差别,也没有任何一种检查可以完全替代手术中的判断。常用的诊断方法如下。

(1)胸部 X 线检查:是肋骨骨折最常用的检查方法。X 线提示骨皮质不连续,骨折断端成角、错位,则肋骨骨折的诊断可以成立。但是 X 线检查的敏感性不高,研究显示,超过 50% 的肋骨骨折可能被胸部 X 线检查漏诊,不同部位肋骨骨折的漏诊比例不同,其中肋弓部位的骨折最容易被漏诊,一些特殊部位骨折的诊断敏感性甚至不到 15%。胸部 X 线检查也容易漏诊肋骨骨折后继发的气胸,在被 X 线检查漏诊的气胸病例中,有 10%~50% 可被随后的 CT 检查所证实。对可疑骨折部位进行包括斜位片在内的多角度摄片可提高肋骨骨折诊断的敏感性。然而,当合并有脊柱、颅脑损伤时,变换体位进行多角度摄片往往会受到限制。由于 X 线检查相对简便,可作为胸部创伤院内急诊时的常规检查,伤后应多次复查胸部 X 线片,及时了解肋骨、肺部及胸壁的变化情况,有助于发现迟发性血胸、气胸及胸壁血肿等。X 线检查不能显示肋软骨骨折。

(2)超声影像检查:肋骨骨折的诊断敏感性高于 X 线片,可以显示肋软骨骨折。然而,超声检查与操作者的水平、经验、手法密切相关,诊断结果存在不稳定性。由于肋骨的皮质和胸膜在超声影像上的表现类似,易发生混淆,导致肋骨骨折的过度诊断。研究显示,超声影像肋骨骨折的检出率是 X 线的 10 倍。超声影像检查需要患者变动体位,会加重患者的疼痛,且难以完成肩胛骨下方肋骨骨折的诊断。因此,超声影像检查在肋骨骨折诊断方面的价值有限,但是在骨折诊断明确,辅助选定微创手术切口时,超声影像可以发挥其便携、方便、实时的优势。

(3)CT:是诊断肋骨骨折最佳的方法。研究显示,在胸部 X 线检查肋骨骨折阴性的患者中,有 20% 可以通过后续的 CT 检查明确骨折。CT 不仅可以明确肋骨骨折的数量,显示肋软骨骨折,并且可以发现潜在的肺实质及大血管的损伤。然而,当胸部创伤患者病情较重时,因呼吸配合不佳,运动导致的伪影与肋骨骨折线不易区分;同时,普通 CT 扫描所得的图像是肋骨的断面像,无法显示骨折线全程,对粉碎性骨折的移位、因创伤屈曲等强迫体位而使横断面失去该部位正常解剖关系的复杂情况,难以判断其精确的部位及形态;CT 的同一层面显示多根肋骨断面像,也不利于整体观察肋骨骨折并对其进行计数、定位等。因此,CT 平扫诊断肋骨骨折仍有其局限性。

三维重建软件进行的肋骨多平面重建(multiplanar reconstruction,MPR)、曲面重建(curve plannar reconstruction,CPR)、三维表面遮盖法(surface shaded display,SSD)、容积再现技术(volume rendering,VR)及最大密度投影(maximum intensity projection,MIP)等技术可以弥补普通 CT 的不足。MPR 是利用容积扫描所得的数据重建矢状位、冠状位或任意斜面甚至曲面的二维图像。MPR 通过增加了观察角度和纬度,可清楚显示肋骨内部结构及断端形态,对细小骨折敏感,但仍属于二维图像。在二维图像上显示的骨折线,缺乏立体感,所显示的骨折改变是不连续、不完整、不全面的,有时也难以准确定位具体是哪根肋骨骨折。CPR 是 MPR 的一种特殊形式,能够将不在同一平面的弧形走行的肋骨进行重建,展示在同一幅平面图像上,对骨折形态及移位程度的显示优于 MPR,但同样难以显示复杂的空间结构,需逐根观察肋骨,不利于指导临床。

SSD、VR 重建的是三维立体图像,能够形象、完整地显示骨性胸廓的全貌,可以通过旋转角度观察肋骨骨折的断端情况,可以清晰地显示游离骨片的位置、形态、大小及移位程度,且不存在腹腔脏器的干扰,可以进一步提高膈下肋骨骨折的诊断准确率,是肋骨骨折最佳的影像学显示方法,有助于肋骨内固定手术切口的选择及手术方案的设计。但是三维重建图像的质量与软件及处理技术有关,设定合适的成像阈值是关键,设置不合适,也会导致骨折的显影不佳,出现骨折的假阴性或假阳性。

(4)磁共振显像(MRI):肋骨外伤后导致的骨挫伤,病变区有骨髓出血、水肿,如伴有骨小梁断裂则为隐匿性骨折。隐匿性骨折因无骨皮质中断,常规 X 线、CT 检查难以发现,但 MRI 可以显示。MRI 可以较好地显示软组织损伤及病理组织异常,可以诊断胸壁肌肉拉伤、肋软骨骨折、病理性骨折及胸锁关节异常等情况。在法医学上,应用 MRI 鉴别陈旧性肋骨骨折或新发肋骨骨折也优于 CT。由于磁共振显像在颅脑及脊柱方面诊断的优势,在使用 MRI 诊断这些系统损伤时,可以一并检查胸部的损伤情况。

四、肋骨骨折的治疗

肋骨骨折的治疗最早可以追溯到公元 1 世纪,罗马的外科医师 Soranus(公元 78－117 年)通过切除因骨折而下陷的肋骨来缓解胸膜受压导致的疼痛。1500 年后的 Ambroise Pare 尝试在凹陷的胸壁上涂抹上树脂或面粉,然后覆盖厚的衣物,通过黏附的力量抬升胸壁,减少骨折的移位,从而达到缓解疼痛的目的,这也是胶布固定的雏形。对于连枷胸,则需要应用外固定牵引装置来固定浮动的胸壁,由于外固定牵引需要患者长时间的卧床来等待骨折愈合,从而固定失败和出现并发症的比例高。因此,1950 年外科医师开始应用手术缝合线固定肋骨,1956 年出现了髓内固定装置等。与此同时,非手术疗法治疗连枷胸的研究也同样在进行,重点主要集中在机械通气的应用上。1955 年 Avery 应用持续正压通气取得良好效果,成功预防了多发肋骨骨折、连枷胸导致的呼吸衰竭,并认为,应用机械通气可以使胸壁达到"气动稳定状态",减少或避免了因反常呼吸运动和纵隔摆动引起的病理生理性危害,从而改变了连枷胸的治疗策略,正压通气成为治疗连枷胸的主要方式,并迅速被大家所接受,不仅使外固定、支架技术被淘汰,同时也使得内固定手术技术受到冲击,肋骨骨折治疗进入机械通气内固定的时代。

在机械通气内固定占主导的时代,一些外科医师却坚持认为,对于连枷胸应用机械通气失败的患者,仍然可以从外科手术中获益,并不断探索合适的内固定方法,当时的内固定材料的研制和应用多为零星报道。近年来,随着材料学进展、外科手术技巧及麻醉技术的进步,肋骨骨折外科手术内固定技术取得了快速发展,并显示出良好的疗效。在一些 RCT 及 Meta 分析的研究中显示,手术内固定组在机械通气时间、ICU 住院时间、肺部感染发生率、住院费用等方面比保守治疗组有优势。由于很多医疗单位的急诊科、ICU 甚至一些基层医院的胸外科医师对外科内固定技术的认识不足,肋骨骨折治疗的观念仍停留在机械通气内固定的时代。即使是在美国、加拿大等发达国家,胸外科、创伤外科、骨科医师对肋骨骨折、连枷胸外科手术内固定技术也存在疑惑,应用比例不高。主要原因归结于肋骨骨折治疗方式的选择缺乏高级别的临床研究证据,在手术技巧及器械应用方面还缺乏统一的规范。现有的临床研究大多基于回顾性、观察性研究,为数不多的 RCT 研究也因为样本量少,其结论的说服力不够,主张保守治疗与主张外科手术治疗的分歧依然存在。但目前统一认为:现代医学模式下多学科综合管理模式能够促进肋骨骨折治疗的临床效果。2016 年,美国的西部创伤协会制定了一个肋骨骨折治疗的临床管理路径,大致内容包括以下几点。

1. **呼吸功能监测**　当患者年龄>65 岁,且有 2 根及以上的肋骨骨折时,出现呼吸功能不全的比例明显增加。对于这样的患者,建议入院后即开始进行呼吸功能监测,以便能及时发现并处理呼吸功能不全。对已经出现呼吸功能不全的患者,年龄门槛可进一步降低,有条件的可以转入 ICU 治疗。有学者提出,当患者出现低氧血症(不吸氧情况下的血氧饱和度<92%),诱发性肺量计检测<1000ml 或<15ml/kg,且肺活量(VC)<1.4L 或小于预测值的 55% 时,提示患者可能会出现呼吸功能不全,需积极进行干预。

2. **肺挫伤的管理**　30%～75% 的钝性胸部创伤患者合并肺挫伤。肋骨骨折,尤其是多发肋骨骨折、连枷胸患者往往都合并肺挫伤。20 世纪 60 年代以前,大家普遍认为连枷胸引起的反常呼吸运动和纵隔摆动是导致钝性胸部创伤呼吸功能不全的最主要原因,随着 Reid 和 Baird 在联合肺和胸壁损伤的研究中发现,导致患者呼吸功能不全的最主要因素不是胸壁骨性结构的破坏,而是肺挫伤。Shackford 开展的一项病例对照研究也证实,导致肋骨骨折患者死亡率增加的最主要原因是肺内气体交换异常。根据有无连枷胸及有无肺挫伤进行分组研究,结果显示仅连枷胸合并肺挫伤的患者进行机械通气可降低死亡率,究其原因,最主要是机械通气改善了肺内气体交换异常,而不仅仅是稳定胸壁,相比之下,单纯连枷胸组应用机械通气的并发症和死亡率并没有降低,从而对"呼吸机内固定"学说提出了挑战。该研究为肋骨骨折患者应用机械通气制定了标准,纠正了夸大的机械通气的气动稳定作用,从而为手术内固定技术的发展提供了依据,因此被称为里程碑式的研究。在后续的一系列研究中均证实肺挫伤在重度肋骨骨折危害中的重要性,是重要的预后因素,也促进了肺挫伤的基础及临床研究。具体内容参见"肺挫伤的病理生理学机制及治疗进展"部分。

3. **疼痛的管理**　疼痛是继肺挫伤之后影响患者呼吸功能的另一个重要因素,其重要性也超过了胸廓骨性结构的破坏。除了连枷胸,多发肋骨骨折移位明显时,疼痛也非常剧烈,由此可导致患者通气不足,在合并肺挫伤时,气道的分泌物增多,患者不能有效的咳嗽排痰,通气功能障碍进一步加重,容易继发肺部感染,严重者可导致呼吸衰竭。为患者提供充分的镇痛是预防呼吸功能不全的重要手段。提倡通过应用多种模式的镇痛方案来缓解疼痛,口服或静脉应用非甾体抗炎药能够有效地缓解疼痛,同时可以减少阿片类药物的需求。除此以外,局部肋间或胸膜阻滞、硬膜外麻醉或椎旁麻醉均被证实是有效的镇痛措施,可以改善重度肋骨骨折患者的预后。但是对于老年人,应用局部镇痛药物的同时需要预防深静脉血栓和肺栓塞的风险。根据美国的局部麻醉与疼痛医学协会的指南建议,在放置硬膜外导管 10～12h 后就要给予低分子肝素钙预防血栓形成,直至导管拔除后 2h。在患者 INR<1.5 的情况下,放置硬膜外导管是安全的。血容量不足、颅内高压、置管部位局部感染及对麻醉药过敏是放置导管的绝对禁忌证,凝血功能障碍、血小板计数<100 000/L、解剖异常、外伤后的脊柱不稳等则是置管的相对禁忌证。

4. **肋骨骨折固定**　肋骨骨折的严重程度需要结合肋骨骨折的数量、部位及该部位对于胸廓稳定的重要性、断端移位程度和活动度等解剖学因素并结合临床及病理生理学因素进行综合判断。Pieracci 结合上述因素提出了肋骨骨折评分的概念,但并没有获得广泛的应用,目前也没有统一应用的肋骨骨折评分标准。对于严重的肋骨骨折,多项研究提示内固定手术有助于改善预后,然而关于内固定手术的适应证,目前也缺乏统一标准,不同的文献所概括的内容也不尽相同,但比较共性的认识有:①3 根及以上肋骨骨折伴移位明显者(超过 1 根肋骨的直径)。②连枷胸。除了解剖上的同侧连续 3 根及以上肋骨分别有 2 处以上骨折的定义外,还需要影像检查有连枷胸表现,并有可见的反常呼吸运动、呼吸功能受损、咳嗽困难等临床表现。③胸部 X 线片提示逐步进展的肺容积减少(胸壁塌陷、气胸、肺不张等)。④经充分镇痛仍无法缓解的疼痛或 VAS 评分>6 分以上的疼痛。⑤需要应用到 IV 级麻醉药物进行镇痛。⑥骨折断端刺入肺组织导致肺瘘、肺裂伤。⑦开放性胸部创伤。⑧严重的胸壁塌陷和组织缺损可能导致永久的胸壁畸形。⑨肺疝。⑩合并有其他需要剖胸手术的情况。⑪剖胸术后所导致的胸壁不稳定。⑫排除其他影响患者生存的情况。⑬伤后 2 个月,因骨不连导致的慢性持续性疼痛。对于一些特殊部位的骨折,如左后肋骨折有损伤主动脉的风险,是否需要进行手术还需要结合临床医师的判断。对于肋骨骨折内固定手术的时机建议为受伤后 $48\sim72h$ 进行,需同时排除其他危及生命的创伤。合并有肺挫伤的患者,因肺挫伤一般在伤后 $24\sim48h$ 开始恢复,伤后 $48h$ 后进行手术可以减少肺挫伤导致的麻醉和呼吸系统风险。尽管目前的文献多认为应该避免肺挫伤早期外科介入,但由于目前并没有按照肺挫伤的严重程度来进行分层,对比研究与早期手术的关系,而临床经验中,确实很多肺挫伤并不严重的患者在 $48h$ 内进行手术内固定,仍然取得良好的效果。有研究者开展了连枷胸患者伤后不论是否有肺挫伤,伤后均在 $72h$ 内进行内固定手术与保守治疗对比的前瞻性对照研究,结果显示,外科手术组呼吸衰竭、气管切开、机械通气的发生率更低,肺通气量增加,在此基础上研究者拟进一步开展伤后 $24h$ 内进行手术的前瞻性对照研究,其结果值得期待。因此,关于肋骨骨折内固定的手术时机仍然是一个值得探讨的问题

5. 肺卫生　包括呼吸道管理、咳嗽排痰、深呼吸锻炼及早期下床活动等,这些措施是保持呼吸道通畅最基本的措施,有助于促进呼吸功能恢复,减少肺部并发症的发生。尽管目前尚缺少这些措施与肋骨骨折预后的研究,但是专家们一致认为,这些措施应当作为肋骨骨折治疗策略中的一个环节。

五、肋骨骨折治疗的展望

1. 开展大型的、多中心的肋骨骨折临床研究　到目前为止,仅有 3 个关于连枷胸保守治疗和手术治疗对比的 RCT 研究。2001 年来自日本的一项对比研究,入组了连枷胸需要进行机械通气的患者 37 例,伤后 $5d$ 进行手术内固定组 18 例,内部气动固定组 19 例,结果显示,手术组与保守组相比,机械通气时间缩短 $[(10.8\pm3.4)d$ 和 $(18.3\pm7.4)d,P<0.05]$,ICU 时间缩短 $[(16.5\pm7.4)d$ 和 $(26.8\pm13.2)d,P<0.05]$,肺部感染的发生率降低 $(24\%$ 和 $77\%,P<0.05)$,术后 1 个月最大肺活量增加 $(P<0.05)$,手术组有更多的患者在伤后 6 个月返回工作岗位 $(11/18$ 和 $1/19)$。

2005 年,德国的 Andreas Granetzny 开展了一项研究,入组了 40 例连枷胸患者,保守组和手术组各 20 例,手术组胸壁稳定率为 85%,保守组只有 50%,手术组术后有 45% 患者需要应用机械通气,平均通气时间为 $2d$,而保守组有 35% 的患者需要进行机械通气,平均通气时间是 $12d$。保守组有 9 例术后残留胸壁畸形,而手术组只有 1 例术后残留胸壁畸形。术后 2 个月进行肺功能检测,手术组肺功能的恢复要优于保守组。

第三项 RCT 研究来自于澳大利亚,手术固定组入住 ICU 时间明显少于保守组 $(285h$ 和 $359h,P=0.03)$,手术组机械通气时间更短 $(3h$ 和 $50h,P=0.01)$。比保守组平均减少了 14 000 美元 $(1$ 美元 $=6.3$ 元人民币)的住院费用,但两组在术后 3 个月的随访及术后 6 个月的生活质量量表调查中没有差异。

这 3 项研究都提示了对于连枷胸患者,肋骨骨折的手术内固定效果要优于传统的保守治疗。但由于这3 项研究的样本量小,最大一组的样本量也仅仅只有 46 例,因此,研究结论的级别不高,难以让人信服。正是因为缺乏高级别的临床研究证据,所以导致了目前关于肋骨骨折手术治疗与保守治疗之间仍然存在着争议,没有证据证明哪一种手段更优。同时,对于哪些患者采取手术,采取什么样的手术仍缺乏统一的标准。所以有必要设计一个大样本、多中心的随机对照研究来阐述这个争议。但是肋骨骨折治疗的临床研究设计比较困难,第一,肋骨骨折的病情多样化,需要观察的参数多,很难对骨折患者进行统一划分,也缺少划分的标准;第二,现有的证据已提示手术治疗在减轻疼痛、减少镇痛药物应用方面具有明显优势,对于这些疼痛明显的患者采取非手术的方法也面临着伦理上的问题;第三,对于研究者而言,在选择患者进行某种治疗方案时存在主观上的偏倚,需要研究者对各种疗法真正的"一无所知"才可以做到随机,但临床积累的经验很难让研究者选择与经验不符的治疗方案。所以,肋骨骨折临床研究的设计仍然面临着诸多挑战。

2. 材料学及方法学的进展　肋骨骨折的外科治疗进展得益于内固定材料的进步,目前临床应用较多的材料是钛金属和钛合金(镍钛合金)。这些内固定材料具有组织相容性好、操作相对简单等优点。但是,由于这些材料的设计更多的是由骨科内固定材料演变而来,没有充分考虑到肋骨的解剖学特征和生理学、力学的要求,所以,现有的内固定材料存在其局限性。

归纳起来,现有的内固定材料主要有以下几大类。

(1)垂直法固定装置:指早期应用的垂直于肋骨长轴进行固定的一类器械,包括克氏针、骨水泥、钛网、肋骨撑杆等。该类器械限制了肋骨的翻转,影响呼吸功能,不适感觉比较强烈,尤其不利于青少年患者胸廓的生长发育。目前临床已弃用。

(2)板型固定装置:包括早期捆绑固定的接骨板及目前国内广泛应用的爪形固定装置。该装置固定方法简单,固定效果牢靠,不易伤及骨髓腔,且可以固定范围不广泛的粉碎性骨折,是骨折端旋转移位概率最小的应用材料之一。该装置的固定对切口显露的要求不高,切口相对较小。常用的钛、镍钛记忆合金材料具有良好的组织相容性,不产生干扰磁场的金属特性,对于后续的 CT 及磁共振成像不产生干扰或禁忌,金属的材质呈惰性,长期置入体内未显示出对人体的毒性影响,可以不用二次手术取出。缺点:规格固定,与肋骨外形结构不完全契合,强行固定可造成肋间血管和神经损伤。部分患者术后有明显的不适感,可导致患者焦虑、疼痛,严重者需二次手术取出固定装置。

(3)螺钉锁定板:多由骨科的固定装置演变而来,临床应用较多的有 Matrix RIB 固定装置及 U 形板等。肋骨骨折的外科手术在欧美国家多由创伤外科医师进行,他们更熟悉这类器械的使用,因此该装置在欧美国家应用比较广泛。优点:长度足够覆盖骨折,抗弯曲强度强于肋骨,固定效果牢靠,生物相容性好,使用方便。使用前多需剪断、弯曲等预处理,由于需要螺钉固定,对于粉碎性骨折或肋骨断端比较薄弱时,螺钉难以固定或固定不牢靠。由于强度比较高,缺少弹性,同时固定多根肋骨或修补大范围缺损的胸壁时,有些患者的不适感比较明显。手术对显露要求比较高,但不需要游离肋骨,同样,如果患者术后有明显不适感、疼痛、焦虑等,可酌情二次手术取出固定装置。

(4)髓内固定装置:常用的髓内固定材料有克氏针、Rush 髓内针或 Jergesen 棒、Rehbein 钢板等。其优点在于切口相对较小,取出也较为容易,且无须剥离过多骨膜,手术创伤相对较小,但同时容易出现肋骨断端的旋转移位和针体自身的移位,生物力学强度不高,易发生骨折畸形愈合或骨不连,因破坏了髓腔,容易导致感染,且疼痛和再次骨折的比例较高,手术操作过程相对复杂,手术时间长。髓内固定器械往往需要与其他固定装置联用才能达到比较理想的固定效果,因此临床上已较少应用。

(5)可降解材料:如聚左旋乳酸(PLLA),主要优点为不干扰骨膜生长,力学特性同金属相比更接近人体骨骼,无须担心应力屏蔽引起周围骨骼脆弱,且此类肋骨钉具有良好的组织相容性,抗弯曲强度略高于人体骨皮质,无毒副作用,$3\sim5$ 年可完全降解,在体内分解成 CO_2 和水,不仅可以使患者愈合时间缩短,且无须取出内固定装置,避免了再次手术的痛苦,不失为一种治疗肋骨骨折的理想方法。然而,对于前肋骨折或粉碎性骨折及肋骨细窄骨髓腔小的患者,其使用受到很大限制;严重的骨质疏松患者,由于骨痂生长缓慢,PLLA 的强度在植入后第 $6\sim7$ 周时急速衰减,肋骨钉在骨痂未达到足够的强度前可能就失去了对骨折断端的支撑固定作用,存在再次骨折的风险。目前肋骨可降解材料尚处在试验阶段,距离临床的广泛使用还存在一定的距离。

目前肋骨骨折内固定的材料种类繁多,术式也趋于成熟。理想的材料应该具备以下几个特性:①足够的强度,具有骨传导性,能够维持胸廓形态,避免胸廓出现反常呼吸运动;②具有可塑性,可以根据肋骨的解剖形态进行塑形,使器械的形状与肋骨契合;③稳定性,材料的化学或物理性质稳定,长期置入不对人体造成危害;④生物力学的弹性,满足胸廓本身的弹性和顺应性需求;⑤射线的可透性,既要兼容 CT、MRI 检查,也能透过 X 线,不影响其他组织的检查;⑥组织相容性,不产生排斥反应;⑦抗感染性。

目前临床应用的材料主要存在以下几个问题。

(1)材料设计没有覆盖所有肋骨的解剖特性:胸廓作为一个以骨性结构为主的容器,其主要作用为容纳和保护胸腔内脏器,与此同时,胸廓也是一个复杂的三维立体结构,其作为骨性胸廓重要的组成部分,有着相对复杂的解剖特性。肋骨是呈弧形弯曲的长扁骨,每一根肋骨除了长度、宽度等常规解剖参数外,其弯曲角度、纵向扭曲角度等也为不可忽略的重要参数,而目前常用的固定装置直接沿用骨科常用器械进行简单加工,装置的设计不符合肋骨三维弯曲、扭曲的正常生理解剖特点(图 10-184),固定过程中容易导致固定不完全契合,损伤肋间走行的血管、神经,引起术后患者的疼痛、不适、失能等各种并发症的发生。

我们通过对中国人肋骨的多项重要解剖参数进行了系统测量,通过 CT 重建及尸体测量的结果显示:人体第 $3\sim7$ 肋每一肋之间的宽度差别较大,总体趋势是从上到下逐渐增宽,而每一肋骨的上下缘厚度也有明显差异,上缘较下缘增厚。通过对肋骨进行系统的解剖参数测量,有利于更加深入地了解肋骨结构,可以为新型肋骨固定装置的设计提供理论基础,同时也有助于外科医师对肋骨内固定手术进行优化。以常用的爪形环抱器为例,其齿壁等长,上下端抓持范围一致,可能造成受力点不均匀,从而导致固定部位受力过紧或不受力,从而导致固定不牢靠或损伤血管、神经。依据测量结果将肋骨解剖形态进行分区、分类,结合弧长、弧

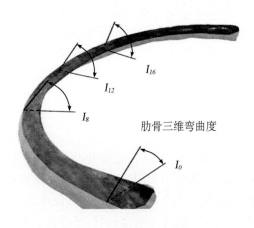

I_{16}

I_{12}

I_8

肋骨三维弯曲度

I_0

图 10-184 肋骨复杂的三维结构

度、扭转特性等参数设计出更加契合肋骨解剖结构的内固定材料,可使肋骨的固定更加的契合,达到全类型骨折的固定。乔贵宾等根据肋骨测量的重要解剖参数,按照分区设计了一系列符合中国人解剖特征的新型固定装置并进行了临床试用,远期结果还在观察之中。

随着三维技术的出现,将外科学技术与工程技术相结合,利用三维打印技术复杂的结构制造、高度的解剖匹配、个性化的定制特点,可以设计并制造出更精确的肋骨固定装置。依据打印模型进行术前手术策划、模拟训练、材料的预弯和裁剪、螺钉方向设计,可以将临床应用解剖学研究、医学生物力学研究、数字医学与三维打印新技术及组织工程研究相结合。目前研究的三维打印材料包括塑料、树脂、陶瓷、金属及生物材料等。其包含的工艺包括熔融沉积造型技术(FDM)、光固化成型法(SLA)、选择性激光烧结技术(SLS)、分层实体制造法(LOM)、三维印刷技术(3DP)等。但由于三维打印技术的成本昂贵,普通肋骨固定对生理性契合度和美观的要求不如脊柱、骨盆、关节及面颌骨等高,因此临床上广泛推广还需要一段时间。但是对于一些特殊部位需要固定的肋骨骨折,如靠近胸骨或椎体部位的骨折,合并胸骨断裂或破坏的骨折等,目前临床没有合适的固定材料,则可以通过三维打印技术进行个体化的设计。

(2)固定材料与肋骨的生理学、力学要求存在差距:目前的肋骨内固定材料更多地注重肋骨骨折断端的连接,维持胸廓的完整性,忽略了肋骨的生理学功能及生物力学特性。肋骨在吸气时肋颈沿着自身长轴向后旋转将肋体上提,并将其前端的胸骨推向前上方,使肋骨两侧外翻,肋骨的不规则形态结合旋转可以使得胸廓在吸气时前后径、左右径均加大,而呼气时则相反,使胸腔容积减少。同时胸廓本身具有一定的弹性和韧性,可以通过弹性变形来缓冲外力的冲击,保护胸廓内的重要脏器。因此,内固定材料的设计上需要在抗扭转强度、抗压缩强度、抗弯曲强度等参数上尽可能地符合人体正常肋骨的特性。固定材质过强或过弱,轻则导致患者不适,有约束感,重则导致应力增加、金属疲劳积聚,术后容易脱落、断裂等。因为目前并没有为适合肋骨的解剖和力学特性专门设计的材料,且材料种类比较单一,多为钛金属或合金材料,质地比较硬,而合成的人工材料,在做到纤薄的同时强度又不足,因此,有必要加强对肋骨的进一步研究,开发出既能兼顾解剖形态,又能符合生理学和力学特性的新型材料和新的固定方法。

(广东省人民医院 乔贵宾 解放军广州总医院 徐恩五)

第十九节 肋骨骨折中国专家共识(草案)

一、诊断

1. 临床信息 年龄、性别、职业、吸烟史、肺病及手术史、用药史(尤其抗凝药)、创伤原因、创伤时间、创伤性质、创伤部位,有无继发伤,有无体内异物及种类,院前急救方法及处理时限,首诊影像资料及根据病情需要的动态影像资料。

2. 临床表现 肋骨骨折典型的症状与严重程度并不一定对应,特别高度警惕与骨折相关的大血管及脏器损伤、假性动脉瘤、创伤性膈疝及空腔脏器破裂穿孔等引起的相关症状。常见的临床表现包括疼痛、瘀斑、胸壁的压迫感、气促等。体征:肋骨骨折部位往往合并有胸壁挫伤、瘀斑,有明显压痛,部分可触及骨折断端或局部凹陷,可有骨擦音、皮下气肿、骨擦感,胸廓直接、间接挤压试验阳性。出现连枷胸时可见反常呼吸运动,多发肋骨骨折伴明显移位时可出现胸壁畸形等。

3. 影像诊断

(1)胸部 X 线检查:是肋骨骨折最常用的检查方法。X 线提示骨皮质不连续、骨折断端成角、错位,肋骨骨折的诊断可以成立。但是 X 线检查的敏感性不高,肋骨骨折可能被漏诊。胸部 X 线检查不能显示肋软骨骨折,一些特殊部位骨折的诊断敏感性较低,其中肋弓部位的骨折最容易被漏诊。胸部 X 线检查也容易漏诊肋骨骨折后继发的气胸。对可疑骨折部位进行包括斜位片在内的多角度摄片可提高肋骨骨折诊断的敏感性。然而,当合并脊柱、颅脑创伤时,变换体位进行多角度摄片往往会受到限制。由于 X 线检查相对简便,可作为胸部创伤院内急诊时的常规检查,伤后应多次复查胸部 X 线片,及时了解肋骨、肺部及胸壁的变化情况,有助于发现迟发性血胸、气胸及胸壁血肿等。

(2)超声影像检查:对肋骨骨折的诊断敏感性高于 X 线片,可以显示肋软骨骨折。然而,超声检查与操作者的水平、经验、手法密切相关,诊断结果存在不稳定性。超声影像检查需要患者变换体位,其会加重患者的疼痛,且超声检查难以完成肩胛骨下方肋骨骨折的诊断。因此,超声影像检查在肋骨骨折诊断方面的价值有限。

(3)CT 扫描:螺旋 CT 肋骨三维重建是诊断肋骨骨折最佳的方法。应用三维重建软件进行的肋骨多平面重建(multiplanar reconstruction,MPR)、曲面重建(curve plannar reconstruction,CPR)、三维表面遮盖法(surface shaded display,SSD)、容积再现技术(volume rendering,VR)及最大密度投影(maximum intensity projection,MIP)等技术可以弥补普通 CT 的不足。三维重建可以明确骨折的部位、断面的角度、错位程度,同时评估肺挫裂伤及其他损伤程度,对指导手术有重要指导意义。其可列为首选方法。

(4)磁共振显像(MRI):肋骨外伤后导致骨挫伤时骨髓出血、水肿,如伴有骨小梁断裂则为隐匿性骨折。隐匿性骨折因无骨皮质中断,常规 X 线、CT 检查难以发现,但 MRI 可以显示。MRI 可以较好地显示软组织损伤及病理组织异常,可以诊断胸壁肌肉拉伤、肋软骨骨折、病理性骨折及胸锁关节异常等情况。应用 MRI 鉴别陈旧性肋骨骨折或新发肋骨骨折也优于 CT。但由于隐匿性骨折及陈旧骨折等多不需要过多的医疗干预及扫描速度,除伤残鉴定特殊需要外,MRI 不推荐用于常规检查。

二、评估方法

1. 肋骨骨折患者常合并有肺挫伤、血气胸等伤情,应对肋骨骨折患者呼吸、循环和意识状态作出迅速准确判断,切勿遗漏全身其他部位的严重创伤如颅脑腹部四肢复合伤、气管断裂、心包填塞、膈疝、大血管损伤,分清损伤脏器的轻重缓急,迅速抢救对生命威胁最大的创伤;询问病史、体格检查与物理检查同时进行,检查和抢救同时进行(推荐级别 1A)。

2. 对严重胸部创伤肋骨骨折并失血性休克的患者,其诊断不能依赖过多的物理检查,排除腹部、骨盆等其他部位出血,尽早剖胸手术是抢救成功的关键(推荐级别 1B)。

3. 对肋骨骨折合并血流动力学不稳定者,进行抢救的同时可行急诊床旁超声检查,协助对胸骨骨折、肋骨骨折、心包积液、胸腔积液的诊断,指示引导心包、胸腔穿刺,并排除心脏、大血管、腹腔脏器创伤的诊断(推荐级别 2A)。

4. 对多发伤患者,如血流动力学相对稳定,均采取头部、胸部、腹部 CT(超声)检查,以免漏诊危险的隐匿性损伤;对多发肋骨骨折及拟行手术复位内固定者,为明确肋骨骨折的部位和严重程度,评估肺挫伤等胸内损伤的程度,推荐常规行胸部 CT 扫描和肋骨三维重建(推荐级别 2A)。

5. 肋骨骨折常合并肺挫裂伤、血气胸、腹腔脏器损伤、脊柱及四肢骨折等复合伤,并可导致创伤性休克,需对病情进行全面的评估,同时注意加强呼吸道管理、液体复苏、疼痛管理、创伤性凝血病等管理,注重呼吸支持和呼吸康复在抢救治疗的作用(推荐级别 1A)。

6. 对肋骨骨折患者应及时清理呼吸道内异物,保证呼吸道通畅;当患者有大量分泌物不易咳出时,采用鼻导管气管内吸痰,必要时可做纤维支气管镜吸痰;呼吸道阻塞立即行气管插管;浮动胸壁固定抑制反常呼吸运动;外伤性血气胸一旦诊断明确,立即行胸腔闭式引流术,即有利于肺的尽早膨胀,改善呼吸循环状况,又可动态观察胸部活动性出血及漏气情况,为是否手术治疗提供依据(推荐级别 2A)。

7. 对于严重的胸部撞击伤或挤压伤至肋骨骨折患者,如怀疑有支气管破裂而患者情况允许可施行急诊纤维支气管镜检查,这对早期诊断和救治具有重要的临床意义。急诊纤维支气管镜多在床旁施行,术前应充分吸氧,做好抢救准备,术中应加强监护(推荐级别 1B)。

8. 对胸部严重挤压伤,可疑心脏损伤及心电图、超声心动图异常的患者,建议行心肌酶谱及心脏肌钙蛋白 T 检测,对心肌损伤早期诊断具有一定的特异性和敏感性(推荐级别 1B)。

9. 加强从事故现场到医疗机构的院前抢救绿色通道管理及多学科联动模式,因地制宜以抢救生命为第一原则紧急止血、复苏、医疗急救及手术方法干预是可取的(推荐级别 1A)。

三、肋骨骨折固定术

1. 多发多段肋骨骨折——链枷胸:对不伴有胸内外重要脏器损伤者(AIS 评分>3 分)行外科手术内固定可以改善肺通气,缩短呼吸机使用时间、住院时间及骨折愈合时间,降低肺部并发症发生率,减轻疼痛,改善胸廓外观,建议手术内固定治疗(推荐级别 1A)。

2. 建议对下列情况进行手术内固定:全身状况稳定,骨折断端移位特别明显及多根多段骨折;合并有大血管、胸内脏器损伤需探查止血、清除凝固性血胸、器官修补切除复原等情况同期行肋骨骨折固定术;伴有胸壁顽固性疼痛 VAS 评分>6 分或伴有血气胸的单纯性肋骨骨折;无创机械通气治疗效果差或脱机困难;局部固定部位荷重不大,局部无骨髓炎、化脓性感染;患者无严重的骨质疏松和全身并发症;非高龄患者(独立风险因素);患者年轻,对美观要求较高,经济条件许可的患者(推荐级别 2A)。

3. 肋骨骨折手术时机对预后具有重要影响,手术时机的选择应在对全身损伤状况和肺挫伤的损伤状况进行全面评估后决定,为避开肺挫伤造成的急性水肿期,以及手术、麻醉加重炎症反应,建议手术时机为受伤后 2~7d,不超过 2 周(推荐级别 2A)。

4. 推荐对 3 根以上且骨折断端明显移位的肋骨骨折进行内固定手术,但骨折根数不是绝对标准,而重视以骨折断端突破壁层的胸膜移位程度,特别对大血管、心脏、肺、膈肌、肝、脾等脏器造成的即刻、迟发、潜在损伤来决定是否手术(推荐级别 2A)。

5. 2 周以上的陈旧性肋骨骨折的固定适应证:陈旧性肋骨骨折引起迟发活动性出血;特殊部位骨折,骨刺样骨折断端危及主动脉、上腔静脉等大血管;陈旧性骨折有矫形需求;肋骨骨折 2 周以上仍合并顽固性疼痛;因陈旧包裹性血胸、陈旧性气管断裂、陈旧创伤性肺囊肿伴咳血、陈旧性膈疝等需要手术处理胸内病变时,对和切口入路相关处的陈旧骨折适当固定,陈旧骨折手术固定原则:术前充分评估,固定易简不易繁,易少不宜多,微创最佳(推荐级别 2A)。

6. 目前临床应用较多的材料是钛金属和钛合金(镍钛合金)爪形固定装置、板型固定装置及可吸收肋骨钉。以上材料根据骨折部位、性质移位程度灵活选用,不推荐用克氏针、骨水泥、钛网、肋骨撑杆等固定骨折肋骨(推荐级别 2A)。

7. 固定材料:内固定的材料选择尚无统一标准,可吸收肋骨钉、金属环抱器、板型合金装置均是可选择的固定材料。对于断面相对较齐的有移位横行骨折和 1cm 以内较短的劈裂或斜行骨折,可吸收骨钉是很好的固定材料;对粉碎性骨折和大于 1cm 较长劈裂斜行骨折,环抱器及板型固定装置可以提供良好的固定及稳定性;肋软骨部、老年骨皮质较薄骨折不推荐用肋骨钉,各类环抱合金骨板和板型固定系统都是是可选的材料(推荐级别 2A)。

8. 可吸收材料的最大优点是不需二次取出,对接受内固定手术患者不建议常规术后进行植入物取出,合金材料的固定装置在有松动、移位、感染、顽固性疼痛时需手术取出(推荐级别 2A)。

四、基于影像学分区法的骨折固定及术式选择

胸部的影像学分区如图 10-185 所示。

1. 胸骨区(A 区)　注意排除心脏相关损伤,胸骨骨折时可以在胸腔镜引导下复位固定,也可以选择开放性手术同肋骨骨折同期手术。

2. 胸骨旁线区和脊柱旁线区(B 区)　前胸部投影区主要是肋软骨及肋骨与肋软骨结合部,骨折常合并胸骨骨折或连枷胸。肋软骨没有骨髓腔,在固定材料选择时不推荐肋骨钉作固定材料。板型固定系统和其他可桥接的环抱器可以选择。但这一区域的骨折要高度警惕骨折移位的骨刺对降主动脉、上腔静脉等大血管造成致死性威胁(推荐级别 2A)。

3. 肩胛区(C 区)　被肩胛骨遮挡的区域。由于肩胛骨遮挡常不造成连枷胸,由于肩胛遮挡不适合腔镜下操作。如不合并脏器、血管损伤,骨折移位不明显,常不需要固定,如固定由于肩胛遮挡以剖胸手术或各类绕肩胛的小切口、辅助胸腔镜及隧道技术为首选(推荐级别 2A)。

4. 锁骨区(D 区)　锁骨及第 1、2 肋骨间区域,这一区域的肋骨骨折几乎不影响胸廓的稳定性,常合并

锁骨骨折,锁骨骨折是要单独固定的,如不合并血管、神经损伤则第 1、2 肋骨骨折常不需要手术固定。由于锁骨遮挡及出入胸腔的血管神经,这一部位的骨折不适合腔镜下手术(推荐级别 2A)。

5. 膈肌区　第 11、12 肋所在区域(E 区),由于是浮肋骨折概率较低,且不影响胸廓稳定性,常不需要做特殊固定,但要警惕低位椎体旁肋间动脉的出血,其属于重大损伤,常使止血变得异常困难,同时还要关注创伤性膈肌破裂及肝脾损伤,由于膈肌遮挡不适合腔镜下操作(推荐级别 2A)。

6. 非遮挡区(F 区)　以上的五个分区以外的区域。这一部位的骨折是胸腔镜手术的主要靶区但也可选择开放手术或小切口。胸腔镜手术对明确骨折部位、手术切口选择、胸内探查、损伤处理等具有重要作用,不建议对所有骨折断端进行固定(推荐级别 2A)。

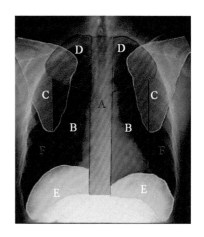

图 10-185　影像学分区
中华胸心血管外科杂志,2014.30(7)415-416

注:共识来源:①既往文献;②基于 118 家三级医院问卷调查;③肋骨骨折中国专家共识会(2017 年广州讨论会);④广东省医疗行业协会胸外科管理分会和内蒙古自治区医师协会胸外科分会肋骨骨折共识。

(执笔:苏志勇　成员:本书全体编委)

参考文献

陈孝平,汪建平,等,2013.外科学.北京:人民卫生出版社:719-720.

程海峰,2003.胸部创伤急诊 1600 例临床分析.中华急诊医学杂志,(09):629-630.

何哲,乔贵宾,查露露,2015.华南地区国人肋骨骨折的流行病学调查.海南医学,(07):1072-1074.

何哲,乔贵宾,欧阳钧,2015.国人第 3～7 肋影像解剖学测量及其临床意义.中国临床解剖学杂志,(01):33-36.

胡盛寿,王俊.2015.外科学:胸心外科分册.北京:人民卫生出版社:2-4.

滕继平,倪达,程佑爽,等,2010.急诊手术内固定对创伤性连枷胸患者血流动力学的影响.上海交通大学学报,12(30):1486-1489.

姜保国.2015.严重创伤救治规范.北京:北京大学医学出版社:325-329.

焦次来,胡胜,王宇翔,等,2008.多层螺旋 CT 后处理技术在肋骨及肋软骨骨折的临床应用.中国中西医结合影像学杂志,6(3):203-205.

李云卿,刘连杰,祁吉,2005.多层螺旋 CT 不同重建方法在诊断肋骨骨折中的对比研究.中国 CT 和 MRI 杂志,(04):25-27.

林强,2013.临床胸部外科学.北京:人民卫生出版社:668-669.

马遵义,唐亮,丁仁厚,2011.多层螺旋 CT 三维重建在肋骨骨折中的应用价值.当代医学,(09):91-92.

牛玉军,何翠菊,闫晓虹,等,2006.肋骨骨折各种影像学诊断价值对比分析.中国现代医学杂志,16(14):2161-2165.

苏志勇,2014.危重胸部创伤处理技术.北京:人民军医出版社:84-94.

苏志勇,姜天烁,张镕镭,2014.肋骨骨折分区对外科手术的指导意义.中华胸心血管外科学杂志,7(30):415-416.

苏志勇,张镕镭,姜天烁,2010.聚左旋乳酸可吸收肋骨钉治疗重症肋骨骨折患者的适应证探讨.中国胸心血管外科学杂志,17(5):423-424.

苏志勇,张镕镭,苏百晗,等,2015.胸腔镜下编织牵引技术在肋骨骨折的应用.中华腔镜外科杂志:电子版,8(5):333-335.

苏志勇,张镕镭,魏峰,等,2013.SU's 全胸腔镜下肋骨骨折骨板骨钉胸腔内植入固定技术的临床应用.中国胸心血管临床杂志,20(3):362-364.

王怀经,张绍祥,等,2010.局部解剖学.北京:人民卫生出版社:82-83.

王永强,耿勇,张卫宁,等,2011.肋骨骨折内固定术在重度胸部创伤治疗中的应用.中国胸心血管临床杂志,(06):585-586.

吴伟敏,姜敏炎.2002.临时胸廓在胸腔镜固定浮动胸壁术中的应用.中国胸心血管临床杂,9(1):76-76.

肖接承,华菲,朱江,等,2007.镍钛合金环抱器肋骨内固定在合并连枷胸的多发伤救治中的应用价值.中国急救医学,(09):806-808.

杨洋,隋铁泉,张秀强,等,2014.镍钛记忆合金环抱器内固定肋骨骨折的手术技巧及失败原因分析.临床医学,34（7）:21-24.

詹必成,刘建,杜少鸣,等,2016.封闭负压引流技术治疗12例剖胸切口感染.中华胸心血管外科杂志,32(8):493-494.

张志庸.2010.协和胸外科学(第二版).北京:科学出版社:207-208.

中华医学会创伤学分会交通伤与创伤数据库学组、创伤急救与多发伤学组,2013.严重胸部创伤救治规范.中华创伤杂志,29(5):385-390.

Allen MS,Halgren L,Nichols FC,et al,2009. A randomized controlled trial of bupivacaine through intracostal catheters for pain management after thoracotomy. Ann Thorac Surg,88(3):903-910.

Althausen P L,Shannon S,Watts C,et al,2011. early surgical stabilization of flail chest with locked plate fixation. J Orthop Trauma,25(11):7,641.

Balci AE,Eren S,Cakir O,et al,2004. 0pen fixation in flail chest:review of 64 patients. Asian Cardiovasc Thorac Ann,2(1):11-15.

Bayouth L,Safcsak K,Cheatham ML,et al,2013. Early intravenous ibuprofen decreases narcotic requirement and length of stay after traumatic rib fracture. Am Surg,79(11):1207-1212.

Bellezzo F,Hunt RJ,Provost R,et al,2004. Surgical repair of rib fractures in 14 neonatal foals:case selection,surgical technique and results. Equine Vet J,36(7):557-562.

Bhatnagar A,Mayberry J,Nirula R. 2012,RIB fracture fixation for flail chest:what is the benefit? Journal of the American College of Surgeons. Elsevier Inc. 8:201-205.

Bhavnagri SJ,Mohammed TL,2009. When and how to image a suspected broken rib. Cleve Clin J Med,76(5):309-314.

Bottlang M,Long WB,Phelan D,et al,2013. Surgical stabilization of flail chest injuries with Matrix RIB implants:a prospective observational study. Injury,44(2):232-238.

Brasel KJ,Guse CE,Layde P,et al,2006. RIB fractures:relationship with pneumonia and mortality. Crit Care Med,34(6):1642-1646.

Brasel KJ,Moore EE,Albrecht RA,et al,2017. Western Trauma Association Critical Decisions in Trauma:Management of rib fractures. J Trauma Acute Care Surg,82(1):200-203.

Brown SD,Walters MR,2012. Patients with rib fractures:use of incentive spirometry volumes to guide care. J Trauma Nurs,19(2):89-93.

Bruce Simon,MD,James Ebert,MD,Faran Bokhari,et al,2012,Management of pulmonary contusion and flail chest:An Eastern Association for the Surgery of Trauma practice management guideline. J Trauma Acute Care Surg,73(5Suppl4):S351-S361.

Bulger EM,Edwards T,Klotz P,et al,2004. Epidural analgesia improves outcome after multiple rib fractures. Surgery,136(2):426-430.

Caniano DA,Ruth B,Teich S,2005. Wound management with vacuum-as-sisted closure:experience in 5 1 pediatric patients. J Pediatr Surg,40(1):128-132.

Carver TW,Milia DJ,Somberg C,et al,2015. Vital capacity helps predict pulmonary complications after rib fractures. J Trauma Acute Care Surg,79(3):413-416.

Cho SH,Sung YM,Kim MS,2012. Missed rib fractures on evaluation of initial chest CT for trauma patients:pattern analysis and diagnostic value of coronal multiplanar reconstruction images with multidetector row CT. Br J Radiol,85(1018):e845-e850.

Cook AC,Joseph B,Inaba K,et al,2016. Multicenter external validation of the Geriatric Trauma Outcome Score:A study by the Prognostic Assessment of Life and Limitations After Trauma in the Elderly (PALLIATE) consortium. J Trauma Acute Care Surg,80(2):204-209.

Córcoles PJM,Bolufer NS,Kurowski K,et al,2014. Use and versatility of titanium for the reconstruction of the thoracic wall. Cir Esp,92(2):89-94.

D. C. Fitzpatrick · P. J. Denard · D. Phelan · W. B. Long · S. M. Madey · M. Bottlang . 2010,Operative stabilization of flail chest injuries:review of literature and fixation options . Eur J Trauma Emerg Surg,36:427-433.

Davis S,Affatato A,2006. Blunt chest trauma:utility of radiological evaluation and effect on treatment patterns. Am J Emerg Med,24(4):482-486.

Dehghan N,de Mestral C,McKee MD,et al,2014. Flail chest injuries:a review of outcomes and treatment practices from the National Trauma Data Bank. J Trauma Acute Care Surg,76(2):462-468.

Engel C,Krieg JC,Madey SM,et al,2005. Operative chest wall fixation with osteosynthesis plates. J Trauma,58(1):181-186.

Fabricant L,Ham B,Mullins R,et al,2013. Prolonged pain and disability are common after rib fractures. Am J Surg,205(5):

511-516.

Farquhar J,Almahrabi Y,Slobogean G,et al,2016. No benefit to surgical fixation of flail chest injuries compared with modern comprehensive management:results of a retrospective cohort study. Can J Surg,59(5):299-303.

Fredric M. Pieracci,Sarah Majercik,Francis Ali-Osman,et al. 2017,Consensus statement:Surgical stabilization of rib fractures rib fracture colloquium clinical practice guidelines . Injury-international Journal of the Care of the Injured. 48 (2):307

Gage A,Rivara F,Wang J,et al,2014. The effect of epidural placement in patients after blunt thoracic trauma. J Trauma Acute Care Surg,76(1):39-46.

Granetzny A,Abd EM,Emam E,et al,2005. Surgical versus conservative treatment of flail chest. Evaluation of the pulmonary status. Interact Cardiovasc Thorac Surg,4(6):583-587.

Hua Xing,2015. Application status and development tendency of musculoskeletalultrasonography. J Third Mil Med Univ,37 (20):2005-2010.

Joseph B,Pandit V,Zangbar B,et al,2014. Superiority of frailty over age in predicting outcomes among geriatric trauma patients:a prospective analysis. JAMA Surg,149(8):766-772.

Karmakar MK,Ho AM,2003. Acute pain management of patients with multiple fractured ribs. J Trauma,54(3):615-625.

Kerr-Valentic MA,Arthur M,Mullins RJ,et al,2003. RIB fracture pain and disability:can we do better. J Trauma,54(6):1058-1063;discussion 1063-1064.

Kerr-Valentic MA,Arthur M,Mullins RJ,et al,2003. RIB fracture pain and disability:can we do better? J Trauma,54(6):1058-1064.

Kieninger AN,Bair HA,Bendick PJ,et al,2005. Epidural versus intravenous pain control in elderly patients with rib fractures. Am J Surg,189(3):327-330.

M. Bemelman,M. Poeze,J. Blokhuis,et al,2010. Historic overview of treatment techniques for rib fractures and flail chest. Eur J Trauma Emerg Surg 36:407-415.

Marasco SF,Davies AR,Cooper J,et al,2013. Prospective randomized controlled trial of operative rib fixation in traumatic flail chest. J Am Coll Surg,216(5):924-932.

Mayberry JC,Ham LB,Schipper PH,et al,2009. Surveyed opinion of American trauma,orthopedic,and thoracic surgeons on rib and sternal fracture repair. J Trauma,66(3):875-879.

Nirula R,Diaz JJ,Trunkey DD,et al,2009. RIB fracture repair:indications,technical issues,and future directions. World J Surg,33(1):14-22.

Paul M. Lafferty,MD,Jack Anavian,MD,Ryan,et al,CurrentConceptsReview OperativeTreatment of Chest Wall Injuries:Indications,Technique,and Outcomes. Journal of Bone &. Joint Surgery,93 (1):97-110.

Peters S,Nicolas V,Heyer CM,2010. Multidetector computed tomography-spectrum of blunt chest wall and lung injuries in polytraumatized patients. Clin Radiol,65(4):333-338.

Pieracci FM,Lin Y,Rodil M,et al,2016. A prospective,controlled clinical evaluation of surgical stabilization of severe rib fractures. J Trauma Acute Care Surg,80(2):187-194.

Pieracci FM,Rodil M,Stovall RT,et al,2015. Surgical stabilization of severe rib fractures. J Trauma Acute Care Surg,78(4):883-887.

Rocco G,2011. Chest wall resection and reconstruction according to the principles of biomimesis. Semin Thorac Cardiovasc Surg,23(4):307-313.

Sharma OP,Oswanski MF,Jolly S,et al,2008. Perils of rib fractures. Am Surg,74(4):310-314.

Simon B,Ebert J,Bokhari F,Capella J,Emhoff T,Hayward 3rd T,et al. 2012,Association for the Surgery of,Management of pulmonary contusion and flail chest:an Eastern Association for the Surgery of Trauma practice management guideline. J Trauma Acute Care Surg,(73):S351-61.

Simon B,Ebert J,Bokhari F,et al,2012. Management of pulmonary contusion and flail chest:an Eastern Association for the Surgery of Trauma practice management guideline. J Trauma Acute Care Surg,73(5 Suppl 4):S351-S361.

Simon BJ,Cushman J,Barraco R,et al,2005. Pain management guidelines for blunt thoracic trauma. J Trauma,59(5):1256-1267.

Sirmali M,Türüt H,Topçu S,et al,2003. A comprehensive analysis of traumatic rib fractures:morbidity,mortality and management. Eur J Cardiothorac Surg,24(1):133-138.

Szarpak L,Madziała,2012. Chest injuries based on medical rescue team data. Pol Przegl Chir,84(5):247-252.

Tanaka H,Yukioka T,Yamaguti Y,et al,2002. Surgical stabilization of internal pneumatic stabilization? A prospective randomized study of management of severe flail chest patients. J Trauma,52(4):727-732.

Todd SR,McNally MM,Holcomb JB,et al,2006. A multidisciplinary clinical pathway decreases rib fracture-associated infectious morbidity and mortality in high-risk trauma patients. Am J Surg,192(6):806-811.

Truitt MS,Murry J,Amos J,et al,2011. Continuous intercostal nerve blockade for rib fractures:ready for primetime. J Trauma,71(6):1548-1552.

Turkalj I,Brakus A,2014. Blunt chest trauma--an audit of injuries diagnosed by the MDCT examination. Vojnosanit Pregl,71(2):161-166.

第11章

多发性创伤

多发伤通常用于描述累及身体多个部位或体腔的损伤,可导致生理状态不稳定,并可导致未直接受伤的远隔脏器功能障碍。但是多发伤的确切定义长期以来争论不休,2009年,中华医学会创伤学分会创伤急救与多发伤学组提出多发伤的国内定义:机体在单一机械致伤因素作用下,同时或相继遭受≥2个解剖部位的损伤,其中1处损伤即使单独存在也可危及生命或肢体。2010年组建了包括欧洲创伤和急诊手术协会(ES-TES)、美国创伤外科协会(AAST)、德国创伤协会(GTS)和英国创伤协会(BTS)等在内的国际多发伤专家组,于2014年提出新的多发伤柏林定义:≥2个AIS不同解剖分区中存在AIS≥3分的严重损伤,合并以下病理参数变化1个以上,收缩压≤90mmHg,格拉斯哥昏迷评分(GCS)≤8分,碱剩余≤-6,国际标准化比值(INR)≥1.4或活化部分凝血活酶时间(APTT)≥40s,年龄≥70岁。

一、多发伤定义的3个要素

1. 多发伤的受累部位　多发伤至少累及2个部位,但"部位"的界定一直存在争议,提出了不同的多发伤标准。近年来,关于部位的争议逐渐集中在AIS的9部位还是ISS的6部位上。新的柏林定义采用AIS的9部位法。

2. 多发伤的严重程度　国内定义要求至少1处AIS或ISS不同解剖分区中存在AIS>3分的严重创伤;包括柏林新定义的国外定义均强调了≥2个AIS不同解剖分区中存在AIS≥3分的明显创伤。

3. 多发伤的全身反应　多发伤的定义还涉及创伤所致的继发生理功能改变和救治措施的内容。柏林定义的最大亮点是给出了明确的低血压、意识丧失、酸中毒、凝血障碍和年龄5个方面全身反应的量化标准,符合现代医学精准化发展的趋势,更具有可操作性。

多发性创伤不是各种创伤单独的相加,而是一种对全身状态影响较大、病理生理变化较严重且危及生命的一种创伤。它可以来自机械的、物理化学的、生物的及其他因素。据统计,平时严重多发伤多由于车祸、爆炸伤、高处坠落伤所致。多发伤中60%伴胸部创伤,直接致死因素中,胸部创伤占全部创伤死亡的20%～25%,其并发症与另外25%死亡有关。

二、多发伤的临床特点

1. 各部位的创伤具有不同表现和危险性　①头部创伤:主要是神志变化,严重者出现昏迷;②胸部创伤:连枷胸、血气胸导致的呼吸衰竭;③腹部创伤:实质脏器破裂导致大出血和休克,空腔脏器破裂导致腹膜炎;④四肢骨盆创伤:可导致失血性休克,严重的骨盆骨折常合并泌尿生殖系统损伤和(或)直肠损伤。

2. 休克发生率高　由于多发性创伤损伤范围广、失血量大、创伤的应激反应剧烈,因此易发生低血容量休克。

3. 感染发生率高　创伤后机体免疫功能受到抑制,伤口污染严重,肠道细菌移位,以及侵入性导管的置入,使感染发生率高,多为混合感染。

4. 易发生多器官功能衰竭且死亡率高　由于休克、感染及高代谢反应,多发伤易并发多器官功能衰竭。一般从一个脏器功能衰竭开始,后累及其他脏器。

5. 容易漏诊与误诊　①早期表现隐匿:腹内实质性脏器损伤早期出血不多,生命体征变化不明显;颅脑损伤早期昏迷时间短,来院时已清醒,缺乏"典型的"腹内或颅内出血临床表现,易被认为伤情较轻而让患者回家或留在观察室而未仔细观察,从而延误救治时机甚至因此致死。②四肢伤掩盖内脏伤症状:常见有股骨骨折或其他长骨骨折,疼痛较重,而合并脾破裂腹膜刺激征轻,腹痛不明显,收到骨科先处理骨折而延误脾破裂的诊断,直至血压降至正常以下,才注意到致命的内出血,以致延误治疗。③早期多个系统伤似乎都不严重,分科处理后互相推诿,延迟或耽误后续治疗时机,也会加重患者病情。

三、多发伤的抢救处理原则

1. 缩短现场抢救时间　对多发伤的抢救必须做到早期、迅速、准确、有效,最重要的是早期、恰当的处理。目前比较一致的原则如下:尽量缩短入院前治疗时间,现场抢救是必要的,但不宜花更多的时间进行高级急救。

2. 急诊科抢救　①初期重点检查,迅速判断伤情。急诊科首诊医师和护士应及时了解患者受伤时间、地点、原因、受伤部位、伤后有无昏迷、受伤现场及转运途中有无抢救。②紧急对患者实施复苏处理。对严重多发性创伤的处理,必须先救后治,有主有次,积极处理危及生命的创伤,如脑疝、张力性气胸、腹腔实质脏器破裂、心包填塞、失血性休克等。对呼吸心搏停止者立即行 CPR。③全面检查,最后做决定性治疗。

3. 损害控制外科　严重创伤后,快速、准确、有效地处理原发损伤,维持机体的内环境稳定,纠正病理生理紊乱,使患者安全度过严重的炎症反应阶段,是提高严重创伤救治成功率、减轻并发症发生率的关键。适时实施损害控制外科策略,是严重创伤救治的重要手段之一。损害控制外科是指针对严重创伤患者进行阶段性修复的外科策略,旨在避免因"致死性三联征"(低体温、凝血病、酸中毒)对机体造成的威胁。实施损害控制外科包括不同的 3 个阶段:①简化手术。患者从受伤到进行损害控制手术的时间,时间越短,预后也越好,因此应尽力缩短院前急救及术前准备时间,检查和诊断程序尽量优化,尽早实施损害控制;手术主要用最简单的方法解决危及生命的损伤,控制出血和污染。②重症监护室复苏。重点做好容量复苏,纠正低体温、凝血功能障碍、酸中毒和呼吸支持,改善患者的全身情况。③手术后 24 ～48h 如果患者的代谢性酸中毒、低温、凝血功能障碍得到纠正,生命体征平稳,对患者行确定性手术,包括实质脏器的修补、切除或部分切除,空腔器官损伤修补或切除吻合,血管损伤的修复等,逐一完成修复手术。在过去 20 年的时间里,损害控制外科的理念已被业界人士普遍接受,从早期集中于胸部及腹部创伤救治逐渐拓展到骨关节、颅脑损伤特别是多发伤的临床抢救中,体现了严重创伤救治中的紧急救命、生命功能支持和分期手术内涵。多发伤因伤及多部位及脏器,伤情叠加效应导致全身反应重,对手术的耐受性差,因此,对严重多发伤患者损害控制手术应用指征应适当放宽;多发伤在多个部位损伤均较严重的情况下,处理矛盾多,采用损害控制外科时应优先手术解决危及生命的损伤,如巨大颅内血肿伴颅内高压、严重肺及支气管损伤、胸腹联合伤、肝脾等实质脏器及大血管损伤伴大出血等;因多发伤患者多部位组织及器官严重受损,确定性手术难以一次性完成所有组织及器官修复,根据病情可能需要分阶段。

4. 手术顺序　严重多发伤手术处理是创伤治疗的决定性措施甚至也可视为复苏不可分割的一部分,而且手术控制出血是最有效的复苏措施。多发伤患者常有两个以上的部位需要手术处理,按照一定的顺序手术是抢救成功的关键:①颅脑需手术处理伴有胸腹内脏损伤者,应分组同时进行。②胸腹联合伤,可同台分组剖胸、剖腹手术,一般来讲,除怀疑有心包填塞、胸内大出血外,不需要先剖胸,而应先行胸腔闭式引流术后剖腹,期间观察胸部引流情况,有指征再剖胸。若疑有心包填塞、胸腔内大出血,而腹腔内出血也不能排除,则应行胸腹联合切口,同时行剖胸术和剖腹术。对于手术已明确控制出血灶后,休克仍不能纠正或稍有纠正又复严重者,应警惕另一腔隙的活动性出血存在,而应果断探查。③四肢开放性骨折需在剖胸剖腹结束时进行清创术、外固定术;闭合性骨折可择期处理。④血管损伤,因需全身抗凝,故其他部位需要手术处理时应分组同时进行。但究竟何部位为先,则需依据伤情决定,如同时有 2 种危及生命的创伤,应抓住抢救黄金时机同时进行手术抢救。

四、多发伤合并胸部创伤的救治

胸部创伤的处理原则和急救措施:按照创伤急救 ABC 程序进行伤情评估,迅速辨别和处理危及生命的损伤;识别心搏骤停,决定是否启动心肺复苏。无论是非穿透性还是穿透性胸部创伤,需确定有无以下立即手术的指征:①大量血胸(胸腔引流管置入后引流出血性液体＞1500ml);②胸腔内进行性出血(＞200ml/h,

连续≥4h)；③心包填塞；④胸廓出口处血管损伤伴血流动力学不稳定；⑤胸壁破裂伴胸壁组织缺损；⑥胸腔引流持续重度漏气；⑦伤后大咯血；⑧膈肌破裂；⑨内镜或影像学证实的气管、支气管损伤；⑩内镜或影像学证实的食管损伤；⑪胸部大血管损伤的影像学证据；⑫可疑空气栓塞；⑬纵隔穿透伤，病情迅速恶化；⑭明显的弹片栓塞心脏或肺动脉；⑮近肝静脉损伤经心脏放置下腔静脉分流管；⑯急性血流动力学紊乱和院内心搏骤停；⑰穿透性躯干创伤患者复苏性剖胸探查术。

（北京积水潭医院　张　强）

参考文献

田伟,2008.积水潭实用骨科学.北京:人民卫生出版社.

姚元章,2014.严重创伤救治的损害控制外科策略.创伤外科杂志,16(01):91-93.

张连阳,王正国,2015.多发伤定义的演进.中华创伤杂志,31(9):802-804.

中华医学会创伤学分会交通伤与创伤数据库学组、创伤急救与多发伤学组.严重胸部创伤救治规范.

Chovanes J,Cannon JW,Nunez TC,2012. The evolution of damage control surgery. Surg Clin North Am,92(4):859-875.

Lafferty PM,Anavian J,Will RE,et al,2011. Operative Treatment of Chest Wall Injuries:Indications,Technique,and Outcomes. J Bone Joint Surg Am,93(1):97-110.

Pape HC,Lefering R,Butcher N,et al,2014. The definition of polytrauma revisited:an international consensus process and proposal of the new'Berlin definition'. J Trauma Acute Care Surg,77(5):780-786.

第12章

肺挫伤的病理生理学机制及治疗进展

一、概述

肺挫伤是最常见的肺实质性损伤之一，以受伤部位的水肿和出血而无肺表面的裂伤为特征，临床上主要表现为影像学改变及呼吸窘迫症状。其多为交通事故、严重钝器伤、高处坠落及砸伤等钝性胸部创伤后的严重并发症。单纯肺挫伤少见，多继发于爆震冲击伤。最初肺挫伤的报道是在第一次世界大战期间，当时出现了大量体表无创伤的死亡士兵，随后的尸检结果提示死因为肺出血，并提出了肺挫伤的概念。第二次世界大战期间，通过动物实验证明了肺爆震伤与肺挫伤、肺出血之间的关系，提出了肺挫伤的主要的病理生理学改变是肺泡及肺间质内大量的液体渗出，从而导致呼吸衰竭。越南战争期间，肺挫伤病理生理学的研究不断深入，从而奠定了当前肺挫伤治疗的基础。目前临床常见的肺挫伤多为复合伤的一部分，故临床表现复杂、病情多变。据报道，30%～75%的钝性胸部创伤患者合并肺挫伤。根据暴力损伤的范围和强度，肺挫伤可累及单侧或双侧、局部或整个肺叶甚至呈弥漫性损伤。严重的肺挫伤多合并胸内脏器损伤，是胸部创伤中最常见的致死原因之一。

二、病理生理改变

肺是呼吸的重要器官，呈海绵状。肺循环相对于体循环，有血流阻力小、血压低及血容量变化大等生理特点。肺循环毛细血管平均血压为7mmHg，血浆胶体平均渗透压为25mmHg，而肺组织的组织液静水压和组织液胶体渗透压都很低，因此，有效滤过压为负值。生理状态下，这一负压保持肺泡内相对干燥，使肺泡膜和毛细血管壁紧紧相贴，有利于肺换气及通气功能。一旦受到外界暴力影响，很容易破坏正常的生理结构，导致肺的换气功能障碍，引起呼吸功能不全，严重者导致呼吸衰竭。

肺挫伤的主要暴力损伤机制有两个过程：①强大的暴力作用于胸壁，胸壁内缩直接挤压肺实质；②当暴力消失后，胸壁恢复正常位置，巨大的胸内负压进一步加重肺挫伤。因此，肺挫伤的严重程度与暴力大小、作用位置及伤者胸壁的弹性等相关。肺挫伤后，肺组织呈暗红色，表面完整，但是重量增加，含气量减少，不容易压缩。动物实验证明，暴力作用可立即造成肺裂伤及微血管内膜损伤，表现为肺泡及间质内出血，血液及血浆进入肺泡内，肺组织顺应性降低，肺通气功能下降。此时，肺内分流增加，氧分压（PO_2）下降、肺泡-动脉氧分压差（$AaDO_2$）增加，肺换气功能受损，出现低氧血症。非损伤区域的肺组织也会受到影响，Davis等进行的钝性伤猪模型试验中，发现单侧的胸部创伤会导致伤侧肺泡灌洗蛋白升高及对侧迟发性毛细血管渗漏，而Hellinger等也发现受伤8h后，包括伤侧与对侧的非损伤肺组织，也会发生肺泡间隔增厚、液泡形成及水肿等病理改变，只是在损伤的程度上远小于直接挫伤的肺组织。肺挫伤24h内伤情逐步演变，约72h达到高峰。动物实验模型提示，肺挫伤的病理改变，最初表现为间质出血，1～2h后出现间质水肿；24h后大量的蛋白质、红细胞、炎性细胞及纤维蛋白积聚导致肺泡正常结构受损、水肿增加；48h后，大量的纤维蛋白、细胞碎片和Ⅱ型肺泡细胞介导的粒细胞、中性粒细胞、巨噬细胞堵塞在肺泡内，同时淋巴管扩张，蛋白质增加，此时临床症状最重；一般7～10d，创伤的肺组织几乎完全愈合，很少残留瘢痕。研究表明，肺挫伤并非仅仅表现为局部病变，而是一个复杂的全身化过程，肺组织中性粒细胞显著增加、局部及全身补体复合物水平增加，而补体C3含量下降。鼠模型提示，肺挫伤组全身炎性细胞因子增多，细胞免疫受抑制，对败血症的抵抗力下降。

由于上述的病理生理改变,严重的肺挫伤可导致肺不张、无效腔增加、肺顺应性下降及肺内分流增加、全身免疫力下降,临床上表现为顽固性低氧血症及高碳酸血症,容易发生呼吸窘迫综合征(ARDS),引起急性呼吸衰竭甚至多器官功能衰竭,最后导致伤者死亡。

三、临床表现

由于肺挫伤的严重程度和范围大小不同,临床表现有很大的差异。轻度或局限性肺挫伤,临床症状多不明显,病程呈自限性,听诊有散在啰音。严重的肺挫伤多为复合伤的一部分,主要的症状为呼吸困难,严重者可出现明显呼吸困难、发绀、血性泡沫痰、心动过速和血压下降等。听诊有广泛啰音、呼吸音减弱至消失或管型呼吸音。此外,还需警惕其他合并伤的体征,如肋骨骨折、胸骨骨折、软组织挫伤甚至其他系统损伤可能。肺挫伤是导致 ARDS 的重要危险因素之一。一项较早期的针对 50 例多发伤患者的研究表明,38% 的患者由于肺挫伤导致 ARDS,另外一项针对 4397 例钝性伤患者的大样本研究发现,其中 5% 的患者发生 ARDS。当患者表现为呼吸急促、口唇及指(趾)端发绀及不能用常规氧疗方式缓解的呼吸窘迫(顽固性低氧血症)时,需警惕合并 ARDS 的可能。

四、辅助检查

1. 胸部 X 线片　肺挫伤的胸部 X 线片表现为"创伤性肺炎"。胸部 X 线片的改变与临床严重程度相关,但由于胸部 X 线片所反映的损伤严重程度比实际损伤程度滞后,所以胸部 X 线片改变会比实际情况轻微。肺挫伤的胸部 X 线片改变多在创伤后 4~6h 开始出现,数日内逐渐消失。并非所有的肺挫伤均早期出现胸部 X 线片改变,损伤 6h 后,约 21% 的肺挫伤患者胸部 X 线片结果可无异常,其中 92% 的损伤在 24h 后才会在胸部 X 线片上表现出来。最初 24h 内胸部 X 线片上肺挫伤增大则是预后不良的标志。

2. CT　对于肺挫伤的诊断,CT 拥有高度的准确性和可复制性,是目前肺挫伤最主要的检查手段。部分肺挫伤患者胸部 X 线片可无异常,而 CT 常常能够发现病变,这类患者往往肺挫伤较轻,预后较佳。CT 不仅能够评估肺挫伤程度,在明确是否合并胸内重要器官损伤,鉴别肺不张与肺炎等方面也有重要作用。CT 容量指数(CTVI)是预测肺挫伤预后较好的方法,其公式为:CTVI(CT 容量指数)=受累的肺/总肺 = CT 肺的断层×受累区域像素/肺像素区域×0.45(左)或 = CT 肺的断层×受累区域像素/肺像素区域×0.55(右)。CTVI 大于 20% 的肺挫伤患者住院时间更长、ICU 监护时间更长、呼吸机使用时间更长及肺炎发生率更高,CTVI 大于 20% 者同样是诱发 ADRS 的危险因素。

3. 超声　简单方便,且对肺挫伤敏感性及特异性均较高,推荐急诊科及 ICU 使用,并可协助诊断胸内重要脏器损伤及其他系统合并伤。

4. 血气分析　可提示低氧血症及高碳酸血症,出现时间可早于胸部 X 线片发现异常之前。

5. 其他　如磁共振显像、核医学成像、凝血机制改变等。

五、诊断

根据外伤史,结合症状、体征及辅助检查等可确定诊断。肺挫伤患者并不一定存在体表可见的创伤。CT 检查准确、方便,应作为首选方式。

六、治疗

根据肺挫伤的严重程度,选择不同的治疗措施。轻度肺挫伤无须特殊治疗。严重的肺挫伤主要以保守治疗为主,仅约 5% 的患者需要手术治疗。简单来说,根据是否存在活动性出血决定是否采用手术治疗。由于肺挫伤的病理生理改变影响了通气与血流灌注比值,引起低氧血症、气道萎缩、肺泡-毛细血管屏障破坏等后果,因此,治疗上主要以支持治疗为主,治疗的目标为改善氧合、恢复通气、协助组织修复等。

1. 气道评估及保持呼吸道通畅　院前即快速评估气道,单纯肺挫伤使用鼻导管或面罩给氧。及时清除呼吸道分泌物,因气管及支气管内分泌物聚集,会导致低氧血症、肺顺应性降低及增加肺部感染的风险。对非气管插管患者,鼓励自主有效咳嗽。对咳嗽困难者,可采用鼻导管、纤维支气管镜吸痰等。气管插管可有效地改善通气,对于肺损伤较重、估计需大量输血的患者来说,可进行预防性插管,出现呼吸困难时,应及时进行气管插管。对于预期插管时间长的患者,应果断选择气管切开。下呼吸道的血块液化高峰期是 24～72h,此时呼吸道分泌物增加,需加强纤维支气管镜吸痰,避免继发感染。

2. **液体复苏** 液体管理是肺挫伤治疗中存在争议的地方。肺挫伤导致大量的液体渗出到肺泡及组织液中,及时地进行液体复苏,保证足够的组织灌注对维持肺挫伤患者的循环稳定至关重要。一旦完成液体复苏,应避免过多的液体输入,避免过多的液体摄入导致继发性肺水肿。肺动脉漂浮导管监测对复苏过程中避免液体过载有一定的作用。过去对于液体复苏采用胶体液还是晶体液的问题一直存在争议。Trinkle 等的动物模型研究认为,晶体液复苏后,肺挫伤的病灶大于胶体液复苏,而利尿能够缩小肺挫伤病灶范围。Richardson 等设计的一项双盲随机动物实验提示,接受乳酸林格液复苏相对于接受血浆复苏氧分压下降更多、肺组织含水量更多。然而,一项纳入 109 例患者的单组临床试验却发现肺挫伤后的肺功能障碍与晶体液复苏的补液量无关。Richardson 等回顾分析 86 例肺挫伤患者后也认为,肺挫伤患者的死因与晶体液复苏可能导致的血液稀释无关,而与个体的肺功能有关。前两项结果为动物实验,而后两项研究针对的是真实的肺挫伤患者,结果更加可信。目前,国际上对液体管理较一致的意见是,对血流动力学稳定的患者,晶体液应作为液体治疗的一线用药,随后根据病情辅以应用胶体液;对血流动力学不稳定的患者,则优先使用胶体液。在失血性休克、大手术和创伤抢救的早期,可应用晶体液快速补充丢失的细胞外液。由于输入大量的晶体液会导致急性复苏期后出现明显的血液稀释和胶体渗透压降低,造成继发性水肿和漏出液形成,故在后续的液体复苏中应该使用胶体液,以减轻重要脏器的水肿,如心脏、肺和脑等,这种复苏方法已经被证实可以在后续的复苏中维持或增加胶体渗透压。

3. **有效镇痛** 肺挫伤患者气道内分泌物增加,而胸壁钝性伤的疼痛导致患者不敢有效咳嗽,使得痰液聚集,进一步导致肺通气及换气功能受损,增加肺部感染可能。常用的镇痛方式为静脉麻醉、硬膜外镇痛、肋间神经阻滞、椎旁阻滞等。静脉麻醉是最早的,也是临床最常用的麻醉方式,尤其是在患者自主镇痛系统(PCA)的应用,几乎适合任何程度的肺挫伤患者。美国东部创伤外科协会的胸部钝性伤疼痛控制指南推荐硬膜外镇痛为缓解胸部疼痛的最佳及首选方式,结合国内医疗情况,推荐有条件的医院可以选用。

4. **不建议预防性使用抗生素与激素** 尚无证据表明,预防性应用抗生素有益于肺挫伤的恢复。而且,抗生素的滥用已成为世界性问题,细菌耐药性的增加会导致更高级别的抗生素应用。约 50% 的患者在住院期间可能发生肺炎,但是因为创伤本身的全身炎症反应,使肺部感染征象表现的不是很明显,容易被忽视。对伤情较重、气管插管或合并开放性伤口者,可预防性使用抗生素。首次使用的抗生素以广谱抗生素为主,同时予以细菌培养,后续以细菌培养药敏结果为准。老的观点认为激素的使用能够降低血管阻力、减少肺组织分泌及防止毛细血管床微血栓形成,但并无临床试验证实。现认为,激素并不能改善病情,反而因为其减少细菌清除率而导致肺炎风险增加。因此,目前不建议对肺挫伤患者常规预防性使用抗生素及激素。

5. **呼吸机辅助通气** 表现为呼吸困难的患者应果断行气管插管及呼吸机辅助通气。而无创正压通气(NPPV)可以作为有创插管的备选方式。Antonelli 等进行了一项多中心共 2770 例患者的前瞻性研究,这些患者均为急性呼吸衰竭患者,其中 354 例患者并未直接行气管插管,而行无创正压通气,结果发现最终 70% 的患者无须气管插管,这其中纳入了 72 例肺挫伤患者,59 例通过 NPPV 度过呼吸衰竭期。德国一项针对 29 例严重胸部创伤患者的回顾性研究认为,钝性胸部创伤患者在肺挫伤高峰期给予呼吸机辅助通气,能够帮助患者度过危险期,但早期积极脱机可能不会引起并发症发生率增高。如果患者存在基础肺疾病,或合并伤较重,则为气管插管、机械通气的适应证。CTVI 可作为区分肺挫伤患者是否需要机械通气的指标,2009 年一项针对 152 例胸部创伤引起肺挫伤的患者研究中发现,92 例<20% 的肺挫伤患者中有 7 例需要机械通气,60 例大于 20% 的患者中有 24 例需要机械通气,20% 面积的肺挫伤可作为有效预测是否需要机械通气的指标。还有研究认为,可通过 CT 中气腔的实变程度作为需要进行机械通气的预测指标,实变程度超过 28% 的患者往往需要进行呼吸机辅助通气。持续正压通气(CPAP)是常用于临床肺挫伤患者的一种通气模式,Schweiger 等对比间歇指令通气(IMV)与 CPAP 在猪肺挫伤模型中的效果,认为 $10～15cmH_2O$ 压力的 CPAP 相对于 IMV 能够更好地改善氧合及纠正肺泡的萎陷。而 Tanaka 等的研究证实,无创持续正压通气效果不亚于经气管插管持续正压通气,并且可减少呼吸机相关肺炎发生率。McGee 等最早在狗动物模型中认为呼气末正压通气(PEEP)能够减小肺挫伤病灶。随后,Sladen 等在一个小样本单组研究中认为 $10～15cmH_2O$ 压力的 PEEP 能够改善患者 PO_2。但对于 PEEP 改善预后的作用,目前尚无大样本的报道。高

频振荡通气(HFOV)已被证实能够改善 ARDS 患者病情,严重的肺挫伤容易并发 ARDS,Funk 等回顾性研究 17 例肺挫伤患者,使用 HFOV 能够改善动脉氧分压与吸入氧浓度比(PaO_2/FiO),改善患者病情。HFOV 可能对严重肺挫伤患者有效,但目前尚无系统研究。严重的单侧肺挫伤患者,单侧的通气与血流灌注比值无法维持,单侧肺通气(ILV)可能取得一定的效果。多个小样本的针对常规通气模式失败患者的研究认为,ILV 能够改善氧合。因此,呼吸机辅助呼吸在肺挫伤患者合并呼吸衰竭时能够帮助患者度过危险期,应根据患者病情变化选用正确的呼吸机辅助通气模式,可使用无创正压通气替代机械通气,病情好转后早期脱机,能够减少呼吸机相关肺炎的发生率。

6.合并症的处理　单纯的肺挫伤少见,其多为复合伤的一部分,如合并其他系统损伤,则应及时专科对症处理。如合并血气胸,及时行胸腔闭式引流,合并肋骨骨折者及时予以外固定或手术内固定。胸腔内持续漏气及严重出血者多存在器质性损伤,常需剖胸探查修补破口,必要时切除受损肺组织。

七、预后

根据患者基础肺功能及伤情不同,肺挫伤患者的预后不一。轻度的肺挫伤无须特殊处理即可自愈。由于肺挫伤病理生理改变影响肺部清除细菌的机制,肺部感染发生率高。肺挫伤也是诱发 ARDS 的危险因素之一。如无并发症发生,肺挫伤患者多在 1 周左右恢复。大量的研究发现,多发伤的死因多为脑外伤或休克,而非肺挫伤导致的肺功能不全。肺挫伤对患者远期影响尚不十分清楚,一项连枷胸患者合并肺挫伤,及不合并肺挫伤两组患者的对比研究提示,连枷胸造成短期呼吸功能不全,而肺挫伤则造成远期呼吸功能不全,表现为长期的气促、FRC 及 PO_2 降低。肺挫伤可能会造成患者远期肺功能不全,这与肺挫伤后引起肺组织纤维化有关。

(广东省人民医院　乔贵宾　解放军广州总医院　徐恩五)

参考文献

Antonelli M,Conti G,Moro ML,et al,2001. Predictors of failure of noninvasive positive pressure ventilation in patients with acute hypoxemic respiratory failure:a multi-center study. Intensive Care Med,27(11):1718-1728.

Cinnella G,Dambrosio M,Brienza N,et al,2001. Independent lung ventilation in patients with unilateral pulmonary contusion. Monitoring with compliance and EtCO(2). Intensive Care Med,27(12):1860-1867.

Cohn SM,Dubose JJ,2010. Pulmonary contusion:an update on recent advances in clinical management. World J Surg,34(8):1959-1970.

Funk DJ,Lujan E,Moretti EW,et al,2008. A brief report:the use of high-frequency oscillatory ventilation for severe pulmonary contusion. J Trauma,65(2):390-395.

Guo-Shou Z,Xiang-Jun B,Cheng-Ye Z,2007. Analysis of high risk factors related to acute respiratory distress syndrome following severe thoracoabdominal injuries. Chin J Traumatol,10(5):275-278.

Hamrick MC,Duhn RD,Ochsner MG,2009. Critical evaluation of pulmonary contusion in the early post-traumatic period:risk of assisted ventilation. Am Surg,75(11):1054-1058.

Mahlke L,Oestern S,Drost J,et al,2009. [Prophylactic ventilation of severely injured patients with thoracic trauma--does it always make sense?]. Unfallchirurg,112(11):938-941.

Miller P R,Croce M A,Kilgo P D,et al,2002. Acute respiratory distress syndrome in blunt trauma:identification of independent risk factors. Am Surg,68(10):845-851.

Miller PR,Croce MA,Bee TK,et al,2001. ARDS after pulmonary contusion:accurate measurement of contusion volume identifies high-risk patients. J Trauma,51(2):223-230.

Perl M,Gebhard F,Bruckner UB,et al,2005. Pulmonary contusion causes impairment of macrophage and lymphocyte immune functions and increases mortality associated with a subsequent septic challenge. Crit Care Med,33(6):1351-1358.

Schweiger JW,Downs JB,Smith RA,2003. Chest wall disruption with and without acute lung injury:effects of continuous positive airway pressure therapy on ventilation and perfusion relationships. Crit Care Med,31(9):2364-2370.

Simon BJ,Cushman J,Barraco R,et al,2005. Pain management guidelines for blunt thoracic trauma. J Trauma,59(5):1256-1267.

Soldati G,Testa A,Silva FR,et al,2006. Chest ultrasonography in lung contusion. Chest,130(2):533-538.

Strumwasser A,Chu E,Yeung L,et al,2011. A novel CT volume index score correlates with outcomes in polytrauma patients with pulmonary contusion. J Surg Res,170(2):280-285.

Tanaka H,Tajimi K,Endoh Y,et al,2001. Pneumatic stabilization for flail chest injury:an 11-year study. Surg Today,31(1):12-17.

Wu J,Sheng L,Ma Y,et al,2008. The analysis of risk factors of impacting mortality rate in severe multiple trauma patients with posttraumatic acute respiratory distress syndrome. Am J Emerg Med,26(4):419-424.

第13章

创伤性肺假性囊肿的治疗

创伤性肺假性囊肿(traumatic pulmonary pseudocyst，TPP)是一种胸部创伤后少见的类圆形、空洞性肺损伤的特殊类型。Fallon 在 1949 年首次描述了该种病变。国内外文献中其又被称为"空洞性肺损伤""假性囊肿性血肿""创伤性囊肿""创伤性肺气囊肿""创伤性肺气瘤""创伤性肺空洞"等。其中"创伤性肺假性囊肿"比较准确地反映了该疾病的病因、解剖和病理改变。因为真性肺囊肿的内壁应包含上皮组织或支气管壁成分，而 TPP 的内壁并无上述结构，病理检查镜下可见囊肿周围肺组织大量巨噬组织及纤维化，其囊壁主要由叶间结缔组织组成，所以 TPP 并不是真正意义上的囊肿，故称为"假性囊肿"。随着 CT 在胸部创伤诊断中的广泛应用，TPP 也逐步被人们所认识。

一、发病机制

TPP 可发生于任何肺叶或肺段，以中下肺野外带多见，但少见于肺尖。其可发生于钝性胸部创伤及穿透性胸部创伤。钝性胸部创伤多为高速冲击损伤，穿透性胸部创伤多为锐性器械损伤，包括医源性损伤(如肺穿刺术)。

1. 钝性胸部创伤 TPP 形成机制

(1)巨大的外力作用于胸廓后形成对肺实质的剪切力或牵拉力，导致肺实质撕裂，形成闭合性空洞，空洞中小血管出血，周围肺组织水肿。如果不与气道相通，则形成肺血肿，与气道相通则形成肺假性囊肿，此为原发性 TPP；如果肺血肿内的积血经气道排出，气体进入血肿中，则形成继发性 TPP。

(2)胸部创伤时声门关闭，肺段内气体无法快速从受压肺段呼出，于是肺实质或间质以"爆炸"的方式撕裂，并形成空洞。

(3)呼吸机机械通气时高压气体进入撕裂的肺组织形成了 TPP。

以上三种机制在 TPP 形成过程中可独立或联合发生。

2. 穿透性胸部创伤所致 TPP 的机制　穿刺物直接造成肺实质较深部小支气管破裂，早期气体单向进入伤道但不能排出，继而形成了 TPP。

二、临床表现

TPP 可发生于任何年龄，但主要以年轻人多见，约占 85%，常见于 30 岁以下的年轻人，因为年轻人胸廓弹性好，冲击力易于传递到肺实质，从而造成肺实质损伤。单侧多见，极少见于双侧。大多数 TPP 患者在胸部钝性伤后 24h 内可无症状，即使出现症状也非特异性。约 30% 的患者可延迟到伤后 4～6d 出现症状或体征，如胸痛、咯血、气促、咳嗽、低热，这些症状和体征不一定是 TPP 本身所致。50% 患者存在咯血，可能直接与 TPP 有关，但通常不会致命。

TPP 常无特征性体征，有时胸部听诊可闻及啰音，当出现相关并发症时即出现相应的体征。多数患者并发气胸、血气胸、肺挫伤。当患者严重肺实质损伤时或合并多脏器损伤及严重的肋骨骨折(胸廓塌陷、连枷胸)时表现为严重的呼吸循环障碍，病死率高，常需急诊手术治疗。

三、辅助检查

1. 影像学表现　　胸部 X 线和 CT 扫描是诊断 TPP 的主要影像学方法。

(1)X 线表现:典型的胸部 X 线片表现为肺内薄壁空洞病灶,可伴或不伴液气平面。由于胸部 X 线片常受 TPP 的大小和部位、肺挫裂伤的严重程度及检查时患者的体位(平卧位或直立位)的影响,尤其是在早期诊断时,诊断率较低,诊断意义不大。伤后数日肺挫伤吸收,同时 TPP 进展完成,胸部 X 线片则可检出。而且可用系列胸部 X 线片观察 TPP 演变,是一种经济、实用的手段,应随访检查直至假性囊肿消失。

(2)CT 表现:CT 的立体成像,可以发现由于胸壁前后结构的重叠和肺实质渗出等病变的掩盖而难以显示的小囊肿和隐匿部位的囊肿。由于 TPP 常伴有严重创伤伴发症,CT 检查对明确诊断及相关伴发症有重要意义。其可精确了解囊肿部位、大小及其形态,故早期胸部 CT 检查的诊断意义大于胸部 X 线片。

TPP 的 CT 影像表现比较复杂,根据肺囊肿内气体和液体的存量及密度改变可将其分为三型:①含气囊肿,有单发或多发,也可两肺均发。其多数呈圆形、椭圆形,腔内充满气体而无天液体,壁厚为 1~3mm。囊肿多在 3~24h 出现,一般经 10d 至 3 个月治疗可痊愈。②含液囊肿,囊肿多呈圆形、椭圆形,边界光整锐利。因囊肿内为血液,故 CT 值较高,为 42~75HU。一般经 1~5 个月可完全吸收。③气液囊肿,囊肿腔内可见气液平面,囊肿内壁光整。在病变的进展过程中,三种类型囊肿能并存和相互转化,并非始终保持一种类型。

2. 纤维支气管镜检查　　可窥视有无气管支气管断裂,观察支气管内血液来源。更主要的是其可以直观吸出支气管内痰痂、血块,缓解低氧血症,缓解病情。其为选择剖胸手术适应证提供依据。

四、诊断与鉴别诊断

1. 诊断　　符合以下特征,即可初步诊断 TPP:胸部钝性损伤史或穿透性胸部创伤;有胸痛、咯血、气促、咳嗽、低热等临床表现;胸部 X 线或胸部 CT 检查显示肺部气性空洞或液气性空洞;伤前无特殊病史,近期影像检查无阳性发现,排除其他肺空洞性病变。临床症状改善及影像学检查空洞演变符合 TPP 演变规律,并最终消失,可进一步证实初步诊断。

2. 鉴别诊断

(1)较大的左下 TPP 要与膈疝相鉴别。其意义在于,后者需急诊剖胸手术治疗。胸部 X 线显示胸腔内出现圆形或类圆形、薄壁、有张力、有液-气平面的囊性影,如果同时有胸腔积液,膈肌显示不清,则容易与创伤性膈疝时胃或肠管疝入胸腔形成的类似的囊性阴影相混淆。膈疝可有消化道症状,TPP 则只有呼吸道症状,X 线观察胃管走行、消化道造影检查等可鉴别。此外,膈疝的囊性阴影有胸腔到腹腔的连续性,膈肌不完整。而 TPP 的下界一定止于胸腔,膈肌完整。这些通过胸部 X 线动态观察和胸部 CT 检查均可实现。

(2)TPP 还需与多种空洞性疾病相鉴别:①薄壁 TPP 应与先天性肺囊肿、囊状支气管扩张伴感染相鉴别。先天性肺囊肿起源于胚胎期异常的支气管肺芽,好发于肺野内中带,形态上较 TPP 更圆,囊壁更薄,多发时成簇,做 Valsalva 动作病灶大小多有变化。支气管扩张可见囊腔沿支气管走行分布,呈柱状或葡萄串状,可见其与伴行的肺动脉形成“印戒征”等,再结合外伤病史均不难鉴别。②厚壁 TPP 应与肺结核空洞、肺癌性空洞、肺脓肿等鉴别。肺结核空洞周围往往可见纤维、增殖、硬结钙化灶(卫星灶),常有明确病史及典型发生部位;肺癌性空洞边缘常呈分叶状,常可见短小棘突及毛刺,洞壁厚薄不均,内壁往往不规则及壁结节形成;肺脓肿在 CT 上常表现为均匀厚壁空洞影,灶周渗出性病变多表现为实变影而非磨玻璃影,常有典型的寒战、高热、血象较高等临床特征。然而,当诊断不确定时,短时间内动态观察病变的发展也能作出正确的诊断。

3. 典型病例

(1)患者,男,64 岁,交通伤致胸部挤压伤,右侧多发肋骨骨折,血气胸,TPP 形成(图 13-1~图 13-3)。

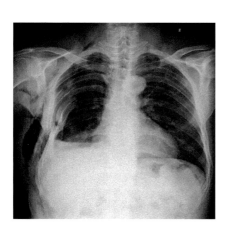

图 13-1　入院后即刻胸部 X 线片显示右
侧多发肋骨骨折、气胸、肺野片
状模糊阴影

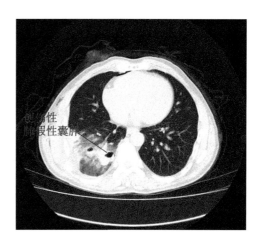

图 13-2　3d 后 CT 横轴位示右下肺内 2 个小
气囊肿、周围模糊阴影

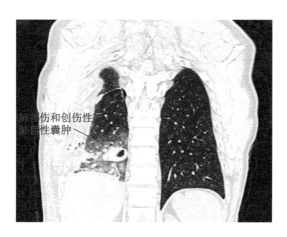

图 13-3　3d 后 CT 横断面显示右下肺气囊肿、肺挫伤

（2）患者，男性，17 岁，车祸中被甩出，后胸部着地。其出现意识不清、呼吸困难。急诊收住 ICU，咳血性痰，窒息而行气管插管，呼吸机支持呼吸 4d。经保守治疗，伤后 4 个月胸部 X 线片显示肺部病变完全吸收（图 13-4～图 13-10）。

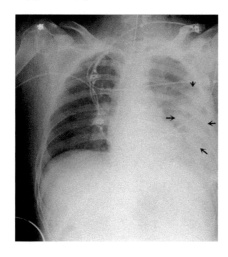

图 13-4　伤后 4h 胸部 X 线片显示左下
肺模糊阴影，密度不均

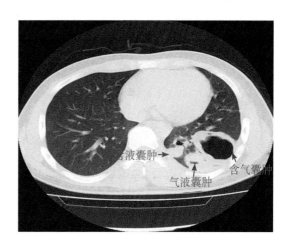

图 13-5　伤后 10d CT 显示左下肺同时存在含气囊
肿、含液囊肿、气液囊肿

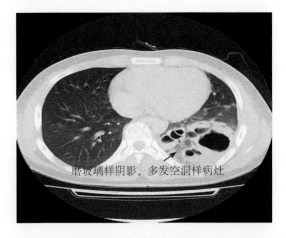

磨玻璃样阴影、多发空洞样病灶

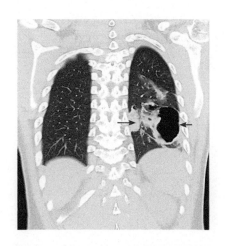

图 13-6　伤后 10d CT 显示左下肺斑片状实变影及磨玻璃样阴影,其内可见多发厚壁空洞样病灶

图 13-7　伤后 18d CT 显示肺囊肿稍缩小

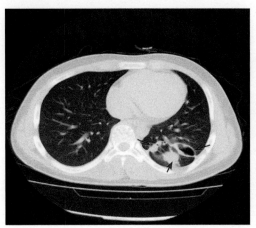

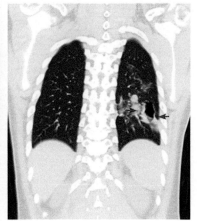

图 13-8　伤后 1 个月 CT 显示肺囊肿明显缩小

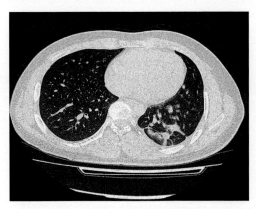

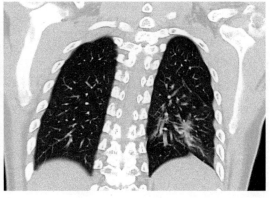

图 13-9　伤后 70d CT 显示肺囊肿消失

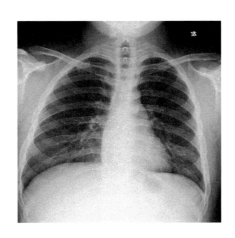

图 13-10　伤后 4 个月胸部 X 线片显示肺部病变完全吸收

五、治疗及并发症处理

TPP 的治疗策略主要由是否发生并发症所决定。如无并发症，TPP 保守治疗可愈，大多在治疗后 2 周至 5 个月内吸收，最长 3 年。出现并发症时，常需特殊治疗，有学者认为选择性支气管动脉介入栓塞治疗可能有效。有研究表明，TPP 大于 6.0cm，或双侧病变者出现并发症的概率增加，应进行外科剖胸手术治疗。

1. TPP 感染　包括普通感染及肺脓肿形成。当有指征提示感染时，如持续发热、白细胞升高、影像学表现或其他感染征象，可以先行经验性应用广谱抗生素，并行痰细菌培养加药敏，数日内症状即可得到明显改善。若感染的 TPP 大于 2cm 或经过 72h 抗感染治疗后脓毒血症无改善者，可行经皮肺穿刺引流术。周围包围大量坏死肺实质的较大肺脓肿或大于 6cm 的 TPP 如对非手术治疗无效，早期可考虑行肺叶切除。

2. 大咯血　通常 TPP 可有少量咯血，只需对症处理。对于呼吸循环稳定、肺内血肿较大、伴有持续性咯血的患者，行选择性支气管动脉介入栓塞治疗及纤维支气管镜支气管隔离可能会取得理想的效果。大咯血常发生于创伤后 24h，可能与严重创伤后病变进展过程中较大肺内血管撕裂有关。大咯血的发生率与 TPP 大小有关。曾有报道 4 例 TPP 直径＞6.0cm 的患者，3 例死于大咯血窒息，1 例咯血 8 个月，行肺内血肿清除术治愈。所以，对于直径＞6.0cm 的肺内血肿应及早采取紧急手术处理，可避免患者大咯血窒息死亡，是提高患者生存率的关键措施。

双侧均有肺内血肿或肺气囊肿的患者，由于创伤重，大咯血窒息发生率高，因此，其是需要紧急手术处理的指征之一。必须要指出的是，对于大咯血急诊手术的患者，宜应用双腔气管插管以避免术中窒息的发生。

3. TPP 破裂　TPP 的病程中，其破裂可形成继发性气胸、血胸或血气胸。值得一提的是，不适当的呼吸机策略可导致 TPP 破裂。此时，首先应行胸腔闭式引流术。如果胸腔闭式引流仍未能使肺复张或仍持续大量漏气、大量血胸、张力性囊肿，即有剖胸手术指征。常规剖胸或胸腔镜手术均可。

4. 低氧血症　常由以下三种原因引起：①TPP 进行性扩大，压迫大量功能肺组织；②TPP 咯血导致气道阻塞，TPP 破裂形成继发性气胸、血胸或血气胸，引起呼吸面积减少；③严重的创伤可导致如创伤性湿肺、多发肋骨骨折致胸壁浮动等。对于 TPP 的并发症及严重创伤引起的低氧血症，符合上述外科手术条件的，需积极手术治疗。对于呼吸稳定、囊肿体积大、多个肺气囊肿相聚相通者，如果患者不能耐受外科手术，可考虑行肺气囊肿穿刺而抽出气液，同时给予注入药物、气囊肿引流术等处理。对于是否行机械通气尚有争议，有学者认为由于机械通气可致 TPP 进行性扩大。即便行机械性通气，应采用容量控制持续指令性通气，以保证足够分钟通气量，一旦心肺功能稳定，应及早撤离呼吸机。也有学者建议采用低气道压力，合用呼吸末持续正压通气（PEEP），并根据心肺功能状况等调整参数。无论何种机械通气方式，尽早脱机拔出气管插管是基本目标。

5. 典型病例

患者,男性,42岁,被重物砸伤左后胸部胸痛、咳血性痰,3d后胸CT显示左侧TPP较前增大(6.56cm→7.4cm),咯血加重,胸引管持续漏气,低氧血症,剖胸手术切开TPP,清除积血后分层缝合治愈(图13-11~图13-14)。

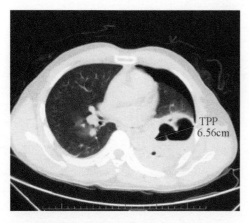

图 13-11　伤后 2d CT 显示左侧 TPP

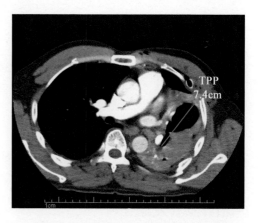

图 13-12　伤后 3d CT 显示 TPP 扩大

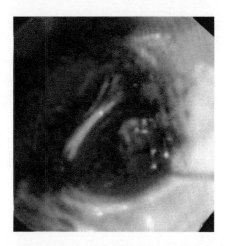

图 13-13　伤后 3d 纤维支气管镜显示支气管内新鲜血

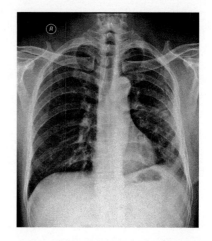

图 13-14　术后 32d 胸部 X 线片显示肺野清晰

六、剖胸手术注意事项

1. 麻醉　无论单侧或双侧病变,均须全身麻醉、双腔气管插管,以防止术中呼吸道大量出血引起窒息死亡,或术侧肺内分泌物、积血挤入对侧肺。有文献报道,1例双侧肺内血肿患者采用单腔气管插管,静脉复合麻醉,行左侧剖胸探查过程中呼吸道大量出血窒息死亡。

2. 体位与切口　一般应取健侧卧位,患侧胸部后外侧切口,显露充分。病变定位准确的,估计胸腔无粘连者,也可取仰卧位,胸部前侧切口。

3. TPP定位　已经破裂的TPP直视可定位。未破裂或破裂部位隐匿的,基于术前X线影像提示,根据肺血管、支气管的分布走向,肺充气状态下局部颜色,指压凹陷等方法定位。也可用胸腔注水膨肺法定位,肺漏气即为TPP破裂处。笔者的一个病例,肺裂过浅且有粘连,表面定位困难。经胸腔注水膨肺发现斜裂深面有气泡逸出,剪开即发现TPP破裂口(图13-15,图13-16)。

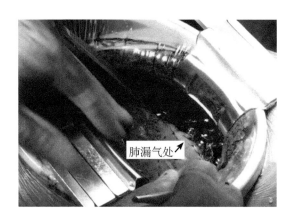

图 13-15　显示术中"充水膨肺"后肺裂深面漏气处，
　　　　　即为 TPP 破裂口

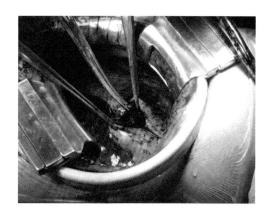

图 13-16　显示 TPP 破口及其内血块

4. TPP 处理　切开肺组织进入囊肿，清除积血与无生机的组织，直视下止血，用可吸收线（3-0 Dexson 缝线）缝扎漏气支气管，冲洗囊腔后分层缝合消灭残腔，为基本手术方法。囊肿较小者可单层缝合；靠近肺边缘的囊肿，也可用直线形切割闭合器行肺局部切除；极少情况下需行肺叶切除，其指征应严格掌握。如有肋骨骨折，可行选择性固定，以恢复骨性胸廓的完整性，减轻术后因骨折端移位、摩擦疼痛而引发的一系列并发症。固定材料有多种（可吸收肋骨钉、可吸收缝线、记忆金属环抱器、钛接骨板、钛丝等），可根据骨折部位、骨折端形态选取，临床效果非常满意。

5. 术后处理　术后应用呼吸机辅助治疗可能导致未处理的肺内小血肿或含气囊肿破裂，加重出血、漏气。所以，除术中彻底处理前述病变外，还应彻底吸尽气道痰液、积血，避免机械通气。不得已使用时，应控制吸气峰压及平均气道压以减少类似情况的发生。此类患者易出现肺不张或部分膨胀不全。故应强化肺保护措施，加强呼吸道管理，帮助患者有效咳嗽。应用强力祛痰剂氨溴索（沐舒坦 1.0g/d，效果显著）稀释痰液，应用吸入型抗胆碱能药物异丙托溴铵（爱全乐）防止气道反应性高张高阻状态，做定时雾化吸入。必要时可用纤维支气管镜吸痰。根据药物敏感试验选用合适的抗感染药物。其他如常规术后处理。

七、预后

虽然，目前国内外文献大多局限于个案或小样本病例报道，其治疗及转归缺乏循证医学的有力支持。但是，已有的资料证明，TPP 总体预后良好，只有一部分患者因胸部原发性损伤或可能发生的并发症而影响预后。故针对 TPP 并发症的治疗是 TPP 治疗的关键。

（首都医科大学附属北京潞河医院　吴　骏　张建鹏）

参考文献

谭远康，孔令文，都定元，等，2012.创伤性肺内血肿与血气囊肿的处理规范.中华创伤杂志，28(7)：613-616.

王天佑，2009.胸外科围手术期肺保护的专家共识.中华外科杂志，47(18)：1361-1364.

王天佑，2011.吸入型抗胆碱能药物在围手术期肺保护中的应用专家共识.中华胸心血管外科杂志，27(9)：513-514.

张国良，2007.实用胸部外科学.北京：中国医药科技出版社：46-47.

Chon SH，LeeCB，Mckenzie-Brown AM，et al，2006.Dangnosis and prognosis of traumatic pulmonary psuedocystsIa review of 12 cases.Eur J CardiothoracSurg，29(5)：819-823.

FagkrezosD，GiannilaM，ManiatisP，et al，2012.Post-traumatic pulmonary pseudocyst with hemopneumothorax following blunt chest trauma：a case report.J Med Case Rep，6(1)：356.

Fallon M，1949.Lung injury in intact thorax with report of case.Br J Surg，28：39-49.

Gulbahar G，2009.Diagnosing traumatic pulmonary pseudocyst.South Med J，102(9)：881-882.

KocerB，GulbaharG，Gunal N，2012.Traumatic pulmonary pseudocysts：two case reports.Med Case Rep，1：112.

MelloniG，CremonaG，CiriacoP，et al，2003.Diagnosis and treatment of traumatic pulmonary pseudocysts.J Trauma，54(4)：737-

743.

Moore FA，MooreEE，HaenelJB，et al，1989. Post-traumatic pulmonary pseudocyst in the adult：pathophysiology，recognition，andselectiveManagement. J Trauma，29(10)：1380-1385.

NishiumiN，MailaniF，TsummiT，et al，2001. Blunt chest llnlulnawith deep pulmonary lacelatioa. AimThorac Surg，71(1)：314-318.

Stathopoulos G，ChrysikopoulouE，Kalogeromitros A，2002. Bilateral traumatic pulmonary pseudocysts：case report and literature review. J Trauma，53(5)：993-999.

Tsitouridis I，Tsinoglou K，TsandiridisC，et al，2007. Traumatic pulmonary pseudocysts：CT findings. J Thorac Imaging，22(3)：247-251.

YazkanR，OzpolatB，Sahinalp S，2009. Diagnosis and management of post-traumatic pulmonary pseudocyst. Respir Care，54(4)：538-541.

第 14 章

创伤性气管支气管断裂的诊断治疗

气管、支气管创伤是指气管环状软骨以下到肺段支气管分叉之前的气道创伤,是胸部严重的创伤之一,多合并严重的创伤。国内报道,气管、支气管创伤约占胸部创伤的 1%。许多患者由于急性呼吸道梗阻、胸腹部严重合并伤、大出血、休克等原因,于伤后早期死亡。能在早期得到及时确诊及治疗者仅占 1/3 左右。临床上 80% 以上的创伤性支气管破裂发生在距隆嵴(旧称"隆突")2～3cm 处。胸腔内气管撕裂常发生于气管膜部与软骨部连接处,常呈纵向撕裂。创伤性气管、支气管断裂是一种严重的创伤,发病率占胸部创伤的17%～29%。因损伤程度不同,可表现为部分撕裂或完全撕裂。

一、发病机制

创伤性气管、支气管断裂的病理机制:①胸廓前后突然受到超负荷暴力的挤压时,其横径明显增加,两肺向左右分离,对隆嵴附近的支气管产生剪切力,易导致隆嵴附近支气管断裂;②受伤时,人体和气管突然减速,对支气管产生水平剪切力,将内压很高的支气管撕裂;③受伤同时反射性声门关闭,腹部肌肉强力收缩和膈肌突然上升,支气管内压骤升,产生爆裂。

二、临床分型

支气管断裂分型:Ⅰ 型为支气管断端开放于胸膜腔内,临床表现以张力性气胸为主,有呼吸困难、发绀、咯血等;Ⅱ 型为支气管断端位于纵隔内而不与胸膜腔相通,临床表现为纵隔、颈部及上胸部广泛皮下气肿;Ⅲ 型为支气管断端依赖周围袖状组织维持通气,暂时无表现,但以后容易发生肺不张、肺部感染。

三、临床表现

气管支气管创伤的部位和程度、纵隔胸膜有无破损、气体是否外溢及失血量的多少等是决定早期临床症状和体征的主要因素,主要表现有呼吸困难、发绀、气胸、纵隔及皮下气肿、咯血或血痰,严重者可伴有休克甚至死亡。伴有复合伤的患者,可表现出其他脏器损伤的临床表现。

四、诊断

早期创伤性气管、支气管断裂伴肋骨和胸骨骨折、颅脑和腹部外伤、创伤性湿肺及其他损伤,伤情复杂且易误诊。

误诊常见原因:①经验和认识不足,忽略了支气管断裂的临床特征,如胸部创伤史、纵隔及皮下气肿、张力性气胸等;对支气管断裂的放射性特征如"肺坠落征""横膈连续征""支气管中断征"不熟悉。②严重的多发伤、昏迷、休克掩盖了创伤性气管、支气管断裂症状及体征。③Ⅲ 型支气管断裂缺乏典型的临床表现。④早期病情紧急或小儿不能配合支气管镜检查。⑤肺挫裂伤引起血胸、血气胸,纵隔内支气管裂口与胸膜腔很小通道迅速被血块封闭。⑥纵隔内支气管裂伤与胸膜腔不通或部分相通,而气管黏膜断裂处迅速被封闭,或支气管断裂后由周围胸膜组织维持气道通道,肺持续通气,致临床症状不典型或不明显。⑦症状明显,但闭式引流后支气管近侧断端被胸膜组织、血凝块纤维索等堵塞封闭,症状缓解。⑧支气管未完全断裂,肺部分通气,经保守治疗症状好转。⑨虽一侧肺萎陷膨胀不全,但患者能适应,呼吸困难改善。

若出现以下征象应考虑有气管、支气管断裂可能:①严重的胸部创伤后,迅速出现呼吸困难、气胸、皮下气肿及咯血症状,负压吸引呼吸困难也不能缓解;②血气胸经闭式引流后有持续大量漏气,肺不张者;③胸部创伤急性期后,患侧肺仍持续不张者,患者有胸闷气短、发绀表现。

本病早期诊断的主要依据:①明确的外伤史,伤后严重的呼吸困难、颈胸部皮下气肿、咯血或血痰。呼吸困难是气管支气管断裂的突出症状,主要是气管断裂引起的血气胸,也可因下呼吸道被血液、分泌物堵塞及肺本身挫伤等因素所致。②胸腔闭式引流大量气体持续排出,张力性气胸经闭式引流后肺复张不满意并持续漏气,皮下气肿不见好转,经胸腔闭式引流短期内持续大量气体逸出,肺不能复张,呼吸困难无改善。③颈深部气肿伴一侧呼吸音低或伴不明原因的一侧全肺不张。④伤侧肺呼吸音低或消失。⑤X 线表现为肺不张、纵隔气肿及"垂肺征",断层摄片、CT 扫描有利于诊断。⑥纤维支气管镜检查有确诊意义。

需要注意的是,临床上怀疑有气管、支气管断裂的患者,只要情况允许,均应行纤维支气管镜检查,它不仅能明确诊断,尚能确定断裂的程度及气管、支气管黏膜撕裂的范围,以便决定治疗方案,切不可仅凭影像资料盲目手术,以防术中找不到断裂部位。

五、治疗

外伤性气管、支气管断裂多合并胸部其他脏器和其他部位的脏器创伤,如不能及时明确诊断、早期手术,常危及患者生命。本病一经确诊,在病情允许时应积极行支气管断端吻合术。

完全性支气管断裂属外科急症,如不及早重建呼吸道将危及生命,部分支气管断裂患者气道仍有通气,病情可以迁延,但易并发痰阻感染、肺不张、肺脓肿、肺纤维化、肺部分或全部丧失功能,全肺切除的可能性增加。

本病一经确诊,应及早手术,早期手术有以下优点:①支气管断端创面新鲜,解剖清晰,容易修复吻合;②肺内及胸腔内分泌物少,感染轻或无感染;③最大程度地保留肺功能;④避免因组织粘连广泛、分离出血较多等因素影响,降低了手术难度和危险性;⑤对呼吸困难和呼吸道阻塞患者,可及时挽救生命;⑥气管断裂合并气胸者,易继发肺不张、感染,及时手术,可预防此类并发症发生;⑦可避免晚期因气管狭窄而窒息。

值得注意的是,当气管、支气管部分断裂时,早期通气尚好,仅当瘢痕形成或感染致损伤处狭窄时,才出现明显症状。因此,对可疑病例要加强观察,跟踪随访。对怀疑有气管损伤的危重患者,应采取"边诊断边治疗"的原则。如果患者一般情况好,裂口小于 1 cm,或小于周径的 1/3,可先行保守治疗,否则应积极手术。晚期病例一般均应手术治疗,以争取切除狭窄,重建气管,使肺复张。

支气管重建术后的再次手术,由于断裂支气管周围形成较多瘢痕组织,与周围组织粘连紧密,直接游离主支气管非常困难。宜先从肺斜裂起始部显露出肺动脉干并向前牵拉,即可显露出下叶支气管,顺其壁向上游离便可解剖出主支气管。先游离出支气管远侧断端,尽可能吸净支气管腔内分泌物,通气证实肺可复张,且肺内无感染时方可游离支气管近侧断端。将支气管断端瘢痕组织切净并修剪整齐,最好采用可吸收无损伤缝线间断外翻缝合。术中气管断端吻合以 4-0 Prolene 线间断缝合为宜,线结打在管腔外。

术中充分吸出断裂远端支气管中的分泌物,尽量剥除肺表面的脓苔或纤维组织,并嘱麻醉师膨肺,患肺多能复张。对患肺确实无法复张或远端支气管内有脓性分泌物者则应放弃支气管重建而做患肺切除术。

关于气管、支气管重建,我们的体会是:①瘢痕修剪要彻底,特别是膜部;②间断外翻缝合,对合正确,针距一致,尽量使用可吸收线吻合(可减轻吻口水肿程度,减轻刺激性咳嗽);③保证吻口无张力,血供良好,游离支气管长度勿超过 1cm;④使用胸膜片或周围组织覆盖吻合口。

气管、支气管断裂急诊手术应注意:①如果患者存在呼吸极度困难,广泛皮下气肿和重度的纵隔气肿时,难以鉴别气胸在何侧,宜果断行双侧胸腔闭式引流,而不应为了诊断去进行胸部 X 线等各项检查延误抢救时机。②急诊手术麻醉插管正压通气前,必须建立胸腔闭式引流并保持通畅,避免正压通气时加重张力性气胸危及患者生命。防止吻合口肉芽组织过度增生而致吻合口狭窄。

六、介入治疗

内支架介入封堵治疗手术能同时将气管多处破口和主支气管破口一次治疗,且不论破口大小、破口多少。但合并主支气管破口时,需看破口的位置,不能一概而论,若破口距上叶支气管开口较近,行封堵治疗时可能造成上叶支气管开口被封堵,产生上叶肺不张,因此,要仔细观察主支气管破口的位置,最好行 CT 检查时做多平面气管、支气管重建。对吻合口支架留置时间目前尚无统一标准，实验研究表明，腔内支架术后 4 周取出是可行的，有报道，术后麻醉导管作为支架留置 1 周，拔管后恢复正常，未见气管狭窄发生。

七、术后处理

气管、支气管断裂修复后，由于吻合口水肿和远端分泌物排出障碍，易在早期出现肺不张或部分膨胀不全。故应加强呼吸道管理，帮助患者有效咳嗽，定时湿化气道。对咳嗽无力者，可用纤维支气管镜吸痰；小剂量使用激素以减轻吻合口水肿，促使患肺复张，减轻瘢痕形成；选用适量广谱抗生素，以防肺部及胸腔感染。

1. 按常规的气管切开术后护理：术后鼓励患者咳痰，最好每日数次诱发咳嗽，促使下呼吸道分泌物及时排出，必要时吸痰，同时还可给予雾化吸入，每日 2 次，以协助排痰。

2. 鼻饲：不但能及时补充营养，更重要的是能使喉气管上段得到充分稳定休息，有利于伤口创面的愈合。

3. 预防感染及气管狭窄：因患者受伤的场合、地点不同，伤口都有不同程度的污染。早期用药预防感染非常重要，包括注射破伤风抗毒素及大量广谱抗生素；为减轻气管内瘢痕形成，防止肉芽组织增生以致气管狭窄，可术后应用糖皮质激素。

4. 术后留置指套水囊 10d，以防气管狭窄。术后 12～14d 堵管 24～48h，无呼吸困难给予拔气管套管。

5. 尽可能纤维支气管镜吸痰 2 次/日，既可吸出呼吸道分泌物，预防肺不张和肺部感染，又可动态观察吻合后气管内放置的医师手套和内填塞的碘仿纱条，3 周后取出，防止喉气管狭窄。王梅英等报道喉气管内碘仿纱条橡皮指套放置 10d 至 3 个月后取出。

（哈尔滨医科大学附属第二医院　张临友　李　毅）

参考文献

黄孝迈，秦文瀚，孙玉鹗，1997. 现代胸心外科学. 第二版. 北京：人民军医出版社：712-713.

李法荫，温建虎，李良彬，1996. 外伤性支气管断裂的诊断与治疗. 中华创伤杂志，12(4)：219.

刘俊峰，王其彰，张敏德，等，1994. 气管支气管损伤的外伤治疗. 中华创伤杂志，10：228.

屈学，2005. 喉、气管创伤的治疗. 中华医学实践杂志，4(3)：236-237.

孙衍庆，2000. 现代胸心外科学. 北京：人民军医出版社，513

王梅英，姚长有，滕清晓，等，2004. 颈部闭合性喉气管损伤 117 例临床分析. 中国现代医学杂志，14(17)：144-147.

杨小平，2004. 创伤性颈段气管完全横断伤 3 例. 创伤外科杂志，6(4)：272.

殷洪年，刘顺寿，张林，等，1997. 犬气管吻合口愈合的形态学研究. 中华胸心血管外科杂志，13(2)：116-117.

第15章

颈胸结合区创伤的治疗

一、概述

胸颈结合区因其部位及解剖关系的特殊性和复杂性,即包含有管腔结构的喉、气管、血管、食管,神经元结构的颈髓、胸髓,以及重要分支神经和甲状腺腺体等,又有骨性结构:构成胸廓入口的骨性结构,如椎体、肋骨、锁骨、胸骨,是造成创伤急性死亡的危险区域,从创伤急救的角度其创伤需第一时间救助的是气道急救管理,大血管出血的管理及气栓、血栓,高位颈椎及胸椎脊髓神经创伤,气管、食管的创伤或联合伤,胸廓入口区的锁骨及肋骨骨折等的综合管理往往需要头颈外科、胸外科、血管外科、心脏外科、骨科等多学科参与救治的复杂挑战区域。

颈部复合伤院外急救:血管损伤后止血的方式中填塞压迫止血是最为稳妥的方式,但压迫时无论是气道是否开放均会严重影响气道的通畅,早期行气管插管,同步气道管理可以提高抢救成功率,同时要对可疑颈椎损伤的患者妥善的固定。院内的第一时间救助仍然是围绕止血、气道救护,同时对张力性气胸、血胸、心包填塞要做稳妥处理,病情允许的情况下尽可能做床旁的影像学检查,如超声,床旁投照及与手术相关的血液检查,需要复杂的大型设备的检查如 CT、MRI、造影等视伤情而定,为手术赢得时间,一部分重症复杂的血管脏器损伤及气道损伤的患者,常常需要第一时间在手术室急诊手术,通过多学科联动而获得救治。救治的优先原则是紧急处理气道和颈胸大血管及胸内脏器出血,尽早处理食管、椎体脊髓神经损伤,如果不是为第一时间抢救生命的处理,如骨性创伤如椎体、锁骨、肋骨等可有一定的时限性暂缓,待各项检查完备后制订周详的治疗方案,当然这种顺序还要个体化,不能机械照搬,很多的救治方案往往是同步进行的。

颈胸交界这一区域的肋骨骨折几乎不影响胸廓的稳定性,常合并锁骨骨折,第 1、2 肋骨折如不合并血管神经损伤常不需要手术固定,锁骨骨折是要单独固定的,由于锁骨遮挡及出入胸腔的血管、神经,所以这一部位的骨折不适合腔镜下手术。该部位手术时,应根据病变的性质、部位、范围、手术操作的难易程度,选择适当的手术体位和切口、入路。切口选择的基本原则:①切口必须能充分显露手术操作的部位,如果需要能迅速扩展切口;②在不影响手术完成、保证手术质量的前提下,要尽量创伤轻,以保护胸壁的功能和美观,如保留肋骨、不切断肌肉及保护神经血管束;③关胸时骨性结构和组织应对和严密,以利于胸廓运动功能恢复和伤口愈合。

二、气管食管的创伤

为保证安全,可以使用纤维支气管镜辅助气管内插管,特别是气管断裂时,预先将气管插管套在纤维支气管镜上,纤维支气管镜经过声门后,将气管插管尽可能地插入裂伤远端并应该持续吸引,防止血液流入气管远端。颈部气管创伤常取仰卧位,肩部垫高,头后仰,颈部低位横切口,有时切口往往视创伤的伤口情况灵活应用,可沿伤道紧急插管(图 15-1)或逐层显露气管后插管(图 15-2),气管或支气管创伤可以健侧卧位,经伤侧进胸,一经确诊存在气管或支气管断裂,应该及时清创缝合修补,或袖状切除吻合,一般情况差,不能手术修复的患者需要进行永久气管造口(图 15-3),及时清除呼吸道分泌物,保证通气,减少感染。感染伤口需要延期修补。裂伤小于 2cm,或只有 1/4~1/3 周径的环形裂伤可以自愈,但是不能勉强等待。早期修补预后良好,并发症也较少。

手术要点及注意事项:游离颈阔肌达到甲状软骨下缘,从中线分开,充分显露气管,气管断裂部位常有血肿存在,多数裂伤在气管侧方的软骨部与膜状部交界处。彻底清创、止血后全层缝合裂伤再用周围组织覆盖裂伤口。清创过程中注意避免损伤气管侧后面的喉返神经。如果双侧声带麻痹应该视为气管重建术的禁忌证,可以先行气管造口,待日后再行修补。胸段气管及支气管断裂可以经伤侧进胸,分离出气管或支气管伤口,将边缘清创后用可吸收线进行缝合,黏膜对拢,线结打在腔外,效果可靠,早期修补可以预防肉芽组织形成引起的狭窄。完全断裂的支气管进行气管断端清创后对端吻合,间断全层缝合,最好使用可吸收缝线,再用周围组织覆盖,均能保证愈合良好。未能及时修补的完全断裂支气管引起的支气管闭锁,仍然可以游离并解剖出断端两侧支气管,清除狭窄瘢痕组织。将断端修剪整齐,吸除远端支气管内的气道分泌物,对端吻合,获得满意疗效。损伤的气管被彻底清除损伤部位坏死及炎性组织后,一期缝合修补,并用周围组织加固,留置粗大引流管,充分有效地引流。

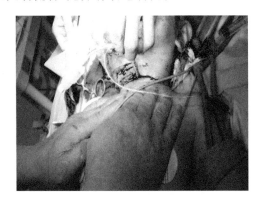

图 15-1　沿伤道紧急气管插管

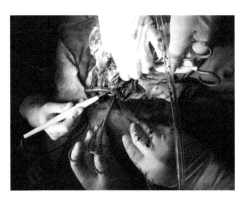

图 15-2　逐层显露切开气管插管

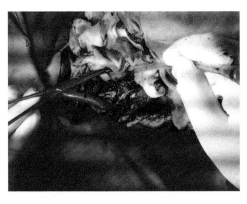

图 15-3　无法修复永久气管造口

对于食管的 24h 内新鲜创伤,一期缝合是外科手术治疗食管损伤用的首选方法。早期诊断尤为重要,尤其是机械损伤的患者,应行急诊手术,缝合修补破损的食管,严密缝合,并用周围组织加固,可以用肌瓣、腺体组织、炎性反应增厚的胸膜,也可以利用网膜、肋间肌瓣、膈肌瓣等,这些组织不易坏死,有一定的张力,弹性较好,富有血供,再生能力强。彻底清除无活力的组织,将损伤缘修剪成新鲜缘,间断缝合修补破损的食管,同时局部引流,分层闭合黏膜和肌层是手术修复成功的关键。如果损伤时间较长,组织水肿,可以仅闭合黏膜层,并同时彻底冲洗和清除污染的组织,用较大口径的引流管闭式引流。7～10d 后行食管造影,如果没有造影剂外溢,则可恢复经口进食。近年来对于食管气管破损时间超过 24h 或局部污染、炎症反应严重,组织有坏死的陈旧损伤者,越来越多的证据表明,积极彻底脓腔清创,严密的周围组织肌瓣覆盖缝合,充分通畅的引流,良好的肺复张消灭残腔,可以取得较好的治疗效果。

较重的食管破损或尚能切除的食管气管瘘,可以考虑行损伤气管局部加固修补,食管切除、胃食管颈部吻合;留置粗大引流管,充分有效的引流。

食管外置或旷置的手术近年来已很少使用,只有在患者的营养状况极度不良时,才用颈部食管外置术以减少胸内污染,并同时胃造口减压,后期再做空肠或结肠代食管术。化学性食管灼伤后狭窄、伴发食管气管瘘的患者可以采用胸段食管旷置,经胸骨后隧道结肠代食管颈部吻合术,一般上腹部正中切口,游离结肠,显露结肠血管弓,用结肠左动脉供血,截取升横结肠(顺蠕动),经胃小网膜孔、胸骨后隧道,送至颈部与近端食管吻合,颈部食管远端缝扎后旷置在纵隔内,食管失用后瘘管即可自行愈合,游离结肠远端与胃前臂吻合;升降结肠两断端吻合,从而重建消化道。

三、颈胸大血管创伤

头颈部大血管解剖复杂,特别是颈胸延续部不易显露且时有变异,常见变异如下:头臂干与左侧颈总动脉自同一处分出（25%～30%）；左侧颈总动脉起源于头臂干（7%）；左侧椎动脉直接起源于主动脉弓（0.5%）。右侧锁骨下动脉起源异常的迷行的右锁骨下动脉，而右侧椎动脉起源于右侧颈总动脉的则不到0.18%。还有一些少见的先天异常，左位主动脉弓伴迷行的右侧锁骨下动脉（0.2%～4%），右位主动脉弓伴迷行的左侧锁骨下动脉，右位主动脉弓伴镜像分支，双主动脉弓，椎动脉开窗、双叉、重复型等。处理颈胸大血管创伤重要的是要知道各种血管的安全阻断时间，是否在极端情况下可以结扎，在此基础上结合缝合处理技术，表 15-1～表 15-3 是颈胸大血管的常温下阻断时间和修补原则，手术医师需谨记灵活应用。

表 15-1　胸颈重要部位血管常温下阻断原则

血管名称	允许阻断时间
颈动脉	3min
锁骨下动脉	2～3h
升主动脉、主动脉弓	3min
降主动脉	20min
上腔静脉	20min

表 15-2　各部位动脉血管创伤后修补原则

血管名称	修补原则
颈总动脉	绝对修补
颈内动脉	绝对修补
颈外动脉	可以结扎
椎动脉	需要修补
锁骨下动脉	需要修补

表 15-3　各部位静脉创伤后的修补原则

血管名称	修补原则
颈外静脉	可以结扎
颈内静脉	必要时可以结扎
头臂静脉	必要时可以结扎
锁骨下静脉	必要时可以结扎
上腔静脉	绝对修补

（一）颈部血管创伤修补术的原则

1. 急救止血：创口垫以纱布后加压包扎止血；创伤近端用止血带或空气止血带压迫止血，必须记录时间；损伤血管暴露于创口时可用血管钳或无损伤血管钳钳夹止血。

2. 术前应严密进行血流动力学监测，快速补充血容量，纠正休克，若疑有急性心包填塞，应及时做心包穿刺或经剑突下做心包开窗减压术，建立心电和血流动力学监测，加强抗休克治疗，当有急性心包填塞时，立即进行心包穿刺术，若伤情允许，术前抓紧时机做磁共振或血管造影，以明确破裂出血部位，并要注意合并伤存在，如腹腔内出血或颅内出血等，应分清急缓，决定处理程序。

3. 手术止血清创及处理损伤血管的基本原则

（1）止血清创：用无损伤血管钳钳夹，或经血管断端插入 Fogarty 导管并充盈球囊阻断血流。修剪无活力的血管壁，清除血管腔内的血栓、组织碎片及异物。

（2）处理损伤血管：主干动脉、静脉损伤在病情和技术条件允许时，要充分显露（图 15-4），应积极争取修复。对于非主干动脉、静脉损伤，或患者处于不可能耐受血管重建术等情况下，可结扎损伤的血管。颈胸的浅表静脉或分支血管，颈外动脉及静脉和颈内静脉等，结扎后不至于造成不良后果（图 15-5）。损伤血管重建的方法：①侧壁缝合术，适用于创缘整齐的血管裂伤，用无创缝线修复腔静脉破裂口，多数破裂口可做单纯缝合；②补片成形术，直接缝合可能造成管腔狭窄的，应取自体静脉或人工血管补片植入裂口扩大管腔；③端-端吻合术，适用于经清创后血管缺损在 2cm 以内者；④血管移植术，清创处理后血管缺损较长的，可植入自体静脉或人工血管。但对于严重污染的创伤，应尽可能取用自体静脉。合并骨折时，如肢体处于严重缺血,宜先修复损伤血管;如果骨折极不稳定且无明显缺血症状时,则可先做骨骼的整复固定。

4. 术后观察及处理:术后应严密观察血供情况,利用超声多普勒定期检测,如发现吻合口狭窄或远端血管阻塞,须立即予以纠正。如出现肢体剧痛、明显肿胀及感觉和运动障碍,且有无法解释的发热和心率加快,提示肌间隔高压,应及时做深筋膜切开减压。术后常规应用抗生素预防感染,每隔 24～48h 观察创面,一旦发现感染,应早期引流,清除坏死组织。

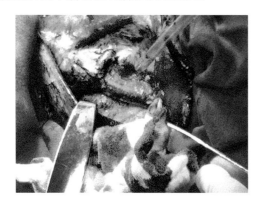

图 15-4　充分显露动脉

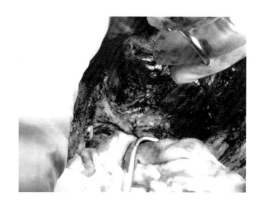

图 15-5　结扎分支血管

(二)胸部大血管创伤的处理

1. **主动脉破裂大出血**　当疑诊主动脉破裂大出血时要抓紧时间进行手术探查,有时即便在大量出血甚至心搏停止时,进行手术抢救也有存活的病例报道。对这类患者,手术是唯一可选择的治疗方法。当断裂伤无法进行修复时,可修整伤口后做端-端吻合,如缺损过长或张力过高时,则做血管补片或选用自体心包或自体静脉移植。主要的动脉修复方法如下。

(1)升主动脉损伤修复术:这类患者常合并有严重心脏创伤,或由于大血管的撕裂位于心包内,立即造成急性心包填塞而死亡,所以仅有极少数病例生前被发现和接受手术治疗。急性主动脉破裂手术死亡率虽高达 10%～30%,但对于这种致命性损伤的上述抢救效果是可以接受的,此类患者一般都有急性心包填塞,升主动脉损伤包括主动脉弓枪弹伤,弹片可作为异物进入颈动脉、髂动脉或股动脉,需要留意追踪检查。从麻醉诱导就应该做好一切紧急剖胸抢救和复苏准备。在抢救过程中若出现心搏骤停,应避免胸外心脏按压,立即剖胸,切开心包减压后进行心脏按压,复苏后继续手术处理。对生命垂危患者,最好先在局部麻醉下做右股动及静脉插管,建立体外循环,部分迂回心肺灌注后,再进行麻醉诱导和气管插管。

手术步骤:胸部正中切口,缓慢牵剖胸骨和切开心包,损伤多位于心包内,所以在切开心包前要做好控制主动脉出血准备。切开心包后,对升主动脉损伤部位出血可以先用手指压迫止血。前壁的破口常可以应用 4.0 涤纶线直接缝合。破口在后壁,也可先用手指压迫止血,并立即建立体外循环后进行修复。修复方式应根据创伤的严重范围决定,包括直接缝合、补片修补或人造血管移植。合并严重主动脉弓损伤时,应经股动脉和左右颈动脉分别插管,建立体外循环,降温至 20～28℃,进行脑和躯干分别灌注术,按 Shamway 意见,两侧颈动脉灌注流率为 400～800ml/min,灌注压控制在 16kPa 以下,待主动脉弓破裂口的出血完全控制后,清除局部血肿和修整破口壁,然后应用人工织物修复主动脉弓部伤口。修复主动脉裂伤也可应用深低温(15℃)停止循环技术,为了避免停止循环对中枢神经系统的不良影响,应用体外循环分别灌注优于深低温停止循环法。

(2) 降主动脉损伤修复

①直接阻断血流缝合法:适合于裂口小,可以直接修复,并预计能在 30min 内开放循环者。再从血肿下方环降动脉绕一根阻闭带。做好控制出血的准备后,再游离破口上下端主动脉于左锁骨下动脉远端的破口上下方各上一无创性动脉钳,临时阻闭降主动脉血流。切开纵隔血肿,用 4-0 无创线缝合主动脉裂口。

②插管外转流下修复法:适用于降主动脉完全离断或需移植人造血管者。先游离并阻闭破口远端及近端的胸主动脉和左锁骨下动脉近端,临时止血后,近侧在升主动脉上以 3-0 无创线缝两层荷包线,分别套入细橡皮管以备插管用。利用主动脉插管或转流管经荷包线圈内戳创插入导管,收紧荷包缝线,固定转流导管,管内预充含有 1000U 肝素的等渗盐水,于降主动脉远侧应用同样方法插管,排除管道内积气。开放插管

和转流后,将破口近端和远端主动脉钳闭,控制伤口出血。切开纵隔血肿,探查胸主动脉裂口,予以清创和修剪,主动脉裂口整齐和无缺损者,应用 4-0 无创缝线行对端吻合术。

2. 无名动脉损伤修复　无名动脉撕裂伤的发生率,在闭合性损伤中仅次于胸主动脉峡部损伤,无名动脉破裂后常形成假性动脉瘤,在做胸部正中切口和签开胸骨时,动作必须轻柔。从心包内游离无名动脉根部,并绕以阻闭带,以备控制近端出血用。显露主动脉弓前上方,注意保护左无名静脉,并先予以游离,绕线绳将其牵往上方。在远端可分别游离右锁骨下动脉和右颈总动脉,各绕一根阻闭带,以备控制远端出血用。单纯无名动脉破裂,可在升主动脉和远端颈动脉之间架一临时人工血管桥进行分流术。在升主动脉-右颈动脉外转流下,分别阻闭无名动脉近端和远端血流。切开和清理受伤区血肿,检查无名动脉创口,予以清创和修理。血管组织缺损大时,尽可能应用自体大隐静脉或人造血管进行修复。合并气管或食管损伤时,在修复后,应取胸大肌或胸锁乳突肌瓣移植于修复的血管和气管及食管伤之间,并加强抗感染治疗。

3. 锁骨下动脉损伤修复　锁骨下动脉破裂远比无名动脉损伤多见,大多数由减速伤引起,也可由肋骨或锁骨骨折刺伤造成,主要临床表现为伤后桡动脉搏动消失或减弱,远侧肢体有缺氧征象,胸部 X 线片可见上纵隔影增宽,确诊需经股动脉插管造影检查。术前造影检查明确破裂部位,以便合理选择手术探查切口和路径,锁骨下动脉损伤,有时还可伴有其他头臂血管损伤,术前必须注意鉴别以防漏诊或误诊。

左锁骨下动脉损伤一般选择伤侧前外第 3 肋或第 4 肋间剖胸,对远端血管另加颈部切口,对右侧锁骨下动脉损伤则以胸部正中切口为宜,切口上端可延伸到颈根部。牵开胸部切口,探查主动脉弓及其分支。游离伤侧动脉起始部,并绕以阻闭带,以备控制近端出血。平行并在锁骨上做颈根部切口,分离胸锁乳突肌和前角肌,必要时离断锁骨,以显露锁骨下动脉远端,游离后,也绕阻闭带。完全阻闭和控制锁骨下动脉近端和远端管腔出血后,切开局部血肿,进行清创处理。根据动脉损伤情况,采取修复措施,可用自体大隐静脉修补,也可做人造血管移植术。术中注意锁骨下动脉损伤不宜做单纯结扎,以免导致锁骨下动脉窃血综合征的不良后果。手术时注意防止损伤膈神经及腋神经。应避免早期气管切开,假如有需要,延迟 2～3 周进行,若预计要做气管切开,应尽量少用移植物,必须用时应尽量远离气管切开处。

(首都医科大学附属北京安贞医院　苏百晗)

第 16 章

颈部钝性气管食管创伤的治疗

一、发病机制

颈部的气管食管创伤多由绞勒钝性损伤引起。颈部外伤最常见的为气管损伤,其次才是食管。钝性损伤引起气管食管同时损伤少见。锐性损伤(如穿通伤)引起的气管食管同时损伤较多。钝性损伤很少产生整齐的切缘,常使损伤更复杂化,可造成喉破裂、黏膜撕裂或撕脱。破裂点最常见位于环状软骨与气管之间及在气管上段以内,表现为气管的部分或全部离断。食管黏膜的撕裂也可能同时发生,出现于环状软骨的气管撕脱可以伴有起始于喉的食管前壁的横向撕裂,因食管附着于环状软骨后,也可伴有完全性环形离断。往往合并单侧或双侧的喉返神经暂时或永久性的损害。

二、临床表现

呼吸困难是颈部气管损伤最常见的临床表现,起初表现较轻,可以突然加重,以至于发展为严重的呼吸窘迫;明显的皮下气肿是颈部气管损伤常见的临床表现,可随着咳嗽或吞咽而加重;咯血也是颈部气管损伤的临床表现之一,但单纯的气管损伤很少引起大咯血;声音嘶哑、吸气性喘鸣和发声困难也可以出现。而单纯的颈部食管损伤早期不会造成明显的病理生理变化,因食管附着于椎前筋膜,限制了感染物向侧面扩散,故炎症往往在伤后数小时才有表现,感染往往在 24h 后出现体征。其表现较颈部气管损伤为轻,吞咽困难为颈部食管损伤最早出现的征象。颈部感染向下蔓延至纵隔内可引起下行性纵隔炎。

三、诊断

迅速作出诊断对颈部气管食管损伤至关重要,因为并发症的发生率及死亡率主要与损伤发生距治疗的间隔时间长短有关。主要的诊断依据来源于明确的外伤史及伤后典型的临床表现。怀疑有气管损伤的患者,应在情况允许的情况下首选纤维支气管镜检查,不仅可以明确诊断,还可以利用纤维支气管镜的可曲性引导气管插管或套管的置入进行通气,尤其适用气管已经离断的情况。其次为颈部的正位及侧位 X 线片,根据显示的气体分隔可粗略判断气管损伤的存在。喉镜在一定程度上也可以帮助判断最上段气管的损伤情况。颈部 CT 可以帮助对局部组织细节的了解,为后期治疗提供可靠依据。颈部绞勒伤,若发现严重气管损伤,即使未发现明确的食管损伤,也应高度警惕颈段食管的损伤。怀疑有食管损伤的患者,应在保证气道安全的前提下,首选食管造影检查,宜选择小剂量的造影剂。不宜盲目行内镜检查,常因局部组织形态改变而难以判断损伤部位及严重程度甚至有加重损伤的可能。

四、治疗

颈部气管食管同时损伤一经诊断明确应尽早手术。常规情况下颈部气管损伤往往严重且易明确诊断。而食管的损伤常因临床表现隐匿而延误诊断,常在手术中发现。然而食管损伤的早期处理至关重要,早期修补一期愈合成功率高,一旦造成感染,食管将无法修补并影响气管损伤的处理和预后。气管的严重损伤也主张早期修复,正确的气道处理及重建,可减少术后并发症,以保证气道永久通畅。如果未早期进行修复,其后出现气道梗阻,再手术处理不仅增加手术难度,还容易导致术后气道狭窄。如果气道梗阻症状不明显,应等待 4~6 个月,待瘢痕成熟后,再进行修复。

1. 麻醉 麻醉插管的方法和方式对于颈部气管手术至关重要,但有时十分困难并存在风险。对于颈部的绞勒伤,断裂的气管软骨环可能脱位,进而阻塞气道;已经部分断裂的气管可能由于暴力插管而加重气管损伤,所以插管操作需谨慎。可使用纤维支气管镜引导下插管,使用小口径气管插管以通过损伤部位,将气囊置于损伤远端。对于插管仍然困难的患者可先局部麻醉游离颈部损伤段,再行远端气管插管。而部分上段气管损伤过长的患者应置入喉罩麻醉,部分可将气管插管插过声带,且气囊充气可以封闭气道进行有效通气。术中气管完全暴露后,开始修补、切除或重建时,此时气管插管的最佳位置应该位于病变的远端(图16-1)。

2. 气道修复和重建 颈部气管的钝性伤引起的声门下和气管的损伤,包括直接破裂;还可能有环状软骨、气管的移位;黏膜的撕裂或撕脱。钝性伤很少产生光整的切缘(图16-2),因此使损伤复杂化。局限于前壁的部分损伤应先行保留的清创,再直接修复。如果气管的软骨环缺损过大或受伤的气管节段较长,应进行节段性的切除并行端-端缝合。

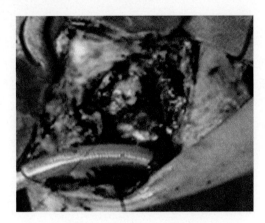

图 16-1 气管插管位于病变远端

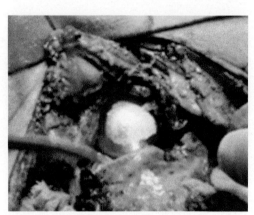

图 16-2 钝性伤切缘

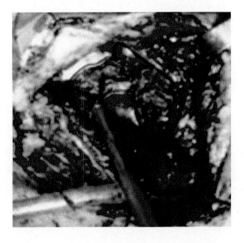

图 16-3 甲状腺组织覆盖缝合的食管裂口

3. 食管修复 食管低位的撕裂比较容易缝合。先修剪创口边缘,暴露出有生机的组织,再分别做黏膜和肌层的间断缝合。环状软骨下的食管损伤在环状软骨后板后缘之后进行有限的剥离,以提供足够的黏膜与组织便于一层吻合。若食管损伤超过甲状软骨的后板,应尽可能的靠上缝合食管破口,用部分甲状腺组织缝于环状软骨后板与食管之间以覆盖缝合的食管裂口(图16-3)。预防继发性瘘的关键在于细致和精确的修复。在修复气道之前,将一块带蒂带状肌或部分甲状腺缝盖于食管闭合处,这种间置不仅可以加强食管修补,还可以有效地预防气管食管瘘。

五、典型病例

患者,男,45岁,农民,颈部绞勒伤(图16-4):气管破裂、食管破裂、右侧喉返神经断裂、双侧胸锁乳突肌断裂、甲状腺破裂、气管插管术后。

1. 病史 颈部绞勒伤、呼吸困难伴失音12h。

2. 体格检查 呼吸机辅助呼吸,潮气量400ml/min,频率15次/分,吸入氧浓度40%,血氧饱和度86%。神志清醒,精神可,体温36.5℃,脉搏87次/分,呼吸18次/分,血压为136/85mmHg,查体配合,颜面部及颈部肿胀,可触及握雪感。胸骨上窝皮肤可见一约3cm破口,有气泡溢出,全身其他部位皮肤未见明显异常。胸廓饱满,双肺呼吸音粗,可闻及散在湿啰音。腹部平坦,未见肠型及蠕动波,腹壁柔软,无压痛、反跳痛,听诊肠鸣音正常。四肢活动正常,双下肢无水肿,脊柱未见明显异常。

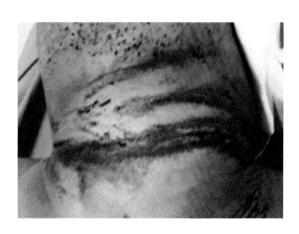

图 16-4　颈部绞勒伤

3. 辅助检查

(1)颈胸部 CT(图 16-5):颈部气管离断,面部及颈部、上纵隔、前胸壁皮下气肿。

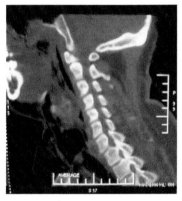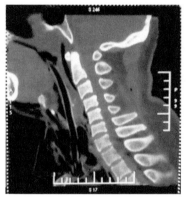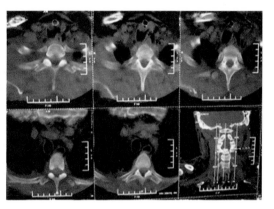

图 16-5　颈胸部 CT

(2)床旁纤维支气管镜检查:纤维支气管镜经气管插管导管进入,可见气管断端软组织,确认气管插管导管不在气管内,给予拔除气管插管导管,纤维支气管镜经口进入,可见会厌水肿,声门无法充分暴露,通过气管断端至远端气管可见大量黏稠分泌物。充分抽吸灌洗排痰,气管插管经纤维支气管镜引导下插入,留置深度约 26cm,退出纤维支气管镜。

4. 治疗

(1)术中所见:气管上段于约第一软骨环处完全离断,见气管插管及气囊,环状软骨前端断裂,后缘和甲状软骨右侧后缘破裂(图 16-6)。颈部食管右后侧壁纵向裂伤约 3cm,其前壁局限性淤血。双侧胸锁乳突肌断裂,右侧喉返神经断裂,甲状腺破裂。

(2)手术经过:患者取平卧位,颈部后仰,常规消毒铺巾。颈部行低领"U"形切口,依次切开。探查气管、食管处损伤如术中所见。游离远端正常气管,行远端气管插管,机械通气。解剖气管及气管损伤处,因气管已离断、破裂,无法修复,断开气管时见胃管外露。充分游离食管并暴露修剪食管破口,使用 4-0 薇乔线间断缝合食管黏膜和浆肌层(图 16-7),并游离一侧部分甲状腺覆盖(图 16-3)。甲状软骨下缘游离修剪,气管下段游离修剪,用 3-0 滑线连续缝合,完成气管吻合重建。使用 6-0 滑线吻合右侧喉返神经。修补重建两侧胸锁乳突肌及甲状腺,于左侧气管、食管旁放置一根 20 号 T 管引流,留置气管套管,逐层缝合。

(3)气管手术后留置气管套管指征:①术后喉头水肿、喉痉挛,高位的气管重建手术;②喉返神经损伤导致的声带麻痹;③术后仍需较长时间呼吸机辅助支持者;④肺部感染合并自主排痰无力者。术后应把握放置气管套管指征,可以避免因前曲颈位导致的再次气管插管困难和重建部位的再损伤。

术后第 16 天,切口一期愈合出院。

5. 随访 术后 6 个月来院复查无异常,无声嘶。

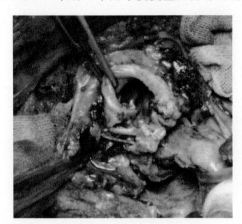

图 16-6 气管、食管破裂

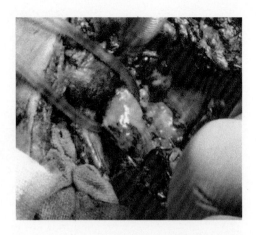

图 16-7 4-0 薇乔线间断缝合食管黏膜和浆肌层

(河南省人民医院 杨光煜)

参考文献

邵令方,王其彰,2002.新编食管外科学.石家庄:河北科学技术出版社:452-460.

Hermes CG,Edith T. 气管和支气管外科学. 黄平,译,2008.上海:第二军医大学出版社:268-273,442-445,602-604.

第17章

创伤性膈肌破裂与创伤性膈疝的治疗

创伤性膈肌破裂(traumatic diaphragmatic rupture,TDR)是指创伤造成膈肌撕裂或缺损。如果腹腔脏器经膈肌破裂口进入胸腔即称为创伤性膈疝(traumatic diaphragmatic hernia,TDH)。1541 年,Sennertus 首次报道了 1 例创伤性膈疝的病例(胃疝入胸腔)。1886 年,Riolfi 成功地进行了第 1 例膈肌破裂修补手术。随着外科医师治疗经验的增加,直到 1951 年 Carter 等发表了大宗病例分析并给出了创伤性膈肌破裂及创伤性膈疝的确切定义。该疾病缺乏典型的临床特征和可靠的诊断方法,常为多发伤的一部分,容易因为主观原因或客观原因造成漏诊和误诊,导致严重并发症。随着我国交通、建筑等事业的发展,创伤性膈肌破裂和膈疝日益增多。

第一节 膈肌应用解剖

膈肌为向上膨隆呈穹窿形的扁薄阔肌,位于胸腹腔之间,为胸腔之底和腹腔之顶。膈肌的肌束起自胸廓下口周缘和腰椎的前面,可分为三部:胸骨部起自剑突后面;肋骨部起自下 6 对肋骨和软肋骨;腰部以左、右两个膈脚起自第 2~3 节腰椎。所以,膈肌的外周部属肌性部,而中心部分是腱膜部。各部肌束均止于中心的中心腱。中心腱在体表投影于剑突处,相当于第 9 胸椎处;右侧膈肌隆起最高处投影于第 5 肋上缘;左侧膈肌隆起最高处投影于第 5 肋下缘,可见右侧高于左侧。在膈的起始处,胸骨部与肋骨部之间及肋骨部与腰部之间,往往存在三角形的空隙,没有肌束,仅有一些疏松结缔组织和膈肌筋膜,成为膈肌的薄弱区,称为胸肋三角和腰肋三角。膈肌上有三个裂孔:第 12 胸椎前方,左、右两个膈脚与脊柱之间的主动脉裂孔,降主动脉和胸导管在此通过;主动脉裂孔的左前上方,第 10 胸椎水平的食管裂孔,食管和迷走神经前后干在此通过;第 9 胸椎水平,食管裂孔右前上方中心腱内的腔静脉裂孔,内通过下腔静脉、右膈神经(图 17-1,图 17-2)。

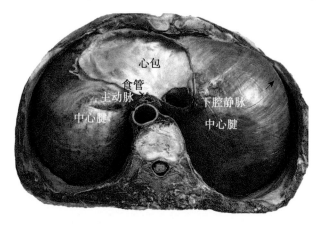

图 17-1 膈肌胸腔面观

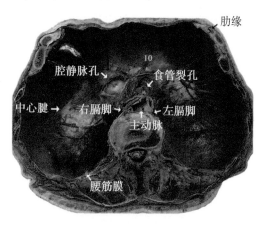

图 17-2 膈肌腹腔面观

第二节 病因和发生机制

TDR 的发生机制可分为穿透性创伤、闭合性创伤两大类。

一、穿透性创伤

上腹部和下胸部的穿透性创伤均可导致膈肌破裂,由于膈肌体表投影的关系,凡前胸第4肋、胸第8肋至脐水平的穿透性创伤,均有伤及膈肌的可能。

二、闭合性创伤

闭合性创伤导致 TDR 和 TDH 的形成机制复杂,主要机制有以下两点:①牵扯和剪切力机制。下胸部挤压而变形、扭曲,形成对膈肌的局部牵扯和剪切力使之破裂或沿此点处撕脱。②胸腹腔压力差机制。大量的动物实验表明,膈肌破裂的发生与机体在清醒状态下所受各种意外伤害中一系列应激保护反应关系密切,是高等动物普遍存在的保护性应激反应。即机体在受到意外伤害的瞬间深吸气、声门紧闭、全身肌肉强烈收缩、膈肌下降、肋骨上升极限达到与脊柱垂直时,胸部容积、肺膨胀、肺内压、胸膜腔负压达最大值,腹腔压力与胸腹腔压力差也最大。此时胸腹腔对内脏的保护及对抗外界暴力达到最大限度。但是,当这一保护不足以对抗外界强大暴力时,胸腔或腹腔的极大变形致胸腔或腹腔体积瞬间缩小形成极大的压力差最易造成胸腹部薄弱处膈肌破裂(如左侧膈肌中心腱)。当膈肌破裂瞬间胸腹腔巨大压力差致腹腔活动度大的脏器由腹腔高压区大量进入胸膜腔低压区,此后随每次呼吸运动胸膜腔负压使更多腹腔脏器进入胸膜腔而形成 TDH。

由此可见,TDR 和 TDH 有内在的因果逻辑联系,而且,穿透性损伤和闭合性创伤,发生膈疝有时间差异性,在严重腹部闭合性创伤时,在急剧升高的腹内压作用下 TDR 及 TDH 几乎同时发生,而在一些穿透伤时,TDH 的形成可以是缓慢、渐进的。TDR 在胸腹部创伤中发生率为 1%～6%,左侧为右侧的 9 倍。

闭合性创伤时右侧的 TDR 发生率为 15%～24%,左侧发生率为 70%～90%,双侧同时发生率为 5%～8%。其原因:①左侧膈肌面积较大,并有肌性裂孔等薄弱区域;②右侧膈下的肝脏可使暴力缓冲衰减保护膈肌;③右侧 TRD 时常伴有致命的肝脏损伤,确诊前死亡率高于左侧 TDR,易造成病例统计偏差。

穿透性创伤(刀刺伤为代表)发生率也以左侧居高,与多数行凶者习惯右手持刀有关。而且造成的膈肌破裂通常较小。

第三节　病理生理变化

一、急性 TDR 主要病理生理变化

急性 TDR 的病理生理变化主要为膈肌功能受损、腹腔脏器疝入胸腔引发的呼吸循和环功能障碍。实验证实,一侧膈肌完整性破坏可导致肺功能下降 25%～50%。腹腔脏器进入负压的胸腔后,伤侧肺组织受压萎陷,纵隔向健侧移位,健侧肺也膨胀不全,肺的通气和弥散能力降低。纵隔移位和胸腔压力增加,又使静脉回心血量及心排血量减少。

二、陈旧性 TDR 主要病理生理变化

陈旧性 TDR 的病理生理变化主要为创伤急性期之后出现的疝入脏器功能障碍。膈肌破裂后腹腔器官疝入胸腔时间越久,解剖关系紊乱、病理生理改变越重。

第四节　临床表现

临床症状的多少决定于膈肌破口大小、疝入的腹腔脏器多少、心肺受压移位的严重程度。典型的 TDR 可分为三期,即急性症状期、陈旧期(或慢性期、潜伏期)、绞窄期(或后期、嵌顿期)。急性症状期是指受伤开始至主要合并伤恢复为止。陈旧期是指由腹内脏器占据膈肌缺损部位开始,该期腹内脏器可反复疝入胸腔内。绞窄期是指开始出现脏器梗阻或局部缺血的征象。其临床表现如下。

一、急性症状期

1. 伤后很快出现胸腔脏器受压症状并伴随明显的呼吸循环功能障碍。

2. 左上腹、左下胸或左肩部疼痛。

3. 有胃肠道梗阻的症状而腹部平软。

4. 伤侧胸廓膨隆,纵隔向健侧移位,伤侧胸廓叩诊呈鼓音或实音,呼吸音减弱或消失。

5. 影像学检查异常。

二、陈旧期(或慢性期、潜伏期)

膈肌裂伤小者有 35%～40%伤后数周至数年无任何症状,或有轻微胸痛、上腹痛而误诊为消化性溃疡、胸膜炎、肺炎等。以后逐渐出现下列表现或部分表现:①胃肠道不全梗阻的表现和全身慢性消耗性改变;②下胸部、上腹部疼痛,进食后加重;③呼吸困难或反复的呼吸道感染,患侧呼吸运动减弱,下胸部叩诊、听诊异常,纵隔向健侧移位;④影像学检查异常。

三、绞窄期

绞窄期约有 85%的病例在伤后 3 年以内出现绞窄的临床表现。其可分为急性期绞窄和陈旧期绞窄两种,临床可出现:①上述急性或陈旧性膈疝的病情突然加重、恶化甚至出现休克;②下胸部、下腹部疼痛剧烈,由阵发性转变为持续性;③消化道完全梗阻的表现,呕吐物带血或有血性黏液便者;④短期内出现大量胸腔积液,呈血性甚至为脓性,全身出现感染中毒症状;⑤影像学检查异常。

第五节　影像学检查

因 TDR 导致的 TDH 在急性期和陈旧期之间有差异,所以,影像学表现也各有不同。历史上使用过多种影像学诊断手段,如 X 线检查(胸腹部平片或透视检查、消化道造影、人工气腹)、胸腹部 CT 和 MRI、胸腹部超声检查、胸腹腔镜探查等。然而已证实只有 X 线检查、CT 检查、腹部超声具有较高的诊断价值。

一、X 线检查

1. 胸部 X 线上出现胸腔内胃泡或肠祥影,即可初步诊断。若胃泡或肠祥影有动态变化则更有意义(图 17-3,图 17-4)。但是,出现这种典型影像者只有 20%～34%。另外,其还可出现伤侧横膈上升,肋膈角模糊,心脏和纵隔移位,患侧肺不张等影像。对于可疑患者,应严密监测病情变化,适时重复检查。

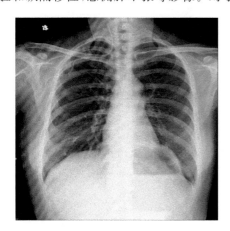

图 17-3　左侧膈疝,胸部正位 X 线片显示左侧胸腔胃泡影

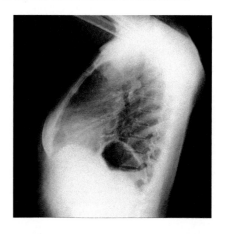

图 17-4　左侧膈疝,胸部侧位 X 线片显示左后胸腔胃泡影

2. 胃肠造影发现胃体疝入胸腔。传统方法为用 30%～60%硫酸钡混悬液 80～100ml,口服后采取仰卧位(头低足高),于 X 线造影机下动态观察。因这项检查可能会增加对心肺的压迫,故而重症患者及小儿应慎重选择,或取仰卧位,改用水溶性碘液进行造影(如碘海醇具有不过敏、显影较好、不吸收等优点)(图 17-5)。

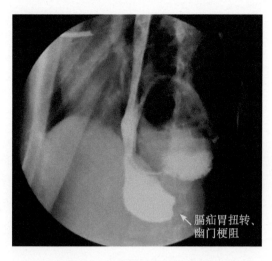

图 17-5　上消化道造影显示膈疝

二、CT 检查

胸腹部 CT 检查是一个非常实用且比较可靠的评价膈肌创伤的工具。徐海燕等对 8 个相关研究做了 Meta 分析,认为 CT 检查是一种相对可靠且稳定的无创性检测工具,因为,螺旋 CT 检查所需时间较短,即使在严重创伤患者也可以应用,而它所呈现的信息量是 X 线检查、超声检查所无法比拟的。尤其是 CT 的三维重建技术,通过薄层扫描膈肌及相邻脏器的结构,构建出冠状位、矢状位、轴位图像,更加直观,更便于多角度观察膈肌的连续性、破口位置,疝入内容、大小及肝、脾、胃肠、肾等损伤情况。

典型的 CT 表现:①患侧膈肌轮廓被掩盖而模糊或不连续,纵隔不同程度地推向健侧;②疝入实质性器官显示为胸腔内团块状软组织影(如大网膜为脂肪密度,CT 值在 $-50HU$ 以下);③疝入空腔脏器显示多个囊状或蜂窝状透亮影;④典型征象"领口征"(肠管通过膈肌撕裂处缩窄)可确诊;⑤轴向位显示不正常的肝,可视为右侧膈肌破裂,肝疝入的征象标志。扫描时利用 Valsalva 法增加腹内压,可能有助于提高隐匿或能够自行还原的 TDH 的发现(图 17-6~图 17-9)。

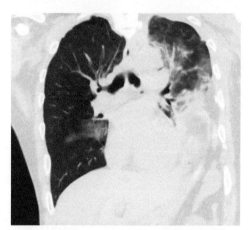

图 17-6　CT 显示左侧膈肌轮廓被掩盖而模糊

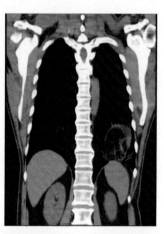

图 17-7　CT 中箭头指示左侧膈肌中断"领口征"

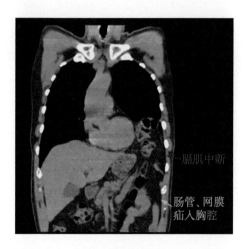

图 17-8　CT 显示肠管、网膜疝入左侧胸腔

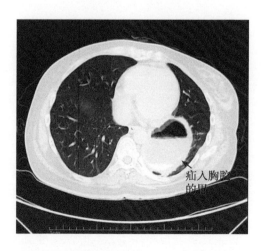

图 17-9　CT 轴位显示疝入左侧胸腔的胃

三、超声检查

超声检查对 X 线、CT 等检查有一定的补充作用,其简便、无创、重复性好,尤其适用于病情危重不宜搬动的患者,床旁 B 超可作为首选辅助检查。理论上超声检查可提供膈肌位置、完整性的影像。典型的超声表现:①膈肌连续性中断(合并胸腔积液时更易显示);②膈肌模糊不清或局限性缺损;③鉴别显示疝入胸腔为空腔脏器或实质脏器,且能多方位地显示膈肌与肝、脾、肾的关系;④显示胸腹腔内消化管结构相连;⑤显示胸腹腔及心包积液(尤其是膈心包断裂引起急性心包填塞)。然而超声检查也有其局限性,膈肌破裂口较小或被大网膜堵塞,或腹腔内脏器疝入量少,超声检查无明显阳性征象。另外,其还受生理状态的肺部、肠腔含气和肋骨、胸骨等物理限制,以及病理状态的胸部皮下积气或气胸时超声被气体反射,也无法探查胸腔及腹部脏器。这其中最重要的决定因素是超生医师的认识和经验,目前,国内此类文献较少见,也未形成临床诊疗常规。

四、磁共振成像

磁共振成像(MRI)因为检查时间较长,限制了它在急诊患者的应用,但是其可选择性的应用于某些患者,特别是延迟诊断的患者,在 T_1 加权像可清楚地显示膈肌的前后部分及疝入的内容物。相对于 CT 检查,其应用较少。

五、其他影像检查

1. 鼻胃管内注入造影剂　根据鼻胃管走行确诊。
2. 人工气腹 X 线检查　腹腔注气 500～1000ml,如膈肌破裂气体可进入胸腔,可协助诊断。但其有一定风险性,宜慎重使用。

如今随着无创伤性影像学检查的发展,这些检查基本已弃用。

第六节　诊　断

一、症状与体征

胸部或腹部创伤史后出现呼吸循环功能下降,消化道不全梗阻的症状与体征,即应高度疑诊创伤性膈肌破裂与创伤性膈疝的发现。

二、典型的影像学征象

1. 患侧膈肌显示不清,或呈均匀的阴影,或膈肌升高、运动减弱。
2. 下肺不张,与膈肌界限不清,纵隔向健侧移位。
3. 胸腔内出现胃肠影,或不能解释的实体器官影(肝、脾、网膜),如果不同时间的影像有动态变化,更具有诊断意义。
4. 上消化道造影可显示胃体进入胸腔。
5. CT 三维重建的轴位、冠状位、矢状位可显示膈肌不完整。
6. 超声检查可见疝入胸腔的腹腔脏器。

第七节　治　疗

一、急性期 TDR 治疗原则

TDR 一经确诊应尽快手术还纳疝内容物,修补破裂膈肌。但是,急性期的患者常合并其他脏器的严重损伤,故早期治疗应以抢救生命为重要原则,按照先重后轻的原则首选处理致命伤,可以酌情适当推迟处理膈肌破裂,在患者一般情况改善的同时争取尽快手术。由于膈肌中心腱与心包融合,其裂伤常常延伸至心包,可视为心脏创伤,其救治参考第20章心脏创伤救治。

二、陈旧期 TDR 治疗原则

约85%的患者在伤后3年内发生绞窄性膈疝,故陈旧性 TDR 一经确诊必须手术治疗。治疗目标是恢复膈肌的完整性和胸腹腔脏器的解剖位置,最大程度地恢复膈肌的生理功能,解除腹腔脏器梗阻的病因并减小对肺功能的不良影响。严重的恶病质、心肺功能不全或有其他严重合并症应作为手术禁忌。但是陈旧期 TDR 和急性期 TDR 的病理生理改变不尽相同,手术时机、手术技巧也不尽一致。前者更复杂,若处理不当,预后不良,应高度重视。

第八节　临床问题讨论

一、TDR、TDH 的漏诊、误诊

早期诊断是直接影响治愈率的关键,结合患者的受伤机制、典型的临床表现加上典型的影像学诊断即可对 TDR 和 TDH 作出诊断。伤后初期,膈肌破裂和膈疝的临床表现可能不典型,也可被其他严重合并损伤(严重的呼吸循环障碍、昏迷、血胸和张力性气胸)或各种抢救措施掩盖(呼吸机正压通气),延迟腹腔脏器疝入胸腔,临床上易漏诊、误诊,仅约50%在伤后1周内确诊。

以下方法可协助诊断:①详细准确地追问受伤机制。对于胸腹部挤压伤,尤其是第4前肋至脐部之间并有脾或肾的损伤者,或第8后肋以下可能伤及膈肌的锐器、火器伤的患者要引起足够重视。②胸部、上腹部闭合性创伤后,一侧胸痛向同侧肩部放射,可视为膈肌损伤的典型症状。③受伤部位与症状、体征错位的要高度疑诊,即伤及胸部却有腹部症状、体征,或反之。④伤后呼吸困难而无明显的肺损伤,胸部膨隆,纵隔向对侧移位,伤侧呼吸音减弱或消失,叩诊呈鼓音甚至可闻及肠鸣音。⑤完全或部分性胃肠梗阻症状及腹腔脏器疝入胸腔的体征。⑥胃肠减压管插入困难或进入胸腔者。⑦密切观察胸腔闭式引流液颜色和性状,若为消化道液,即可确诊。一旦怀疑胃肠等空腔脏器疝入胸腔时,除有特殊需要,禁忌行胸穿或胸腔闭式引流,以免损伤疝入的器官。⑧对于外伤需剖胸或剖腹的患者,应常规细致地检查膈肌,避免漏诊。

二、鉴别诊断

极少见到关于 TDR 引发的急性 TDH 与陈旧性 TDH,以及 TDH 与其他膈肌异常(如膈膨升)的鉴别诊断方面的文献报道。但在笔者经历的临床实践中确有不少有如上述需要鉴别的病例,诊疗过程比较曲折。

(一)急性 TDH 与陈旧性 TDH 的鉴别

其意义在于两者的病因一致,病理生理改变不尽相同。后者相对复杂,处理方法自然不一,尤其是手术时机的选择,前者为急诊手术,后者为择期手术。

1. 病史　急性 TDH,应有明确的胸部或腹部创伤史。陈旧性 TDH 受伤至治疗的时间较长,数年到数十年的均有报道。既往的胸部、腹部外伤史有强烈的提示作用。若伤前的检查资料(胸部 X 线片、CT)显示同一侧膈肌异常影像,可基本除外此次为同一侧急性 TDH 的可能性。但是确有许多病例既往史或有或无,也可极不典型,诊断颇费思量。

2. 症状、体征　伤前没有,伤后出现因腹腔脏器疝入胸腔而产生的急性呼吸、循环、消化等系统异常表现,也提示急性 TDH 的可能性。陈旧性 TDH 出现相应症状、体征的时间较长或反复发生,或在无急性创伤时突然发生症状与体征。

3. 受伤部位、外伤性瘢痕与膈肌异常部位　是否一致,若不一致,可除外急性 TDH 的可能性(如右胸部受伤而 X 线检查显示左侧膈肌异常,并且无左侧膈肌损伤的相应临床表现)。

4. 典型病例

病例一

患者,女性,68岁,反复左胸胀痛、咳嗽、咳痰,胸部 X 线片发现"左侧膈肌麻痹性升高"40多年,加重数月入院。反复询问,患者回忆40多年前曾有跌倒后腹部挤压史。所幸患者保留着5年前的胸部 X 线片,其显示左膈肌升高。入院后 CT 显示疝入左胸腔的为空腔和实质器官,钡剂上消化道造影显示胃疝入胸腔并扭转(网膜轴型)。经左胸后外侧切口第 6 肋间剖胸探查见膈肌陈旧性破裂,边缘硬化卷曲,大网膜、胃疝入胸腔,但与膈肌破口边缘无粘连,疝入物可在胸腹腔自由移动(图 17-10~图 17-15)。

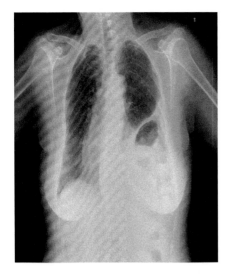

图 17-10　胸部 X 线片显示左膈肌升高

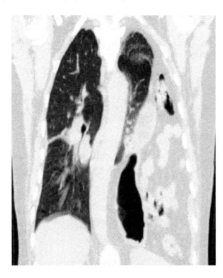

图 17-11　CT 矢状位显示肠管、网膜疝入左侧胸腔

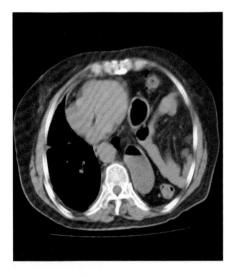

图 17-12　CT 轴位显示疝入左胸腔的空腔、实质器官

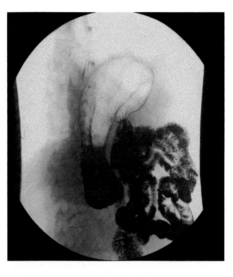

图 17-13　上消化道造影显示胃疝入胸腔并扭转(网膜轴型)

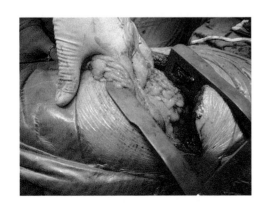

图 17-14　术中见膈肌陈旧性破裂,大网膜、胃疝入胸腔

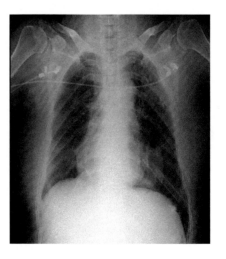

图 17-15　术后胸部 X 线片显示膈肌已恢复穹窿状

病例二

患者,男性,60岁,平素体健,下楼梯时失足,摔伤右后胸部4h入院。除自诉右后下胸部疼痛外,无其他不适,生命体征平稳。体检见左前胸第5肋间有一长约5cm的刀伤瘢痕,右后下胸部压痛阳性,胸廓挤压试验阳性,CT显示右侧第9~12后肋骨折,左侧"膈疝"征象,疝入物为网膜和肠管,上消化道造影显示胃仍在腹腔。追问病史,9年前曾因"左前胸刀刺伤致血气胸,在外院行胸腔闭式引流术治愈"。据此除外了左侧急性TDH,诊断为左侧陈旧性TDH,分析判断为9年前左前胸刀刺伤的结果,无须急诊剖胸手术。因患者不愿接受膈疝手术,故随诊观察6个月,右侧多发肋骨骨折已愈合,左侧膈疝影像学表现如前(图17-16~图17-20)。

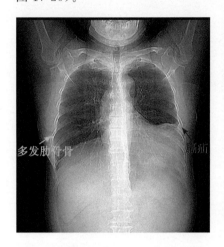

图17-16 CT显示右侧肋骨骨折、左侧膈疝

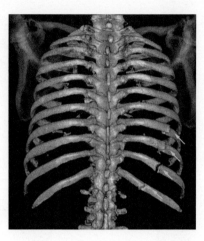

图17-17 CT肋骨三维成像显示右侧多发肋骨骨折

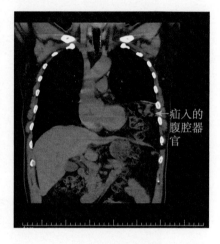

图17-18 CT显示肠管、网膜疝入胸腔

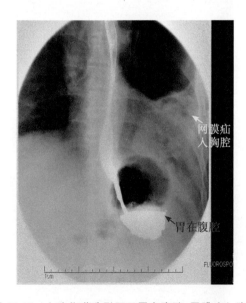

图17-19 上消化道造影显示胃在腹腔、网膜疝入胸腔

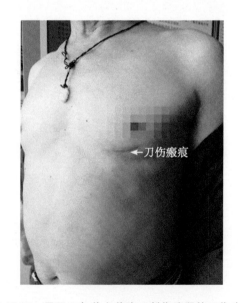

图17-20 显示9年前左前胸刀刺伤遗留的刀伤瘢痕

(二)TDH与完全性膈膨升的鉴别诊断

在胸部创伤后,X线检查发现有膈肌异常升高的征象,但与临床症状或体征不符,或与受伤侧病变不符,应该与完全性膈膨升症相鉴别。虽然完全性膈膨升症伴有呼吸系统、循环系统、消化系统症状时也应该手术治疗。但是,两者的病因、病理生理改变不同,手术时机、手术准备、手术方式也各为迥异,应在术前尽可能鉴别。

膈膨升也称膈肌膨出症,确切病因不甚清楚,1774年由Petit首次描述,1892年由Beclard定名,男女发病率相当,成人X线检查其发病率约为1/1000,左侧多于右侧。其可分为先天性(或原发性)和后天性(或继发性)膈膨升。先天性膈膨升者膈神经正常,只是膈肌纤维变薄,或肌纤维缺如,膈肌薄如半透明膜,由胸膜、筋膜、腹膜构成;后天性膈膨升者,膈肌纤维退化或萎缩,变薄的部分由弹性组织构成。X线、CT发现膈肌升高,或显示不清(下肺不张或感染),伴有心影向健侧移位,胸腔内出现胃泡影或肠管影、无法解释的实体器官影,常常与TDH的影像学表现相混淆,鉴别诊断缺乏特异性。

1. 病史、体检　对两者的鉴别无特殊意义。

2. X线、CT影像　膈膨升时X线透视可见患侧膈肌抬高,胸部正位X线片显示上抬的膈肌影,形成一条从纵隔到肋缘的拱形弧线,CT的三维重建图像可显示膈肌轮廓,冠状位、矢状位、轴位图像结合可显示膈肌完整,有别于TDH。

3. 典型病例

病例一

患者,男性,70岁,车祸致脑挫裂伤昏迷、右侧多发肋骨骨折,呼吸机机械通气。第一张胸部X线片显示左膈肌升高,1个月内多次胸部X线片、CT均显示膈肌升高,胸腔内有肠管影,酷似膈疝。但是,仔细观察膈肌形态正常,又无TDH的临床表现,所以疑似膈膨升。伤后32d因迟发性脾被膜下血肿破裂而剖腹探查,见左侧膈肌完整、松弛无力,表面满布粗大纡曲的血管,从而证实为左侧膈膨升,如图17-21~图17-25所示。

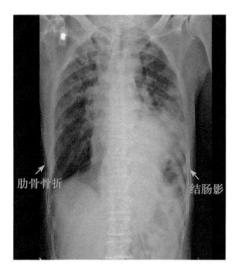

图 17-21　伤后第一次胸部 X 线片显示左膈肌升高、右肋骨骨折

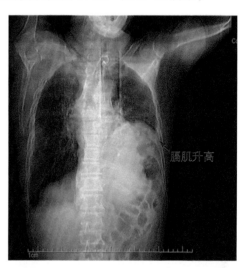

图 17-22　伤后 CT 显示膈肌升高、结肠影

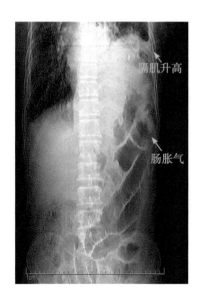

图 17-23　腹部 CT 显示左侧膈肌
　　　　　升高、肠管胀气

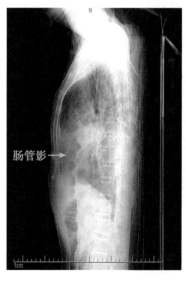

图 17-24　CT 矢状位显示胸腔肠
　　　　　管影,酷似膈疝

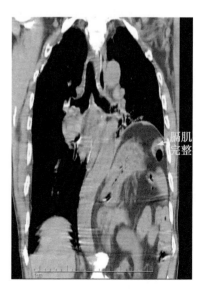

图 17-25　CT 冠状位显示膈肌完整

病例二

患者,女性,65岁,因胸部软组织挫伤致胸痛2d就诊,胸部X线平片、CT显示左侧膈肌升高、完整,上消化道造影显示胃泡增大,膈肌穹窿上升,胃、网膜滑动性进出胸腔。平素常有左侧胸闷不适,喜右侧卧位。诊断为左侧完全性膈膨升。择期行左胸后外侧切口第6肋间剖胸探查,术中证实为膈膨升,膈肌薄如半透明膜、松弛无力,折叠缝合成形,恢复了膈肌的穹窿形态(图17-26～图17-31)。

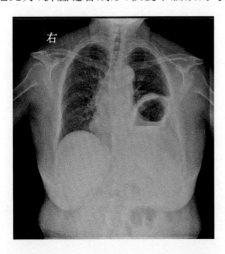

图 17-26 术前胸部 X 线片显示左侧膈肌升高、完整

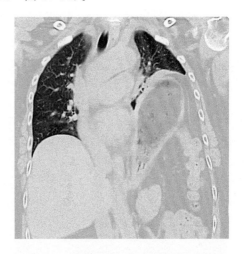

图 17-27 术前 CT 显示左侧膈肌升高、完整

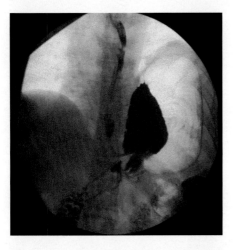

图 17-28 术前上消化道造影显示胃泡增大

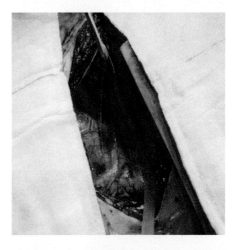

图 17-29 术中显示左侧膈膨升,膈肌薄如半透明膜、松弛

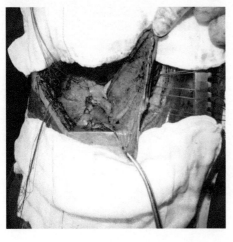

图 17-30 显示手术膈肌折叠成形

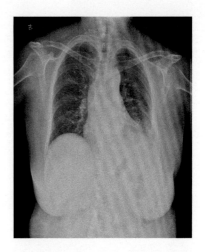

图 17-31 术后胸部 X 线片显示左侧膈肌已恢复正常形态

三、手术入路

TDR 及 TDH 的手术有经胸、经腹和胸腹联合切口 3 种，如何选择尚有争论。3 种切口利弊如下：①经胸切口便于处理胸内合并伤和膈肌修补，对于右侧的损伤，可以避开肝的影响；②经腹切口便于处理腹腔脏器，但是膈肌修补较困难，对于胸内形成粘连时的还纳、修复均有难度；③胸腹联合切口术野开阔，创伤大，破坏膈肌的血供和功能，切断肋弓影响胸廓稳定性，术后易发生肋软骨感染不愈合。

笔者的经验：只有在确有腹内脏器损伤和腹腔内出血，同时基本排除胸腔内损伤者，才可根据病情选取经腹切口，其余情况均应选择经胸切口。理由如下：①胸腔内损伤危险程度高，术前确诊率低，需优先处理。②胸腔内损伤发生率高。在葛明建等总结的国内 835 例 TDR 的临床资料中，合并胸部创伤占 47.5％，脾破裂占 13.9％，胃肠破裂占 13.1％。故选择胸部切口可以更好地处理合并的胸部创伤，避免遗漏。还可以比较方便地处理脾、肝膈面及部分左半肝、部分胃肠、网膜的损伤。经左胸食管癌根治术就是很好的佐证。③胸腔感染的危险程度远高于腹腔。故对疑有脏器绞窄及胸腔内感染者，经胸入路可彻底冲洗胸腔，减少脓胸甚至严重全身感染的发生率。如术中确实需要，可在原经胸或经腹基础上，另做经腹或经胸切口。

四、疝入物的还纳

TDR 的急性期疝入物的还纳比较容易，只要没有脏器扭转、破裂、出血、绞窄，即可直接还纳。

陈旧性 TDH 的疝入物还纳相对复杂。腹腔器官疝入胸腔时间越久，解剖关系紊乱、病理生理改变越重。所以应该强调，对于发现或治疗较晚的陈旧性膈肌破裂的患者手术时，除了要沿着膈肌裂口边缘的正常膈肌处切开之外，还要认真解剖松解疝入的内容物，将膈肌创缘、粘连多余的大网膜切除，才能恢复疝入的内容物在腹腔内的位置，避免发生术后并发症，如胃扭转、肠梗阻等。

五、膈肌的修复

急性期膈肌破裂的边缘比较整齐，其张力也不会太大，用直接缝合法修补膈肌即可。其可用 7 号丝线做褥式或间断缝合获得满意效果，但每次缝合均要通过全层组织，包括胸膜和腹膜，缝针距离缺损边缘约 1cm。

陈旧性 TDH 由于受损膈肌的失用性萎缩、卷曲、纤维化、粘连程度随时间的延长而加重，疝内容物与周围膈肌、胸腔及肺、心包粘连紧密。故无特殊情况，应选择经胸切口。首先仔细区分膈肌创缘与粘连物之间的界限，松解粘连并使卷曲的膈肌舒展，切除瘢痕和增厚的纤维板时尽可能保留残余膈肌，修剪创缘成新鲜创面后将邻近膈肌缝合，在缝合修补膈肌时应注意充分利用所剩膈肌，经松解后的膈肌仍可逐渐恢复正常膈肌的生理功能，减轻术后不适、提高生活质量。这是目前任何修补材料所不能替代的。

膈肌要无张力修补，可用粗丝线或尼龙编织线，禁用可吸收线。靠近肋骨附着处的膈肌裂伤，胸壁侧膈肌裂口的边缘较窄或无膈肌组织，缝补困难者，可用"跨肋挂线缝合法"，即先将缝线穿绕过肋骨，然后再穿过膈肌缝合，以防止撕脱（图 17-32）。

对于膈肌缺损较大、虽能勉强修复但张力过大、膈肌组织菲薄易撕裂造成复发者，应采用其他修补材料进行膈肌修补及重建。目前可用的材料主要有：①生物性材料（自体心包、阔筋膜或动物心包等）；②非生物性材料（聚四氟乙烯制成的 Teflon 片、聚丙烯制成的 Prolene 网和 Marlex 网、聚酯纤维制成的涤纶片等）。生物性材料

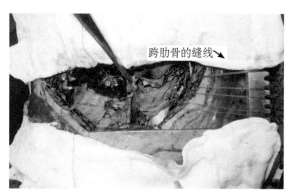

图 17-32　"跨肋挂线缝合法"修补膈肌

其生物相容性好，但坚固性不足。非生物性材料虽结构坚强，但组织相容性差。有医师尝试用涤纶补片、带蒂大网膜组成复合材料修补陈旧性 TDR，其特点是综合了生物性和非生物性材料的优点。

以笔者的经验，预防或减轻术后腹腔粘连，可以有效地降低胃扭转、肠梗阻等并发症。所以，不论何种修复材料，都要将其光滑面朝向腹膜腔，以减轻腹腔脏器与修复的膈肌产生粘连。腹腔内留置"粘连平"（医用聚乙二醇小檗碱液）或"医用几丁糖"（壳聚糖，Medical Chitosan）等，通过其隔离、润滑、止血、抗感染作用，也

可有效地预防术后腹腔粘连。

六、术前准备与术后处理

所有患者术前均应下胃管,双腔气管插管,健侧单肺通气。

急性期 TDR 手术后本身并无特殊治疗,但往往合并有严重胸腹脏器损伤,手术后关键在于及时恰当地处理合并伤与预防并发症。

陈旧性 TDR 术后需遵循胃肠外科处理原则,留置胃管,持续胃肠减压。推迟进食时间,从流食开始,逐渐过渡至半流食、普食,忌产气食物,防止早期因腹腔压力增加,修补的膈肌撕裂导致疝复发、疝入器官嵌顿、绞窄、扭转、坏死等。

术后早期离床活动对恢复有利,甚至可以进行拍背咳痰等护理。但对缝合不满意或残余膈肌羸弱,估计其不能耐受咳嗽等使腹压突然增高的活动时,以上活动需谨慎或适当延后进行。

七、腔镜技术的应用

理论上讲,胸腔镜或腹腔镜具有视野清晰直观、创伤小且兼具有诊断与治疗双重作用的优点,这些都是开放手术无法比拟的优点。在诊断不太确定颇费思量时,会对腔镜技术寄予更多的期望。随着腔镜技术的日趋成熟,胸腹腔镜技术用于 TDR、TDH 的诊断与治疗的报道日益增多。但在处理严重粘连、大出血等方面的能力远不及开放手术。所以,仍处于探索阶段。

由于 TDR、TDH 病情复杂,对于腔镜手术的选择应慎重。只可选择呼吸功能和循环功能稳定、影像学诊断基本明确,或高度疑诊又无其他诊断手段可用的患者试用腔镜手术。其患者同时要具备以下条件:除胸部及腹部损伤外无其他部位的致命创伤、估计胸腔内粘连不重、能耐受单肺通气。而且这种腔镜手术,诊断意义和辅助开放手术的意义大于治疗意义(图 17-33,图 17-34)。

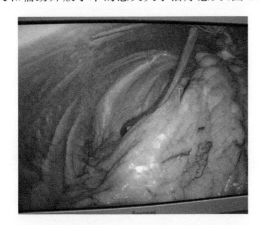
图 17-33　胸腔镜探查见膈肌破裂,结肠、网膜疝入胸腔

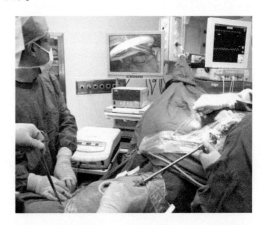
图 17-34　膈疝手术,胸腔镜＋小切口辅助

同传统手术入路一样,胸腔镜和腹腔镜各有其适用范围,胸腔镜比腹腔镜有以下优势:①手术空间和视野大,不需人工气腹,无人工气腹导致腹内压增高,加重腹腔脏器疝入胸腔或张力性气胸的危险;②手术操作更便利,可避免因腹腔内脏器较多不容易避开、肝阻碍不利而在右侧膈疝、左侧膈疝修补过程中缝针误伤心脏等危险。但胸腔镜手术需双腔气管插管,健侧单肺通气,麻醉管理上可能较腹腔镜手术更为复杂。

胸腔镜探查中出现以下情况应该及时中转剖胸手术:①术中生命征不稳定,或明显的大出血,或出现与外观伤情不相符合的血流动力学障碍和休克征象;②腹腔脏器疝入胸腔,粘连致密,胸腔镜下难以分离;③疝入胸腔内的腹内重要脏器有明显缺血坏死,须做脏器切除,手术操作复杂;④胸腔内伤情探查不明或手术野显示不清;⑤双腔气管插管患肺萎陷不良,影响操作。

第九节　预　后

TDR 手术治疗效果良好,急性期危重症膈肌破裂合并其他重要脏器损伤的死亡率为 10%～26%,绝大多数死于复合伤而不是膈肌破裂，如心脏伤、大出血、颅脑外伤等。急性期得到救治者死亡率为 3%，延迟诊疗死亡率可达 25%。其主要原因是膈疝持续影响呼吸、循环、消化功能，引发患者慢性衰竭。如果疝入器官发生嵌顿、坏死则危险陡增，死亡率增加。

（首都医科大学附属北京潞河医院　吴　骏　张建鹏）

参考文献

葛明建,李良彬,2002.国内创伤性膈肌破裂 835 例分析.重庆医学,31(5):404-406.

胡志亮,陈国庆,孙鹏,等,2004.涤纶补片、带蒂大网膜修补陈旧创伤性膈肌破裂(附例报告).中国现代手术学杂志,8(5):297-299.

王瑞祥,柴春玲,崔永昆,等,2003.胸腹部钝性损伤致创伤性膈肌破裂的发生机理及诊治体会(附 36 例报告).心肺血管病杂志,22(02):93-94.

徐海燕,王武军,2009.CT 对创伤性膈疝及膈肌损伤的诊断价值——8 个相关研究的 Meta 分析.循证医学,9(2):91-97.

张志庸,2010.协和胸外科学.北京:科学出版社:939-942.

Carter BN. Giuseffi J,Felson B,1951. Traumatic diaphragmatic hernia. Am J Roentgenol Radium Ther,65(1):56-72.

Eren S,Ciris F,2005. Diaphragmatic hernia:diagnostic approaches with review of the literature. Eur J Radiol,54(3):448-459.

Eren S,Kantarci M,Okur A,2006. Imaging of diaphragmatic rupture after trauma. Clin Radiol,61(6):467-477.

Grimes O,1974. Traumatic injuries of the diaphragm. Am J Surg,128(2):175-181.

Hanna WC,Ferri LE,Fata P,et al,2008. The current status of traumatic diaphragmatic injury:Lessons learned from 105 patients over 13 years. Ann Thorac Surg,85:1044-1048.

Karangelis D,Karkos C,Tagarakis G,et al,2011. Traumatic diaphragmatic rupture:a silent killer. Am Surg,77:55-56.

Kim HH,Shin YR,Kim KJ. et al,1997. Blunt traumatic rupture of the diaphragm:sonographic diagnosis. JU Itrasound Med,16(9):593-598.

Kishore GS,Gupta V,Doley RP,et al,2010. Traumatic hernia diaphragmatic:tertiary centre experience. Hernia,14(2):159-164.

Lisa R,Walchalk MD,Stephen C,et al,2008. Delayed presentation of traumatic diaphragmalic rupture. J Emergency Med,5(1):1-4.

Nursal TZ,Ugnrlu M,Kologlu M. et al,2001. Traumatic diaphragmatic hernias:a report of 26 cases. Hernia,5(1):25-29.

Parelkar SV,Oak SN,Patel JL. et al,2012. Traumatic diaphragmatic hernia:Management by video assisted thoracoscopic repair. J Indian Assoc Pediatr Surg,17(4):180-183.

Shah R,Sabanathan S,Mearns AJ. et al,1995. Traumatic rupture of diaphragm. Ann Thorac Surg,60:1444-1449.

Schneider CF,1955. Traumatic diaphragmatic hernia. Am J Surg,90(6):986-993.

第18章

腐蚀性食管烧伤的治疗

食管腐蚀性烧伤无论在发达国家还是发展中国家都不少见,儿童患者多是因为家长对腐蚀性物品疏忽管理,患儿误当饮料或食物进食而造成,与此相反成人患者往往因为精神因素故意服用高浓度腐蚀剂企图自杀,腐蚀物的浓度和量都大于儿童,在造成严重的上消化道化学物腐蚀性灼伤的同时或伴有严重的并发症。

一、病理生理

吞食的腐蚀剂主要成分是强碱如碳酸氢钠俗称烧碱或是强酸如硫酸和盐酸。强碱造成组织溶解性坏死,往往损伤重,可穿透黏膜达肌层,严重者导致食管和胃壁坏死穿孔。强酸则产生组织蛋白凝固性坏死,这种病理反应在一定程度上阻止强酸向组织中渗透,所以对深部组织的穿透破坏一般轻于强碱。烧伤的严重程度与进食腐蚀性物品的容量、浓度和与食管接触的面积及停留时间呈正相关,通常可分为三度:Ⅰ度,烧伤病变局限在食管黏膜,肌层无受累,后期无瘢痕狭窄;Ⅱ度,烧伤穿透黏膜累及肌层,后期出现瘢痕狭窄;Ⅲ度,高浓度的强碱或强酸至消化道全层受累并破坏周边组织,严重者发生消化道穿孔,引发严重的并发症,包括纵隔脓肿、气管食管瘘、腹腔感染甚至胰腺损伤、胆囊损伤等。

二、症状和体征

1. 急性水肿期 口咽部疼痛,伴呕吐和下咽痛,累及喉部者可能出现喉头水肿导致喘鸣甚至呼吸困难,患者惧怕吞咽往往导致口水大量增多。严重烧伤的患者可出现并发症的症状和体征,如食管穿孔导致剧烈胸背痛和纵隔感染,食管气管瘘引发剧烈咳嗽和肺炎,胃穿孔则出现急腹症的体征。

2. 慢性狭窄期 多发生在受伤4~6周之后,坏死组织脱落,肉芽组织增生,组织修复,瘢痕形成,导致食管不同程度的狭窄。腐蚀性烧伤病变越重,狭窄越严重,狭窄段也越长。患者因进食困难,经常伴有营养不良表现,儿童患者影响生长发育。

三、腐蚀性食管烧伤的诊断和治疗

(一)食管腐蚀性烧伤的急诊措施

通过病史和症状可以明确诊断,要尽量明确腐蚀性物品的主要成分、浓度和进食的量,再结合患者的症状和体征初步对食管烧伤的程度进行预估、判断,这非常重要。

1. 轻中度的食管烧伤

(1)即刻吞服中性蛋白水或植物油,稀释腐蚀物的浓度,保护胃黏膜。但由于强碱或强酸在几十秒内迅速破坏组织,上述措施往往错过保护时机难于产生效果。

(2)早期应用肾上腺皮质激素有助于减少炎性反应和后期食管瘢痕的形成,同时抗生素使用可以预防和控制感染。

(3)禁食水,留置胃管。

(4)烧伤早期的胃镜检查存在争议,如果吞入的腐蚀剂浓度低、量少,患者症状轻微,可以考虑早期胃镜评估,检查中要谨慎操作,如见食管黏膜存在糜烂、渗出或血肿,提示Ⅱ度或Ⅱ度以上烧伤,应终止胃镜检查以防止食管穿孔。如果胃镜见食管、胃黏膜大致正常,可大大缩短禁食水时间,无须留置胃管。

2. 重度食管腐蚀性烧伤 首先应对患者的全身情况迅速作出全面的评估。

(1)合并咽部损伤出现呼吸困难者,要保证呼吸道通畅,必要时气管插管或气管切开。

(2)纠正可能因大量吞服强酸或强碱造成的酸碱平衡紊乱,保持生命体征的平稳。

(3)病情平稳的患者可接受胸腹 X 线片或胸腹 CT 检查以进一步评估病情,采用水剂型造影剂的上消化道造影应慎重进行,其有助于判断消化道穿孔。

(4)出现急腹症则高度怀疑或诊断腹部消化道穿孔,应及时开腹探查。通过腹正中切口进行探查,清除一切受损严重或坏死组织,必要时全胃切除、胸段食管拔脱切除、颈段食管外置,同时空肠造瘘,等待二期消化道重建。尽量避免胸腹联合切口同时胸腹部大清创,因其手术创伤大、死亡率高。

(5)其他应对措施,包括纵隔严重感染的引流、全身抗生素使用、全面营养支持等。

(二)食管腐蚀性烧伤后期食管狭窄的治疗

后期若出现食管狭窄、进食困难,对于狭窄段小于 1cm 的环形狭窄,大多可以通过反复食管扩张进行治疗,扩张过程中要注意循序渐进以避免食管穿孔。对于扩张效果不能持久的患者也可考虑短期放置食管支架,一般支架 8 周内取出,避免进一步发生由于支架刺激引发的新的肉芽组织增生导致的狭窄。经保守治疗后的这部分患者尽管疗效满意,但患者也需长期随访和定期食管检查,因为食管烧伤后食管癌的发病率明显增加,多发生在食管烧伤后 20～40 年。

长段的食管狭窄保守治疗的效果不佳,反复扩张易引发食管穿孔,宜在病情稳定后行消化道重建。病情严重、进食困难的患者应尽早行胃或空肠造瘘以维持营养。

(三)食管腐蚀性烧伤消化道重建

1. 重建时机　由于既往认为烧伤后瘢痕稳定需要较长的时间,所以食管重建手术通常要在烧伤半年以后进行。我们目前认为,如果没有腹部严重的并发症如穿孔的发生,只要狭窄上段食管出现扩张就表明近端食管的食管损伤修复已完成,可以进行随后的食管重建手术。

2. 重建方式　食管烧伤后最常见的两种消化道重建是胃代食管和结肠代食管。胃代食管是将胃制作成胃管向上提拉与食管狭窄段的近端吻合,优点是胃的血液供应丰富,制作胃管相对简单安全,手术并发症相对低,胃代食管广泛是由于食管癌手术技术成熟,缺点是胃的存储和消化等生理功能消失,影响术后的生活质量,尤其是儿童患者。结肠代食管是将带血管蒂的横结肠一端与近端食管吻合,另一端与胃吻合达到重建消化道的目的。对于严重的食管烧伤胃往往同时受累,出现严重瘢痕挛缩,胃腔减小,这种情况下结肠是最好的替代物。结肠代食管的优势是保留了胃的生理功能,术后生活质量好,缺点是结肠的血供较管状胃管差,手术的并发症相对多。

食管替代物的路径主要有两个:第一种路径是经食管床,同时需要将病变食管切除或拔脱,尤其对于曾发生食管并发症如穿孔导致纵隔感染严重的患者,手术创伤相对大;第二种路径是经胸骨后纵隔前方,在颈部行食管吻合,烧伤食管旷置,由于手术不涉及胸腔,所以相对简单、创伤小。

食管同期切除或旷置也是一个争议话题。关键问题是大量文献发现食管烧伤后的患者食管癌的发病率明显增高,考虑与烧伤后食管存在不同程度的狭窄、损伤、长期慢性炎症刺激有关,发病高峰是烧伤后 20～40 年,据此多数学者主张同期切除病变食管而非病变食管旷置。另一部分学者认为,旷置食管因无食物和唾液通过,经常发生瘢痕闭锁,不存在长期慢性炎症刺激等因素,对于食管烧伤后短期即行消化道重建的患者,食管旷置后食管癌发病率并不增加。对于这部分患者术后食管癌的发病缺乏文献报道,有待今后进一步观察。

3. 手术操作

(1)手术适应证:①食管烧伤后食管狭窄导致进食困难,经扩张、支架等保守治疗无效或食管严重狭窄且狭窄段长的患者;②患者精神状态稳定,愿意接受食管重建手术;③食管狭窄瘢痕稳定,食管狭窄段上方出现食管扩张,患者的全身状况好转,无严重并发症或并发症经治疗已经痊愈者。

(2)术前准备:①加强营养支持,纠正贫血、低蛋白血症等;②进行胸部 X 线片或胸部 CT、心电图等术前常规检查;③上消化道造影明确食管烧伤狭窄的部位,包括胃的形态、胃腔大小;④合并口咽烧伤的患者行喉镜评估口咽损伤程度、范围,少数患者食管入口即发生狭窄,其只能接受咽底消化道重建吻合;⑤欲行结肠代食管的患者应术前清洁灌肠,多数术者认为没必要行结肠逆行造影或肠系膜血管造影。

(3)手术技术:胃代食管技术成熟无须赘述,下面重点讨论结肠代食管术。

1)手术切口选择：①结肠代食管同期食管拔脱术，选择颈部、腹部两切口进行；②结肠代食管同期食管经胸切除术，经颈部、胸部、腹部三切口进行，上述两种方式结肠都经纵隔食管床路径于颈部吻合；③结肠代食管同期旷置食管手术，经颈部、腹部两切口进行，结肠经过胸骨后隧道上提后在颈部吻合。

2)手术要点

A. 截取结肠段并保留良好的血供是结肠代食管手术的关键，首选顺结肠蠕动方式进行消化道重建，术中显露整个横结肠及系膜，先用无创血管钳暂时阻断结肠中动脉和结肠右动脉，观察横结肠系膜缘小血管搏动情况和肠管颜色，如果可见小血管搏动且肠管颜色无变化，则靠近端切断结肠中动脉，保留结肠左动脉，截取适当长度的横结肠作为食管替代物。

B. 要保证足够的结肠长度，宁长勿短。术中截取结肠前，可先取一线绳测量颈部吻合口至胃吻合口的距离，然后在横结肠上比对，通常在左结肠动脉的升支和降支之间切断横结肠作为胃吻合端（顺蠕动），随后向结肠肝曲方向测量，最后决定截取的长度。为使截取后的结肠两端能够无张力吻合，要剪开侧腹膜游离结肠肝曲和脾曲，吻合后关闭结肠系膜缺口。

C. 游离好的结肠段自小网膜打孔上提，特别是经胸骨后路径时，一定要保证隧道足够宽大、通畅，上提时手法轻柔以避免血管损伤。

D. 颈部食管结肠吻合可以端-端或端-侧吻合，结肠与胃吻合一般在胃体中部，要保持腹段移植结肠尽量垂直位置吻合，避免移植结肠末端下垂导致食物淤积或结肠扩张。

E. 食管旷置的患者术中尽量避免将食管上下端都结扎关闭，个别患者术后可能出现食管巨大的囊肿压迫纵隔组织。

(4)结肠代食管术后主要并发症：①急性结肠缺血坏死是最严重的并发症，少见，患者出现严重感染中毒性症状危及生命，需紧急清创，随后等待再次消化道重建；②结肠代食管术后颈部吻合口瘘，发生率较高，为10%～20%，可能与结肠相对口径大和结肠末端缺血有关，出现后采取保守治疗；③颈部吻合口狭窄是术后最常见的并发症甚至有报道称接近60%的患者术后发生吻合口狭窄，但扩张治疗大多可以取得满意的效果。

（首都医科大学附属北京安贞医院　区颂雷）

参考文献

区颂雷,余捍东,张志泰,等,2005.8例食管腐蚀性狭窄支架置入后再狭窄的治疗.中华胸心血管外科杂志,21(2):115-116.

张双林,韦海涛,常亮,等,2005.小儿食管化学烧伤瘢痕狭窄的外科治疗.实用儿科临床杂志,20(1):84-85.

Gupta NM，Gupta R,2004. Transhiatal Esophageal Resection for Corrosive Injury. Annals of Surgery,239(3):359-363.

Javed A,Pal S,Krishnan EK,et al,2012. Surgical management and outcomes of severe gastrointestinal injuries due to corrosive ingestion. World Journal of Gastrointest Surgery,4(5):121-125.

Kim YT,Sung SW,Kim JK,2001. Is it necessary to resect the diseased esophagus in performing reconstruction for corrosive esophageal stricture? European Journal of Cardio-thoracic Surgery,20(1):1-6.

Lal R,Behari A,Reddy J,et al,2014. Esophageal exclusion and bypass for corrosive injury:The lessons learnt. Indian Assoc Pediatr Surg,19(1):46-48.

Vezakis AI,Pantiora EV,Kontis EA,et al,2016. Clinical Spectrum and Management of Caustic Ingestion:A Case Series Presenting Three Opposing Outcomes. Am J Case Rep,20(17):340-346.

第 19 章

食管破裂的外科治疗

一、定义

食管破裂是由颈部、胸部及腹部食管遭受各种原因所致食管黏膜或食管壁全层破裂的总称。食管破裂在临床上发病率较低,但病死率较高,是临床急症之一,早期诊断与合理的外科治疗是获得良好预后的关键。本病早期临床症状不典型、非特异,极易误诊。

二、分类

食管破裂主要分为以下几种类型,包括食管贯通伤、开放性损伤、钝性伤及药物化学性损伤。

食管破裂也可以根据食管损伤发生的原因分为腔内型和腔外型。

1. 腔内型损伤　①医源性器械性损伤:纤维胃镜、硬性食管镜、硬性食管扩张探条、气囊导管扩张、食管内导管的留置(胃管)、食管肿瘤的活检、食管静脉曲张硬化治疗、气管内插管;②食管内异物性损伤:义齿、鸡骨、硬币等;③非器械性损伤:气压伤、药物及化学性腐蚀性损伤、剧烈呕吐。

2. 腔外型损伤　①贯通伤:利器、弹片;②颈部、胸部钝性损伤有时也可以引起颈部、胸部的食管挫伤,并可以导致该部位的食管壁缺血性坏死甚至管壁全层破裂。由于合并有外部创伤,临床上常由此掩盖了食管损伤的症状,从而可以产生食管损伤引起的一系列并发症。

三、食管解剖

食管是长管状的器官,是消化道最狭窄的部分。它的上端在环状软骨处与咽部相连接,下端穿过膈肌1～4cm后与胃贲门相接。从门齿到食管入口处的距离约15cm,到贲门约40cm。食管的三个生理狭窄:第1个狭窄位于环状软骨下缘,即相当第6颈椎下缘平面,距门齿15cm;第2个狭窄位于左主支气管及主动脉弓处,即第4～5胸椎的高度,距门齿约25cm;第3个狭窄位于膈肌的食管裂孔处,距门齿35～40cm。食管的三个狭窄,是异物滞留和食管癌的好发部位(图19-1)。

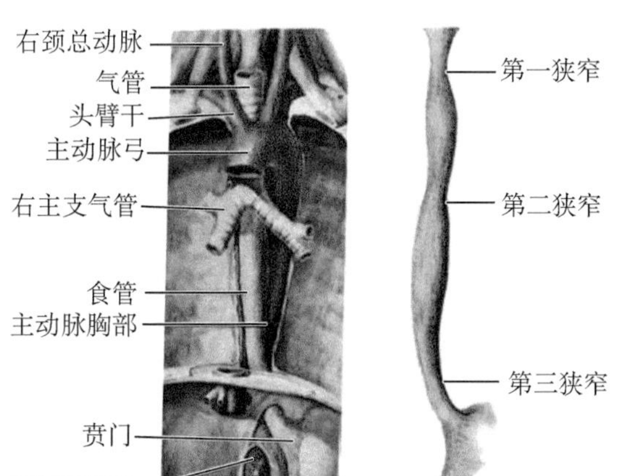

图 19-1　食管的生理狭窄

四、食管的组织结构

食管壁分黏膜、黏膜下层、肌层和外膜四层。黏膜包括上皮层和固有腺;黏膜下层由疏松结缔组织组成,内有血管、淋巴管和神经丛;肌层分两层,内层环行,外层纵行,肌肉收缩产生蠕动,推动食物进入胃内;外膜除腹段为浆膜外,其余为纤维膜。

第一节　自发性食管破裂

自发性食管破裂(SER),即Boerhaave综合征(BS),是指健康人突然发生非外伤性的食管壁全层破裂。

该病是由荷兰内科医师 Hermann Boerhaave 于 1724 年最先报道。SER 为较少见的急性胸部疾病。其常易误诊或延误治疗,严重危及生命,是致死频率较高的消化道穿孔性疾病之一。虽然,近年来在诊断及治疗各方面均取得了一定的进展,但至今该病依然是一种高致死性疾病,报道的总体病死率高达 31%～40%。

一、解剖因素

自发性食管破裂的裂口部位以下段多见,这与食管的解剖密切相关。食管上段以横纹肌为主,不易撕裂。而中下段以平滑肌分布为主,纵向纤维逐渐减少,直到胃壁上,肌层变薄,结果使该区域(贲门上方 6～8cm)比较薄弱,容易产生破裂。在呕吐期间,由于咽环肌收缩,改变食管的松弛状态而进入到高压状态,而胃内的气体及内容物通过松弛的贲门强迫进入到食管腔内,是食管内压力急剧升高,产生食管破裂。Hardy 发现,0.5～1.5kg 的压力就可以使正常的食管破裂,但如有其他食管疾病存在时,可能需要的压力还要低。

二、病因及机制

1. 不协调的呕吐反射、食管内压突然升高和基础食管疾病等因素可以导致自发性食管破裂,其中,剧烈呕吐是自发性食管破裂最重要的发病诱因,多数发生于暴饮暴食、饮酒后。呕吐反射动作不协调,造成腹腔内压力急剧升高,经胃传递至食管腔内压力增加,同时环咽肌产生反应性痉挛呈收缩状态。其使食管腔内压与处于负压的胸腔内压相差很大,容易导致食管破裂。高压使空气、消化液、食物残渣及大量的细菌通过食管破口进入纵隔,并可穿破纵隔胸膜进入胸腔,从而引起一系列灾难性的后果,包括纵隔气肿、纵隔感染、胸腔感染并继发纵隔脓肿、脓胸、脓毒血症和多器官功能衰竭综合征,并发感染中毒性休克。若未能及时确诊和及时处理,病情很快变化,可在 12～24h 死亡。

2. 自发性食管破裂可以发生在排便、大笑、举重时甚至发生在分娩时,也可以发生在胸腹部钝性损伤时。其他较常见的原因也可以是压缩空气爆炸。Gelfand 报道了 12 例意外的空气爆炸引起的食管破裂;Letquart 也回顾了 12 例此种病例。常见气压伤可包括压缩空气的管道和大气管的爆炸,车轮胎爆炸,而引起气压伤。Conlan 报道了儿童因碳酸饮料罐爆炸而引起的食管破裂。

3. 极少数患者可能因血管痉挛而致食管局部缺血,此情况容易发生食管破裂。

4. 当患者食管炎症或损伤后,食管黏膜变形易穿孔。

三、临床表现

自发性食管破裂的临床表现缺乏特异性。其典型症状为呕吐、胸痛、皮下气肿三联征。但因食管破裂的部位不同、大小不一及纵隔胸膜破损与否,其临床表现可能不完全相同。病变初期的症状为剧烈恶心、呕吐,继之出现进行性的撕裂样或烧灼样胸痛,呈放射性,至上腹部、胸骨后、两季肋部、下胸部及肩背部。严重时有明显的液气胸及胸膜炎的症状如气短、呼吸困难、发绀甚至休克。除纵隔及皮下气肿具有诊断意义,上述症状缺乏特异性,与其他常见的上消化道急症和心胸疾病表现类似,常易误诊为胃十二指肠溃疡穿孔、急性胰腺炎、急性胆囊炎、心绞痛、心肌梗死、主动脉夹层、肺动脉栓塞等。自发性食管破裂的患者,早期可无发热,继发感染后即出现发热、寒战、血白细胞增高、低血容量及血流动力学不稳定等全身感染中毒性反应。其临床经过凶险,进展迅速,病情危重,可引起中毒性休克,危及患者生命。

四、诊断

自发性食管破裂诊断困难,其发病率低,往往易被临床医师忽视。早期诊断及鉴别诊断是治疗自发性食管破裂的关键。诊断主要依靠详细询问病史和做相关辅助检查。临床上有典型症状者仅占 40%,经详细询问病史,如果患者病史中有呕吐且出现胸腹疼痛、呼吸急促、皮下气肿等情况之一,应考虑食管破裂的可能性。

1. 胸部 X 线检查　对诊断有重要价值。早期可见纵隔气肿,稍后出现胸腔内气液平面及纵隔变宽,最后可见下肺叶不张或实变。大部分自发性食管破裂的患者胸部 X 线片有胸腔积液和气胸的表现。如果行胸腔闭式引流术,注意选择引流管不宜过细,引流液中如含有胃内容物,或引流液胸腔积液常规及生化检查提示淀粉酶增高、pH<6.0,以及口服亚甲蓝后引流液蓝染即可诊断。

2. X 线上消化道造影　可以确定破裂口的大小、部位等情况。但应注意要口服静脉用造影剂，避免口服钡剂造成进一步损伤。如急诊无上述即刻检查条件时，可令患者口服静脉造影剂同时行胸部 X 线检查也可确诊。

3. 胸部 CT 平扫　对于病情危重不能口服造影剂的患者具有诊断意义。胸部 CT 可了解食管破裂周围部位情况，全面评估周围组织感染情况，如胸部 X 线发现纵隔积液、气肿，应即刻行胸部 CT 检查，可以判断裂口大小及纵隔感染情况以决定进一步治疗方案。

4. 急诊内镜检查　有助于该病的诊断，可直接了解瘘口大小、部位和是否合并其他疾病，有条件的患者也可以直接行内镜下治疗，如支架置入术、胃造瘘术等。及早明确诊断对治疗方案至关重要。上消化道造影已确诊的患者且裂口较大时（>1cm）不宜行胃镜检查，因其在食管内所需正压充气时可加重污染的扩散，甚至加重创口的损伤并进一步扩大感染范围。

五、治疗

自发性食管破裂的基本治疗原则，包括清创并隔绝污染、充分引流、抗感染和营养支持。目前自发性食管破裂的治疗方法有外科手术治疗、内科保守治疗及内镜下治疗。近年来，治疗方法的选择存在着较大的争议，如哪些情况下应该做手术，哪些情况下采取保守治疗，是积极做 I 期修补术还是姑息手术等。

（一）手术治疗

目前，手术治疗仍是大部分患者的首选及主要治疗方式，但对于手术时机和术式选择各学者看法不一。有学者认为食管破裂的手术时机最好选择在发病后 12h 以内，手术方式主要是 I 期裂口缝合修补，12~24h结合临床仍可考虑手术治疗，超过 24h 由于感染严重而不宜行 I 期修补治疗。多数学者认为不应片面地将行 I 期修补术的时间限定为 24h，认为发病后 72h 内确诊患者均应积极手术，根据患者病变情况，选择 I 期缝合和 I 期结扎、II 期消化道重建等术式。也有学者认为只要患者的全身情况许可，且胸腔、纵隔感染和食管壁水肿不是十分严重，均应争取行 I 期修补。食管 I 期修补术后大部分患者可愈合，也有部分患者存在小食管瘘，保守治疗可痊愈。术后给予有效的抗生素积极控制感染、引流，给予抑酸剂及营养支持的治疗，预后均良好。对于 24h 内的损伤，手术可以明显减少病死率。诊断延迟的食管破裂，手术修补效果较差，术后食管瘘的发生率高。尤其是已经出现肺部感染和呼吸功能减退、全身炎症反应，以及一般状况不佳的患者手术风险很大。虽然意见有些分歧，但此时手术的目的主要是清除胸腔与纵隔感染，进行充分的引流。

目前食管破裂常用的手术方式：①单纯食管修补术；②食管破裂修补加组织覆盖缝合，可使用纵隔胸膜、带蒂肋间肌瓣、下肺韧带、带蒂大网膜、胃壁、膈肌瓣等加强破裂口，以减少瘘的发生；③ I 期食管切除、食管胃胸内或颈部吻合术；④单纯纵隔引流、胸腔引流及空肠造瘘；⑤食管 T 管引流、胸腔引流、空肠或胃造瘘；⑥食管旷置或颈部食管造瘘，加纵隔和胸腔引流及空肠造瘘，II 期消化道重建；⑦颈部食管旁切开引流术；⑧食管支架置入；⑨针对原发病及食管破裂合并症的手术，如贲门失弛缓症 Heller 手术、食管异物取出术、食管癌姑息性切除、食管瘢痕性狭窄切出消化道重建、食管主动脉瘘修补术。也有学者认为，修补术中应用大网膜、带蒂肌瓣或肺组织瓣等具有血供的组织对破口进行包埋，而用胸膜进行包埋无效。

（二）保守治疗

自发性食管破裂有内科保守治疗成功的病例。对于破口小、立即就诊、进入胸膜腔食物残渣少、感染较轻者，可采取内科保守支持治疗，等待破裂口自行愈合。

有学者总结了一些食管破裂保守治疗的适应证：①新近发生的破裂或食管壁外周被包裹者；②食管破裂被充分包裹在纵隔内或在纵隔和壁层胸膜之间，没有造影剂漏入邻近的体腔；③破裂发生至就诊时未进展；④破裂后的液体被充分地引流回食管中，仅伴有轻微的胸膜感染；⑤临床症状轻微；⑥临床体征轻微，生理紊乱不明显；⑦不伴食管梗阻；⑧食管破裂发现较迟，但局限良好。

（三）消化道内镜治疗

近年来，随着内镜技术的不断发展，自发性食管破裂的内镜下治疗方法也越来越多，在许多医院已广泛开展的有自膨式带膜金属食管内支架置入术、经皮内镜胃造瘘术（PEG）和经皮内镜小肠造瘘术（PEJ）等。目前食管内支架置入术已广泛用于临床治疗食管良恶性狭窄和各种食管瘘等，诊断延误的食管破裂进行支架治疗的疗效更为引人注目。

因为自发性食管破裂的主要临床表现为食管胸膜瘘,所以有学者将以下方法用于自发性食管破裂患者。将镍钛记忆合金网状覆膜支架置入食管穿孔处,使支架超过破口上下缘 2～3cm,可迅速将瘘口封堵,2～3d 后患者可正常进食,既能防止消化液外溢,减轻感染中毒症状,又能保证患者的营养。这一方法主要适用于一般情况不佳、心肺功能差、不宜手术的患者。支架可封闭瘘口,准确切断胸腔感染源,操作简单,创伤较小,患者可进食,易耐受,可改善症状并提高生活质量。PEG 和 PEJ 创伤均较外科造瘘术明显减少。且上述操作简便、安全、并发症少,既能通过胃造瘘管进行胃肠减压,减少反流,促进破裂口愈合,又可通过小肠造瘘管早期进行肠内营养,避免肠内细菌易位。

自发性食管破裂与医源性食管穿孔有很大的不同,前者常伴有严重的纵隔和胸腔的污染,而且可能伴有食管壁结构上的缺陷甚至贲门抗反流功能的缺陷。医源性食管穿孔发生后即可用带膜支架覆盖破口,可以避免对纵隔的进一步污染及继发的纵隔感染和脓肿形成。短期内即可恢复患者的进食,缩短了禁食时间。不仅可以降低医疗费用,还可以避免肠内或肠外营养带来的并发症。避免纵隔污染的方法还包括内镜下以蛋白胶封堵或夹闭破口。

支架治疗在很大程度上受到穿孔部位的影响。发生于食管上下两端的食管破裂不适于支架治疗。发生于颈段食管的自发性破裂很少见,通过左颈部胸锁乳突肌前缘切口完成食管破口的修补也并不困难,对于难以修补的颈段食管破裂,只要引流充分,也可自行愈合。靠近贲门部的食管支架置入,反流多见,而且较易脱落,选择支架治疗时也应慎重。

食管支架置入的并发症主要包括出血、穿孔、食管瘘、胃食管反流、支架移位、组织过度增生和胸骨后疼痛等,有报道总体发生率高达 64.6%。其发生与支架的材料、结构、操作技术、病变部位、性质和患者体质等有关,最常发生在食管上 1/3 段。其中,支架移位和组织过度增生是支架治疗食管破裂的两个主要的并发症。相比食管癌而言,食管破裂或穿孔治疗中支架移位发生率较高(20%～30%)。轻度的移位可在内镜下进行调整。而脱落的支架可能造成幽门或回盲部的梗阻甚至穿孔,需要谨慎对待。使用带有裸露的膨大两端的支架或用内镜夹将支架固定在食管黏膜上,可减少移位的发生。组织过度增生造成支架的阻塞,需要进行处理,如激光、射频、冷冻等,甚至被迫移除支架。通过对支架的改进可减少组织过度增生的发生,如 Polyflex 塑料支架置入数周内很少出现严重的组织增生。

因为支架置入的长期并发症不可避免,因此良性疾病的治疗中所有的支架都需要取出,因此 Ultraflex、Z 形编织支架和 Polyaex 支架更适用于良性疾病。支架取出的恰当时间尚不确定,有人认为 2～4 周;更多的学者认为应保留 2～3 个月。支架取出前应进行造影和胃镜复查,如果没有发现食管瘘的证据即可取出支架。也有保留长达 36 个月的报道。取出支架后必须仔细检查瘘口位置,已经愈合的瘘口应与周围的黏膜没有明显的区别,胃镜下很难分辨。可降解支架已被试用于良性食管狭窄的治疗,有望在良性食管穿孔的治疗中得到应用。

内镜治疗作为一种微创治疗的趋势,仍存在一些不足,随着内镜技术及食管支架材料工艺的改进和发展,从而使内镜治疗应用范围及指征进一步扩大。

第二节　食管异物致食管破裂

食管异物,多为带棱角或尖锐的骨头、金属、果核,可刺破食管黏膜,导致食管穿孔甚至破裂,进而引起纵隔感染、胸腔感染、大出血、休克等严重并发症,诊治稍迟即可死亡。广泛的观点认为的食管破裂时间与病死率的关系:发病距有效治疗时间 24h、24～48h、72h 的病死率分别为 25%、65%、85%,即食管破裂时间越长病死率越高。有报道美国每年有约 1500 人因食管异物并发症死亡。

一、解剖因素

食管的三个狭窄,是异物易滞留的部位。有报道称超过 90% 的食管异物嵌顿于食管胸上段,即第二狭窄处。

二、病因及机制

食管异物致食管破裂的原因多为吞入异物后,异物嵌顿或刺伤食管黏膜引起,异物多卡堵在食管第二狭窄处。此段食管前面有支气管分叉及主动脉弓,左侧紧邻主动脉弓末端。食管异物常易在此停留,引起食管水肿,造成吞咽困难、持续疼痛。异物可向左穿入支气管或向右穿入肺部,出现呼吸道症状(咳嗽或血痰);或穿入纵隔,引起纵隔感染(纵隔炎、纵隔脓肿),致体温上升,白细胞计数增高,胸骨后疼痛加剧;或刺入主动脉致大出血。纵隔炎或纵隔脓肿的部位多紧贴主动脉弓末端后壁,通过感染常致主动脉壁的滋养血管并发感染性血管炎,引起管腔栓塞,造成主动脉壁缺血和弹力层的感染性变性,最后穿破而与食管破孔相沟通,发生食管-主动脉瘘。后者形成的时间为误入异物后 5d 至 3 周。早期瘘孔小,管壁腐蚀轻,同时通过异物、血凝块的阻塞作用,可暂时不发生出血;随着感染加重,加上感染的溶栓和消化液的腐蚀作用和主动脉腔内的血流冲击,致使瘘孔逐渐裂大,开始出现"信号性出血"(呕小量血);继而由于主动脉周围血肿的压迫、低血容量和低血压引起的血管收缩及血凝块的再度形成等,可使瘘口封闭,出血暂时停止;间歇一段时间后,通过前述相同机制,使瘘孔再度沟通而形成间断性反复出血;晚期则因感染加重,主动脉管壁腐蚀严重,不能承受主动脉腔内强大压力和血流的猛烈冲击,最终发生致命性大出血(呕血)而迅速死亡。

吞食异物的原因如下:①成年人多因进食过快、吞咽动作不协调导致;②老年人,咀嚼功能下降,牙齿不全,口腔、舌的感觉迟钝,义齿脱落,吞下果核、易拉罐环、骨头而不自知甚至有患者将半个鸡蛋皮咽下而不知;③有的幼儿无知、好奇、缺少监护,误吞异物,多为硬币、玩具等;④故意吞食刀片、发夹、铁钉、牙签等;⑤有的患者知道吞入异物,因路途远、就医困难,经济条件差等原因,而延误了及时诊治;⑥有患者知道吞服异物,感觉进食梗噎症状和疼痛轻,自行喝醋、吃成团食物等"民间方法"处理。

三、临床表现

食管异物并发食管破裂的症状与体征,取决于食管异物的种类、异物的大小、损伤的部位、嵌顿的时间。患者均有明确的异物摄入病史,临床上可以出现食管梗阻、纵隔或胸腔感染等表现:咽部或胸部疼痛、吞咽困难、发热;胸闷、气促、咳嗽、咳痰,少数患者可呕血、黑粪;颈部出现皮下气肿或脓肿;严重者出现休克、死亡。

四、诊断

如何判断食管异物已经导致了食管损伤或食管破裂呢?上消化道造影可显示异物位置,可明确破裂口,但对于异物阻塞破裂口而无造影剂溢出的情况判断不明,且如高密度的造影剂留于纵隔,清除时较易残留,则效果欠理想。胃镜在食管异物损伤的检查和治疗中具有明确诊断和及时处理的价值,如果胃镜仅是用来诊断食管破裂,易发生大出血等严重并发症,风险较大。有学者研究认为,CT 检查食管异物的正确率可达到 100%,其他学者也认为 CT 检查对食管异物及食管破裂的诊断有帮助。所有怀疑食管异物的病例,均先行 CT 检查,明确异物位置,明确其是否已穿透食管壁、有无纵隔及胸腔内积气积液。有报道食管异物患者中,CT 明确食管破裂诊断的 16 例,与胃镜及手术探查相一致,对异物致食管穿透性损伤诊断符合率达 100%。但对于食管异物是否存在非穿透性的食管损伤,CT 检查准确率并不高。有报道 13 例食管异物患者,CT 考虑异物可能导致食管损伤,而胃镜仅明确 5 例伴有食管黏膜部分或黏膜全层裂伤,长度为 0.3~2.0cm,食管肌层完整,CT 对此 13 例患者的非穿透性食管损伤的诊断符合率仅为 38.5%。

五、治疗

1. 食管异物损伤未发生食管穿孔,绝大多数可经内镜取出或将异物推入胃内而获治愈。食管异物致食管破裂一经确诊就需要急诊手术,而食管异物及食管破裂的部位,决定着手术的方式。

除增加取出食管异物手术外,食管破裂的手术方法与自发性食管破裂治疗无特殊不同,见第 19 章第一节。

食管异物的取出,可在手术时直接取出,可胃镜配合下手术取出,也可手术中经胃镜取出。胸段食管异物伴食管破裂时手术也可经胸腔镜下进行。

颈段食管异物、食管破裂,可颈部切开,取出食管异物,食管旁及纵隔内置入引流管引流,依据情况决定是否修补破裂食管。

胸段食管异物、食管破裂,剖胸手术治疗时,胸上中段食管,选择经食管破裂侧胸腔,经第 5 肋间后外侧切口,胸下段食管异物、食管破裂,选择经第 6 肋间入胸腔。同时给予纵隔胸膜切开冲洗、胸腔内及食管旁引流、食管内及胃内减压引流,依据术中情况决定是否进行前述手术术式治疗、术后静脉及肠内营养支持治疗。

有学者单纯经胸腔镜下取出食管异物。笔者开展胸腔镜配合胃镜取出食管异物、治疗食管破裂。笔者认为胸腔镜手术配合胃镜,可以完成取出异物、分离粘连、敞开纵隔胸膜、保护重要组织及器官、摆放引流管等操作,对于胸腔镜开展熟练的单位,完全可以胜任。且该术式具有一定优势:①胸腔镜可提供局部良好的视野;②胸腔镜的光源也可为胃镜取出异物提供指引;③也可经胃镜配合经胸腔镜下取出异物;④相对于常规剖胸手术,胸腔镜的手术创伤轻,对于老年且状态不理想的患者尤为重要。

胸腔镜配合胃镜取出食管异物、治疗食管破裂手术时,食管破裂位置偏向哪侧胸腔,就经该侧胸腔置入胸腔镜,还需兼顾以下各方面:①应关注异物穿孔部位、异物可能造成损伤的部位、胸腔感染严重的部位等;②利于探查异物与重要组织器官的关系;③利于监测和预防异物取出时可能造成的严重并发症;④利于更彻底地敞开纵隔胸膜清创;⑤利于食管破裂口缝合及取周围组织覆盖;⑥利于准确的摆放引流管位置。

在胸腔镜配合胃镜下取食管异物时,需要技术娴熟、动作轻柔,以减少医源性损伤。在双腔气管插管时,口腔通道被双腔气管插管及牙垫占据,进胃镜有一定难度,可将 10ml 注射器套管截断作为牙垫,即解决了牙垫问题,又提供了安全通畅的进胃镜通道,可取得良好效果。

2. 食管异物并食管破裂的手术时机与自发性食管破裂手术时机相同,见第 19 章第一节。

有些食管破裂处愈合可能并非完全性解剖性愈合,局限性粘连、包裹也是其愈合的一种方式,需进一步探讨。

第三节　食管医源性损伤

食管医源性损伤即食管器械性损伤,在临床中占食管穿孔的很大部分。其可以发生在对食管疾病进行诊断和治疗的任何过程中,以食管内镜检查发生率相对较高,而因器械性食管穿孔引起的病死率各家报道不一致,为 4.6%～19%。

一、病因

当食管出现病理性改变时,常行食管内镜检查,特别在贲门失弛缓食管内扩张治疗、食管吻合口或瘢痕狭窄食管内扩张治疗,以及内镜下食管黏膜剥脱治疗、射频消融治疗、内镜下食管平滑肌瘤切除时,容易造成食管穿孔、破裂。而纤维胃镜与硬性食管镜相比,前者较后者引起食管损伤可能性要小许多。有报道常规硬性食管镜检查引起食管穿孔的发生率为 0.4%,而纤维内镜为 0.08%。但由于做胃镜的人数增加,其可能引起的食管损伤也可相应增加。气囊扩张的发生率为 4.9%～20%。Iannerroni 等报道,将用于治疗食管-胃底静脉曲张破裂出血的 Sengstaken-Blakemore 管的胃囊,放置在食管腔内充气,结果造成食管破裂。Shemech 和 Bat 报道了经内镜注射硬化剂治疗食管静脉曲张引起食管穿孔。气管插管期间,也可致气管-食管瘘。

二、病理生理

食管穿孔最常见的部位是在两个食管生理性狭窄部位。颈部是在前括约肌和咽环肌之间;食管下段是在膈肌裂孔与贲门部之间,而主动脉和左主支气管水平的生理性狭窄区却很少发生。

颈部食管损伤,通常可以造成食管壁的完全性穿孔,口腔内的分泌物、需氧菌和厌氧菌很容易因吞咽时被强迫排入体外,污物和气体进入颈部组织间隙中,并可以进入纵隔内,从而引起严重的颈部皮下气肿,如发现较晚,可产生颈部感染,形成纵隔脓肿。

胸部食管损伤后,由于食管壁全层穿孔,从而导致初期的纵隔内各脏器间隙的感染。而大多数是穿破纵隔胸膜,不仅引起纵隔气肿,还可以导致患侧胸膜腔的污染及气胸。严重者可很快出现张力性气胸,从而产生一系列的病理生理改变。由于解剖的关系,右侧胸腔的污染及气胸多数是由食管的中上端穿孔引起;而食管下段的穿孔,常使左侧胸膜腔污染及左侧气胸的发生。随着损伤时间的延长,坏疽性感染也可以出现。纵隔感染可以直接扩散至纵隔内其他组织,如感染波及气管或支气管,可以引起食管-气管或支气管瘘;波及主动脉可引起食管-主动脉瘘。有时胃酸的反流也可以增加纵隔及胸腔的污染过程。

三、临床表现及诊断

在颈部食管损伤发现数小时内,患者常主诉颈部疼痛和颈部僵硬,不同程度的吞咽困难,以后可以出现呼吸困难。患者可以出现发热。检查颈部可发现皮下气肿。颈部 X 线检查,可以发现颈部组织间隙有气体存在并向食管后方区域扩大;正常颈椎弯曲消失。如就诊时间较晚,有脓肿形成时,则侧位颈椎 X 线片可以发现食管后部出现气液面。临床上食管镜检查及食管钡剂有时不能发现颈部食管损伤的部位。因此,有些学者不主张做此种检查。而且因食管内有出血,食管镜检查很难发现穿孔的精确部位,并且因此可能造成新的损伤,因而不主张行食管镜检查。由于患者有明显的吞咽疼痛及吞咽困难,不适宜行吞钡剂检查,而且此时也容易造成新的污染物进入颈部。

胸部食管损伤时,可以出现胸部、心前区甚至上腹部疼痛。疼痛可以放射到肩胛区。胸腔有污染时,患者可出现严重的随呼吸出现的胸痛。由于有纵隔及胸腔的污染,常可以出现发热、心率加快及吞咽困难。而此种吞咽困难的部位可以确定是食管穿孔的部位。呼吸困难常因食管破裂产生气胸、胸腔污染而出现脓胸等。因食管穿孔可产生张力性气胸和胸腔的污染,同样可以导致急性呼吸衰竭。体检时可以发现患者呈中毒性表现、发绀、呼吸困难;颈胸部可触及皮下气肿及气管移位,一侧肺呼吸音消失。胸部 X 线检查可以发现纵隔气肿,胸腔积气或积液及两者均有而产生的气液胸。心包积气很少出现。Wychulis 和 Han 曾经报道,在所有食管穿孔的病例中有 12%～33% 的患者体检时是正常的。因此应该引起高度警惕。食管壁破裂部位的定位,可以在钡剂透视下完成,通常使用 60% 泛影葡胺。如果造影检查阴性,则可行食管镜检查。Jones 和 Ginsberg 推荐使用纤维食管镜,其作为一种辅助诊断方法,可直接显示穿孔的部位。

腹部食管因器械性损伤引起穿孔的情况是罕见的。大多数情况下,一旦穿孔会出现上腹部疼痛,并出现急腹症表现。但偶有穿孔仅局限在腹膜后而没有疼痛。此时胸部及腹部 X 线检查和钡剂透视检查,可能会发现食管损伤的真实部位。如出现胸部、腹部疼痛,要注意与主动脉瘤破裂、心肌梗死、肺动脉栓塞相鉴别。

四、治疗

1. 颈部和腹部食管损伤　颈部食管穿孔的治疗原则是颈部组织间隙必须充分引流,并预防该区域持续性污染的存在。通常情况下,要行颈前部切开,放置引流管,进行充分引流。如果从食管破裂到诊断及治疗的时间小于 12h,颈部及食管周围污染不严重,则可行食管破裂部位直接修补,即用不可吸收缝合线修补。如果超过 12h,或颈部及食管破口周围污染较重时,则不宜行食管修补。同时需要禁食、吸出口腔分泌物、使用抗生素。

偶尔情况下,当食管损伤很快被诊断,并认为是较小的破口时,即使为食管全层的穿孔,也可以经过禁食、吸出口腔分泌物、休息、使用全身抗生素而达到治愈的目的。但是必须严密观察有无颈部及纵隔脓肿的发生。一旦出现纵隔脓肿,则必须行切开引流术。Berry 和 Ochsner 报道,有 1/3 的患者不需要引流而治愈。

颈部食管器械性损伤的发生率很小,如早期发现、诊断并充分引流,其病死率是罕见的,并且很少使感染扩散到纵隔。

一旦有急腹症的临床症状及表现或 X 线及造影检查怀疑腹部食管穿孔时,就应该立即行剖腹探查,并做 I 期食管修补术。

2. 胸部食管损伤　治疗有 4 个原则:①尽快排除污染的来源;②充分的引流;③大剂量、预防性使用抗生素;④维持足够的营养及水、电解质平衡。要完成这 4 个治疗的目标,首先要了解食管最初的情况,即食管是否正常、有无良性病变或恶性病变;外伤后诊治的时间;因为,纵隔及胸腔的污染及预后与患者的食管本身情况及营养状况有直接的关系。

(1)保守治疗:Cameron 提出,当食管穿孔及所引起的感染被控制在纵隔的局部时,由于污染物可自行引流到食管腔内,而不会发生广泛的纵隔感染及胸腔感染。此时因很少有临床症状而无须手术治疗,辅以鼻-胃管吸引和使用有效的抗生素,即可达到治疗目的。Sawyer 治疗 31 例急性食管穿孔,22% 是采用了此方法。该学者选择保守治疗的标准:①近期穿孔(24h 以内);②穿孔发生后没有进食;③穿孔部位不是在合并有食管狭窄的附近;④无败血症的临床症状、体征,无出血;⑤穿孔被局限在局部纵隔内;⑥用60%泛影葡胺进行食管检查,可明确显示食管穿孔部位的引流物,可以从小的穿孔处进出食管腔而没有流向纵隔的其他地方。

此外还有一种罕见的治疗方法,即经口摄入大量的水,行食管冲洗,再通过食管破裂孔经胸腔引流出体外,而达到治疗目的。

(2)手术治疗:目前大多数外科医师均认为,一旦明确食管穿孔应该立即手术治疗。其治疗原则:①缝合食管破裂口;②纵隔及胸腔感染充分引流;③放置鼻-胃管行胃肠减压;④使用有效抗生素预防感染;⑤补充营养并维持水、电解质平衡。

当食管有恶性病变或广泛良性狭窄及其他严重食管病变而发生穿孔时,此种穿孔不宜行修补,而可以选择食管切除术。

目前食管穿孔的治疗方法:如果发现及时、原食管无特殊病变、检查后确定穿孔小、纵隔污染范围小、无特殊的临床症状则可考虑非手术治疗。如果检查发现穿孔较大或已破溃到胸腔内,则应该立即行剖胸探查,如术中发现食管穿孔的破口污染不严重、血供较好,则可行穿孔修补术,并行纵隔引流及胸腔引流,术后继续行食管内减压,静脉高营养支持,使用抗生素,直至食管穿孔愈合。

如果穿孔是在阻塞性病变附近,而食管污染及纵隔污染不严重时,可行剖胸探查并Ⅰ期行食管切除、食管-胃吻合术。如果未能及时发现及治疗,且纵隔及胸腔污染较重时不能行修补术,应先予以鼻-胃管引流、空肠造口行肠内营养支持,以及输液抗感染及胸腔引流等治疗,待病情平稳后再行食管修补或食管切除术。如果食管破口污染重,且因时间较长食管壁有缺血坏死时,可行近端食管外置,为后期行食管切除重建食管做准备。

第四节 食管创伤性损伤

食管外源性穿透性损伤罕见,Conn等报道由外部创伤经胸引起的食管损伤不足1%,Sheely等发现颈部食管外伤仅约占外源性颈部穿透性损伤的0.5%。

一、颈部食管损伤

从解剖上看,虽然颈部食管是在被保护的部位,即后有颈椎、前有气管、两侧有颈部肌肉及颈鞘等多种组织,但Yap发现,颈部食管受攻击的外源性穿透性损伤比胸部食管的损伤要多,炮弹爆炸碎片是较多的原因之一。此外,刀刺伤也经常发生。

1. 颈部食管穿透性损伤是很容易被发现的。这种损伤最常让人注意到的是颈部气管或大血管的破裂出血;有时食管单独的损伤也可以发生,特别是有尖锐利器引起刺伤。临床上如有吞咽困难、呕血或出血,或两者均有,就应该高度怀疑食管外伤的可能性。食管孤立性损伤时在伤口周围1~3cm区域内可出现皮下气肿,偶尔可以发现纵隔气肿,而此种情况往往与气管损伤相伴随。

2. 除CT等检查外,一般情况下不主张行食管造影。原因:①颈部刀刺伤一旦诊断明确,有出血及皮下气肿而高度怀疑气管和食管损伤时,就应该直接手术探查。②吞钡检查可加重患者痛苦及食管周围感染。③应该明确,造影有时不一定能作出颈部食管破裂的诊断;当然不能否认食管造影有时可以获得食管损伤的证据。食管造影应该在患者情况允许下急诊检查。

3. 治疗方法:颈部穿透性损伤在手术治疗时,通过伤口在胸锁乳突肌前缘显露,食管可以被充分的游离出来而进行修补手术。选择手术的入路是基于穿透伤的部位,术中要注意了解颈部伤口通道的组织损伤情况,特别是血管、气管及甲状腺组织有无损伤。颈部穿透性损伤偶尔要显露颈部两侧的伤口以了解颈部组织的情况。食管的伤口可用不可吸收线行双层缝合修补;并同时行食管损伤部位的充分引流。如果上纵隔被污染,该区域也应行充分的引流,引流一般需要5~7d;并且无食管-皮肤瘘的证据时可以拔除引流管;禁食、及时吸出口腔分泌物,并适当使用抗生素治疗。如果气管和食管同时被损伤时,建议在行气管和食管修补后用有生存能力的肌肉组织将两者隔开,以防止气管-食管瘘的发生。

二、胸部食管损伤

胸部食管的穿透性损伤几乎都是由弹片创伤或爆炸物的碎片引起。由于解剖部位在胸腔内的食管是由脊柱、心脏、主动脉、胸内气管等来保护，并且所占空间较小、范围较窄，因此发生食管外伤较少。病死率是由食管和其他脏器的损伤情况及治疗情况而决定，Jones 和 Ginsberg 回顾，单纯因食管损伤的病死率为 9%。

(一)诊断方法

胸部食管穿透性损伤的诊断是困难的。多数情况下这种损伤是复合伤，可包括胸壁、肺、心脏、大血管甚至腹部的损伤。此种患者来医院时，多因心脏及大血管损伤而引起死亡。因此，有时很难及时判断有无食管损伤。

从临床表现看，虽然食管穿透性损伤可以有不同的症状和表现。但多数情况可能与胸内其他脏器损伤产生的症状相混淆。吞咽困难是食管损伤的较强证据，但不一定经常出现。因为，此类受伤的患者多不可能马上进食，不能即刻判断有食管损伤。当食管损伤时，颈部皮下气肿及纵隔气肿经常出现，这一点要特别注意。

在诊断中，有时我们要研究弹片走行的线路及在 X 线片上研究碎片所在部位，通过这样来了解胸腔内脏器损伤的可能性及危险性。同时还要注意，弹片可以穿过骨结构而造成骨骼的损伤。诊断性胸腔穿刺对诊断血气胸有帮助，但不能判断有无食管损伤。

仔细观察胸部 X 线片，常可以看到弹片的形状及部位，要特别注意有无食管损伤的证据，如纵隔气肿。食管造影可以证实损伤的部位，如果食管裂口较大，则造影剂有外溢。但有时由于裂口较小，可能难以发现病变。

食管镜虽然可能增加食管损伤的风险，但可以减少漏诊。有时复合外伤的患者，不适宜行此特殊的检查。

胸部 CT 检查可以发现纵隔气肿、气胸、胸腔积液、纵隔血肿及外来弹片的部位等。除特殊情况有时可以发现弹片直接损伤食管外，一般情况下 CT 检查不能诊断食管破裂。

(二)治疗方法

食管穿透性损伤的治疗最重要的是早期诊断、早期修补，并且充分的引流。还要注意其他内脏损伤的治疗。一旦发现或怀疑有内脏如大血管、肺及食管的损伤时就应该立即行剖胸手术探查。除探查胸腔内脏器的情况并予以修补外，要特别注意探查食管。一旦发现有食管破裂时，则立即行食管修补。由于大多数食管破裂是完全的，并可以是穿透性的，也可以是多个创口，因此探查食管时要注意修补所有的裂口及注意对侧食管壁有无损伤。

如果食管外伤没有被诊断，或食管壁没有被广泛的损害，而使手术探查被耽误；或即使剖胸探查，而未检查食管，造成食管-胸膜瘘，则将会出现一系列并发症。而此时再行手术修补已不可能。治疗方法是在食管周围行充分的引流，吸出口腔分泌物，使用有效抗生素，维持水电解质平衡及给予静脉高营养，也可以经鼻放入十二指肠引流管给予肠内营养。

三、开放性食管损伤

排除因手术操作引起的食管损伤，食管开放性损伤的发生是较少的。在甲状腺切除或咽部手术时引起颈部食管的撕裂已有报道。在做纵隔镜检查时，胸部食管可以被损伤；迷走神经切断术、食管裂孔疝修补术、切除与食管有粘连的纵隔肿瘤或囊肿甚至在做肺切除手术时，均可以发生食管开放性损伤，多数是因为有炎症性疾病存在。有报道因炎症性疾病行肺叶切除 869 例中，有 0.5% 发生食管损伤。食管损伤也可以发生在肺癌切除术时。

在手术期间，当发现损伤食管时，直接行修补术即可。一旦食管损伤没有被发现，任何食管破裂的常见并发症均可以发生。因此治疗必须是及时的，以减少不必要的问题出现。

四、食管钝性损伤

食管的钝性损伤是不常见的，但它可以在胸部减速伤时发生，即在高速驾驶汽车时发生相撞事件。此时食管壁可以被撕裂,同时伴有相邻的气管膜部撕裂,或使食管壁血液供应受累,以致食管壁坏死而发生穿孔,形成食管-气管瘘。这种损伤也可以发生在食管和气管同时被压迫在胸骨和胸椎体之间的间隙中。Hughes和Fox提出,这种机械性外伤中,有约1/3出现获得性良性气管-食管瘘。Tomaszek及Pollock发现,由于颈椎骨折而引起食管破裂。其他,如炎症引起的食管破裂并不常见,但也有罕见的食管壁坏疽性炎症引起穿孔的报道。

从病理生理角度上看,由于食管严重的钝性损伤,食管壁的血运供应破坏,引起食管壁缺血,导致较大范围的坏死,进而造成食管破裂。

在压迫性食管和气管损伤时,通常有皮下气肿出现。并有吞咽疼痛或吞咽困难。被证实有气管-食管瘘的发生,常是在外伤后的第3日。在进食和饮水时突发咳嗽,进而出现肺部感染。一旦怀疑有瘘的发生,就应该做食管镜或食管钡剂造影进行诊断。

如患者的情况稳定时,可直接行剖胸探查、食管修补术。Chapman和Beal描述了经右侧剖胸入路,切断奇静脉,广泛显露食管和气管及经解剖分离后,切除瘘,再分别行食管及气管修补术。用可吸收缝线缝合,并同时用周围组织(胸膜、带蒂的肋间肌)放置在已经被修补的气管和食管之间,以防止再发生瘘的可能。

当食管出现广泛的坏死并破裂时,急诊行食管部分切除,同时行充分的胸腔引流以抢救患者的生命,近端食管行颈部造口,同时予以肠外静脉高营养,为后期用胃或结肠重建食管做准备。

第五节　药物性食管损伤

近年来,食管内药物的滞留导致食管损伤的报道数量在增加。

一、原因

由于存在食管病理情况的改变;药物的片剂或胶囊不用水服下;或在咽下药片后很快躺下或平卧位时服药;均可造成药物在食管内停留。许多药物在食管黏膜上是不起化学作用的。如果停留并于食管黏膜紧密接触,就可以引起轻度的食管炎或溃疡形成。在罕见的病例中,发生食管穿孔。最常见的与食管黏膜损伤有关系的药物为四环素、氯化钾。

二、临床表现及诊断

患者的临床表现常是吞咽痛或胸骨后疼痛,有时有吞咽困难。而此时的诊断方法是以食管镜检查为最佳。由于此种食管黏膜的损伤多是表浅的,食管镜检查可以发现食管黏膜的炎症性改变。因此其是主要检查手段。此外,食管造影也可以发现食管黏膜轻度不规则影像或小的龛影存在。

三、治疗

当诊断明确后,其主要治疗方法是停止经口服药。如必须服某种药,则应由液态形式代替,并给予黏膜保护剂及支持治疗。大多数病例中,这种方法可以使食管黏膜恢复正常。但偶有发生食管狭窄的可能,此时行食管扩张可以达到治疗的目的。如果出现食管穿孔,将需要行外科手术治疗。

第六节　典型病例

病例一

患者,女性,64岁,因"呕血3d"入院。3d前因"呕鲜血800ml以上伴晕厥"入当地医院,当地胃镜检查:食管距门齿约25cm处,食管前壁见一巨大球形隆起突入管腔,顶端深溃疡灶,黏膜水肿内翻,可见活动性出血;行上消化道造影见食管中段长约3.5cm病变段,见不规则充盈缺损伴龛影,黏膜中断;考虑"食管癌",转至笔者所在医院。详问病史,患者曾于9d前误吞鸡骨头,曾胸痛,时感进食不顺,有黑粪,无发热,未在意,每日正常进食,无发热等症状,直到大呕血时方就诊。立即给予胸部增强CT检查,发现"食管胸中段-胸主动脉瘘,胸主动脉假性动脉瘤形成",纵隔及胸腔无积液、积气。给予急诊手术准备,拟行"主动脉覆膜支架腔内隔绝术",准备过程中,患者再次大呕血、抢救无效死亡。就诊时距吞入异物时间较长,易给诊断造成误导,详问病史对食管异物及食管破裂的诊断非常重要(图 19-2,图 19-3)。

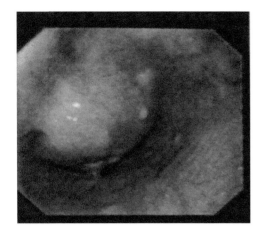

图 19-2　食管破裂后假性主动脉瘤压迫食管壁

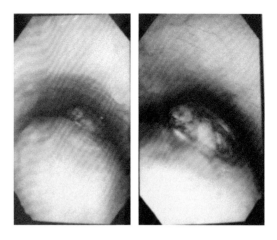

图 19-3　食管破裂溃疡处

病例二

患者,女性,47 岁,因"进食不顺伴胸痛 1d"入院。患者 1d 前曾仰卧床上饮罐装啤酒史,后出现进食梗噎、胸部持续锐性疼痛。就诊笔者所在科室,胃镜检查,见距门齿约 24cm 处食管内易拉罐环嵌顿,致食管穿孔 2 处,胃镜下取出易拉罐环。因感染不重,给予胃镜下食管内及胃内分别置管行减压引流,空肠内置营养管。术后加强消化道及呼吸道管理,禁止经口进食,加强静脉及肠内营养支持,给予充足的热量;给予联合应用三代头孢及喹诺酮类抗生素,11d 后食管造影无异常发现,进流食无异常,痊愈出院(图 19-4,图 19-5)。

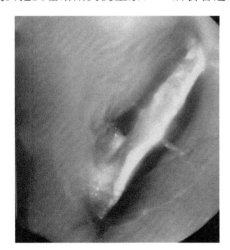

图 19-4　食管内易拉罐环

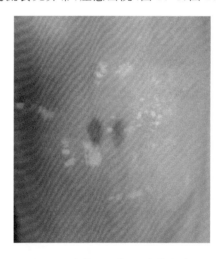

图 19-5　易拉罐环取出后,食管有破裂口

病例三

患者,男性,26 岁,昏暗环境中直接用酒瓶饮啤酒,自觉异物切割食管感,疼痛,即入笔者所在科室。胃镜检查见距门齿约 26cm 处食管壁裂伤,长约 1.5cm,深至肌层,未穿透食管外膜,少量渗血;一啤酒瓶口半环形玻璃碎片约 1.8cm×1.0cm×0.5cm,已坠入胃内,未给予取出。胃镜下食管内及胃内分别置管行减压引流,十二指肠内置营养管。术后加强消化道及呼吸道管理,禁止经口进食,加强静脉及肠内营养支持,给予抗生素,6d 后造影显示食管无异常,进流食无异常,痊愈出院(图 19-6)。

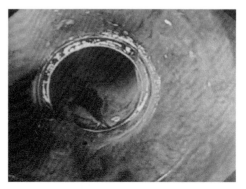

图 19-6　玻璃坠入胃内后显示食管破裂口

病例四

患者,女性,63岁,因"进食羊排后进食困难2d"入院。胃镜下见一块羊排,约$3.0cm×2.5cm×2.0cm$大小,嵌顿于距门齿约25cm处食管内,致食管破裂一处,约$0.5cm×0.3cm$。胃镜下将羊排大部分送入胃内,取部分羊排骨质及肉送检。因感染不重,给予患者胃镜下食管内及胃内分别置管行减压引流,空肠内置营养管。术后加强消化道及呼吸道管理,禁止经口进食,加强静脉及肠内营养支持,给予充足的热量;给予联合应用三代头孢及喹诺酮类抗生素,12d后造影显示食管无异常,进流食无异常,痊愈出院(图19-7~图19-9)。

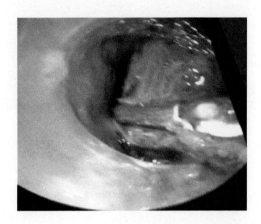

图 19-7 食管内羊排

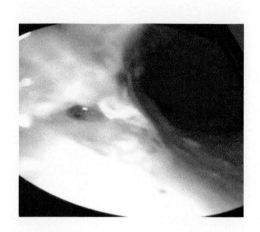

图 19-8 取出羊排后食管破裂口

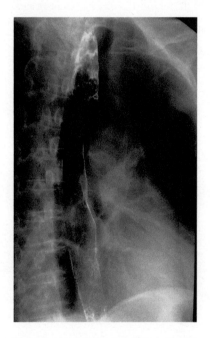

图 19-9 羊排嵌顿于食管第2狭窄处

病例五

患者,男性,71岁,吞食鸡肋骨后,因"进食不顺、伴胸痛1周"入院,CT检查示胸上段食管异物,为细长棒状物,刺破左侧食管壁,尖端距锁骨下动脉约0.2cm,纵隔极少量积液、积气。考虑食管破裂直径小于0.3cm,且与纵隔内大血管关系紧密,纵隔积气、积液量少,胸腔内无积气、积液,拟给予胸腔镜配合胃镜取出食管异物,保护重要组织、器官。术中,见左上纵隔胸膜与左肺上叶粘连紧密,胸腔镜下将异物与大血管等重要组织器官隔离,未游离纵隔胸膜与局部粘连,胸腔镜配合,经口进胃镜,见距门齿约22cm处食管内,细长形异物致食管破裂一处,食管内异物长约2cm,直径约为0.3cm。取出异物,异物为鸡肋骨,约$4.0cm×0.3cm×0.3cm$大小。胸腔镜监视下,胸腔及纵隔内器官组织无异常。胸腔内冲洗,术侧置两路胸腔引流管,其中一路置于食管破裂处附近的纵隔旁。胃镜下食管内及胃内分别置管行减压引流,空肠内置营养管。

术后加强消化道及呼吸道管理,禁止经口进食,加强静脉及肠内营养支持,给予充足的热量,给予联合应用三代头孢及喹诺酮类抗生素,14d 后复查上消化道造影,无明显异常,进流食,痊愈出院(图 19-10~图 19-12)。

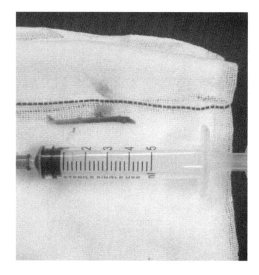

图 19-10　在胸腔镜配合胃镜下食管内取出鸡肋骨

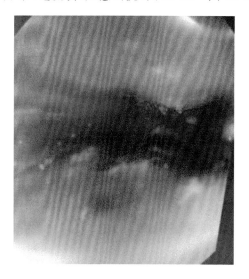

图 19-11　胃镜钳取鸡肋骨

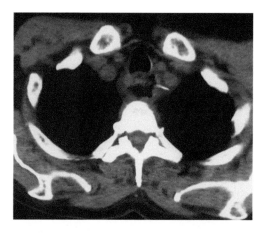

图 19-12　鸡肋骨刺穿食管胸上段,近左锁骨下动脉

病例六

患者,女性,85 岁,吞入枣及枣核 4d,进食困难,颈部疼痛,诊断为食管异物、食管穿孔,给予全身麻醉胃镜取出枣核,保守治疗 9d 后,治愈出院(图 19-13~图 19-16)。

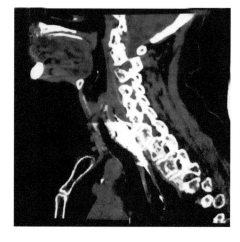

图 19-13　CT 影像

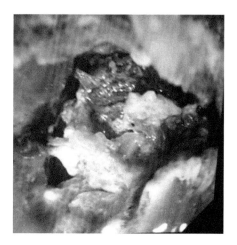

图 19-14　食管内枣及枣核

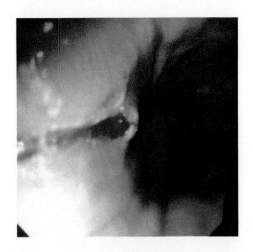

图 19-15　食管破裂处

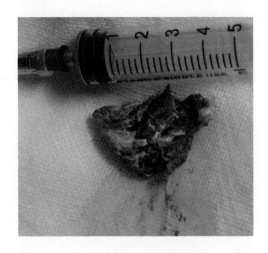

图 19-16　取出的枣及枣核

病例七

　　患者,女性,66 岁,吞入枣核 3d,进食困难,胸部疼痛,低热,诊断为食管异物、食管穿孔,给予全身麻醉下胃镜取出枣核,保守治疗 11d 后,治愈出院(图 19-17,图 19-18)。

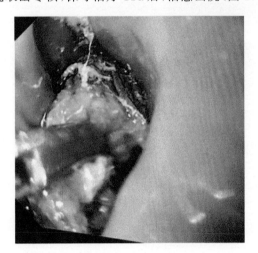

图 19-17　食管内枣核

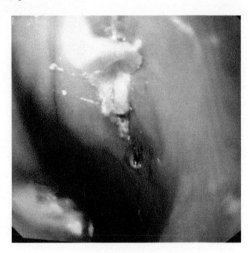

图 19-18　取出枣核后食管穿孔处

病例八

　　患者,女性,72 岁,因"进食不顺、伴胸痛 5d"入院,CT 检查示胸上段食管异物及纵隔极少量积液、积气。经口进胃镜,见距门齿约 23cm 处食管内,鸡蛋皮半枚嵌顿致食管破裂一处,约 2.0cm×0.3cm。取出鸡蛋皮半枚,最大径线约 4.0cm。胃镜下食管内及胃内分别置管行减压引流,空肠内置营养管。术后加强消化道及呼吸道管理,禁止经口进食,加强静脉及肠内营养支持,给予充足的热量,给予联合应用三代头孢及喹诺酮类抗生素,14d 后复查上消化道造影,无明显异常,进流食可,痊愈出院(图 19-19,图 19-20)。

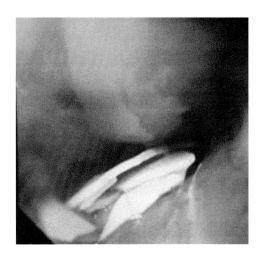

图 19-19　食管内鸡蛋皮

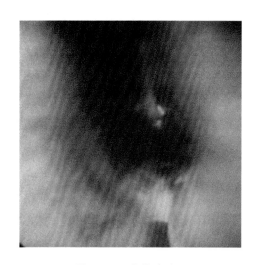

图 19-20　食管破裂处

病例九

患者,女性,3 岁,因于当地医院行食管扩张术,致食管胸下段破裂入院。破裂口长约 2.5cm,右侧脓气胸,初行食管内及胃内减压、右胸腔闭式引流,后脓胸包裹,食管破裂未愈,给予胸腔镜下行右侧慢性脓胸扩清术,术中探查食管破裂部位,试行缝合,因食管壁水肿重,未成功,给予置两路胸腔引流管,其中一路置于食管破裂处附近的纵隔旁。胃镜下食管内及胃内分别置管行减压引流,空肠内置营养管。术后加强消化道及呼吸道管理,禁止经口进食,加强静脉及肠内营养支持,给予充足的热量,给予联合应用三代头孢及喹诺酮类抗生素,35d 后复查上消化道造影,无明显异常,进流食可,痊愈出院(图 19-21)。

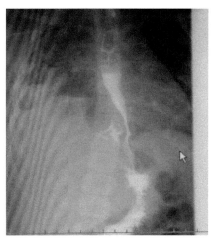

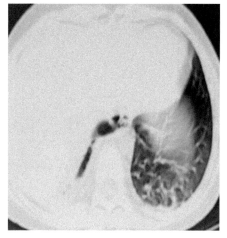

图 19-21　食管下段破裂

(赤峰学院附属医院　张镱镭)

参考文献

昌盛,程邦昌,黄杰,等,2006.胸食管异物损伤病变的分级和外科治疗.中华外科杂志,44(06):409-411.

鉏莉,蔡陈效,陈晓琴,等,2016.食管异物损伤的临床特征与内镜处理.中华消化病与影像杂志(电子版),12(6):244-247.

崔永,王天佑,2010.自发性食管破裂的治疗进展.中华胸心血管外科杂志,26(3):212-213.

傅毅立,李辉,侯生才,等,2015.食管破裂的诊断与治疗.中华胸心血管外科杂志,31(5):267-269.

高丽萍,马洪升,等,2010.自发性食管破裂的诊断及治疗进展.国际消化病杂志,30(6):338-339.

何志成,张石江,邵永丰,等,2010.22 例胸段食管破裂的诊治体会.江苏医药,36(24):2979-2980.

李辉,2004.现代食管外科学.北京:人民军医出版社:151-157.

李雄,申艳光,2016.颈段食管异物低剂量多层螺旋 CT 扫描的应用研究.山西医药杂志,45(4):472-475.

潘新成,周应缘,贺启龙,等,2012.16 层螺旋 CT 三维重建技术在食管鱼刺性异物诊断中的应用价值.浙江创伤外科,17(6):847-848.

孙成耘,黄江平,谢模彦,等,2009.胸腔镜下切开食管取出异物三例报告.临床外科杂志,17(9):627.

徐凯,褚汉启,黄孝文,等,2011.胸部 CT 三维重建与食管吞钡在食管异物诊治中的差异.临床耳鼻喉头颈外科杂志,24(12):549-550.

张新波,王鹏锟,宋和平,等,2013.食管破裂诊断及外科手术方式的选择附 36 例临床分析.河南外科学杂志,19(2):11-13.

张德镭,苏志勇,姜天烁,等,2017.胸腔镜胃镜联合手术治疗食管异物、食管破裂.中华腔镜外科杂志(电子版),10(2):106-108.

周乃康,崔忠厚,王芳泽,2006.胸外科疾病病案分析.北京:科学出版社:154-159.

朱姝,韩玉娥,孙文海,等,2013.食管异物 278 例分析.齐鲁医学杂志,28(5):454-456.

Dayen C,Mishellany H,Hellmuth D,et al,2001. Spontaneous rupture of the esophagus or Boerhaave syndrome. Report of 3 cases and review of the literature. Rev Mal Respir,18(5):537-540.

Minnich DJ,Yu P,Bryant AS,et al,2011. Management Of thoracic esophageal perforations. Eur J Cardiothorac Surg,40(4):931-937. doi:10.1016/j. ejcts. 2010. 12. 066.

Okonta KE,Kesieme EB,2012. Is oesophagectomy or conservative treatment for delayed benign oesophageal perforation the better option?. Interact Cardiovase Thorac Surg,15(3):509-511. doi:10. 1093/icvts/ivs190.

Silva RG,Ahluwalia JP,2005. Asymptoatic esophageal perforation after foreign body ingestion. Gastrointest Endosc,61:615-619.

第20章

心脏创伤救治

心脏创伤属胸心外科的急危重症,伤情重、发展快、死亡率高。心脏创伤的救治有着悠久的历史。其最早的描述出现在公元前 8 世纪后半期荷马(Homer)所著的古希腊史诗《伊利亚特》,方法与结果不详。直至 19 世纪末,才出现心脏创伤救治成功的报道。1896 年 9 月 7 日,法兰克福医师路德维希·雷恩(Ludwig Rehn)以手按压控制出血,用肠线和丝线缝合,在心搏舒张期打结,修补了右心室 1.5cm 大小的缺口,使一名濒死的 22 岁男青年获救。这是世界第一例成功的、没有并发症的心脏创伤手术。十年里他共积累了 124 例的治疗经验,死亡率为 60%(图 20-1,图 20-2)。

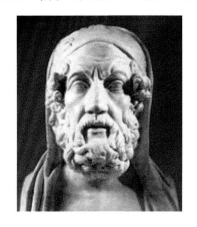

图 20-1　古希腊盲诗人荷马

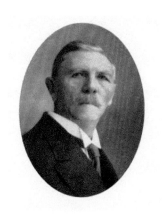

图 20-2　路德维希·雷恩(Ludwig Rehn,1849－1930)

一百多年过去了,心脏创伤依然是战时居多,和平年代偏少。随着介入性医疗技术的普及,近几十年医源性心脏创伤也屡见不鲜(如心脏介入性诊疗中的并发症)。大多数患者首诊至基层的综合性医院,较少直接到心血管专科医院。如果首诊的非心血管专科医院能及时正确地处理好这类患者,可获得满意的效果。心脏外科专业原本是从胸外科发展派生出来的,很多医师仍是身兼胸外科、心脏外科两职的"复合型"人才,这对及时发现和正确处理胸部创伤中心脏大血管损伤非常有利。即便是心脏外科和胸外科分开设置的医院,或是尚无心脏外科经验的胸外科医师,如果对心脏及大血管创伤有所了解,掌握其诊疗的基本方法,救治效果肯定好,以"生命高于一切"为宗旨,即便"跨界"也应该。

目前,心脏创伤按致伤力作用方式分类如下:穿透性心脏创伤(penetrating cardiac trauma,PCT);钝性心脏创伤(blunt cardiac trauma,BCT);医源性心脏创伤(iatrogenic cardiac trauma,ICT)。与以往按心包腔与外界是否相通分为闭合性创伤、开放性创伤的提法有所区别。

第一节　穿透性心脏创伤

一、穿透性心脏创伤的致伤机制与临床表现

由强力、高速、锐利的异物或火器穿透胸壁进入心脏所致,也可由胸骨骨折、肋骨骨折断端猛烈移位刺破

心脏所致,可造成心包、心脏、冠状动脉、心内结构(如心脏瓣膜损伤、室间隔穿孔)和大血管等损伤,偶见针灸致穿透性心脏损伤。此类患者伤势危笃,死亡率高,60%～80%死在院前。火器伤创道及邻近区域通常都伴有广泛的组织损伤,出血也难以自行停止。与此相反,锐器伤则类似手术切口,创道周围无广泛组织损伤,伤情相对火器伤较轻。穿透性心脏损伤的部位以右心室最多,左心室次之(图20-3)。

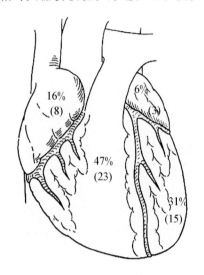

图20-3　穿透性心脏创伤各部位的发生率
(Gliniz)统计

根据患者入院时的临床表现又分为亚临床型、临床型、濒死型。每种类型各具特点。

1. 亚临床型　是指胸部虽有开放性伤口,但无心包和胸腔大量积血,生命体征正常者,可能因心脏裂口较小被血凝块堵塞或心脏破裂口位于低压心腔,通常心包腔内积血小于150ml。亚临床型多因伤后短时间内就诊,缺乏循环障碍的临床表现,容易漏诊,如疏于观察会在短时间内出现心包填塞或失血性休克,须提高警惕。胸壁伤口往往成为提示诊断的唯一线索。

2. 临床型　是指生命体征异常者。其又可分为失血休克型和心包填塞型。

(1)失血休克型是指心脏和心包破口较大,常合并肺裂伤、肋间血管破裂出血、膈肌破裂、腹腔脏器损伤等,短期内大量血液流入胸腔或腹腔,临床表现为失血性休克者。

(2)心包填塞型是指心包破口小于心脏破口,或较小的心包破口被周围组织及血块堵塞,心包腔内压力急剧上升者(急性心包内出血50～100ml即影响心脏的正常舒张)。此型患者有血压下降、脉压小、静脉压升高、颈静脉扩张、心音遥远等心包填塞征象。但心包填塞在早期能延迟致死性大出血,或使心肌裂口出血暂停,为挽救患者生命提供了宝贵的时间。

综上所述,大部分失血休克型患者死于院前,而送到医院的多为心包填塞型患者。

3. 濒死型　是指生命体征极端异常者。此型患者有必要在急诊室剖胸探查(emergency room thoracotomy,ERT)。

二、穿透性心脏创伤的诊断

1. 心脏创伤危险区　是指上界自锁骨,下界至肋弓,双侧外界为锁骨中线的区域。该区域及剑突下的穿透伤均可能伤及心脏。对一些离心脏较远的伤口也应高度警惕,如颈根部、腋部、上腹部和后胸部的穿通伤均应考虑心脏破裂可能(图20-4)。有时伤口和留在体内的致伤物可能是唯一的诊断依据。伤道方向和深度不明或伤道偏离心前区时,手指或软探子轻试感知心脏搏动有助于诊断,但是,在临床实践中确有手指探查导致凝血块脱落而凶猛出血,失去救治机会的病例。

2. 出现以下临床表现要高度怀疑心脏创伤　①面色苍白或发绀、呼吸浅、四肢湿冷,血压小于90/60mmHg甚至测不出,经快速补液血压不回升或回升后仍不稳定;②低血压伴中心静脉压升高、颈静脉扩张等心包填塞的征象,出现贝克三联征(Beck's triad);③心悸、气短、进行性心力衰竭,相应的心脏杂音,伤后出现心前区连续性杂音应高度怀疑冠状动静脉瘘;④短时间内出现大量血胸,胸腔穿刺、胸腔引流后积血仍不减少;⑤不能解释的循环障碍。

3. 超声心动图检查　可发现心包积血、心脏异物、瓣膜或室间隔穿孔、并可估计积血量,诊断价值较大,但心包腔积血凝固时则误诊率较高。

4. X线胸片和CT　虽然X线胸片不能直接诊断,但可显示血胸、气胸、金属异物或其他脏器合并伤的存在,如果显示心包内气液平面则有诊断意义。只有亚临床型患者的病情才允许适

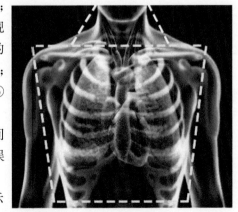

图20-4　心脏损伤危险区

当完善胸部 X 线片、胸部 CT 等相关检查。CT 检查快捷、信息量大，多方位的重建图影诊断价值更大（图 20-5～图 20-9）。

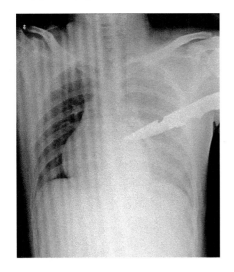

图 20-5　左胸刀刺伤导致血胸、心包裂伤的胸部 X 线片

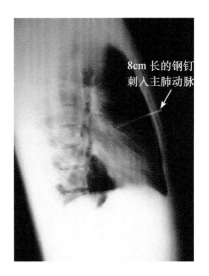

图 20-6　8cm 长钢钉刺入主肺动脉的侧位胸部 X 线片

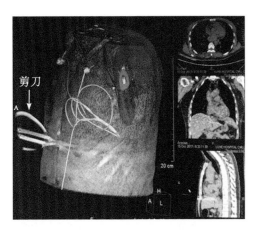

图 20-7　CT 重建图像显示剪刀刺入左胸腔

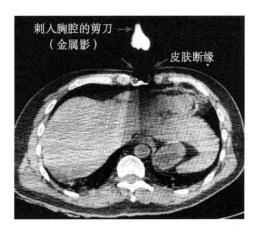

图 20-8　CT 横轴位显示剪刀刺入胸腔与皮肤断缘

三、穿透性心脏创伤的治疗

穿透性心脏创伤病势危急，死亡率高。文献记载有 60%～80% 的患者死在院前。治疗方法曾经争议颇多，有心包穿刺、穿刺失败再手术和积极手术三种观点。20 世纪 80 年代末期，各国学者的意见才渐趋一致为积极手术治疗。Symbas 和 Harlaftis 比较三种治疗方法表明，积极手术组的死亡率从心包穿刺组的 17% 降至 5%。因此，对诊断较明确和来院后心脏停搏或濒于停搏者应毫不犹豫地剖胸手术。如一般情况很差则更没必要做心脏超声等诊断性检查，应争分夺秒，经"绿色通道"送至手术室或在急诊室就地剖胸手术（emergency room thoracotomy，ERT），以免丧失抢救机会。手术方法见本章第五节。

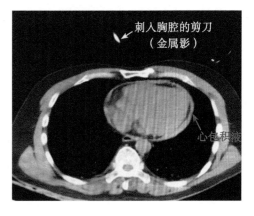

图 20-9　CT 横轴位显示心包积液与剪刀刺入左胸腔

第二节　钝性心脏创伤

一、钝性心脏创伤的致伤机制与临床表现

钝性心脏创伤的致伤机制较为复杂,大致可分为两种。①直接暴力:前胸壁受猛烈碰撞,心脏被挤于前胸壁和脊柱之间而受损伤(最常见于司机前胸撞于方向盘上);突然加速或减速使悬垂于胸腔的心脏撞击在胸骨或脊柱上。②间接暴力:腹部被挤压,大量血液突然被挤入心脏,使心脏突然过度膨胀,造成损伤。由于心脏是一个空腔脏器,在心动周期中心肌张力处于不断变化的过程中,暴力从不同方向突然作用于躯体后,通过直接或心腔内液压传导,作用于心脏不同部位。心脏受力后发生变形,当外力强大至使心脏受压变形超出心壁及心内结构耐受极限,则可导致心脏破裂及心内结构损伤,包括心包、心肌、传导系统、冠状动脉、瓣膜结构其至心脏破裂及大血管损伤。其中以心肌挫伤最为多见。

依据临床症状及病理改变将钝性心脏创伤分为轻症型、重症型及特殊类型。

1. 轻症型心脏钝性创伤　是指心包及心肌挫伤和撕裂伤、心脏传导系统损伤,临床症状相对轻微者。其中以心肌挫伤最多见,范围可以很广,从心内膜下或心外膜下的出血点或瘀斑,直至片状透壁性心肌坏死。其主要症状有类似心绞痛样胸痛、心悸、气短等,尚有心律失常如心动过速、期前收缩和心房颤动。心包撕裂伤一般裂口小、出血少,可有少量心包积血,但不至于引起心包填塞。心包挫伤、撕裂伤主要症状为心前区持续性疼痛,无放射,有时伴呼吸困难。心脏听诊可闻及随体位变化的心包摩擦音。

2. 重症型心脏钝性创伤　包括心脏破裂、心内结构损伤(如冠状动脉损伤和房室间隔穿孔、瓣膜损伤)。主动脉瓣损伤多见,二尖瓣次之。主动脉瓣多为瓣膜沿瓣环基底部撕裂,或右冠状动脉瓣不规则撕裂。二尖瓣损伤以腱索和乳头肌断裂居多,可出现相应瓣膜关闭不全的症状和体征。房间隔穿孔少见,室间隔穿孔常见,小的缺损可无症状,但在胸骨左缘有收缩期杂音伴震颤,大的缺损可致急性充血性左心衰竭。冠状动脉损伤包括冠状动脉破裂、冠状动脉血栓形成和阻塞及冠状动静脉瘘。伤后出现心前区连续性杂音为重要的诊断依据。心脏破裂最为严重,心室破裂发生率高于心房破裂(图 20-10)。因心脏破裂大小和心包有无撕裂而使临床表现不同。心脏破裂并发心包撕裂表现为进行性血胸和失血性休克;心包完整或破口小,则表现为急性心包填塞。

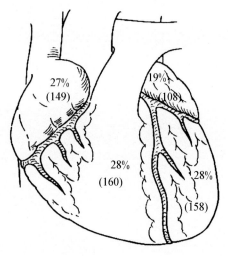

**图 20-10　心脏钝性创伤中心脏破裂发生率
(Gliniz)统计**

3. 特殊类型心脏钝性创伤

(1)心脏震荡伤(cardiac concussion):又称"心脏震击猝死综合征",是指受伤者胸部受低能量撞击后立即昏倒,或移动数米后倒地而亡。此病特点是尸检时,心脏和主要脏器均见不到损伤痕迹甚至心肌细胞也无损伤,血液化验心肌酶不升高。致死原因可能是由于暴力的冲击波传导至心脏时正落在心电复极的易损期,即 T 波的上升支而诱发心室颤动。创伤现场立即胸外除颤可能是唯一有效的救治措施。

(2)心脏疝(luxatio cordis)和心包内膈疝(intra-percardial diaphragmatic hernia):两者均为钝性心包破裂的一种严重合并伤。胸膜-心包破裂、膈-心包破裂时心脏可疝入腹腔或胸腔(左侧多于右侧)称为心脏疝。膈-心包破裂属于创伤性膈肌破裂(traumatic diaphragmatic rupture,TDR)的一种特殊类型,国内有学者报道了 835 例创伤性膈肌破裂,心脏疝占 0.4%。腹腔脏器通过膈-心包破口进入心包腔即形成心包内膈疝。心脏疝和心包内膈疝均可引起急性心包填塞、心脏和腹腔脏器绞窄和严重循环功能障碍,死亡率可高达 50%。此类受伤者伤情严重且隐蔽,诊断困难,必须提高警惕,及时手术是唯一有效的救治手段。

值得注意的是,外部创伤程度与心脏钝性创伤的严重程度不一定相同。症状不突出不代表心脏创伤轻,常因伴随的多发伤掩盖了心脏症状,极易漏诊,甚至可在其他创伤处理控制后死于不明原因的心力衰竭、肺

水肿和恶性心律失常,故对于心脏创伤的患者,无论哪种类型,严密观察病情变化都是十分必要的。

二、钝性心脏创伤的诊断

由于胸壁完整,易被其他合并的症状掩盖或混淆,确诊绝非易事,迄今为止,仍无特异性诊断方法。只有结合患者外伤史及心电图、心肌酶、心脏彩超的改变诊断。

1. 病史　凡有胸部创伤,尤其是靠近胸骨附近的心脏损伤危险区域的创伤,均有钝性心脏创伤的可能性。

2. 心电图　是诊断心肌挫伤简便而可信赖的检查方法,但属于非特异性的。

(1)心律失常:以窦性心动过速最常见,其次为房性或室性期前收缩,但短暂房室传导阻滞或束支传导阻滞较少见。

(2)复极化紊乱:以 ST 段抬高,T 波低平或倒置常见。心肌挫伤患者的轻症无特征性改变,正常心电图不能排除心肌挫伤。心包积血可表现为低电压,ST 段和 T 波的缺血性变化。冠状动脉损伤及心脏破裂者也可出现 ST 段和 T 波的缺血性改变,或有心肌梗死图形。室间隔破裂及心脏瓣膜损伤者仅呈现一般性 ST 段和 T 波改变,或伴有束支传导阻滞。

3. 心肌酶学、心肌肌钙蛋白

(1)血清磷酸肌酸激酶及其同工酶(CK,CK-MB)的增高是心肌细胞损伤特异而敏感的指标。CK-MB 多在心肌损伤后 6～24h 达到高峰,至 72h 逐渐恢复正常。若 CK-MB/CK>5%,应高度怀疑心肌挫伤。

(2)心脏肌钙蛋白(cardiac troponin,cTn)测定:现已发现心脏肌钙蛋白有肌钙蛋白 T(cTnT)、肌钙蛋白 I(cTnI)和肌钙蛋白 C(cTnC)3 种,临床上主要测定前 2 种,cTnT 和 cTnI 都是心肌特有抗原。其血清值增高是心肌损伤的特异性标志,具有血中出现早、灵敏度高、特异性高和持续时间长等优点,因而它和 CK-MB 共同作为目前诊断心肌细胞损伤最敏感和最特异的指标。

4. X 线检查　因为病情危重,绝大多数为床旁 X 线检查,受投照条件、患者体位等限制,影响胸部 X 线片的诊断价值。但胸部 X 线片对显示血胸、气胸、金属异物或其他脏器的合并伤有一定价值。常见的影像学表现为心影增大、纵隔增宽、各弓消失。当心包积液大于 250ml 时可表现出典型的"烧瓶样"心影,对心包填塞诊断有一定价值。如果胸部 X 线片发现心包内液平面则更有诊断意义。伤后短时间内胸部 X 线片发现大量胸腔积液,间接提示心脏破裂。

5. 超声心动图检查　对心包积液、心内分流、瓣膜损伤等的敏感性可达 100%。当患者合并左侧血胸、气胸而致胸骨旁切面图像显示不清,或因患者伤口部位干扰心前区超声检查时,可使用剑突下探查来观察心包及心脏结构(剑下四腔心切面)。

6. CT、MRI、血管造影及放射性核素显像、心肌灌注成像等技术　对心脏创伤都有一定的诊断作用,尤其是 CT 血管造影、核磁血管造影(CTA,MRA)等技术可全面的评估心腔、血管腔、血流信息的情况,放射性核素显像、心肌灌注成像等技术在心肌挫伤方面也有较高的诊断特异性。但上述检查对于急诊危重症患者显然不适用,由于受客观条件限制,难以普遍在基层医院开展,应用价值有待进一步评估。

三、钝性心脏创伤的治疗

1. 治疗原则　根据分类与创伤程度,选择手术治疗或非手术治疗,积极预防和处理并发症。

2. 一般性治疗　适于心肌挫伤的治疗。其可参照急性心肌梗死的方法治疗。采取卧床休息、吸氧、镇静、心电监护、抗心律失常的方法,同时治疗并发伤,一般可治愈。创伤后若心功能明显受抑制(动脉压下降>30%,心排血指数下降>50%),CK-MB,cTn 明显升高,则提示为重度心肌挫伤,应加强对患者的监护和治疗。出现充血性心力衰竭可予洋地黄类药物及利尿剂,出现低心排时应用正性肌力药物,酌情使用血管扩张药以减轻心脏的负担。严重者可考虑应用主动脉内球囊反搏(IABP)。

3. 手术治疗　心脏破裂者,应急诊手术修补破口,解除心包填塞。心脏疝或心包内膈疝应解除卡压、进行疝还纳及缝补心包或膈肌。室间隔穿孔或心脏瓣膜损伤,如果出现心力衰竭,尽量控制心力衰竭后 8～12 周再手术,这样不仅可以使心肌挫伤和胸部创伤康复,减少心律失常和低心排带来的危险,而且有利于心内创伤纤维化,更便于牢固的修复。心力衰竭无法控制或病情发展很快者,不得已应紧急手术。

4.并发症的治疗

(1)室壁瘤:为防止其发生心脏破裂、血栓脱漏、严重心律失常,一经确诊均应手术治疗。

(2)创伤性心包炎:继发性心包积液,属自限性疾病,应对症治疗,可应用阿司匹林、吲哚美辛、激素等,反复心包穿刺或心包穿刺置管引流。缩窄性心包炎可行胸腔镜心包切除术。

第三节　医源性心脏创伤

当前随着心脏介入性诊疗技术的普及开展及心肺复苏中胸外心脏按压的实施,医源性心脏创伤的病例也有所增加。

一、医源性心脏创伤的致伤机制与临床表现

胸外按压所导致的心脏创伤与心脏钝性创伤相类似;房间隔缺损、动脉导管未闭的封堵物脱落时,可造成流出道的急性梗阻,表现出相应临床征象;风湿性心脏病在行二尖瓣球囊扩张术中心室或心房壁穿孔的患者,因损伤口径、损伤腔室不同而产生不同临床征象。少部分右心房损伤的患者,可因右心房压力低,心包内积血造成的心包内压增高与右心房腔内压力平衡,即可限制心房出血又不至于引起严重的心包填塞而自愈。但是,大多数心脏破裂的患者会出现急性进展的心包填塞甚至死亡。

心脏介入性诊疗技术并发的心脏创伤中,最为常见的是经皮冠状动脉介入治疗(percutaneous transluminal coronary intervention,PCI)并发的冠状动脉穿孔。在普通PCI中发生率约为0.1%,在旋磨、旋切等复杂治疗中发生率为0.5%~3.0%。与心脏穿透性创伤不同,心脏介入性诊疗技术的心脏创伤通常不伤及心包,故临床多以急性心包填塞为主要征象。严重穿孔将迅速出现血流动力学的不稳定,血压迅速下降甚至心脏停搏,特别是破裂位于非阻塞的血管或已经植入冠脉支架后,抢救及处理十分棘手。

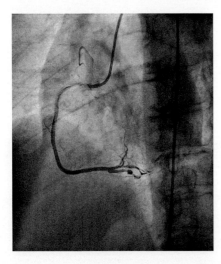

图20-11　显示球囊扩张狭窄的右冠状动脉

导致PCI冠状动脉穿孔的原因:①病变因素。高龄、严重钙化病变、成角狭窄病变、闭塞病变、严重扭曲病变、细小冠状动脉病变(直径2.5mm以下)、分叉病变,以及以上几种特征共存的混合病变在介入治疗过程中危险性增加。②部位因素。冠状动脉穿孔破裂最常见的部位为前降支中远段,其次为回旋支、右冠状动脉中段及后降支远端,少见左右冠状动脉开口处撕裂。③器械因素。钢丝穿透血管壁、球囊扩张导致血管穿孔破裂、支架膨胀导致血管穿孔破裂、旋切或旋磨导致血管穿孔,较少见。④操作因素。医师经验不足或技术操作不规范会使冠状动脉穿孔发生率增加。

二、医源性心脏创伤的诊断

1.介入诊疗中的实时影像　造影剂在血管外显影是最直接的诊断依据。Ellis等根据冠状动脉造影征象分为4级。Ⅰ级:管腔外出现龛影但无外渗;Ⅱ级:心包或心肌染色但无造影剂喷射样渗出;Ⅲ级:造影剂直接从<1mm的破口喷射出;Ⅳ级:破裂至解剖学上的腔室或冠状静脉窦(图20-11~图20-13)。

目前,临床根据造影显示的结果分为三型。①Ⅰ型:较常见,限于动脉外膜下,可见局部溃疡状或蘑菇状突出状的造影剂显影或滞留;②Ⅱ型:心肌内或心包内局限性片状造影剂渗漏;③Ⅲ型:造影剂经破孔呈喷射状持续外流、心包腔迅速显影。Ⅲ型穿孔的临床征象最为凶险。临床上可根据不同分级、分型采取相应措施。

2.超声心动图检查　极少数患者PCI数小时后虽有胸闷不适,但心电图正常,这种情况应高度怀疑亚急性心包填塞,特别是伴有不明原因的血压下降时,超声心动图检查发现心包积液,可确立诊断。

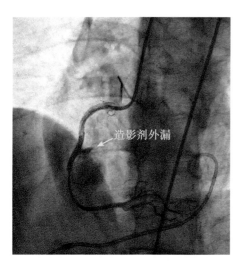

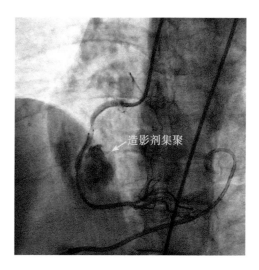

图 20-12　显示右冠状动脉造影剂外漏(Ellis Ⅲ级)　　图 20-13　显示右冠状动脉造影剂外漏并聚集成团(Ellis Ⅳ级)

三、医源性心脏创伤的治疗

1. 心包穿刺引流术　单纯由导丝造成的冠状动脉穿孔出血量较少,如发生严重穿孔、血压下降、床旁超声检查明确心包填塞,应立即行留置式心包穿刺引流,不可怀有侥幸心理,并持续抽吸和监测心包腔内积血。

2. 持续低压力球囊扩张封堵　将球囊送至穿孔部位的近端以 2～6 个大气压(1 个大气压=101kPa)压力间断充盈球囊 10～15min 封堵破口。最好应用灌注球囊以保证封堵的冠状动脉远端血流灌注,如未完全封闭破口,可再次以低压持续扩张 15～45min。

3. 带膜支架隔堵　若持续低压球囊仍不能封闭破口,应立即植入带膜支架隔堵。

4. 拮抗抗凝作用　冠状动脉穿孔初期(特别是 Ⅰ 型和 Ⅱ 型),应在努力封堵破口的同时继续抗凝,以防止冠状动脉内血栓形成。如果破口较大(严重的 Ⅱ 型或 Ⅲ 型)、长时间球囊扩张封堵后仍有造影剂持续外渗时,应立即停用肝素和血小板 GPⅡb/Ⅲa 受体拮抗剂,用鱼精蛋白中和肝素。但此举有引发支架内血栓形成的危险,特别是非穿孔血管内的支架一旦形成血栓,影响血流则患者的情况将更加严重。为慎重计,可用输注血小板和新鲜血浆来拮抗抗凝作用。

5. 栓塞治疗　如冠状动脉穿孔持续外渗又不适合外科修补术(小血管、末梢血管、供血区域非常局限、本身是闭塞病变),特别是血管远端,可尝试行弹簧圈或明胶海绵封堵。

6. 手术治疗　如果穿孔较大且伴严重心肌缺血、血流动力学不稳定或非手术治疗无效,应急诊手术修复穿孔或结扎血管,同时行冠状动脉旁路移植术。在手术准备过程中应在穿孔部位放置灌注球囊低压扩张,并间断在腔内注射肝素生理盐水预防血栓形成。

综上所述,仅有极少部分较轻的病例用介入手段处理后,可避免外科手术。另一部分严重的冠状动脉破裂、穿孔病例,必须由胸心外科医师急诊剖胸手术,才有可能挽救患者的生命。从导管室或 ICU 转运到手术室的行程要短而快捷,胸腔剖开之前放置灌注球囊低压扩张封堵穿孔近段血管,同时保留心包穿刺引流、维持有效心搏以保障大脑供氧,是争取宝贵的抢救时间、争取最好的治疗结果的重要措施。

第四节　心脏创伤的预后

由于心脏创伤比单纯的胸部创伤更加凶险,60%～81%的患者于伤后短时间内在现场和运输途中死亡。但到达医院的患者,无固定的救治模式,受首诊医师和胸心外科专科医师的水平、医疗机构条件影响,其抢救的成功率为 80%～90%,由于伤前多无基础疾病,除少数严重脑缺血缺氧性损害外,一般恢复顺利,无严重后遗症。

第五节　临床问题讨论

在临床上必须掌握心脏创伤诊断和救治中的特殊性，才能提高其救治效果。

一、诊断救治与脑保护

心脏创伤后引起的失血性休克、心包填塞或心脏停搏直接的病理生理改变使重要器官供血量锐减，其中表现突出的是脑组织。脑细胞 4～6min 的完全性缺血缺氧，可造成不可逆性损害。心脏创伤救治的终极目标是脑复苏和脑功能的维护，即在全力挽救生命的前提下，要有全程脑保护的意识和措施。

头部降温（可以减低氧耗）、合适的头低位（能增加脑血流量），为缓解心脏创伤后缺血缺氧简单、易行、有效的方法。待循环功能稳定后，应用适量的脱水剂、利尿剂、激素及能量合剂等，可治疗脑水肿，减轻脑细胞损伤。以上这些可视为狭义的脑保护。

而以下讨论内容，可视为广义的脑保护。

二、诊断问题

心脏创伤病情重且发展快，往往没有时间允许做详细全面的检查，否则会失去抢救时机，必须根据病史、体检、可能实行的医技检查，结合医师的临床经验，尽快作出诊断。

1. 有以下情况时要高度"疑诊"心脏大血管伤的可能　①低血压或低血容量表现重，与创伤情况不成比例；②短时间内大量胸腔积血，胸腔穿刺或胸腔引流后积血仍不能减少；③扩容后血压不回升；④血压低、中心静脉压升高、颈静脉扩张；⑤出现心悸、气短、进行性心力衰竭、相应的心脏杂音提示心内结构损伤。

2. 警惕延迟性心脏破裂的存在　无论是心脏穿透性创伤还是钝性创伤的患者，均可出现延迟性心脏破裂。其机制如下：①心脏伤口较小，心肌收缩时挤压作用使伤口闭合；②心包内形成的纤维素性血凝块封堵和覆盖小伤口。上述作用使心脏小伤口暂时性止血，一旦血凝块脱落或局部心肌炎症性坏死，伤口再次破裂出血。此类患者初期出血量少，速度缓慢地使心包腔扩大而产生一定代偿能力，故临床症状与体征并不典型。只有通过密切的临床观察才能及早发现患者异常症状与体征，通过心脏彩超、胸部 CT、胸部 X 线等辅助检查协助明确诊断。

三、手术适应证与时机把握

1. 对于严重心脏创伤（心脏穿透性创伤、心脏重症钝性创伤、心脏疝、心包内膈疝等），笔者认为分秒必争地紧急剖胸是成功救治的关键，对高度怀疑的严重心脏创伤患者也可积极手术，延误的危害远大于阴性的剖胸探查。

2. 急诊室剖胸（ERT）或手术室剖胸：ERT 可用于危重及濒死状态的胸部创伤患者，尤其是心脏穿透性创伤患者的救治效果已得到认可，但因急诊室的条件远较手术室差，如血源不足，麻醉、专科器械及体外循环设备缺乏，是否由有能力、有经验的心胸外科医师主刀等均是影响救治能否成功的直接因素。故国内外学者的观点类似，主张应根据伤情、医院的设备及医师的情况，严格掌握指征。①对现场已无生命迹象者，不做 ERT。②在急诊室内丧失生命体征者，应积极行 ERT（开放性颅脑外伤除外）。③对现场有生命体征、到达急诊室前丧失者，穿透性创伤应积极行 ERT；钝性广泛心肌挫伤和多发伤者到急诊室时心脏已停搏，挽救的机会甚微，ERT 指征应从严控制。笔者经历的 50 例手术治疗严重心脏创伤的病例，仅有 3 例急诊室或床旁剖胸的（6%），其他均在手术室进行，说明 ERT 的实际可行性不大。为量化指征，推荐根据生理指数（physioiogic index，PI）的评分来进行临床决断的方法（表 20-1）。入院时 PI＝5，可完善心脏彩超等相关辅助检查。只有 PI≥15，或对快速补液无反应，或入院后发生心搏骤停，可在急诊室内紧急剖胸，最大程度地争取时间抢救生命。对失血性休克或心包填塞但生命体征尚存者，应经"绿色通道"送至手术室行剖胸探查。

表 20-1 生理指数(PI)评分

PI 分值	意识	呼吸	血压
5	清晰	平稳	平稳
10	清晰	较快	收缩压<80mmHg
15	半昏迷	叹气样	测不出
20	来医院前有生命迹象,到医院后消失		

四、术前处理及"绿色通道"

1. **心包穿刺引流** 具有一定的诊断和缓解病情的价值,可增加患者对麻醉和手术的耐受。但可有穿刺假阴性(心包内的血液凝结或穿刺点正好有血块)、医源性损伤、穿刺减压后再出血的缺点。如何选用尚有争议。

抢救心脏创伤最好的办法是尽快剖胸,以免贻误抢救。心包穿刺引流应该视为应急与过渡性措施。超声引导下的心包穿刺较以往盲穿变得更加安全快捷,心包穿刺与引流并不会延误手术时机,对患者血流动力学的稳定和降低患者死亡率有益处,但穿刺减压后仍应尽快准备手术。每个患者病情、各医院急救条件、医师穿刺熟练程度各有不同,故对术前心包穿刺的必要性难以一概而论。笔者曾经在救治 PCI 冠状动脉穿孔急性心包填塞的病例中,行心包穿刺置管抽血减压,再将心包内抽出的血液,经介入治疗用的股动脉鞘管回输,并持续至手术室剖胸。此法即可心包减压,又及时进行自体血回输补充血容量,一举两得(图 20-14,图 20-15)。

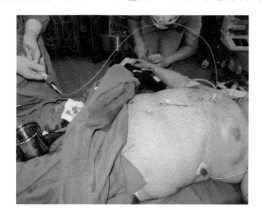

图 20-14 PCI 后穿孔,行心包穿刺抽血减压

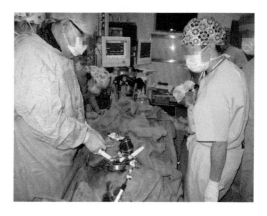

图 20-15 将心包内抽出的血液,经介入治疗用的股动脉鞘管回输

2. **术前特殊处理**

(1)抢救开始就应保持呼吸道通畅,气管插管。

(2)快速建立多条有效的静脉通路,最好行中心静脉穿刺置管,既能快速输血、输液,又能监测中心静脉压力。静脉通路需要有入量 200～400ml/min 的条件,以保证剖胸后挤压心脏时心腔内有足够的充盈血量。

(3)对于术前输液问题,目前有争议。有学者认为,心包填塞时大量输液不增加心排血量,反而容易使已经凝固的血块脱落及血液稀释而不利于血凝块形成。如果患者血压低,中心静脉压低,可以通过补液扩容,以提高血压,保证重要脏器的灌注。如果患者血压在正常或偏低范围,仅少量补液,维持血压相对稳定即可。重要的是维持患者的生命体征平稳,尽快手术。

(4)体外心脏按压不仅无效,更会加重心包填塞。

(5)有大量血气胸者应行闭式引流,促使肺复张,改善呼吸功能。

(6)迅速抽血配型,备好大量红细胞悬液和血浆,为手术做好准备。同时开放"绿色通道",快速送至手术室。

五、切口选择决定手术效果

1. 可供选用的剖胸切口有三种:①左胸前外侧切口;②右胸前外侧切口;③胸骨正中切口。

2. 切口如何选择意见不一。主张选择左胸或右胸前外侧切口的学者的理由是,国内心脏创伤致伤因素以锐器伤为主,胸部伤口多在左前胸,心脏损伤以右心室为最多,其次是左心室,这与人群中右利者居多有关,右手持刀者面对被害者挥刀刺中的往往是左前胸部及位于前面的右心室。

但是,临床实践中大多数患者病情危急,入院后难以全面地评估患者伤情,单纯依据胸壁伤口位置决定手术切口位置有时并不恰当。左胸或右胸的前外侧切口,均有显露盲区和受肺膨胀影响,往往需要扩大切口甚至另做切口,浪费宝贵的抢救时间,影响患者预后。笔者遇见3例伤口在胸骨左缘第3或第4肋间,但右侧大量血胸,据此术前判定心脏伤口在右心,胸正中切口剖胸证实,刀从左胸刺入,经胸骨后穿通右心房和右侧纵隔胸膜。另1例左前胸刀刺伤的病例,入手术室后处于濒死状态。先延长左前胸伤口为前外侧切口剖胸,无法处理心脏伤口,不得已另做胸正中切口,完成心室破裂修补后,又向下延伸切口开腹,处理脾破裂。因为手术时间长、失血量大、低血压时间久,导致脑缺血缺氧性损伤,伤后半年成年男性智力如儿童(图20-16,图20-17)。所以,手术切口的选择应根据致伤器种类、受伤部位和致伤力大小与方向,仔细地进行伤道探查、血胸在何侧等综合分析判定心脏伤口的位置,选择合适的剖胸切口,以能快捷、良好地显露心脏伤口为原则。

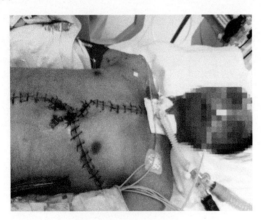

图20-16　左胸前外侧切口改正中切口修补心室破裂后,延伸开腹处理脾破裂,伤后6个月因脑缺血缺氧性损伤,成年男性智力如儿童

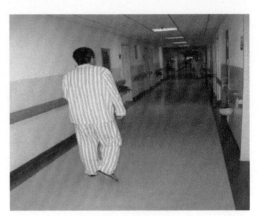

图20-17　左前胸刀刺伤左侧血胸,胸正中切口修补右心室破裂,术后21d出院

笔者体会,胸正中切口为心脏外科的标准切口,使用电动骨锯纵劈胸骨,能迅速进入胸腔。其即可方便地处理上下腔静脉、升主动脉、主肺动脉、右心、部分左心室的伤口,还便于建立体外循环。横断胸骨向左右侧肋间扩大切口或剪开双侧纵隔胸膜可探查胸腔,向下延伸切口还可探查腹膜腔,优点颇多。此与国外学者的经验相似。

由于心脏创伤患者伤前多无心脏器质性病变,伤后心腔空虚,心搏较弱,只要采用头低位,轻翻心脏,修补左心室后壁的伤口实属不难。近年广泛使用非停搏冠状动脉旁路移植技术(OPCAB),可顺利完成心脏后面的血管吻合,也是很好的佐证。

应用快捷方式剖胸,不必过分强调无菌技术,用聚维酮碘快速涂擦或直接洒在胸部皮肤,然后铺巾布野即可。待伤情稳定,手术结束前,冲洗净化胸腔和术后加强抗感染治疗,这能大大提高救治成功率。

六、手术方法的特殊性

1. 处理心脏伤口的技术特殊性　修补心脏伤口一般不难,较少应用体外循环技术,如有备用更好。除心耳伤口外,绝不可盲目钳夹,以避免伤口进一步撕裂,应在指压或临时缝线交叉提拉控制出血后从容缝补。邻近冠状动脉的伤口,要做穿过血管下方的潜行褥式缝合,以避免缝扎或牵拉冠状动脉。对冠状动脉裂伤可用6-0 Prolene线直接缝补,小的分支可以直接结扎止血。如有冠状动脉直接损伤,远端供血障碍,心肌色泽变白,应行冠状动脉旁路移植术。主动脉裂口小,预计能在30min内开放循环者可临时阻断主动脉血流,再用无损伤缝合线缝合主动脉裂口(图20-18～图20-22)。所用缝线以无损伤缝合线(如2-7/0 Prolene线)穿涤纶垫片或毡垫片为好。

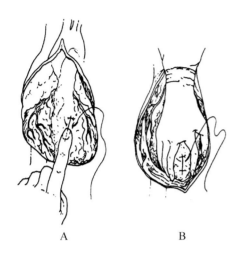

图 20-18　心脏伤口缝合法

A. 手指按压伤口,针线穿过裂口的两侧边缘,单线缝合裂口;B. 助手用手固定心脏,手指分开显露裂口,便于术者缝合结扎

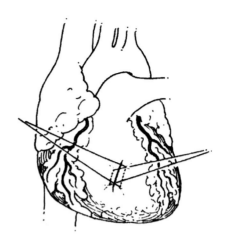

图 20-19　交叉牵引线止血法(两侧放置平行缝线,然后交叉提拉控制出血并缝合)

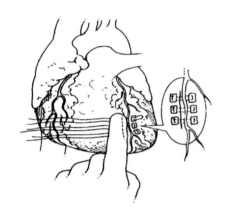

图 20-20　褥式缝合保护冠状动脉缝合法(裂口邻近冠状动脉时,缝针在手指和冠状动脉血管下穿过心肌缝合裂口)

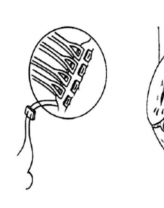

图 20-21　心房壁伤口缝合法(用无创侧壁钳夹闭伤口,然后进行缝合)

2. 心内结构损伤的处理原则　心脏伤口修补后,应常规进行心脏表面触诊,震颤是心内结构损伤的标志。除非直接影响患者存活的情况应立即在体外循环下修补外,一般应待伤情稳定后行超声心动图检查确诊。对外伤性室间隔穿孔或心脏瓣膜损伤的患者,若室间隔分流或瓣膜反流量小,病情稳定,可观察,有一部分小的房室间隔穿孔可自愈。如确实不能愈合,应在 6～8 周伤口边缘纤维硬化后,再手术治疗为宜。若病情进行性加重如出现心力衰竭,则应尽早手术治疗。手术方式包括修补室间隔穿孔、瓣膜成形或换瓣手术。笔者曾有一例缝补右心室前壁破口的患者,伤后 8 周超声心动图复查,见肌部室间隔长约 0.5cm 的穿孔已自行愈合。

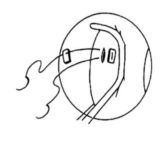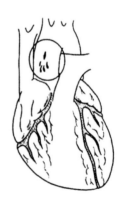

图 20-22　升主动脉损伤止血法(侧壁钳夹后无损伤缝合针线穿垫片水平褥式缝合)

3.处理医源性心脏损伤的技术特殊性　心脏介入治疗所致的心脏创伤因有监护条件及医院内抢救设施,往往可在严密观察下先行粗套管针心包穿刺引流,争取到救治的宝贵时间。尽快恢复心、脑、肝、肾的血流供应更为重要。在尝试心脏不停搏处理损伤失败后再建立体外循环往往延误抢救时间,是手术失败的最主要的原因之一。尽早建立体外循环对于保证重要器官的血供,同时在较安全的情况下从容完成剖胸及心脏修补、冠状动脉旁路移植术具有巨大的优越性。

七、致伤器或异物的处理

1.致伤器的去除　在心脏穿透伤中,多数致伤器都被凶手立即拔出,少数患者带着致伤器来医院。目前对于心脏异物的去除时机尚有争论。主张尽早取出的学者认为,随着胸内脏器不断运动,致伤器不仅不能压迫止血,反而极易导致继发损伤。除确定外露伤器固定无移动者外,其他心脏、胸部盲管伤或胸腹联合伤外露伤器均宜尽早拔除,处理原则:①心脏投影区穿透伤和胸部盲管伤应尽早拔出致伤器;②胸部贯通伤致伤器可于手术中分段截断取出;③胸腹联合伤也应立即拔出致伤器,沿伤道插入与伤口等粗、与伤道等长(胸内段)的软管,外接水封瓶引流,然后按胸部创伤处理原则进行治疗。但是,笔者与大多数学者观点一致,认为留在胸部的致伤器有暂时封堵心脏伤口的作用,不急于在术前拔除,以免突发不可控制的大出血,可酌情在剖胸手术后在致伤器周围缝合一圈荷包线后再拔出。如果条件允许能在术前将其截短,缩短力臂,减少晃动则更安全(图20-23～图20-25)。

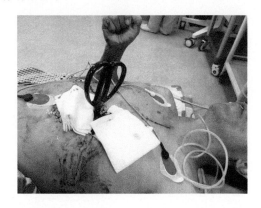

图20-23　院前急救(120)保留剪刀到医院

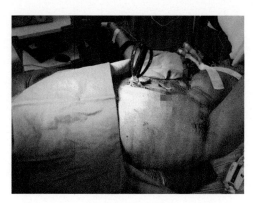

图20-24　保留剪刀到麻醉后手术探查

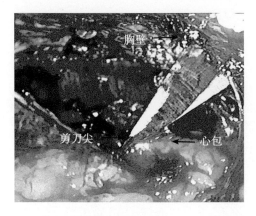

图20-25　胸腔镜探查见剪刀刺入心包并封堵不出血,拔出后涌出鲜血

2.异物的处理　一般可术前用胸部X线片、CT、心脏超声定位,指导手术取出异物。然而术前定位后异物可能会移位(尤其是心腔内异物),必须行术中再次定位后取异物。手术应尽可能地减少心脏创伤。单纯细小金属异物(小于2mm)并且无其他重要并发症者可以观察。但有报道因针灸断针进入左侧胸腔并且游走,造成主动脉和右心房损伤而出现急性心包填塞,经剖胸止血取出异物而治愈的病例。也有报道室间隔异物形成周围脓肿的病例。这提示我们为慎重计,对于细小心脏异物适当扩大手术指征是十分必要的。对于伤情较为复杂者,应在体外循环下取出异物,以保证安全。

八、麻醉管理特殊性

1.一般采用气管插管全身麻醉　但应注意,因全身麻醉可扩张周围血管,正压呼吸影响静脉回流,加重低血容量,易诱发心室颤动、心脏停搏。笔者曾经历麻醉诱导期间血压由90/60mmHg突降至50/30mmHg和心脏停搏各2例。因此,麻醉诱导应与皮肤消毒铺单同步进行,争取尽快剖胸。手术开始时仅给少量浅麻醉即可,心脏复苏或循环功能稳定后,再加深麻醉。病情危急,神志不清者,可暂不用全身麻醉或用局部麻醉剖胸。

2. 纠正酸中毒　大量失血、缺氧、心脏停搏都可导致酸性代谢产物增多。因此,在心肺复苏中纠正酸中毒和把握碱性药物应用时机甚为重要。过度通气可预防复苏初期的酸血症,此时应慎用碱性药物。因碱中毒时血红蛋白的氧解离曲线左移导致氧释放障碍,同时大量钾离子细胞内移,血清钾急剧下降,心肌兴奋性减低而影响心脏复搏。应在心脏复搏后,静脉注射 5％碳酸氢钠 200～300ml,纠正循环恢复后的酸血症。

3. 自体输血　心脏创伤患者多合并出血性休克,术中出血较多,短时间内需迅速补充血容量,纠正休克,自体输血是一种较好的选择。既可解决急诊抢救过程中血源不足,又可避免异体输血可能传染的疾病和发生输血反应。

九、纠正低心排血量综合征

心脏创伤术后较少出现低心排血量综合征,但如果心肌损伤广泛、心肌水肿严重或低血压时间较长,特别是应用过大剂量肾上腺素的患者,可出现低心排血量综合征。除常规治疗外,应用主动脉内球囊反搏(IABP)可减轻心脏负荷、提高舒张压,增加冠状动脉、脑和肾的血流量,逆转病程。笔者有 1 例患者,高处坠落致心脏 2 处破裂和多处钝性挫伤伴脾破裂,术前一度心脏停搏,术中缝补心肌裂口,术后出现低心排血量综合征,应用多种血管活性药物后不逆转,采用 IABP 治疗后痊愈。近年来随着体外膜肺氧合(extracorporeal membrane oxygenation,ECMO)的应用,更多复杂心脏创伤患者得到了救治,尤其是合并多发创伤的患者。

十、其他伴发伤的诊断与处理

在处理心脏创伤的同时要注意其他伴发伤的诊断和处理,曾有手术修补了心脏穿透性创伤,漏诊肝破裂延误救治时机而死亡的病例的报道,值得高度警惕与借鉴。

(首都医科大学附属北京潞河医院　吴　骏　杨海平　张建鹏)

参考文献

陈卫民,王春生,赖颖,2003.心脏创伤致瓣膜损伤的诊断与治疗(附 9 例报告).广西医科大学学报,20(1):131-132.

程邦昌,高尚志,黄杰,等,2004.胸部穿透伤外露伤器拔除时机探讨.中华创伤杂志,20(9):516-518.

高劲谋,都定元,李邦春,等,2000.穿透性心脏损伤 56 例手术救治分析.中华外科杂志,28(5):358-359.

葛明建,李良彬,2002.国内创伤性膈肌破裂 835 例分析.重庆医学,31(5):404-406.

胡坚,屠政良,陈军,等,2003.心脏创伤急诊的特殊性及外科策略.中华创伤杂志,19(10):580-582.

蒋耀光,2003.胸部创伤诊治的进展.创伤外科杂志,5(5):321-324.

郎贤平,王中彬,2004.闭合性心脏损伤的诊断与治疗.中国心血管病研究杂志,6(2):459-460.

李继勇,张健群,陈宝田,等,2007.心脏外伤的诊断及治疗.心肺血管病杂志,26(3):139-141.

李献武,张利,石云,等,2002.心脏外伤后迟发性出血 18 例治疗体会.医学理论与实践,15(2):171.

梁大昌,钟宏,冯毅,2005.穿透性心脏损伤临床救治进展.创伤外科杂志,7(6):466-467.

梁贵友,石应康,杨建,等,2003.心脏穿透伤 224 例的临床分型和处理.中国胸心血管外科临床杂志,10(1):22-25.

刘维永,2006.严重心脏大血管创伤早期救治进展.中国胸心血管外科临床杂志,13(3):184-187.

刘维永,蔡建辉,易定华,2000.心脏撞击伤生物力学致伤机制及心肌挫伤分级.第四军医大学学报,21(5):540-542.

刘莹莹,谢明星,卢晓芳,等,2007.心脏外伤的超声心动图特征及其诊断价值.中华超声影像学杂志,16(8):666-669.

石应康,田子朴,袁宏声,等,1994.穿透性心脏损伤的临床分型与处理.中华创伤杂志,10(2):60-61.

苏志勇,吴骏,张毅,2014.危重胸部创伤处理技术.北京:人民军医出版社:113-128.

孙衍庆.2000.现代胸心外科学.北京:人民军医出版社:1547-1552.

吴骏,孙林,李凤杰,等,2007.心脏创伤的救治对策.心肺血管病杂志,26(3):146-148.

吴孟超,吴在德,2008.黄家驷外科学(第七版).北京:人民卫生出版社:346.

杨建.石应康,冯锡强,等,2002.胸伤合并多发伤的临床特征与分型救治 10738 例创伤住院患者回顾研究.中华创伤杂志,18(5):283-286.

易定华,2003.心脏创伤救治中应注意的问题.中华创伤杂志,19(10):577-579.

袁彬彬,胡成平,王莎莎,等,2008.组织多普勒同步显像技术在猪闭合性心肌挫伤早期诊断中的应用探讨.中国医师杂志,

　　10(8):1057-1060.

张雅丽,张润,王晓丹,2007. 超声引导下心包穿刺术及介入治疗 35 例应用. 中国现代医生,45(20):162.

章志量,2000. 介入诊治所致心脏创伤 18 例临床分析. 中国介入心脏病学杂志,8(2):97-98.

周耀黄,石应康,扬思远,等,2005. 58 例穿透性心脏损伤的临床分析. 中国胸心血管外科杂志,12(5):358-360.

Anastasiadis K,Antonitsis P,Hadjimiltiades S,et al,2009. Management of left ventricular free wall rupture under extracorpore-
　　al membrane oxygenation support. Int J Artif Organs,32(10):756-758.

Bock JS,Benitez RM,2012. Blunt cardiac injury. Cardiol Clin,30 (4):545-555.

Ellis SG,Ajluni S,Arnold AZ,et al,1994. Increased coronary perforation in the new device era. Incidence,classification,manage-
　　ment,and outcome. Circulation,90(6):2725-2730.

Firstenberg MS,Nelson K,Abel E,et al,2012. Extracorporeal membrane oxygenation for complex multiorgan system trauma.
　　Case Rep Surg,12(10):184.

Geddes LA,Roeder RA,2005. Evolution of our knowledge of sudden death due to commotio cordis. Am J Emerg Med,23(1):
　　67-75.

Hall BL,Buchman TG,Avisual,2005. timeline-based display of evidence for emergency thoracotomy. J Trauma,59(3):773-
　　777.

Jagana R,Khan J,Mattar C,et al,2014. Pericardiodiaphragmatic hernia. Am J Respir Crit Care Med,189(4):156-159.

Jones TS,Burlew CC,Stovall RT,et al,2014. Emergency department pericardial drainage for penetrating cardiac wounds is a vi-
　　able option for stabilization. Am J Surg,10(5):167-169.

KulshresthaP,DasB,Iyer KS,Sampath KS,et al,1990. Cardiac injuriesa clinical and autopsy profile. Trauma,30(2):203-207.

Ngatchou W,Surdeanu I,Ramadan AS,et al,2013. Penetrating cardiac injuries in Belgium:20 years of experience in university
　　hospitals in Brussels. Acta Chir Belg,113(4):275-280.

Perera P,Lobo V,Williams SR,et al,2014. Cardiac echocardiography. Crit Care Clin,30(1):47-92.

Salim A,Velmahos GC,Jindal A,et al,2001. Clinically significant blunt cardiac trauma:Role of serum troponin levels combined
　　with electrocardiographic findings. Trauma,50:237-243.

Stephenson LW,2008. History of cardiac Surgery. Cohn Lh,ed. Cardiac Surgery in the Adult. New York:McGraw-Hill:3-28.

第 21 章

胸部创伤延迟处理技术

开放和微创治疗胸部创伤在国内文献报道较多,但陈旧性胸部创伤的治疗研究报道极少,我们将陈旧性胸部创伤定义为超过 2 周的胸部创伤,包括胸部骨折及脏器损伤,还包括创伤相关的并发症及迟发再损伤。

造成陈旧性胸部创伤的原因:①急性期胸部创伤由于第一救治单位医疗条件所限或自身伤情危重,重度复合伤不能耐受手术治疗;②误诊、漏诊造成迁延,如创伤性膈疝、气管断裂、异物损伤、创伤性动脉瘤等;③由于创伤骨折畸形断端骨赘造成的迟发性活动出血、顽固性疼痛;④由于骨折固定物造成的固定物移位、脱落、感染、切口不愈、窦道。

陈旧包裹性血胸是创伤后血胸引流不畅或伤情较重无法进行早期手术而造成的较常见创伤迁延治疗情况,胸腔镜为手术提供了一个很好的方法,1 个月以内的患者绝大多数都可以在胸腔镜下完成手术,但创伤后进行系统评估是手术的关键之一,术前除遵循胸科手术的常规,进行心肺功能、脏器功能的评估外(因为手术本身是解放肺功能的手术,所以对肺功能的指标要适当的放宽),还要根据创伤及骨折部位对患者的出血可能来源有预判,特别是胸顶、脊柱旁的大血管的损伤,笔者曾遇见把降主动脉创伤性动脉瘤误认为包裹血胸的病例。创伤性陈旧血胸的手术独立风险因素:是否需骨折再固定、年龄、病史长短、胸膜增厚程度、是否合并肺内大气道损伤、血胸的范围,是否有脓血胸、凝血功能障碍、血管变异,出血量耐受程度、肺复张程度、肺漏气、原发病等。必要的剖胸手术及选择性的适当固定也是重要步骤。

另一类血胸是迟发活动性血胸,其是由于已畸形愈合的骨折断端形成的骨刺样骨赘刺破胸腔内脏器或血管引起的活动性出血。笔者遇到 3 例均是以自发性活动性出血伴休克为临床表现,分别是刺破膈肌血管、中叶肺静脉、肺内血管,均在胸腔镜下切除骨刺并缝扎止血,未对骨折进行再固定。从内镜观察的形态看,骨折的断端均已被覆了光滑的胸膜组织,呈圆锥状骨刺。其中有一名儿童自发血胸胸腔镜下肋骨骨刺切除的病例(图 21-1～图 21-4),虽从形态上与以上情况极其相似,但从病因上很难解释如何在肋骨上长出的孤立性骨刺,成因是否也是由于儿时创伤骨折未引起重视而形成,包括肋软骨交界区的隐匿性骨折形成的多发骨刺,是否与隐匿性骨折断端形成的陈旧骨刺有关需待进一步研究(图 21-5～图 21-7)。

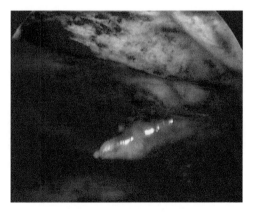

图 21-1　被覆胸膜骨刺

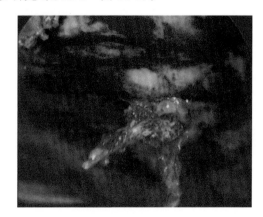

图 21-2　剔除胸膜骨刺

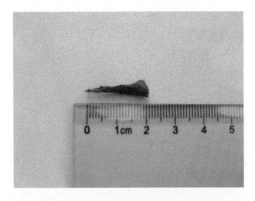

图 21-3　胸腔镜下切除后的标本

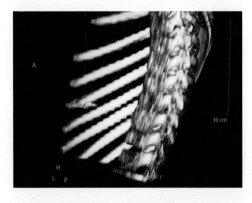

图 21-4　三维重建

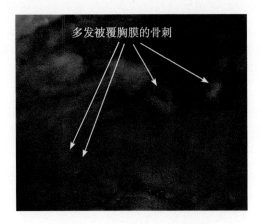

图 21-5　多发被覆胸膜的骨刺

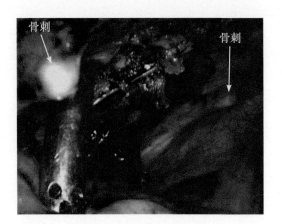

图 21-6　胸腔镜显示血胸骨刺

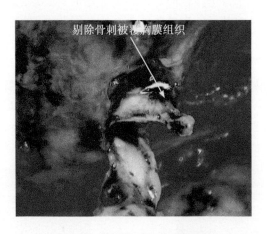

图 21-7　剔除骨刺被覆胸膜组织

　　陈旧性创伤性膈疝是由于受伤时的其他症状掩盖病情,造成延误诊断或漏诊的创伤性膈疝。创伤性膈疝漏诊文献已有较多报道,笔者曾一年连续手术治疗 6 例在院外漏诊 3 个月至 9 年的患者。陈旧性创伤性膈疝与急性创伤性膈疝的病理生理改变不尽相同,前者更复杂,既往的胸部、腹部外伤史有一定诊断作用。但是部分病例对既往史模糊不清。疝入常为大网膜、胃、肠等,左侧膈疝多见(图 21-8)。症状与疝入的器官组织、疝口的大小有关,多有消化道或呼吸道的症状,其手术主要难点是松解疝囊及周围粘连,将其还纳腹腔前要探查疝内容物是否有血供障碍及扭转,其粘连程度和疝口大小和疝入组织有关。笔者 1 例伤后 9 年的右侧膈疝(图 21-9),表现为膈肌由心包一直撕裂至脊柱,胸腹腔完全交通且无任何粘连。当膈肌修复困难时,可采用"跨肋挂线法"缝合膈肌或另行补片修补。

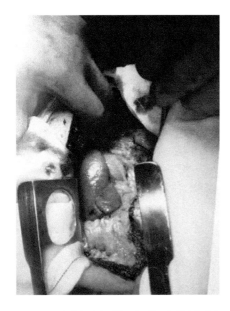

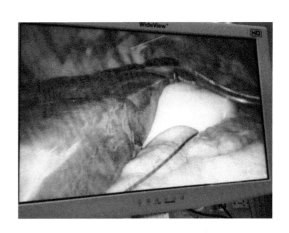

图 21-8　左侧膈疝,胃、脾、结肠、网膜疝入　　　　　　　图 21-9　右侧巨大膈疝

　　陈旧性肺损伤主要包括陈旧性气管断裂、陈旧性重度肺裂伤、陈旧性创伤性肺假性囊肿等。

　　保留肺叶的重度肺裂伤缝合技术可以最大程度地保留肺功能,陈旧性气管断裂致气管狭窄、肺不张的患者当断裂部位邻近肺大血管,且行气管球囊扩张术时要慎重,可能引起致死性大出血,袖状肺叶切除是很好的选择,但切除前要全面评估断裂气管与血管的关系及粘连程度,气管狭窄的创伤性肺不张不能以伤后时间作为肺能否复张的依据而做肺叶切除,笔者曾遇到肺不张 6 年后行袖状切除而复张的病例,相似的情况在几十年萎陷不张的慢性脓胸病例中也可以看到,在剥除纤维板后肺仍可再次复张,在靠近损伤气管的动静脉走行部位往往粘连较重,在解剖时要格外慎重,防止大出血的发生,不张的肺内痰液要吸净后用延长管试通气,有助于判断肺是否可以复张,尽可能地保存肺功能。纤维支气管镜是明确陈旧性创伤性主支气管断裂诊断的重要手段;袖状切除时术中须彻底切除狭窄段支气管瘢痕,用可吸收线间断缝合或 Prolene 线连续缝合,临床效果满意。毁损肺、重度肺裂伤无法修复、大于 6cm 的创伤性肺假性囊肿或合并脓肿,可考虑行肺叶切除。但要指出的是绝大多数创伤性肺假性囊肿可以在 3~12 个月自行吸收。

　　关于延迟骨折的固定文献资料很少,笔者的经验是,骨折一般 2 周之内手术,如果骨折超过 2 周,则可将移位刺入胸腔的且可能对肺、心脏、大血管等造成继发损害的肋骨断端骨刺腔镜下切除,对脊柱旁区靠近降主动脉(图 21-10)、胸骨旁区邻近上腔静脉(图 21-11)、邻近心脏的移位骨刺要特别警惕磨穿血管造成致死性出血。其需要剖胸手术对切口范围的离断肋骨做适当固定,但除整形手术外,一般尽可能地减少不必要的肋骨固定,由于肋骨骨折不像四肢骨折对骨折的对位、对线要求严格,将骨痂打断再固定的出血和创伤,相当

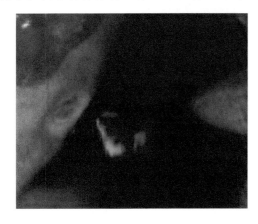

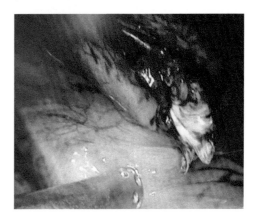

图 21-10　断端刺入主动脉形成溃疡　　　　　　　　　　图 21-11　断端刺向上腔静脉

于二次创伤,愈合不良等并发症较高。陈旧性骨折畸形造成胸壁塌陷或慢性疼痛、影响心肺功能或生活质量及有整形要求的患者可考虑手术,但术前要良好评估既往受伤时的程度,心肺功能的耐受力,特别是涉及既往有大血管神经损伤的病例更应慎重制订周详的手术方案,畸形愈合的骨痂无论在剥离、出血,还是在骨不愈合方面都会带来一定的困难,陈旧性骨折部位的肉芽、骨痂等要做适当的切除及游离,才能将骨折断端牵开固定,其骨不连及感染也较新鲜骨折概率大,广泛固定带来的出血等创伤的风险不亚于初次骨折,因此手术原则易简不易繁、固定宜少不宜多,全面的内固定往往要考虑对其他复合伤的恢复稳定情况进行综合评估。

陈旧性心血管损伤包括陈旧性血性心包、陈旧性心肌损伤、陈旧性腱索断裂、陈旧性创伤性夹层动脉瘤,以上情况要与心血管医师共同制订治疗方案。

肺内异物、心肌异物是否需要取出,要根据实际评估异物滞留体内的时间、对脏器功能的影响及潜在威胁而选择,笔者曾遇 1 例患者存在心肌手缝针异物 30 多年,体外循环下取出异物而发现其已成粉末状结构并被包裹,无法完整取出,事实此异物并无取出必要,值得借鉴。

创伤后切口不愈合及固定物合金骨板裸露的患者,需要换药等待骨折有一定的稳定,一般 2～3 周后取出固定物,部分患者要做二期肌瓣的转移修复手术,本组 1 例胸骨骨折 3 周后取出固定钢板,胸大肌肌瓣修复治愈。2 例肋骨骨折切口不愈合且环抱器裸露 3 周后取出,换药治愈(图 21-12～图 21-14)。

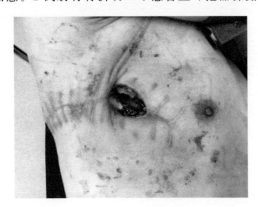

图 21-12　环抱器裸露

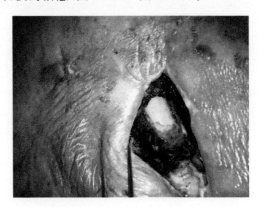

图 21-13　环抱器取出,换药

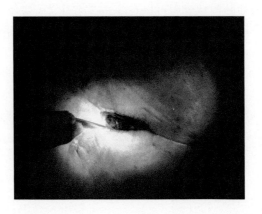

图 21-14　愈合中

(赤峰学院附属医院　苏志勇)

参考文献

曹庆东,张玉荣,2007.电视胸腔镜在胸部创伤诊治中的应用价值.创伤外科杂志,9(3):196-198.

陈卫民,王春生,赖颖,2003.心脏创伤致瓣膜损伤的诊断与治疗(附 9 例报告).广西医科大学学报,20(1):131-132.

程邦昌,高尚志,黄杰,等,2004.胸部穿透伤外露伤器拔除时机探讨.中华创伤杂志,20(9):516-518.

蒋耀光,2003.胸部创伤诊治的进展.创伤外科杂志,5(5):321-324.

梁大昌,钟宏,冯毅,2005.穿透性心脏损伤临床救治进展.创伤外科杂志,7(6):466-467.

苏志勇,2012.现代胸外科手术出血防范与控制.赤峰:内蒙古科学技术出版社:169-170.

苏志勇,2014.危重胸部创伤处理技术.北京:人民军医出版社:84-92.

苏志勇,姜天烁,张镱镭,等,2014.肋骨骨折分区对外科手术的指导意义.中华胸心血管外科杂志,30(7):415-416.doi:10.3760/cma.j.issn.1001-4497.2014.07.009.

苏志勇,张镱镭,姜天朔,等,2010.保留肺叶的重症肺裂伤缝合技术治疗重度胸部创伤.中华胸心血管外科杂志,26(6):415-417.doi:10.3760/cma.j.issn.1001-4497.2010.06.019.

苏志勇,张镱镭,魏峰,等,2013.SU's 全胸腔镜下肋骨骨折骨板骨钉胸腔内植入固定技术.中国胸心血管外科临床杂志,20(3):362-364.doi:10.7507/1007-4848.20130107.

吴孟超,吴在德,2008.黄家驷外科学.7 版.北京:人民卫生出版社:346.

杨建,石应康,冯锡强,等,2002.胸伤合并多发伤的临床特征与分型救治 10 738 例创伤住院患者回顾研究.中华创伤杂志,18(5):283-286.

张方,王子军,武国栋,等,2006.可吸收肋骨钉治疗多根肋骨骨折 28 例.中华创伤杂志,22(3):201.

张欣宇,苏恩亮,曲静,等,2001.骨与关节创伤 X 线诊断学.北京:人民军医出版社:27.

Anastasiadis K,Antonitsis P,Hadjimiltiades S,et al,2009. Management of left ventricular free wall rupture under extracorporeal membrane oxygenation support. Int J Artif Organs,32(10):756-758.

Chon SH,Lee CB,Kim H,et al,2006. Dangnosis and prognosis of traumatic pulmonary psuedocystsIa review of 12 cases. Eur J Cardiothorac Surg,29(5):819-823.

Fagkrezos D,Giannila M,Maniatis P,et al,2012. Post-traumatic pulmonary pseudocyst with hemopneumothorax following blunt chest trauma:a case report. J Med Case Rep,6(1):356.

Ferretti C,2008. A prospective trial of poly-L-lactic/polyglycolic acid co-polymer plates and screws for internal fixation of mandibular fractures. Int J Oral Maxillofac Surg,37(3):242-248. doi:10.1016/j.ijom.2007.11.105.

Firstenberg MS,Nelson K,Abel E,et al,2012. Extracorporeal membrane oxygenation for complex multiorgan system trauma. Case Rep Surg,12(10):184.

Gulbahar G,2009. Diagnosing traumatic pulmonary pseudocyst. South Med J,102(9):881-882.

Hall BL,Buchman TG,2005. A visual,timeline-based display of evidence for emergency thoracotomy. J Trauma,59(3):773-777.

Kocer B,Gulbahar G,Gunal N,2007. Traumatic pulmonary pseuodocysts:two case reports. Med Case Rep,1:112.

Melloni G,Cremona G,Ciriaco P,et al,2003. Diagnosis and treatment of traumatic pulmonary pseudocysts. J Trauma,54(4):737-743.

Su Z,Bai Y,Zhang Y,et al,2015. Video-assisted thoracic surgery resection of rib osteophytes. J Thorac Dis,7(3):490-493. doi:10.3978/j.issn.2072-1439.2014.12.25.

Tsitouridis I,Tsinoglou K,Tsandiridis C,et al,2007. Traumatic pulmonary pseudocysts:CT findings. J Thorac Imaging,22(3):247-251.

Yazkan R,Ozpolat B,Sahinalp S,2009. Diagnosis and management of post-traumatic pulmonary pseudocyst. Respir Care,54(4):538-541.

第22章

胸腔镜技术在胸部创伤中的应用

第一节　胸部创伤微创技术及 SU's 技术概述

胸部创伤无论在战时或平时均占有重要的地位,其病情危重,死亡率高,是威胁生命的重要杀手。Smith 和 Graeben 等于 1993 年首先报道电视胸腔镜技术(video-assisted thoracoscopic surgery,VATS)在胸部创伤中应用。VATS 改变了胸部创伤中传统先观察再剖胸的模式,使诊断与治疗有机结合;改变了传统剖胸手术创伤大而探查阴性的结果,因此 20 世纪 90 年代后期,电视胸腔镜技术被国内外医师应用于急性开放性血胸、进行性血胸、凝固性血胸、创伤性气胸、肺裂伤修补、创伤性膈肌破裂、气管及支气管裂伤、创伤性浮动胸壁、心脏大血管损伤、创伤性乳糜胸与创伤后脓胸等多种类型的胸部创伤治疗。随着胸腔镜技术的发展,对于外伤合并的胸内损伤似乎并不存在太多的技术问题,有经验的腔镜医师可以在腔镜下完成肺叶切除、肺段切除甚至复杂的气管袖状成形、血管成形等,并且操作孔由 4 孔发展到单孔,因此胸腔镜治疗胸部创伤的关键集中在如何控制胸内出血,如何在修补复杂的肺裂伤及创伤性假性肺囊肿时最大程度保存肺功能,特别是如何在腔镜下完成对骨折肋骨和胸骨的固定及适应证选择。至今为止,绝大多数单位对于肋骨骨折常采用常规大切口,剖胸后采用克式针、骨板环抱器、记忆合金骨板、可吸收肋骨钉等不同方法对骨折进行固定,剖胸时肋骨撑开器势必将没有移位的肋骨骨折撑断分离而加重创伤,增加骨折肋骨固定根数及花费,创伤大且不符合损伤控制外科(damage control,DC)的理念。但胸腔镜下复位、固定骨折肋骨将面临如下挑战:如何去选择适合胸腔镜下固定的肋骨骨折患者?适应证如何?如何在胸腔镜下控制肋间血管出血?如何在胸腔镜下游离、剥离肋骨?如何在镜下进行牵开?用什么样的器械?用什么固定材料?用什么样的方法固定?如何在腔镜下修复肺裂伤及创伤性假性肺囊肿。笔者近十年来针对这些问题做了有益的探索,设计了一系列的原创技术,即"SU's 全胸腔镜下胸部创伤及肋骨骨折修复固定技术"和专利器械包(图 22-1)。其获得了 9 项国家发明专利(图 22-2),同时在国内外首次提出了保留肺叶的重度肺裂伤缝合技术、肋骨骨折影像分区对外科手术的指导意义、全胸腔镜下肺体外牵出技术处理肺裂伤、胸腔镜下编织牵引技术、可吸收锁扣式固定带及固定套技术、胸腔镜下胸骨骨折固定技术、陈旧性胸部创伤及骨折固定技术、腔镜下陈旧性骨刺切除等原创技术理念。该原创术式 2012 年被中国胸部微创专家委员会授予优秀创新奖,2013 年获全国现代医学创新成果一等奖,国家科学技术部授予第四届全国职工科技创新成果优秀奖,获内蒙古自治区职工科技创新成果一等奖,2015 年获内蒙古自治区政府科学技术进步奖二等奖。2016 年获内蒙古医学会科学技术进步奖一等奖,围绕此项技术,先后主编出版论著 3 部(图 22-3),发表 SCI 期刊论文 2 篇,发表核心期刊论文 16 篇,在国际、国内著名品牌胸外学术大会发言推广 50 多次。2014 年 10 月 16 日赤峰科技局聘请北京朝阳医院胸外科李辉教授对该项新技术进行鉴定,鉴定结果:国内领先。此项技术在国内外胸外科有广泛影响力。初步形成了原创技术体系,现将原创技术详述如下。

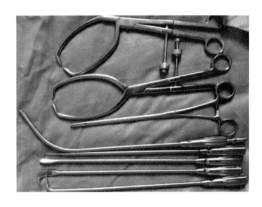

图 22-1　专利器械包

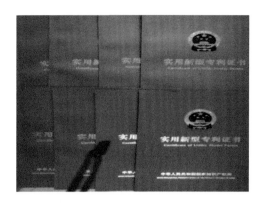

图 22-2　笔者获得的部分国家发明专利证书

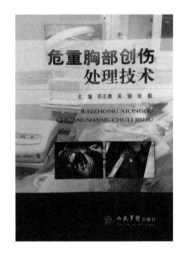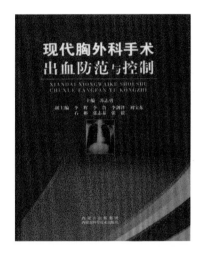

图 22-3　笔者出版的部分论著

第二节　胸腔镜手术出血控制技术

一、术前出血评估和准备

最重要的止血方法是根据自身水平选择适宜的病例，所谓不治已病治未病，对于病理性病变要判断病变的生长部位、时间、大小及与比邻血管的关系，包膜是否完整和受侵、是否是血管源性病变，是否伴随全身出血性疾病，血管旁淋巴结大小、有无钙化，血管长短、肺裂发育程度，是否粘连变异，对出血部位的血管意外要有一定的预判性，必要时预防性游离阻断肺门血管、镜下压迫止血纱球，无创钳、rumel 止血器、血管缝合线、剖胸包等要提前备好，要保持胸腔镜镜头有一定不受出血污染的安全距离，尽量第一时间用吸引器、卵圆钳等压迫控制出血，不可随意盲目用加长器械去钳夹，初步控制后，再寻求合理的镜下止血方法，如镜下缝合、结扎切断、超声刀、ligsure、电凝、Hem-o-Lok、腔镜下缝合切割器（endo-cut）等处理。

20 世纪 90 年代后期，电视胸腔镜技术被国内外医师应用于多种类型的胸部创伤治疗。对于外伤患者要首先确定患者是否有连枷胸、是否有大气道断裂、肺挫伤的程度、是否有心脏及大血管损伤，综合判断是做开放性手术还是腔镜手术，如果做腔镜手术，还要判断是否有活动性出血、出血量与程度、外伤的种类、是否有复合伤、能否短期安全止血。

二、麻醉

胸腔镜手术一般采用双腔气管插管，必要时在气管镜引导下插管，通气时双肺良好的隔离，会使术者有良好的显露和舒畅的心态，如果因肺隔离不好造成双肺通气会增加手术的难度，一旦遇上意外出血，由于显露不佳会被迫中转剖胸。无气管插管的手术麻醉目前尚未普及,有条件的单位可以开展,但需要更高级的麻醉管理和手术医师的密切配合。

三、解剖学要点

胸腔镜手术所涉及的解剖要点与常规剖胸手术是相同的,不同之处是要熟悉胸腔镜下的二维解剖图像及特点,要重点了解肋间血管神经的走行(图 22-4)以避免在使用穿刺 Trocar 时造成肋间血管出血,特别要警惕高位的第 1、第 2 肋间血管(图 22-5),低位椎体旁肋间动脉的出血属于重大损伤常使止血变得异常困难,主要解剖结构如胸顶区的大血管(图 22-6),出入心脏的大血管,主动脉的全程走行(图 22-7),左侧食管下三角区的主动脉、心包(图 22-8),右侧食管下三角区的下腔静脉(图 22-9),在胸膜脓胸手术时要警惕胸顶区的锁骨下动静脉(图 22-6)、上腔静脉(图 22-10)、下腔静脉(图 22-11)、奇静脉(图 22-12),在纵隔肿瘤胸腺瘤时要警惕无名静脉、胸腺静脉、内乳动静脉(图22-13),主动脉及分支常不易损伤,肺动脉、肺静脉在肺切除

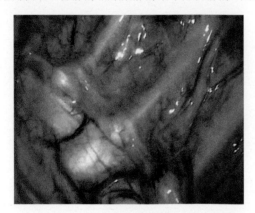

图 22-4　肋间血管走行

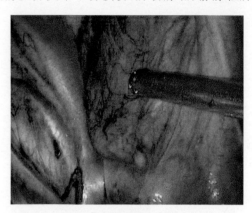

图 22-5　高位肋间静脉

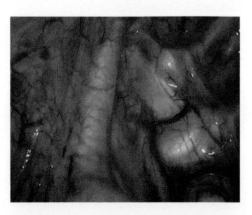

图 22-6　胸顶区锁骨下动脉无名静脉

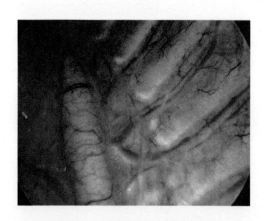

图 22-7　降主动脉及肋间动静脉

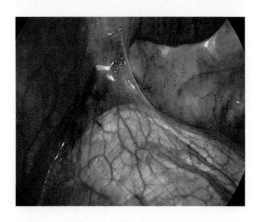

图 22-8　左膈肌上食管下三角区降主动脉心包

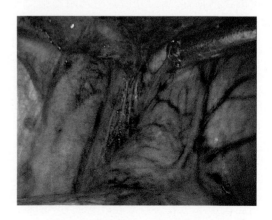

图 22-9　右膈肌上三角区下腔静脉

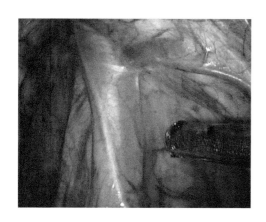

图 22-10　上腔及内乳静脉

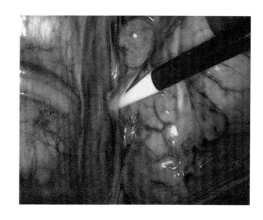

图 22-11　下腔静脉

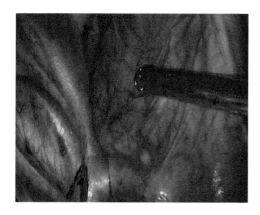

图 22-12　奇静脉

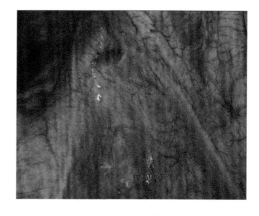

图 22-13　内乳静脉

术中,常因为淋巴结钙化粘连、血管变异、肺裂不全等原因造成损伤,在支气管扩张手术时要时刻警惕扩张的支气管动脉,肺隔离症要警惕来自体循环的粗大变异血管。

四、手术中出血控制技术

能常规剖胸手术的胸科医师在涉足胸腔镜手术前,对胸腔镜下能否安全止血是存在不同程度的担心或恐惧的,镜下对出血的控制力,往往决定能完成什么样的手术及中转剖胸率,开展胸腔镜手术的必备条件是丰富的剖胸手术经验与熟练的胸腔镜技术相结合,胸腔镜下止血首要的还是常规剖胸积累的止血手术经验,胸腔镜手术无非是将止血过程通过二维空间镜下来完成,没有成熟的常规剖胸手术经验去贸然尝试肺叶切除是十分危险的,尽管胸腔镜因受肋骨遮挡,操作孔选择等局限,胸科医师常过度依赖镜下缝合切割器(endo-cut)的使用而忽视了镜下缝合打结的训练,加强胸腔镜下器械缝合打结的技术训练,对胸腔镜下止血非常有益,常难以止血的部位及血管最后是很难靠灼烧器械来止血,而是需要娴熟的胸腔镜下缝合技术及良好的心理素质来应对、处理的。在处理较细、较短的分支血管时,超声刀、血管结扎速切闭合系统(ligSure vessel sealing system)、能量平台等提供了很好的选择,可以闭合直径达 5～7mm 的血管,形成的闭合带可以抵御超过 3 倍正常人体收缩压的压力,闭合速度比使用缝线快,闭合后无异物残留,闭合时无明显焦痂形成,闭合时的热传导距离短,平均为 1.5～2mm,闭合包含在组织束中的血管时,无须对组织进行分离,在某些手术中,一定程度上比使用缝合器节省费用。尽管如此,但依笔者经验,在闭合超过 5mm 的血管时,最好线结扎一道或使用 Hem-o-Lok 结扎锁后再使用 ligsure 或超声刀离断,另外,还要尽可能地游离出血管且有一定的长度以确保安全。

五、手术不同阶段的止血方法

1. 穿刺戳卡出血　一般多为皮下肌肉出血,可直接电凝,少量出血用戳卡压迫即可,无须过多浪费时间。

2. 肋间血管出血　多是由于不遵循肋间血管走行规律,随意性穿刺造成,也可能是在外伤患者中骨折断端刺破血管造成出血,一定要警惕肋骨角后肋骨横突部位的骨折,常使止血变得异常困难和复杂,可从另一切口镜下电凝或跨肋缝合。

现介绍笔者获发名专利的肋间血管控制器械及技术:所用专利器械为胸腔镜下胸内潜行套管引线器(专利号 201120265234.0)(图 22-14)。

胸腔镜下胸内潜行套管引线器是由套管针、引线钩构成,将胸腔镜下胸内潜行套管引线器针尖从距骨折断端 3cm 处的肋骨上缘穿入胸腔,将引线钩插入套管出头后,在腔镜下将 1 号可吸收缝合线卡入线钩卡槽中,退入导管内,将针连同线钩拉入肌肉层,在肌肉间潜行穿入下一肋骨上缘,再次穿入胸腔,将线从卡槽取出,用推结器在胸腔内打结,完成一次往返缝合(图 22-15),从而控制肋间血管出血。

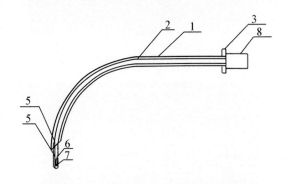
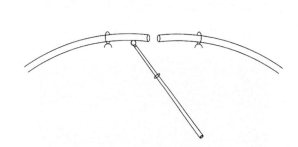

图 22-14　胸腔镜下胸内潜行套管引线器
1. 穿刺套管;2. 引线钩;3. 套管尾翼;5. 钩头及套管刻度线;6. 钩豁口;7. 线钩头;8. 线钩尾

图 22-15　胸腔镜下胸内潜行套管引线器完成一次往返缝合

3. 胸膜出血　在胸腔镜止血方面,无论是胸膜模样粘连,还是脓胸手术,由于胸腔镜放大无盲区的特点,所以方便对胸顶、隔角等隐蔽处的止血,其辅助止血效果优于单纯剖胸手术,在完全关胸状态下也可再次检查出血。近年来,笔者把胸腔镜引入脓胸手术止血中,采取单手辅助,可以在切口更小(10～15cm)的情况下完成病期几年甚至几十年的纤维板剥除,早期脓胸纤维板纤维膜容易廓清剥除,剥除后多渗血不重,对于长期厚纤维板患者剥除后局部出血可用电凝吸引器吸引止血,也可以边冲洗边用电凝勾止血,纤维板渗血用电凝抓钳较好,可以使电凝有一定深度,止血效果较好。

4. 内乳动静脉出血　在胸腺手术及胸部创伤胸骨、肋软骨骨折患者中,要注意胸骨后胸膜反折处内乳动静脉走行及汇入上腔静脉处的损伤,可用钛夹及超声刀止血。其也可用"胸腔镜下胸内潜行套管引线器"在胸腔镜引导下跨肋缝合。

5. 异常血管及变异　如处理支气管扩张患者解剖韧带、肺门根部或段间肺动脉时要时刻警惕损伤粗大曲张的支气管动脉,更要警惕肺隔离症发出的异常体循环血管,出血时可直接结扎切断,对血管源性病变如肺动静脉瘘等不可勉强在贴近段以上大血管处行楔形切除,必要时考虑肺切除手术以防止断面出血。

6. 肺叶切除血管意外　多由淋巴结粘连、助手牵拉太紧、局部解剖变异、缝合器钉仓钉高选择不精确、游离不充分时缝合器强行穿过、血管气管肺裂处理顺序不当造成,出血后可用吸引器横按压迫止血后,边吸引边缝合结扎,或用超声刀、Hem-o-Lok 及选择适合的钉高的缝合器等方法止血,对于直径小于 3mm 的动静脉直线切割缝合器不能安全止血,操作时往往粗大的血管不易损伤,而细小的血管往往会出现血管意外,在当气管处理完毕后极端情况下,远端肺动静脉出血可用直线切割缝合器连同出血血管及不全肺裂一起订合,单纯闭合器钉合血管有时会有渗血现象,在纱球压迫后多可止血。闭合血管时一定要开闭缝合器一次,防止机械故障,每次装钉仓时要用清水冲洗,防止残钉造成故障,本组有 1 例闭合后缝合器无法释放打开,被迫剖胸的患者。事实上只要加强镜下基本缝合打结的操作训练,完全可以取代对器械的依赖,使得镜下止血变得更从容,也可以降低手术耗材费用。在肺叶切除术中目前国内优秀的术者先后总结了如王氏手法、单项式肺切除、单孔式肺切除各个流派,王氏手法中先易后难,打开血管鞘膜,隧道贯通打开肺裂,单向式的不开肺裂单项推进,肺门顺序解剖,对防止血管损伤都有异曲同工之妙,腔镜只是一个手术的工具,学习时还是要根据自身水平及习惯,灵活掌握、循序渐进、熟能生巧。

7. 上腔静脉及左无名静脉出血　在肺癌手术清扫淋巴结的过程中有时会损伤上腔静脉,在进行胸腺瘤特别是侵袭性胸腺瘤手术的过程中时有撕破无名静脉的可能,由于静脉系统压力较低,采用吸引器压迫后镜下缝合,多可止血,胸腺静脉撕裂很短时,尽可能采用缝合而不用钛夹止血。

总之,腔镜经验不多的早期操作,往往一碰到出血就会想到要剖胸,当有一定的胸腔镜经验后,一般的出血是完全可以在腔镜下处理的,在学习模仿优秀的腔镜术者操作习惯和从三孔到单孔过程中,特别是腔镜下止血经验时,因出血而剖胸的时机是由术者腔镜水平及心理承受能力、出血量、出血血管部位所决定的,当术者心理不能承受出血给患者生命带来的风险时,要适时地结束微创,切不可不顾自身水平,追求操作孔个数、炫技或避免开放而给患者带来灾难性后果,镜下对出血控制力的信心是来源于常规手术和镜下循序渐进的手术实践的积累,切不可模仿复制优秀的腔镜医师的止血技术,在止血性命攸关的时刻要果断中转剖胸,退一步海阔天空。

第三节　胸腔镜治疗急慢性创伤性血胸及脓胸技术

一、概况

创伤性血胸是胸部创伤非常常见的一种类型,常是由于肋骨骨折时肋间血管、肺裂伤及其他胸内血管损伤出血所造成出血量不多的非活动性出血,大多数病例是可以通过闭式引流而治愈,但仍然有一部分因早期形成凝血块引流不畅,或是由于复合伤较重不能及时接受手术而导致凝血块在胸内存留机化(图 22-16)甚至继发感染形成脓血胸,严重影响患者的心肺功能。脏、壁两层胸膜在肺根和肺韧带处互相移行,在左、右两肺周围各形成了完全封闭的胸膜腔(pleural cavity)。胸膜腔的内压低于大气压,呈负压状态,腔内有少量浆液,以减少呼吸运动时脏层胸膜、壁层胸膜间的摩擦。当胸膜、胸腔内出现大量积血或凝血块时,一旦处理不及时,其演变过程将类似于胸腔积液、慢性脓胸的演变过程,将纤维化分隔,呈蜂窝状、胶冻状改变,增厚纤维

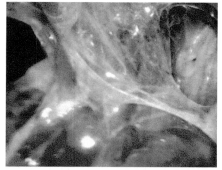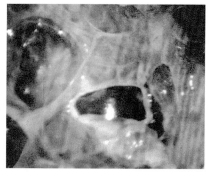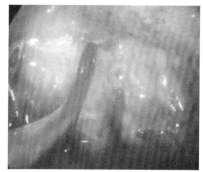

图 22-16　血凝块在胸内机化

板包裹肺组织限制肺功能,肋间隙变窄、肋骨辐辏甚至脓腔内穿造成支气管胸膜瘘。增厚的脏壁层胸膜常同肺内病变侵入融合,界线不清,壁层胸膜常下至膈肌上至胸顶紧密粘连,随着病期的延长,部分患者会伴有胸膜钙化甚至骨化。血液是很好的培养基,极易感染成脓胸,机化血液占满整个胸腔者,称为全机化血胸,局限于部分胸腔内,则称为局限性血胸(包裹性血胸)。当有肺裂伤或气管断裂时更容易形成脓胸或支气管胸膜瘘,血胸根据病程长短和病理反应,分为急性和慢性两类。急性血胸治疗不彻底,病程超过 6 周,血液黏稠或血凝块形成并有大量纤维素,这些纤维素凝血块沉积在脏壁两层胸膜上,形成很厚的胸膜纤维板,限制肺组织的膨胀。20 世纪 90 年代电视胸腔镜治疗方法的应用,使血胸患者可以在可视的条件下做彻底的廓清引流,这里特别强调,如果血胸经穿刺引流效果不佳,胸外科的早期介入可以通过微创胸腔镜手术治愈,这时胸膜纤维板未完全形成,出血少,肺与胸膜粘连疏松较易清除,肺早期容易复张,6 周内的机化血胸或脓胸患者几乎都可以通过微创胸腔镜手术治疗,如果失去这个窗口期,迁延的无效治疗会给患者带来沉重的身心损害和经济负担,这种现象在临床工作中屡见不鲜,最后只能被迫采用创伤大、出血多、风险大的剖胸手术。

二、电视胸腔镜治疗急慢性创伤性血胸或脓胸的关键技术

(一)术前的风险评估

慢性机化性血胸或脓胸手术原则:廓清脓腔,解放肺功能,消灭残腔,避免胸廓畸形。术前遵循胸科手术的常规心肺功能、脏器功能的评估外,特别要对患者的出血量耐受程度、原有创伤的出血来源及伤情、清除廓清剥脱纤维板后肺复张程度、肺漏气程度进行评估。合理的术式选择可以降低手术的系统性风险,因为手术本身是解放肺功能的手术,所以对肺功能的指标要适当的放宽。机化脓血胸手术是已感染成慢性脓血胸的手术,其手术难度、凶险程度要胜过其他的肺部手术,慢性机化血胸或脓血胸手术独立风险因素:年龄、病史长短、肋骨骨折愈合程度、出血来源是否为胸内大血管及心脏的损伤、是否合并肺内损伤或病变及术后肺复张程度、术后肺漏气程度、胸膜钙化程度、血胸或脓胸的范围、凝血功能障碍、血管变异、是否双侧血胸或脓血胸、是否有支气管胸膜瘘、是否有创伤性外穿开放、是否有原发病变等。术前要排除少见易误诊为脓胸的情况,笔者总结了1160例各类脓胸手术中遇到的情况:胸膜血管瘤破裂机化血胸、自发或外伤致出血慢性包裹、胸膜间皮瘤、肺癌包裹性积液、包虫破裂致慢性脓胸、胸椎结核椎旁脓肿流注、未破裂的夹层动脉瘤或假性动脉瘤误诊为脓血胸等。

(二)切口选择及保护

手术切口首要的是根据脓腔的位置和范围、血胸和脓胸体位因素而选择,除全血胸或脓胸外,包裹多半位于侧后胸壁,第一个进镜孔打在粘连最少的腋中线偏上部为好,当然还要考虑创伤肋骨骨折特别是大范围连枷胸的情况,常由于胸壁塌陷畸形愈合、纤维板增厚造成肋间隙变窄。这样便于找到脏壁层纤维板的分界层面进入脓腔,手术后从这个操作孔放置胸腔闭式引流的上管,另外2个操作孔:一个选在腋中线膈上3cm,脓胸患者膈肌平面根据病期不同常上下变化较大;另一个操作孔根据脓腔选在腋后线,尽可能不在包裹区或壁层胸膜较薄的位置。脓胸的切口应用切口保护套进行保护牵开,术毕时要认真消毒冲洗以预防感染。小儿或血胸早期患者当还未形成纤维板时常可以选择单操作孔或单孔胸腔镜下完成手术。

(三)解剖层次平面的选择

机化血胸手术特别是在不同操作时期对脏壁层纤维板正确的解剖平面要求较高,这对出血量的多少、肺剥脱时裂伤漏气的程度、肺复张的程度、预防大血管神经损伤、剥除纤维板后膈肌的活动度均影响较大。如血胸病期不长,胸膜增厚不是特别显著,常是直接突破壁层纤维板进入残腔进行廓清,当病期较长,纤维板增厚,最初进入胸腔时,要分清脏壁层间隙,用手指感觉结合腔镜照明,将几个操作孔打通形成一个可操作的间隙,再进一步确认脓腔,常根据纤维板与肺及胸壁粘连的紧密程度、剥除的难易程度,在胸膜外和胸膜内的层面交替操作(图22-17)。

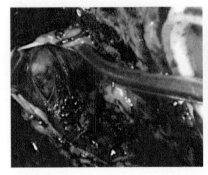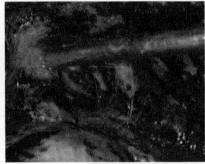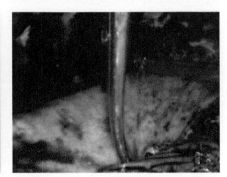

图22-17　胸膜外和胸膜内层面交替剥脱纤维板

膈肌平面及后膈角粘连往往较重,较容易造成肺裂伤出血,要充分利用纵隔面(一般粘连相对较疏松)来找到正确的解剖层次,这里特别强调,在正确的层面操作往往出血相对少,肺漏气轻,不易损伤血管和神经。不正确的操作往往会将肺剥离的千疮百孔、四处漏气,极易造成术后出血、肺不能膨胀复张、术后残腔、切口不愈合等并发症。一旦纤维板形成要尽可能地将脏壁层纤维板充分剥除,特别不能忽视膈肌面、纵隔面的纤维板,其对术后心肺功能的恢复影响较大。

(四)血胸的廓清

早期包裹性血胸常有凝血块或纤维胶冻蜂窝状改变,常采用吸引器、卵圆钳进行吸、夹、捣、撕等动作来清理胸腔,清理完成后要冲洗、消毒脓腔,并做适当的电凝及沙条压迫止血。

(五)纤维板(膜)的剥脱技术

剥脱技术的关键环节是找到正常的解剖层次,用小圆刀划开脏层纤维板于肺的间隙,对于还未完全形成纤维板的有时这个间隙很难找,找到层次后先用纱布条的一角推开扩大要剥除的纤维板层面,尤其胸腔镜下操作往往要有充分的耐心,用"花生米样纱布团"、吸引器、纱布块小心剥脱直至将肺充分解放复张(图22-18)。

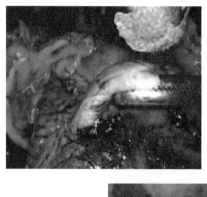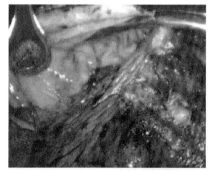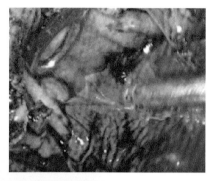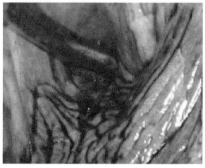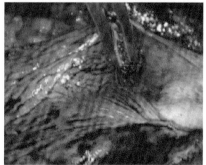

图 22-18 纤维板剥脱

粘连最紧密处往往是肺裂伤或肺内病变处,容易被剥破而出血漏气,有些病例层面不好解剖,镜下操作时间过长的要及时辅助小切口或剖胸。壁层、纵隔面、膈肌面的纤维板也要充分剥除以减少术后残腔和肋间隙变窄、胸廓畸形(图22-19)。

(六)止血技术

决定长机化性血胸或脓胸手术成败几个关键因素:彻底的脓腔廓清、纤维板剥除,合理地处理肺内病变,防止出血、漏气,促进肺复张。其中术中和术后止血是慢性血胸手术中涉及手术安全的重要环节,也是医师面对病期长、胸膜钙化或合并肺内基础病变的患者常担心甚至望而却步的棘手问题,为此笔者结合自己的手术经验,将手术各阶段的止血方法介绍如下。

手术前良好合理的术式选择可缩短手术时间、减少出血,如高龄合并肺内病变或病期很长患者选择胸廓成形术,浅表的肺裂伤或肺内病变采用改进纤维板剥脱术,简化术式,减少出血,尽量避免肺切除。对于胸腔镜下手术的选择要充分考虑到病期长短、年龄因素,往往高龄或低龄的患者对出血的耐受较差,选择胸腔镜手术时要格外慎重!合理手术入路及术式选择可降低出血的系统风险。

腔镜下止血方法某种程度更多的是沿用了开放手术的止血经验,现将腔镜及腔镜辅助手术各阶段的止血方法介绍如下:腔镜辅助手术剖胸阶段由于纤维板增厚及畸形骨折愈合,警惕部分年龄大、病史长、肋骨骨质疏松或本身合并肋骨病变者,笔者曾有1例剖胸时并未用力撑开而导致上下肋骨均多段骨折,给关胸带来很大困难,术后肋间血管再次出血,病史较长的要常规去除一根肋骨,剖胸后在壁层纤维板游离时,特别是结核病钙化纤维板,一定要找好解剖层次,随剥离随压迫止血,脏层纤维板剥离时主要是防止剥破肺表皮及造成深度裂伤,特别是致密增厚的纤维板常是肺内病变最重处,病期长的增厚壁层纤维板紧密粘

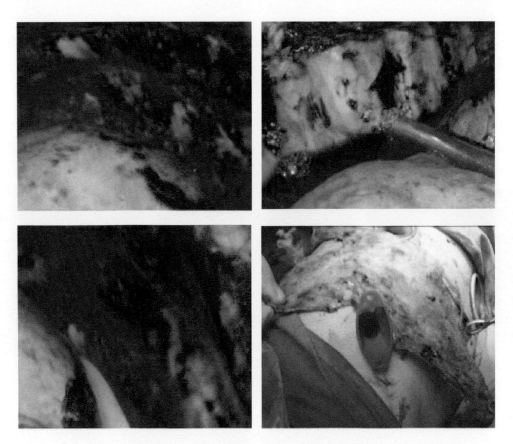

图 22-19　壁层、纵隔面、膈肌面纤维板充分剥除

连，与体循环常形成粗大的侧支循环，肺内有空洞性病变如创伤性囊肿等，常囊壁本身构成壁层纤维板的一部分，复杂的肺基础病变及粘连会导致严重出血，要防止在没充分显露肺根部及段间肺动脉时将肺剥成较深裂伤甚至伤至段间血管，出血较难控制。术前诊断治疗性穿刺常有帮助。在游离胸顶脊柱旁心膈角区要小心锁骨下动静脉、奇静脉、上下腔静脉，胸顶部纤维板可与锁骨下血管、臂丛、无名静脉呈胼胝样粘连，强行分离会导致难以控制的大出血，要先从前后纵隔面粘连疏松处分离，逐渐"孤立"胸顶血管区，如粘连嵌入无法安全游离，适当保留部分壁层板，但常游离后胸顶广泛渗血，可暂时用热盐水纱布压迫，后用尖直角钳提起出血胸膜电凝或浅进针缝扎，后喷胶或止血纱布覆盖，电刀且不可深烫，防止锁骨下动静脉损伤，在病史较长合并有肺内病变时，病变肺与胸膜纤维板粘连处常有致密粗大滋养血管，此时要预防性旷置，把易出血大血管周围组织先游离，先易后难，逐渐旷置至成束状结构，再做结扎切断，时刻要有充分暴露后再做游离的思想，曾有在游离上腔静脉纵隔面纤维板时，腔静脉撕裂，由于未充分暴露视野阻断修复而至大出血的死亡报道。

关胸止血阶段要对剥离面严密止血，不可过分依赖于止血纱布、止血胶等，还应避免过分注重胸膜的止血而忽略了肺表剥离面和切口肋缘下的止血，肺裂伤较深处出血要仔细手工或器械缝合，关胸时要特别强调对涉及切口肋间血管进行妥善处理，肋间血管出血也是造成二次剖胸的常见原因。

胸腔镜止血：利用胸腔镜放大无盲区的特点，方便对胸顶膈角隐匿处的止血，其辅助止血效果优于单纯剖胸手术，在完全关胸状态下也可再次检查出血。早期纤维板纤维膜容易廓清剥除，特别是小儿，剥除后多渗血不重，对于长期厚纤维板的患者剥除后局部出血可用电凝和吸引器吸引止血，也可以边冲洗边用电凝勾止血，常配合沙布条填充压迫止血，纤维板渗血用电凝抓钳可有较深的电凝深度，止血效果较好。

(七)防漏气技术

剥脱后的漏气对于这类手术是不可避免的，对于老年肺气肿合并血胸、脓胸和肺内病变严重的患者，由于漏气严重尽可能不选择纤维板剥脱术。漏气最重要的预防就是剥脱时找对正确的层次，剥脱时较深的裂伤是必须要修补的，特别是有支气管胸膜瘘的患者要解剖到正常的气管后充分消毒缝扎，对于肺内病损严重不能复张的患者要同期行肺叶切除。对于由于粘连重而剥离胸膜造成弥漫性漏气的患者并不需要太多担心,经充分引流后几乎都可愈合或粘连,充分的肺复张可以快速粘连减少漏气和渗血,手术中喷胶或覆盖垫片可以减少漏气,但要在通气状态下喷胶覆盖,防止其限制肺复张。引流管的上管尽可能置于胸顶位置有利于排气,下管要尽可能低位易于引流液体。当术后残腔较大时,适宜给予负压吸引有利于肺复张和减少漏气。

(八)手术后特殊处理要点

术后常有不同程度的渗血,要强调手术中仔细止血,尽可能术后不用常规止血药物,老年高凝患者要特别慎重,防止继发心肌梗死及静脉血栓引起肺动脉栓塞,对于高龄患者止血药物不能作为术后常规进行应用,术后残腔较大的患者应早期适当的负压吸引,促进肺复张,消灭残腔使之快速粘连,减少渗血,但对于术后渗血严重的患者要尽量避免加负压,在实践中笔者体会到对于无明显活动性出血的渗出性出血,正肾盐水盥洗效果可靠满意,对于活动性出血,要当机立断不可犹豫,有些医师常因为费用、面子不愿意二次剖胸止血,往往犹豫徘徊于出血量的观察而延误剖胸止血时机,另外,由于这类手术出血量大、手术时间长,有时需应用止血药物情况,增加了血栓病的发生概率,术后要特别警惕对深静脉血栓的预防。

第四节　保留肺叶的重度肺裂伤缝合技术

肺挫裂伤是较为严重的肺损伤,在胸部创伤中很常见,占胸部钝性伤的 30%～75%,病死率为 10%～20%。由于肺挫裂伤多由强大暴力所致,所以常伴有肋骨骨折、血气胸或其他器官损伤,因而增加了损伤的严重性和伤情的复杂性,若早期处理不当,易进一步发展为急性呼吸窘迫综合征(ARDS),使病死率增加。

一、肺挫裂伤的诊断

尽快明确肺挫裂伤的诊断及挫伤的范围是判定患者病情轻重、决定治疗方案的先决条件。由于强大的暴力常造成其他器官的损伤而掩盖肺挫伤的临床表现,对此应引起重视。对交通伤、高处坠落伤、挤压伤等所致的胸部创伤患者,出现以下情况应考虑存在肺挫裂伤:①胸闷、气促、呼吸困难、气道分泌物增多、血痰或咯血,查体可闻及小水泡音或湿啰音(以肺中下叶多见),呼吸音减弱甚至消失;②低氧血症;③连枷胸;④ 血气胸;⑤皮下及纵隔气肿。

胸部 X 线、CT 等影像学检查多表现为一个或多个肺叶片状、云絮状、团块状浸润影,或条索状、线状不规则影,或同时有血气胸、气管断裂时可伴有大量气胸、皮下纵隔气肿、肺下坠等影像。但胸部 X 线敏感性、特异性差,在局灶性小面积病变、摄片条件不佳时易漏诊、误诊。而 CT 敏感性高,可早期判断肺挫伤范围、性质和程度,并能明确胸腔内血胸、气胸及肋骨骨折等情况。CT 检查诊断肺挫伤的价值明显优于胸部 X 线。对于伤情严重、多发伤患者,CT 可同期在不改变患者体位的情况下短时间内完成颅脑、腹腔等器官的检查,及时掌握患者全身伤情,减少因搬动患者或改变体位而加重伤情,达到快速明确诊断、提高治愈率的效果。因此,对严重创伤、全身多发伤患者疑有肺挫伤时首选胸部 CT 检查。若患者病情较重,不适宜过多检查时,根据胸部创伤病史,伴有血痰、肺部湿啰音、低氧血症者,应考虑存在肺挫伤,按肺挫伤治疗原则处理。

二、肺挫裂伤患者的基础治疗

单纯性肺挫伤病情较轻者,给予预防感染及对症治疗,数日内可治愈。对于严重肺挫裂伤,尤其合并其他器官损伤者,应该从以下几个方面采取综合措施而给予治疗。

1. 保持气道通畅　消除呼吸道分泌物,通过翻身、叩背,协助患者咳嗽、排痰,保持呼吸道通畅,吸氧,给予沐舒坦化痰、超声雾化吸入湿化痰液等治疗;效果不佳时可给予纤维支气管镜下吸痰处理,以免痰液淤积而造成肺部感染或肺不张。对于误吸、气道分泌物较多及有呼吸困难者及时行气管内插管或气管切开术。

2. 注意肺挫伤患者的液体管理　控制输液速度及每日输液总量,合并失血性休克者,合理选择晶体液和胶体液抗休克治疗(晶体液:胶体液＝2:1),根据中心静脉压监测按"先晶后胶,先快后慢"的方法补液,休克纠正后适当控制每日输液量,尤其是限制晶体液的摄入量,适量输注白蛋白、血浆及浓缩红细胞悬液,酌情应用利尿剂,保持液体略负平衡。严重肺挫伤者早期、大剂量、短疗程应用激素,静脉注射地塞米松 10～20 mg/d,持续 3d。

3. 机械通气治疗　肺挫伤并发呼吸功能不全,排除因血气胸加重所致者,应立即进行机械通气治疗。其应用指征:呼吸频率＞40 次/分或＜10 次/分,吸氧浓度(FiO_2)＞50％时,PaO_2≤60mmHg 或 $PaCO_2$≥50mmHg。有些患者早期肺挫伤不明显或不严重,但随着肺渗出的增多,肺水肿、肺出血的加重,而逐渐出现呼吸困难、低氧血症。伴有连枷胸、失血性休克,输血量≥4U,损伤严重度评分(ISS)≥25 分,格拉斯哥昏迷评分(GCS)≤7 分者,合并呼吸衰竭、ARDS 的概率也明显增加。因此,对此类患者应注意动态监测 PaO_2,定期进行血气分析,以便及时发现病情的变化而给予机械通气治疗。严重肺挫伤时因大量肺泡塌陷、肺泡和肺间质内充填大量渗出液、肺泡表面活性物质减少、肺顺应性降低,所以应采用保护性机械通气策略,给予潮气量 6～8ml/kg,PEEP 3～11cmH$_2$O,以避免肺泡过度膨胀和气道平台压力过高,减少肺泡气压伤和肺损伤的发生。需要提及的是在上呼吸机之前要对血气胸做及时的引流。

三、重度肺裂伤的手术治疗

重度肺裂伤定义:一个或多个肺叶肺裂伤深度大于 3cm,裂口狭长或贯通;伴有明显肺内血肿或肺内创伤性假性肺囊肿及异物;伴气管、亚段气管及血管损伤;合并较重肺挫伤、创伤性湿肺及 ARDS 者。我们观察到,多数重度肺裂伤病例裂伤是沿着气管血管的脉络走行方向,不同程度的纵向或贯通撕脱,伴有段间气管损伤及动静脉出血,部分形成血肿创伤性囊肿,这一特点对于设计裂伤口缝合路径、止血和气管血管修复很有指导意义,尽可能地选择最浅、最短路径接近出血部位及气管漏气部位,必要时可将浅表无大血管的气管部裂口扩大或充分敞开止血修复,裂伤内的亚段气管及血管,尽可能地修复止血,防止活动性出血、漏气,对于无法修补的破碎样裂伤,确定好切割、缝合范围及路径后可局部切除,健康肺组织应尽量保留。重症肺裂伤患者多有咯血,常合并血气胸、连枷胸及胸内外复合伤,近年来均主张在治疗重症肺挫裂伤的同时对严重浮动胸壁做必要固定和呼吸机支持,可减少出血和 ARDS 的发生率。

四、重症肺裂伤缝合方法

1. 单向由深到浅缝合法　适合创面较大、较敞亮的裂伤,其前提要止血、缝合断裂气管,防止术后咯血漏气形成肺血气囊肿,由深至浅用可吸收线避开血管气管拉拢缝合。

2. 双向相背由深到浅缝合法　当裂口狭小,呈隧道式贯通肺叶时,可适当扩大裂伤边缘裂口,止血修复气管漏气,从中心由深向浅双向将断面用可吸收线拉拢缝合。

3. 人工肺裂缝合法　适用于肺裂伤未完全贯通,靠近肺边缘部,裂伤面无段间动静脉及段支气管的裂伤,不将断面拉拢缝合,而将断面各自手工或器械缝合成类似人工肺裂的方法,此法缝合止血及防止漏气均较彻底。

4. 肺剪裁折叠填塞缝合法　当裂伤成较深隧道,可将一部分裂开断面裸面缝合后,将其填塞裂伤深部,达到压迫止血,再将另一裸面止血后叠压其上进行缝合,其前提是要止血彻底,不能有活动性段间动静脉出血及气管损伤漏气。

5. 肺血管阻断修复或肺段切除法　适用于有活动性段间动静脉出血,视野狭小深长,由于出血较多显示不清,可与其上于叶裂解剖或总干阻断后显露血管,用 4-0 以上 Prolene 线缝合,如不能修复段间动脉可结扎或行肺段切除。

6. 袖状吻合气管同时裂伤修补　对气管断裂合并肺裂伤的患者先用上述方法做肺裂伤修补后,断裂口处如无明显活动性出血,再修剪断裂气管行袖状吻合,吻合后要膨肺、观察修补肺叶复张情况。

7. 器械剪裁缝合法　用直线切割缝合器避开主气管及大血管,将裂伤较重肺组织局部切除,或选择裂伤重的边缘部,先采用器械部分缝合、切除使裂伤变浅,保留一鱼嘴样裂口当观察口,用丝线避开血管从裂伤底部贯穿缝合。对较深的肺贯通伤,可将缝合器插入伤道切割缝合,敞开伤道,缝合裸面漏气细支气管,处理活动性出血后剪裁缝合。

8. 生物胶或止血海绵填塞缝合法　适用于裂伤狭小较深,无活动性段间肺动静脉出血及气管损伤漏气,可置入生物胶或止血纱布及抗生素粉剂,填塞压迫后贯穿缝合,但要求无活动性出血并注意预防感染。

9. **铥激光不规则切除及止血**　铥激光近年在微创腔镜肺手术止血防漏气方面有较好的应用,铥激光对于浅表的裂伤断面、创伤性囊肿囊内的止血防漏气、不规则的肺局部切除和裸面处理有较好的手术作用和经济学价值。

综合应用保留肺叶的肺裂伤缝合技术,很大程度上避免了肺切除,最大限度的保留了肺功能,在设计缝合方法时,思路要始终贯穿着如何缝合拉拢裂伤肺组织,如何处理血管出血,如何缝合漏气的气管支气管,如何不留间隙减少渗血漏气形成血气囊肿,灵活应用以上方法,无论是手工或器械缝合时,都应注意与气管、血管平行,避免进一步损伤气管、血管,正确使用器械可缩短手术时间,减少污染、出血机会,但注意选择适合的钉高,钉合面合理止血,防止钉合不全出血、漏气,止血纱布压迫充填应慎重采用,有感染的风险。对于老年特别是合并肺气肿的患者更要根据外伤程度设计好切缝路线,尽量用器械加垫片,切割面还要喷洒生物胶预防漏气,修补外伤的同时也不可忽略个别患者原有肺部基础性疾病的探查和重症外伤中部分患者合并创伤性凝血障碍的纠正及严密止血,防止术后出血。术后必要的短期呼吸机支持,在防止继发呼吸衰竭快速康复及院内感染方面有重要意义。修复后的术后胸部 X 线片常有片状阴影,早期大剂量短期的给予激素,可以降低毛细血管通透性,稳定细胞壁和溶酶体,减轻肺泡内水肿和肺间质水肿,缓解气管痉挛,改善通气,同时大剂量应用沐舒坦防止肺泡萎陷、肺不张的发生,修补后少部分患者会出现小的血气囊肿,这时的治疗重点是预防细菌、真菌感染。肺内小的血气囊肿常在 10d 左右被吸收,病变较大者可在 3 个月内吸收,肺功能不受影响,或留有索条状影。

第五节　胸腔镜肺裂伤及创伤性肺假性囊肿处理技术

肺挫裂伤是较为严重的肺损伤,在胸部创伤中很常见,占胸部钝性伤的 $30\%\sim75\%$,病死率为 $10\%\sim20\%$。由于肺挫伤多由强大暴力所致,所以常伴有肋骨骨折、血气胸或其他器官损伤,因而增加了损伤的严重性和伤情的复杂性,若早期处理不当,易进一步发展为急性呼吸窘迫综合征(ARDS),使病死率增加。轻度肺裂伤可以通过闭式引流而自愈,绝大多数创伤性肺囊肿可以在 $3\sim12$ 个月自行吸收,单纯因为创伤性肺囊肿而手术是不可取的,无论在开放还是微创手术中一旦因为连枷胸、活动性出血、骨折固定等原因需行胸腔手术治疗时,肺裂伤是必须同时处理的,对不涉及肺叶及全肺切除的浅表性创伤性肺囊肿和大于 6cm 的假性肺囊肿,术中合理的处理可以明显提高囊肿的愈合时间,减少术后感染和随访拍胸部 X 线片带来的弊端。保留肺叶的重度肺裂伤缝合技术对肺功能的影响很小,可以最大限度的保留肺功能,胸腔镜下肺裂伤及创伤性囊肿的手术切口设计除术者自身在肺切除手术中养成的操作孔习惯外,还要结合需肋骨骨折固定断端的位置,可能出现的胸内脏器、血管损伤,是否要转为开放手术等综合考虑进行切口布局,进镜孔和操作孔可以 $1\sim5$ 个。肺裂伤修补主要的镜下操作方法:①腔镜下器械剪裁缝合法;②腔镜下人工肺裂缝合法;③单向由深到浅缝合法;④双向相背由深到浅缝合法;⑤肺剪裁填塞缝合法;⑥肺体外牵出法;⑦ 激光不规则切除等,肺裂伤具体手术细节参阅本书保留肺叶的重度肺裂伤缝合技术章节,本节重点介绍创伤性肺假性囊肿的处理方法。

一、需深度缝合的创伤性肺假性囊肿

沿囊肿最薄弱部分用电刀或超声刀打开囊肿、显露囊肿(图 22-20),吸引器吸净囊内出血(图 22-21),寻找活动性出血以用电刀、超声刀、铥激光等止血设备进行止血,必要时手工缝合结扎(图 22-22),将水倒入囊腔内寻找漏气点,特别是细小的支气管妥善缝扎(图 22-23),手工或缝合器兜紧裂伤底部缝合(图 22-24),创面可适当覆盖垫片或喷胶防止漏气。

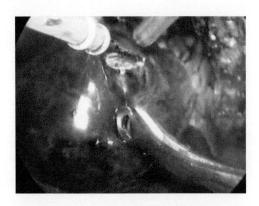

图 22-20　电刀打开囊肿、显露囊肿

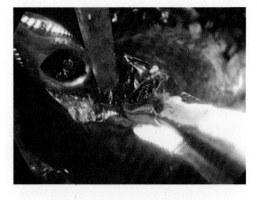

图 22-21　吸引器吸净囊内出血

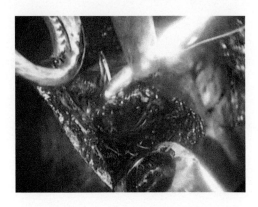

图 22-22　缝合结扎活动性出血血管

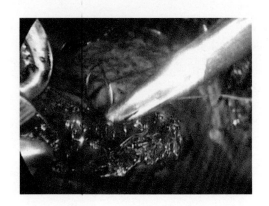

图 22-23　缝扎细小的支气管

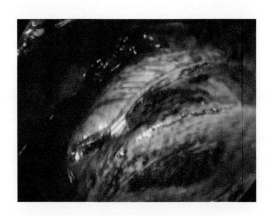

图 22-24　缝合器兜紧裂伤底部缝合

二、浅表的创伤性肺假性囊肿

沿囊肿最薄弱部分用电刀(图 22-25)或超声刀打开囊肿、显露囊肿,吸引器吸净囊内出血,寻找活动性出血以用电刀、超声刀、铥激光等止血设备进行止血,必要时手工缝合结扎,将水倒入囊腔内寻找漏气点,特别是细小的支气管妥善缝扎,设计好缝合路径(图 22-26),用缝合器兜紧裂伤底部缝合(图 22-27),创面可适当覆盖垫片或喷胶防止漏气。

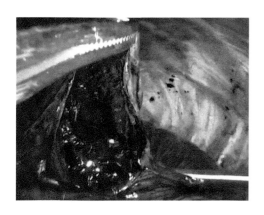

图 22-25　打开囊肿、显露囊肿

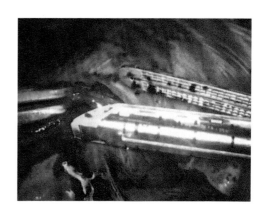

图 22-26　设计好缝合路径

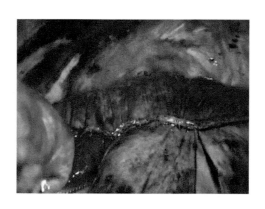

图 22-27　缝合器兜紧裂伤底部缝合

第六节　胸腔镜肺体外牵出技术处理肺裂伤

胸腔镜手术在胸外科领域应用的越来越广泛,内腔镜缝合切开器(endo-GIA)是现代胸腔镜外科赖以生存的主要器械之一,但也带来了手术成本增加,如何降低成本、简化操作是腔镜医师一直探讨的话题,随着社会医疗保险政策中单病种付费、总额付费的逐步扩大,某种程度上让外科医师考虑手术中如何降低一次性耗材的使用,除了加强腔镜下的手工缝合技术训练外,笔者采用肺体外牵出技术:将肺组织从操作孔牵出体外后,采用传统的手工切除缝合肺裂伤,完好的契合了即微创又节约的原则,且手术时间也优于单纯腔镜下手工缝合。具体手术方法如下。

1. 完全腔镜下肺病变体外牵出法(图 22-28)　根据影像学检查肺裂伤部位设计操作孔,使不同病变的肺段可以在就近的操作孔中牵出,操作孔放置皮肤保护套并润滑,如为血胸或脓胸,先清除积血、积脓,镜下游离松解可能存在的粘连,游离肺韧带(主要是下肺韧带),腔镜下定位找到欲切除的肺组织将其牵出体外后进行相应的结扎缝合处理。操作中尽可能使用无创钳夹持,动作轻柔以避免捻挫及过度牵拉正常肺组织,钳夹部位尽可能地贴近病变以方便一并切除。

2. 部分牵出法　这种方法应用较多的是在腔镜下进行了一次或几次切割的情况,这种情况所剩肺组织不多,应用腔镜下切割缝合器费用高,造成浪费,可将切割后肺裂伤组织连同剩余组织从就近操作孔牵出,手工缝合或结扎(图 22-29)。术中常是腔镜下的胸内操作结合体外牵出法同时进行。

笔者总结的体外牵出长度影响因素:①操作孔同靶区肺组织的距离;②肺组织周围粘连;③肺内病变大小及肺的软硬质地;④肺韧带松解程度;⑤操作孔的大小,操作孔越大牵出的肺面积越大;⑥肺充气程度,肺气肿组织比正常肺叶有更好的牵出长度,麻醉中适度的通气有利于肺牵出;⑦不同的肺段游移长度不同,舌段、上叶尖段、下叶外基底段牵出相对较长,本组手术中测试了部分不同肺段的最大牵出长度,各肺叶的尖端、外侧段、前段、外基底段均有不同程度的牵出长度,从就近的操作孔牵出最小 3cm,最长的舌叶可以牵出 30cm(图 22-30);⑧辅助小切口可以使肺叶展开的更大,肺减容手术辅助小切口可将肺叶的大部分牵出(图 22-31)。

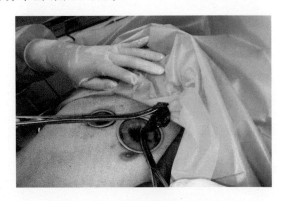

图 22-28　牵出体外的肺裂伤切除手术

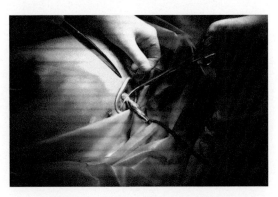

图 22-29　用部分牵出法切割缝合

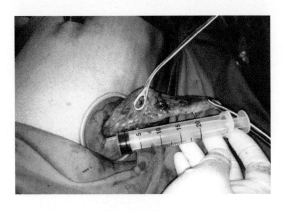

图 22-30　最长的舌叶可以牵出 30cm

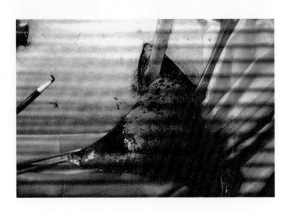

图 22-31　辅助小切口可将肺叶的大部分牵出

第七节　基于影像学分区的肋骨骨折胸腔镜手术适应证选择

笔者根据胸正位 X 线片将肋骨骨折范围进行分区如下(图 22-32)。

1. 胸骨区(sternal area)(图 22-22A 区)　左右胸骨线间的区域。主要结构是胸骨,胸骨骨折时可以在胸腔镜引导下复位固定,也可以选择开放性手术同肋骨骨折同期手术。

2. 胸骨旁线区(parasternal area)及脊柱旁区(paraspine area)(图 22-32B 区)　胸骨线(sternal line)与锁骨中线(midclavicular line)间的垂线前后投影区。上界:第 2 肋下缘;下界:膈肌顶;左右界:胸骨线与锁骨中线。前胸部投影区即胸骨旁线区,主要是肋软骨及软肋结合部,重要血管有胸廓内动静脉。这一部位的骨折常合并胸骨骨折或连枷胸。由于软骨部两端分别与胸骨和肋骨软骨结合部相连,骨折的肋软骨没有骨髓腔,在固定材料选择时要慎重选择肋骨钉,笔者用自制空心针头掏出凹槽再插入固定,效果尚满意,但尽量选择较细骨钉,笔者常用带针粗线直接缝合,当使用环抱器固定时如骨折离胸骨端太近,要同时固定胸骨端,否则稳定强度不够。Matrix RIB 固定系统骨板可以桥连胸骨和肋骨以增加稳定性,是个很好的选择。胸骨旁移位的骨折断端一旦邻近上腔静脉或心包,会有迟发致死性大出血的可能,并有报道,影像学检查一旦发现有邻近大血管、心脏的断端骨刺,及早手术。

B 区后胸部投影区即脊柱旁区:胸部投影相当于横突外 3cm 以内的区域,主要涉及肋骨角及肋间血管、神经,要重点了解肋间血管、神经的走行,特别要警惕高位的第 1、2 肋间血管。这一区域的骨折由于有较厚的背部肌肉,很少出现连枷胸。特别是靠近脊柱处的骨折几乎不影响胸廓的稳定性,如不合并脏器、血管损伤,骨折移位不明显,常不需要固定,如做剖胸手术固定,肋骨钉插入及环抱器均可以,由于肋骨钉不需要过多游离骶脊肌,比环抱器更为方便,胸腔镜辅助手术对这部分患者也是理想的选择。这里特别指出的是,脊柱旁区移位的骨折断端一旦邻近降主动脉、奇静脉等大血管,有迟发致死性大出血的可能,并有报道,影像学检查一旦发现有邻近大血管的断端骨刺,应及早手术。

3. 肩胛区(scapular area)　被肩胛骨遮挡的区域(图22-32C区)。由于肩胛骨遮挡,所以常不造成连枷胸,由于肩胛骨遮挡不适合腔镜下操作。如不合并脏器、血管损伤,骨折移位不明显,常不需要固定,如需固定,由于肩胛骨遮挡,所以以剖胸手术为首选。腔镜辅助小切口需借助肩胛拉钩抬举肩胛潜行操作。

4. 锁骨区(clavicular area)　锁骨及第1、2肋骨间区域(图22-32D区),这一区域的肋骨骨折几乎不影响胸廓的稳定性,常合并锁骨骨折,如不合并血管神经损伤常不需要手术。由于锁骨遮挡及出入胸腔的血管、神经,所以这一部位的骨折不适合腔镜下手术。

5. 膈肌区(diaphragm area)　第11、12肋所在区域(图22-32E区),由于浮动肋骨骨折概率较低,且不影响胸廓稳定性,常不需要做特殊固定,但要警惕肋间血管出血,低位椎体旁肋间动脉的出血属于重大损伤,常使止血变得异常困难,由于膈肌遮挡不适合腔镜下操作。

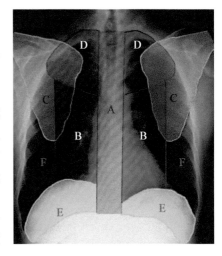

图 22-32　胸正位片肋骨骨折范围分区
A区:胸骨区;B区:胸骨旁线区及脊柱旁;C区:肩胛区;D区:锁骨区;E区:膈肌区;F区:非遮挡区

这一区域要特别注意脾、肝损伤及创伤性膈疝。

6. 非遮挡区(图22-32F区)　以上的五种分区以外的区域。这一部位的骨折进行胸腔镜手术或胸腔镜辅助手术都是很好的选择。但实际情况还要考虑创伤的复杂性、手术时间、出血量、器官损伤、有无气管断裂等。可吸收肋骨钉及环抱器是很好的固定材料。对于断面相对较齐的、有移位的横行骨折,3cm以内较短的劈裂或斜行骨折,合并线性胸骨骨折,可吸收骨钉是首选固定材料;对粉碎性骨折和大于3cm的较长劈裂斜行骨折,环抱器可以提供良好的固定及稳定性;软骨部、老年骨皮质较薄骨折应慎重选择肋骨钉,采用环抱合金骨板固定时要同时固定胸骨端,笔者常采用双股7号丝线直接缝合骨折软骨。

需要说明的是,本文探讨的是分区指导下的一般治疗经验原则,肋骨骨折可呈多个区域骨折或伴有双侧胸部肋骨骨折及创伤性湿肺,当伴有气管断裂、肺裂伤时,保留肺叶的肺裂伤缝合技术可以最大限度地保存肺功能。特别当伴有大血管、胸内脏器损伤及多发复合伤时,具体的方案制订还要遵循急诊急救、创伤控制的一些基本原则,不可拘泥于此分区。

第八节　SU's胸腔镜肋骨骨折内固定关键技术

一、关键操作技术

根据影像学检查设计进镜孔,胸腔镜下观察肋骨骨折的位置并用指压或定位针穿刺,精准定位后设计皮肤操作孔切口,逐层切开胸壁各层肌肉,于肋骨表面用手指或器械潜行分离肋骨与肌肉之间的潜在层面,用手指分离会师,用牵引带穿过切口适当悬吊牵拉(图22-33),即可形成一个潜在的操作平面(图22-34),可以获得更好的显露空间。用穿梭法控制肋间血管出血(图22-35),胸腔镜下探查血胸、肺裂伤等情况并做相应处理,剥离骨膜、游离骨断端,专利牵开钳牵引、复位(图22-36,图22-37),选择不同型号的肋骨镍钛记忆合金骨板进行肋骨内侧面(图22-38)、外侧面(图22-39)固定,或用可吸收肋骨钉进行固定(图22-40)。

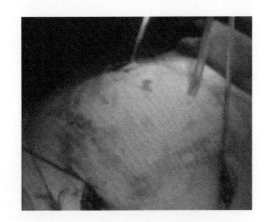

图 22-33　牵引带穿过切口悬吊牵拉

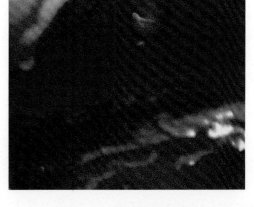

图 22-34　潜在的操作平面

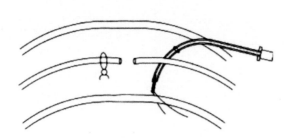

图 22-35　穿梭法控制肋间血管出血

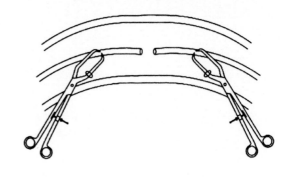

图 22-36　专利牵开钳牵引

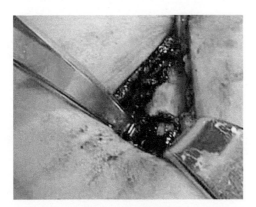

图 22-37　牵引暴露

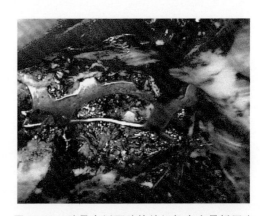

图 22-38　肋骨内侧面肋镍钛记忆合金骨板固定

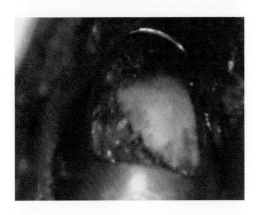

图 22-39　肋骨外侧面肋骨镍钛记忆合金骨板固定

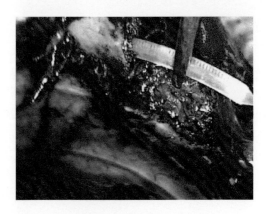

图 22-40　可吸收肋骨钉固定

二、切口选择技术

胸腔镜下手术切口分为两类:一类是类似于腔镜辅助手术,但不撑开肋骨且具有切口更小、更微创的特点;另一类是全胸腔镜下骨钉、骨板经肋骨外侧面及内侧面植入固定技术。腔镜辅助手术常在胸腔镜探查后,选择骨折移位明显的位置并兼顾上下骨折肋骨,在开放手术切口基础上演变,做适当长度小切口,手术切口除比常规切口小外,更大的意义在于不用剖胸器撑开肋骨,使断裂但没有移位的骨折不因撑开而造成二次创伤移位,避免加重创伤和增加手术固定成本。

全腔镜手术切口选择技巧:①要根据骨折端位置,可能出现的胸内脏器、血管损伤,综合考虑切口布局,操作孔可以为3~5个。如骨折段不多则争取固定移位严重肋骨,当多根多段骨折则可采用"重点固定法",即只固定主要的支撑肋骨,而对其上、下两端1~2根移位不明显的断裂肋骨不予固定。②常在胸腔镜探查后选择骨折移位明显的位置并兼顾上下骨折肋骨,做适当长度小切口,最好操作孔及进镜孔处有骨折断端,方便内外结合固定,节省手术时间。③要考虑出血脏器损伤的部位,方便止血修补或中转剖胸。④固定环抱器尽可能不直接真正对切口,笔者开放手术中有3例均切口裂开,记忆合金骨板外露,二期手术取骨板治愈。

三、肋骨断端的显露

皮肤切口牵移及隧道技术:每一个选定的切口均可以其为中心在任意方向牵拉3cm左右,儿童及老年患者有更好的牵拉度,多个相邻的操作孔加潜在的分离隧道,可以提供一个相对良好的操作层面。在非遮挡区可以提供一定程度的操作空间。

四、内外穿梭捆绑技术控制肋间血管出血

胸腔镜下胸内潜行套管引线器也可以用蚊式钳或腹壁缝合器代替,针尖从距骨折断端3cm处的肋骨上缘穿入胸腔,将引线钩插入套管出头后,在腔镜下将1号可吸收线卡入线钩卡槽中,退入导管内,将针连同线钩拉入肌肉层,在肌肉间潜行穿下一肋骨上缘,再次穿入胸腔,将线从卡槽取出,用推结器在胸腔内打结,完成一次往返缝合。依次可将另一断端缝合捆绑,控制两骨折断端肋间血管出血。可吸收线的另一作用是防止肋间神经与血管一起被捆绑引起的顽固性疼痛。这种穿梭于胸腔内外的捆绑法,也可以在固定后起到加强稳定肋骨断端的作用。

五、肋骨骨膜的剥离牵开

固定前要对需牵引固定的骨折肋骨断端进行适当的游离,游离后才可以方便用肋骨钉、肋骨板对骨折进行固定。外侧面固定用普通肋骨剥离器剥离即可,内侧面固定需用特制的多角度剥离头以适应腔镜下肋骨的不同角度及曲度,便于对骨折断端的肋骨剥离,同时便于吸引渗血以保护肋间血管、神经。胸腔镜手术肋骨骨折固定的肋骨牵开是手术的难点之一,术中应用笔者原创的腔镜下专利牵开钳和编织牵引技术(详见第22章第九节),可以避免为暴露肋骨延长切口或过多的游离肋骨,是目前较为理想的牵开方法。

六、固定材料及选择

可吸收肋骨钉内固定手术如选择好适应证是一个很完美的固定方法,有术后胸部X线片没有环抱器的金属影像、插入髓腔对肋间神经刺激较小、感染率低、相容性好等优点。其插入较为方便,但对于粉碎性长劈裂型的骨折不能应用,环抱器外侧面固定肋骨也较为方便。

第九节　SU's胸腔镜肋骨骨折编织牵引技术

肋骨骨折肋间血管出血、长劈裂性骨折、无移位的骨折都是胸部创伤中的常见情况,笔者曾报道利用可吸收线在胸腔镜下套管引线器导引下穿梭于胸内外骨折断端,用推结器在胸腔内打结,用来控制两骨折断端肋间血管出血,同时起到固定后稳定肋骨断端的作用。单纯捆绑可以用于移位不明显或劈裂性骨折伴或不伴有活动性出血的肋骨骨折,无论是捆绑固定作用还是止血作用都是很好的方法,编织捆绑牵引技术在处理这类

骨折时有其独特优势。特别对肋间血管活动性出血、病情危重、不能长时间耐受复杂固定手术的患者,采用这种方法,方便、快捷、花费少,是很好的应对策略,手术完毕时,不同肋骨的编织捆绑线间互相拉拢打结,对浮动的肋骨能起到一定的抬举稳定作用,术后辅以呼吸机治疗,符合损伤控制原则,可以取得较好的效果。

　　骨折断端牵引复位是腔镜下固定的主要难点之一,笔者曾报道专利牵开钳牵引法(图 22-36),从牵引方式、复位牵引力度来看其是胸腔镜下骨折牵引理想解决策略。近年来笔者又设计采用可吸收线捆绑肋骨断端,再从远端皮肤穿出体外,用止血钳缠绕后用于牵引,方法简单,有很好的牵引力度及角度方向变形性,可以使肋骨断端很好地牵开暴露,使肋骨牵开复位,方便下一步用环抱器肋骨板固定。这一方法在牵引时可以达到牵开目的,但在复位力量、瞬间对合爆发力量上较牵开钳差,在采用肋骨钉固定时其要求瞬间对合力较高,所以这种牵开方法更适合用于环抱器固定的操作。

　　SU's 胸腔镜下编织牵引技术操作如下。

　　1. 内外穿梭捆绑技术　将单股或双股 1 号可吸收缝合线放入腹壁缝合器(endostitch)沟槽内,将其锁定后,针尖在距骨折断端 3cm 处的肋骨上缘穿入胸腔,释放引线,将腹壁缝合器引线钩从肋骨下缘避开肋间血管再次插入胸腔,将可吸收线放入卡槽内拖出肋骨外打结,完成一次往返缝合。依次可将另一断端缝合捆绑,控制两骨折断端肋间血管出血(图 22-41)。可吸收线的另一作用是防止肋间神经与血管一起被捆绑引起的顽固性疼痛。这种穿梭于胸腔内外的捆绑法,即可以控制肋间血管出血及加强固定,也起到加强稳定肋骨断端、防止移位的作用。

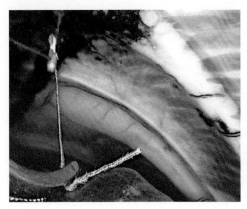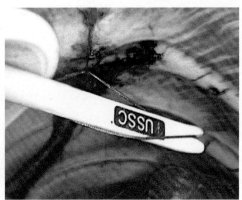

图 22-41　内外穿梭捆绑

　　2. 可吸收线牵引方法　将单股或双股 1 号可吸收缝合线放入腹壁缝合(endostitch)沟槽内,将其锁定后,在针尖距骨折断端 3cm 处的肋骨上缘穿入胸腔,释放引线,将腹壁缝合器引线钩从肋骨下缘避开肋间血管再次插入胸腔,将可吸收线放入卡槽内拖出肋骨外打结,选择距打结点 3cm 以外皮肤,将外将腹壁缝合器引线钩潜行穿进皮肤肌肉,将 1 号可吸收缝合线卡入线钩卡槽中,退入导管内,拉出皮肤外,用止血钳缠绕后可用于牵引(图 22-42)。当牵引或复位力度或瞬间爆发合拢复位力度不足时可以辅以笔者专利牵开钳(图 22-43)。

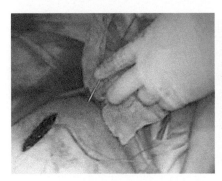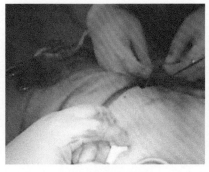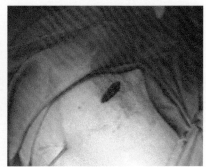

图 22-42　可吸收线牵引

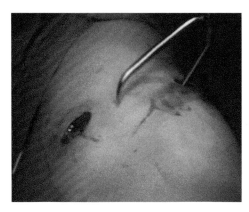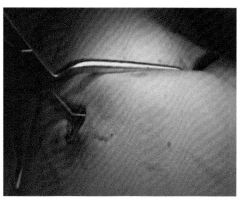

图 22-43　用笔者专利牵开钳辅助可吸收线牵引

第十节　SU's 胸腔镜肋骨骨折环抱器肋骨外侧面固定技术

近年来,随着内固定材料及胸腔镜技术的发展,采用内固定器械进行手术内固定治疗多发性肋骨骨折已成为趋势,并且越来越倾向于简单及微创化。通过对肋骨骨折的固定,可以有效地恢复胸廓完整性,消除反常呼吸运动,促进肺组织复张,改善肺通气,降低肺部并发症的发生率,缩短住院时间及骨折愈合时间,也支撑起胸廓,改善胸廓外观,起到美观、整形作用。同时应用胸腔镜替代剖胸探查减少了手术带来的二次创伤。Balci 发现,手术内固定组的 ICU 监护时间、机械通气时间、肺部感染、脓毒血症和气道损伤等并发症及病死率、住院时间等指标都明显低于非内固定组。本结果同样显示,内固定组患者在胸痛缓解时间、坐起时间、下床时间、住院时间、骨折愈合时间及相关并发症发生等显著优于非内固定组患者。20 世纪 90 年代后期,电视胸腔镜技术被国内外医师应用于急性开放性血胸、进行性血胸、凝固性血胸、创伤性气胸、肺裂伤修补、创伤性膈肌破裂、气管及支气管裂伤、创伤性浮动胸壁、心脏大血管损伤、创伤性乳糜胸与创伤后脓胸等多种类型的胸部创伤治疗。国内外医师探索的胸腔镜用于肋骨骨折的治疗,大多数采用的是胸腔镜定位下的辅助小切口,内外结合固定,本文重点以笔者操作的 1 例肋骨骨折合并血气胸患者的手术实景演示图,演示采用胸腔镜下外固定手术的操作过程,其中应用了笔者的原创专利器械,不撑开肋骨,利用环抱器从肋骨外侧面固定骨折肋骨。演示的患者手术前 CT 肋骨三维重建及胸正位 X 线片(图 22-44)。

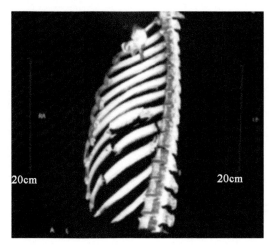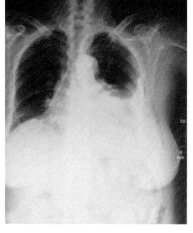

图 22-44　患者手术前 CT 肋骨三维重建及胸正位 X 线片

操作方法:患者取健侧卧位,气管插管静脉复合全身麻醉下施行手术,在电视胸腔镜下探查胸腔内情况(图 22-45),清除血凝块,检查肺损伤程度,必要时行修补术(图 22-46)。在胸腔内观察肋骨骨折的位置并精准定位(图 22-47),如骨折段不多则争取固定移位严重肋骨,当多根多段可采用"重点固定法",即只固定主要的支撑肋骨,而对其上、下两端1~2根移位不明显的断裂肋骨不予固定,根据肋骨骨折部位、数目,胸内重要脏器血管损伤的情况综合考虑切口分布,取相应小切口(图22-48),逐层切开胸壁各层,暴露需固定肋骨的断端(图22-49),将其两端骨膜分别剥离2~3cm,剥离时注意肋间血管损伤,必要时可内外穿梭捆绑止血(图22-50),利用笔者专利牵开钳牵拉给予解剖复位(图22-51),尽量避免破坏胸膜,根据肋骨横径的大小选择相应型号的记忆环抱接骨板,置于消毒冰水中3~5min,缓慢将环抱臂张开至略宽于肋骨,迅速取出环抱器套于肋骨骨折两端,用40~50℃的温纱布外敷,环抱器自动收紧,紧紧环抱骨折端,完成骨折固定(图22-52)。观察骨折固定是否满意,有无松动。关胸前应用电视胸腔镜检查骨折固定处有无出血,冲洗胸腔,常规放置1根胸腔闭式引流管,完成手术,术后胸部X线片满意(图22-53),痊愈出院。

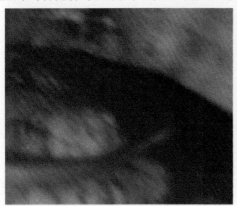
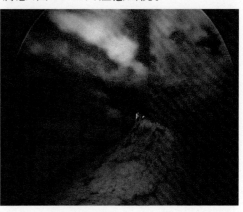

图 22-45 电视胸腔镜下探查胸腔内情况

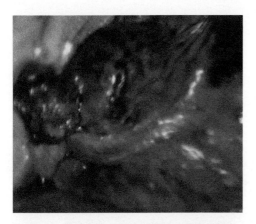

图 22-46 清除血凝块,检查肺损伤程度

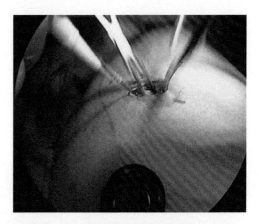

图 22-47 观察肋骨骨折位置并精准定位

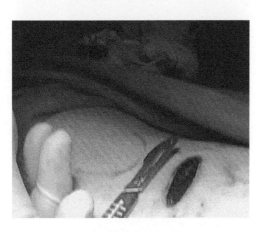

图 22-48 小切口

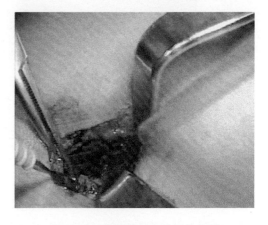

图 22-49 暴露需固定肋骨的断端

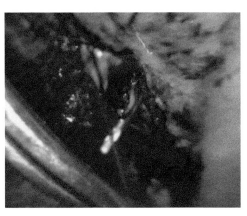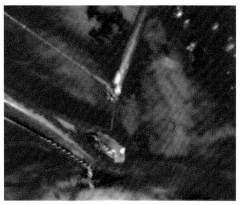

图 22-50　内外穿梭捆绑止血

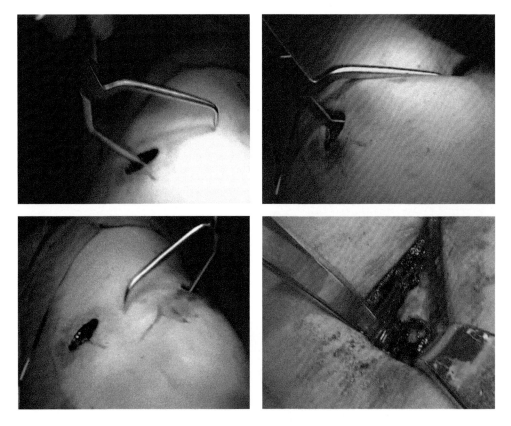

图 22-51　利用笔者专利牵开钳牵拉复位

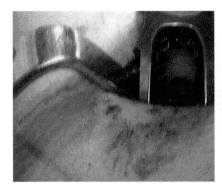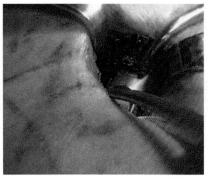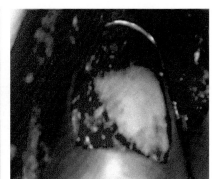

图 22-52　环抱器固定

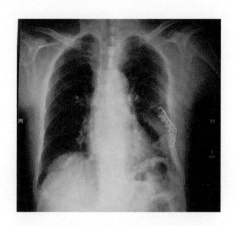

图 22-53 术后胸 X 线片

第十一节 SU's 胸腔镜肋骨骨折骨板骨钉胸腔内植入固定技术

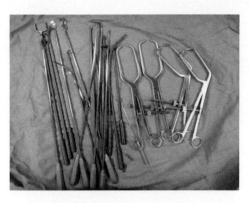

图 22-54 SU's 专利器械包

笔者尝试了采用自行设计的专利产品胸腔镜下内植入式镍钛可记忆合金肋骨板作为固定材料。从胸腔内肋骨内侧面采用骨钉骨板对骨折动物进行固定,目前从技术角度在选择性肋骨骨折病例是完全可行的,通过笔者的尝试提供一种新的思路,希望能有更多的医师及工程材料学者共同参与完善此项技术。

(一) SU's 专利器械包

SU's 专利器械包(图 22-54)包括以下内容。

1. 胸腔镜下胸内潜行套管引线器(专利号 201120265234.0)。

2. 胸腔镜下多角度肋骨骨膜剥离吸引器(专利号 201120273386.5)。

3. 胸腔镜下多角度肋骨断端螺钉螺母牵拉器(专利号 201120264867.x)。

4. 全腔镜下肋骨断端抬举切割器(专利号 201120262126.8)。

5. 胸腔镜下巾钳式肋骨断端牵开钳(专利号 201120278361.4)。

6. 胸腔镜下内植入式镍钛记忆合金肋骨板(专利号 201120271141.9)。

7. 胸腔镜下多角度肋骨断端扩髓器(专利号:201120274235.1)。

8. 胸腔镜下多角度骨钉骨板抓持钳(专利号:201120277786.3)。

(二)操作方法

1. 腔镜下控制肋骨骨折两端的肋间血管出血,防止游离、牵引、固定时出血。所用专利器械为胸腔镜下胸内潜行套管引线器(图 22-55)。

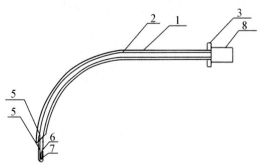

图 22-55 引线钩、穿刺外套管针组成

将胸腔镜下胸内潜行套管引线器针尖在距骨折断端 3cm 处的肋骨上缘穿入胸腔,将引线钩插入套管出头后,在腔镜下将 1 号可吸收缝合线卡入线钩卡槽中(图 22-56),退入导管内,将针连同线钩拉入肌肉层,在肌肉间潜行穿入下一肋骨上缘,再次穿入胸腔,将线从卡槽取出,用推结器在胸腔内打结,完成一次往返缝合(图 22-57),依次可将另一断端缝合捆绑,控制两骨折断端肋间血管出血(图 22-58)。可吸收线的另一作用是防止肋间神经与血管一起被捆绑引起的顽固性疼痛。这种穿梭于胸腔内外的捆绑法,也可以

在固定后起到加强稳定肋骨断端的作用。

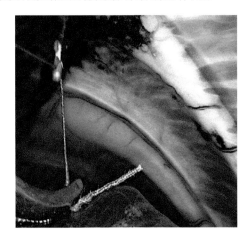

图 22-56　可吸收缝合线卡入线钩卡槽中

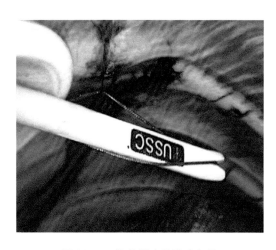

图 22-57　推结器在胸腔内打结

2. 肋骨断端游离：所用专利器械为胸腔镜下多角度肋骨骨膜剥离吸引器（图 22-59），其由管状吸引器杆、剥离头、剥离缘组成，管状吸引器杆下壁延伸为剥离头，剥离头为分为矩形、半圆形及猫耳形，剥离缘为斜面锐缘。

使用时尽可能地避开已捆绑后的肋间血管神经，对需牵引固定的骨折肋骨断端进行适当的游离（图 22-60，图 22-61），游离后才方便用肋骨钉、肋骨板对骨折段进行固定。多角度剥离头适应了腔镜下肋骨的不同角度及曲度，便于对骨折断端的肋骨剥离，同时便于吸引渗血保护肋间血管、神经。

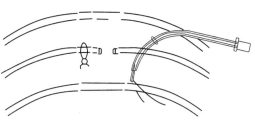

图 22-58　控制两骨折断端肋间血管出血

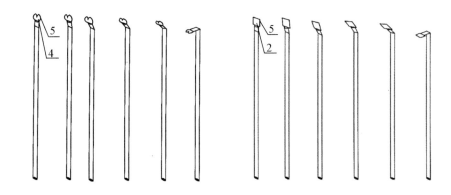

图 22-59　不同形状、曲度的多角度剥离吸引器

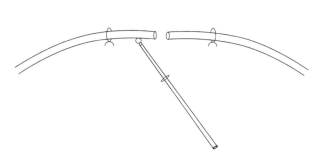

图 22-60　胸内打结控制断端出血后剥离吸引

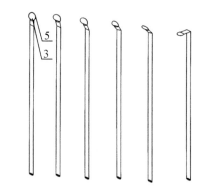

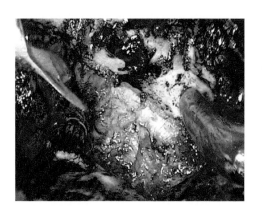

图 22-61　剥离吸引实景操作

(三)肋骨断端的牵开

1. 牵开方法 1

(1)所用专利器械:胸腔镜下巾钳式肋骨断端牵开器。

胸腔镜下巾钳式肋骨断端牵开器由锥针状咬合头、咬合翼、连接关节、钳翼、钳翼固定螺钉、调节螺母、定位螺母、环形手柄组成(图 22-62)。

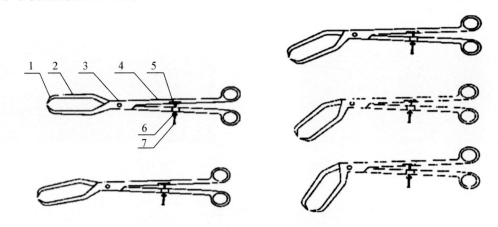

图 22-62   胸腔镜下巾钳式肋骨断端牵开器

(2)操作方法及作用:选择和肋骨角度、曲度及胸壁厚度相匹配的巾钳式肋骨断端牵开器,从设计好的操作孔在胸腔镜操引导下,将锥针状咬合头及部分咬合翼下齿据骨折断端 3cm 处插入胸腔,咬住肋骨断端胸内面肋骨,锥针状咬合头上齿从体外皮肤肌肉刺入后咬合住肋骨外侧面(图 22-63,图 22-64),调整角度后合拢钳体,牵拉后可使肋骨断端分离及合拢,方便下一步对位固定。

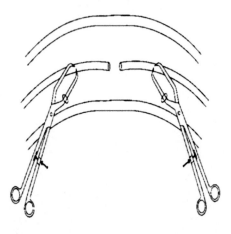

图 22-63   演示图

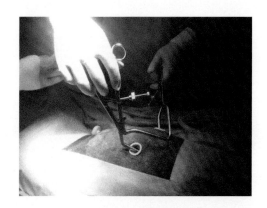

图 22-64   实景图

2. 牵开方法 2

(1)所用专利器械:腔镜下肋骨断端抬举切割器(图 22-65),由手柄、连接杆、U 状叉型螺纹头、凹陷直槽、线锯孔组成。

(2)操作方法及作用:选择合适型号的胸腔镜下肋骨断端抬举切割牵拉器,从设计好的操作孔在胸腔镜操作下接近骨折断端,从下将肋骨断端托举抵住,为螺纹钉从体外钻入提供反相作用力(图 22-66),另外一个作用:其顶端的线锯孔可以穿过线锯,方便修剪切除部分碎裂不规整的肋骨残端,使断缘整齐,皮肤定位后用电钻将合适型号的螺钉距离肋骨断端 2～3cm 处钻入胸腔 2～3cm。选择和肋骨曲度、角度相匹配的胸腔镜下多角度肋骨断端螺母牵拉器,将螺钉进一步钻入螺母,使其稳妥连成一体,通过连接杆胸内外牵拉螺钉使肋骨断端分离及合拢,方便下一步用接骨板固定及扩髓后将骨钉插入从而使螺纹钉钻入胸腔。

胸腔镜下多角度肋骨断端螺钉螺母牵拉器,由螺钉、螺母状牵拉头、螺母连接杆、手柄、凹陷直槽(图 22-67)。

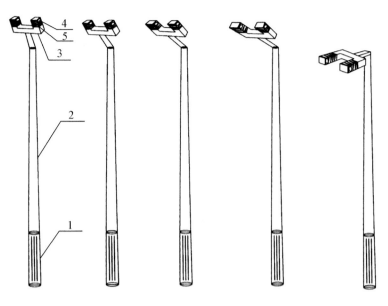

图 22-65　腔镜下肋骨断端抬举切割器

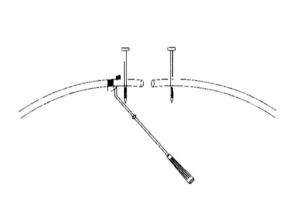

图 22-66　螺纹钉从体外钻入提供反相作用力

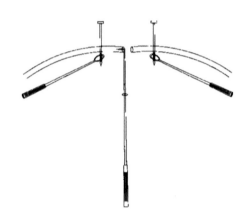

图 22-67　胸腔镜下多角度肋骨断端螺钉螺母牵拉器

（四）固定材料及选择

笔者根据既往剖胸手术的研究，对于 A 类骨折，即断面相对较齐的有移位横行骨折；3cm 以内较短的劈裂或斜行骨折；线形胸骨骨折。据选用聚左旋乳酸可吸收肋骨钉（商品名 GRANDFIX）作为固定材料，对于 B 类骨折，即粉碎性骨折和大于 3cm 较长的劈裂斜行骨折，采用自行设计的专利产品胸腔镜下内植入式镍钛可记忆合金肋骨板作为固定材料。

（五）固定方法

1. 胸腔镜下内植入式镍钛可记忆合金肋骨板　由支撑接骨板、抱臂、接骨板孔、抱臂孔、可吸收牵引线组成，支撑接骨板的两侧对称，分布四对抱臂，抱臂前端成三角形尖锥状，抱臂前端钻有抱臂孔。抱臂孔及接骨板孔穿入 1 号压合好的可吸收牵引线（图 22-68）。整体采用镍钛形状记忆合金材料制成，利用形状记忆合金的记忆功能，在 0～4℃ 冷水中可以变得细小、柔软，能展开环抱臂，使开口大于断骨直径，当植入体内其升至人体温度时环抱臂能自动回复到原来的压合抱拢形状，从而在骨折处将碎骨块环抱加压复位固定。

操作方法：首先从三维重建肋骨 CT 或胸部 X 线片中量取要固定肋断端的宽度和厚度，选择合适型号的镍钛可记忆合金肋骨板，使用时冰盐水下将抱臂撑开塑形（图 22-69，图 22-70），将其放入盛有冰水的腔镜专用

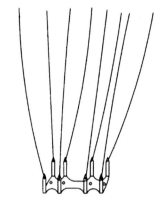

图 22-68　胸腔镜下内植入式镍钛可记忆合金肋骨板

标本收集袋中(图 22-71),将收集袋送至胸腔内(图 22-72)的断端骨折处,敞开收集袋,用胸腔镜下潜行引线器将抱臂牵引线从骨折处肋骨上下缘引出胸腔外(图 22-73),使用胸腔镜下多角度骨钉骨板抓持钳协助,调整好需要固定肋骨的边距、角度后迅速将线拉紧,使抱臂尖端刺入骨折肋骨上下缘(图 22-74),随着体温升高,记忆合金抱臂将收拢,将骨折肋骨断端环抱,起到固定作用(图 22-75)。

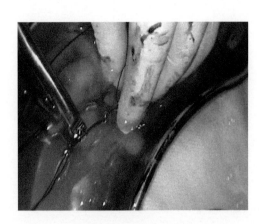

图 22-69　冰水中撑开

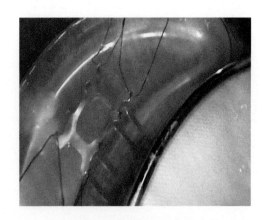

图 22-70　冰水中撑开后

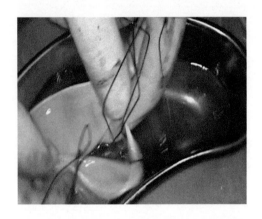

图 22-71　放入盛有冰水的腔镜专用标本收集袋中

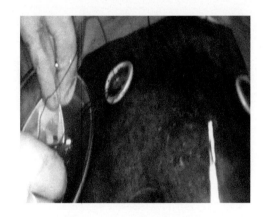

图 22-72　收集袋送入胸腔内

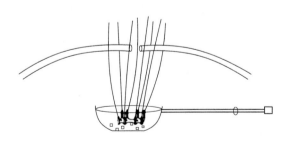

图 22-73　收集袋送至胸腔内

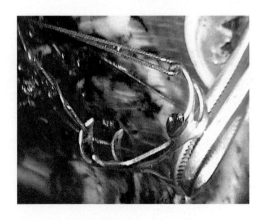

图 22-74　将线拉紧,抱臂刺入骨折肋骨上下缘

　　2. 使用可吸收肋骨钉固定　使用器械:①胸腔镜下多角度肋骨断端扩髓器,是一种胸腔镜下专用多角度肋骨断端扩髓器,由手柄、连接杆、枪刺状扩髓头组成(图 22-76);②胸腔镜下多角度骨钉骨板抓持钳,由双环状手柄、手柄咬合齿、钳翼、菱形三关节、凹形内齿状持钉头组成(图 22-77)。凹形内齿,闭合时可以将

骨钉夹持其内。

　　操作方法:选择合适肋骨曲度角度的胸腔镜下肋骨断端扩髓器,从设计好的操作孔在胸腔镜下接近骨折断端,牵开断端肋骨,在两骨折断端扩髓后牵开肋骨(图 22-78),用胸腔镜下多角度骨钉骨板抓持钳将肋骨钉夹持后插入(图 22-79,图 22-80),再用胸腔镜下胸内潜行套管引线器多次穿刺引线加强捆绑,提高稳定性。

　　目前从技术角度考虑在部分选择的病例中完全可行的,但还不能取代重症复合外伤常规剖胸的地位,还需逐渐成熟改进,进一步设计更好的腔镜下器械来校正固定时的偏移、术中拆除后的二次植入;手术后部分需要二次取出时的镜下操作器械;更好的切口入路;大样本病例在稳定强度、恢复时间、康复指标、功能改善、并发症、远期疗效上与剖胸进行对照。

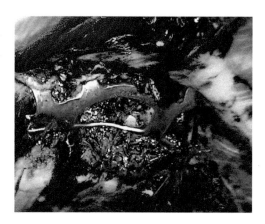

图 22-75　抱臂收拢,将骨折肋骨断端环抱

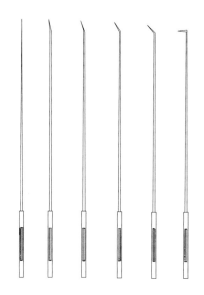

图 22-76　胸腔镜下多角度肋骨断端扩髓器

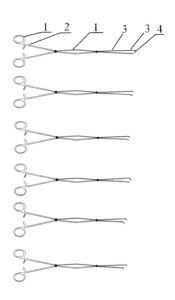

图 22-77　胸腔镜下多角度骨钉骨板抓持钳

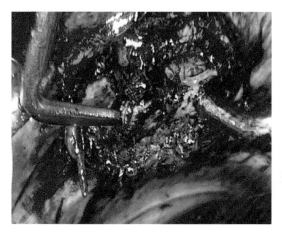

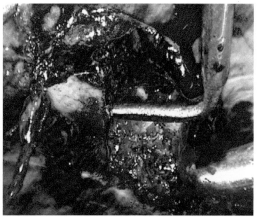

图 22-78　扩髓后牵开肋骨扩髓腔

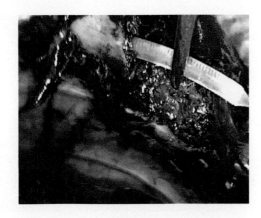

图 22-79　肋骨钉夹持后插入髓腔

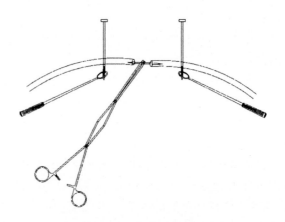

图 22-80　牵拉后肋骨钉插入髓腔

第十二节　SU's 新技术展望:肋骨骨折可吸收锁扣固定带及固定套技术

国内外现有的可吸收肋骨钉是通过插入肋骨髓腔来固定骨折肋骨,不适合长劈裂性骨折和粉碎性骨折,且需要一定程度的骨膜游离和强力牵开才能插入,最好的固定材料需满足以下条件:可吸收、无须二次取出、稳定性可靠。此项术式设计是笔者受尼龙带启发,结合 SU's 技术中的编织牵引技术,配合 SU's 技术中的牵引技术来固定肋骨骨折。其弥补了可吸收材料在长劈裂及粉碎性骨折固定方面的不足和缺陷。同时对胸腔镜治疗肋骨骨折在操作方法上又一次做了革新升级——SU's 可吸收肋骨骨折锁扣固定带技术和可吸收肋骨骨折锁扣固定带固定技术。

(一)SU's 可吸收肋骨骨折锁扣固定带固定技术

1. 牵引固定带材料及产品特点

(1)应用材料:聚己内酯纤维(polycaprolactone fiber)、左旋聚乳酸(PLLA)等。

(2)产品特点:医用可吸收造型材料聚己内酯纤维和左旋聚乳酸被广泛用于药物的释放载体、手术用的缝合线等,与组织有良好的生物相容性,在体内与生物细胞相容性很好,并具有生物降解性,可降解成 CO_2 和 H_2O,通过汗液、尿液和粪便排出体外。

2. 牵引固定带结构

(1)锁扣:又分单锁扣和双锁扣。单锁扣为单一镂空小立方体,镂空内部有舌状锁片,当锁扣带穿过时,舌状锁片与锁扣带的齿单项相绞索,不可退回。双锁扣为双立方体镂空结构,与单锁扣带的区别是其内的舌形凸片成纵横排列,两个双锁扣和一个单锁扣组合使用,在两者之间形成横梁结构,防止骨折断端横向移位,三个为一组,可多组配合使用。

(2)齿型锁扣带:为带齿的不同规格条带状结构,其条齿穿入镂空锁扣与舌状锁片相绞索后不可逆锁紧。

(3)可塑型针:为不同型号的可塑型金属片与锁扣带相压合桥接,其前端为锥针样结构,前端有孔,方便在腔镜手术或开放手术中用针或引线钩引导后跨越肋骨,往返穿梭捆绑固定骨折肋骨。

(4)规格:单锁,3mm×50mm;2.5mm×50mm;双锁扣,5mm×50mm;6mm×50mm。

(5)使用方法:在开放手术或胸腔镜手术中,首先定位暴露骨折断端,如骨折分类属于长劈裂性或粉碎性骨折,牵引复位,将适宜型号的单锁扣可吸收肋骨骨折锁扣牵引固定带从胸腔内穿出胸腔外,环绕骨折肋骨,确认骨折良好复位后,调整好位置,收紧锁死固定带,根据骨折线长度可多组固定带同时使用。同时也起到控制肋间血管出血的作用。体外演示固定图解如图 22-81～图 22-84 所示。

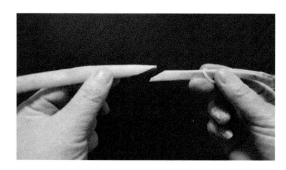

图 22-81　长劈裂骨折

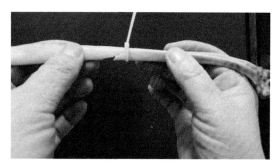

图 22-82　复位后单锁扣固定带固定骨折肋骨

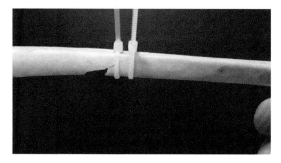

图 22-83　复位后双锁扣固定带固定骨折肋骨

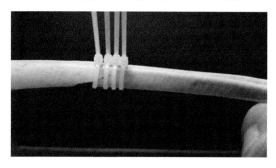

图 22-84　复位后四根锁扣固定带固定骨折肋骨

（二）SU's 可吸收肋骨骨折锁扣固定套

1. 应用材料及产品特点

（1）应用材料：聚己内酯纤维、左旋聚乳酸等医用可吸收材料。

（2）产品特点：医用造型材料聚己内酯纤维和左旋聚乳酸被广泛用作药物的释放载体、手术用的缝合线等，与组织有良好的生物相容性，在体内与生物细胞相容性很好，并具有生物降解性，可降解成 CO_2 和 H_2O，通过汗液、尿液和粪便排出体外。

2. 牵引固定套结构

（1）锁扣：为镂空长方体，镂空内部有舌状锁片，当锁扣带穿过时，舌状锁片与锁扣带的齿单项相绞锁，不可退回。

（2）齿型锁扣带：为带齿的不同规格宽度的"皮带样"结构，"皮带样"锁扣带穿入镂空锁扣与舌状锁片相绞锁后不可逆锁紧。其可将骨折肋骨像皮带束腰样将骨折部套住包裹，使其不能滑脱，达到复位固定作用。

（3）可塑型针：为不同型号的可塑型金属片于锁扣带相压合桥接，其前端为锥针样结构，前端有孔，方便在腔镜手术或开放手术中用针或引线钩引导后跨越肋骨往返穿梭捆绑固定骨折肋骨。

（4）规格：3mm×30mm×50mm；3mm×40mm×50mm；3mm×50mm×50mm。

（5）使用方法：在开放手术或胸腔镜手术中，首先定位暴露骨折断端，如骨折分类属于相对整齐的肋骨骨折，牵引复位，选择适宜型号的单锁扣可吸收肋骨骨折锁扣牵引固定带从胸腔内穿出胸腔外，环绕骨折肋骨，确认骨折良好复位后，调整好位置，收紧锁死固定带，根据骨折线长度可多组固定带同时使用。其详细图解如图 22-85 所示。

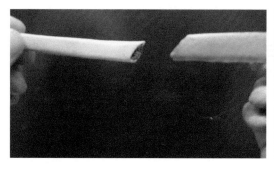

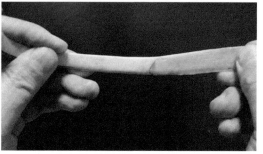

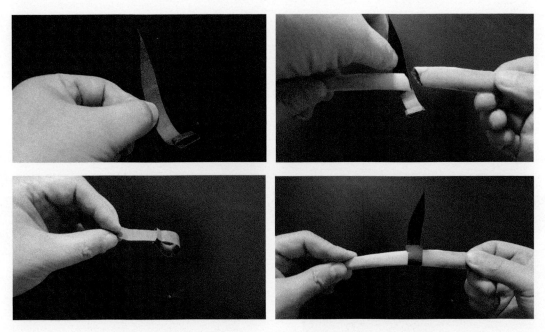

图 22-85　可吸收肋骨骨折锁扣固定套固定肋骨骨折的详细图解

第十三节　胸腔镜胸骨骨折固定技术

1864 年 Guilt 首次报道胸骨骨折,既往胸骨骨折被认为是罕见并且伴有严重创伤的疾病,但随着交通工具的迅速发展,发病率也有所增加。其多因直接暴力撞击挤压造成,如高处坠落、重物砸伤,特别是汽车紧急减速时,驾驶员前胸撞击方向盘造成所谓"方向盘骨折"或安全带所致"安全带综合征",也有间接暴力引起者。脊柱过度屈曲也可造成胸骨骨折。

胸骨各处均可发生骨折,但最多见部位是胸骨体、胸骨柄与胸骨体交界处。多为横向骨折,胸骨柄骨折由于锁骨和肩胛骨支撑和缓冲作用,且第 1 或第 2 肋骨骨折概率较少,故移位的机会很少。胸骨体骨折如果伴肋软骨或肋骨骨折,则易发生移位;胸骨及与其相连接的两侧肋骨或肋软骨均发生骨折,可引起反常呼吸运动,即吸气时胸膜腔内负压增高,软化的胸壁更向内凹陷,呼气时胸腔内负压减低,使该处胸壁向外凸起,这与其他部位的胸壁活动相反,称为反常呼吸运动,又称连枷胸。这种损伤多由强大直接暴力造成。胸壁浮动破坏了胸廓机械运动的稳定性,呼吸道阻力增加使呼吸效能减低,通气功能受损而产生严重缺氧,通气功能受损加上并发的肺损伤更加重了呼吸功能的紊乱,造成严重的低氧血症。Johnson 根据断端移位的程度将胸骨骨折分为四级。

胸骨的影像学检查一般采用 X 线常规摄片、CT 等。常规 X 线胸骨摄片虽然可以显示胸骨,但仍存在较大的局限性,由于胸骨与胸部的纵隔、脊柱、肺组织等重叠,加之胸骨密度相对较低,造成胸骨的显示不如其他部位骨骼清晰,对于没有错位的细微骨折线,X 线片无法显示。CT 特别是多层螺旋 CT 扫描能观察到胸骨及其周边脏器的改变,对检查胸骨骨折具有不可比拟的优越性,但常规 CT 轴位诊断时也会出现漏诊,其中多为横向且未发生移位的骨折。多平面重建影像处理技术可从任意方位、任意层面观察胸骨骨折的情况,对于胸骨骨折的检出更加准确,尤其对横向及未发生分离移位的骨折较常规 CT 更为敏感,弥补了轴位 CT 检查的不足,为临床诊断和进一步治疗提供更准确和更全面的影像学依据。胸骨外伤患者多为急诊,部分患者难以配合检查,在图像中会出现呼吸伪影、运动伪影,这时需要与骨折相鉴别,胸骨骨折多为胸骨前后缘同时断裂,骨折线影不会超过胸骨范围外。因此,在阅读胸骨外伤患者的 CT 图像时,应注意全面观察,排除伪影后,方可根据患者资料作出相应诊断。在临床实际工作中,对伤势严重且有复合伤的患者应首选 CT 检查,以防止过多搬动而造成损伤加重,同时严重外伤患者往往无法采用常规 X 线胸骨摄片,CT 检查变得更为实用和有效。多层螺旋 CT 在螺旋 CT 容积扫描基础上横断面成像、矢状面成像、VRT 成像联合应用,对胸骨骨折的检出率可达 100%,避免了普通 X 线片对胸骨骨折的漏诊。同时多层螺旋 CT 容积扫描后处理技术重建图像也能显示胸部其他损伤情况,如肋骨骨折、胸腔积液、肺挫裂伤等。对于危重或搬动不便的患者,B 超也是一种简便易行的诊断方法。

1. 适应证选择　胸腔镜下治疗胸骨骨折目前并无统一的标准,笔者的经验:①有移位的胸骨骨折伴有复合伤,如肋骨骨折、胸腔活动性出血、肺裂伤、心包膈肌等能在胸腔镜下修复的损伤;②单纯有移位的胸骨骨折,胸腔镜主要用于术中观察位置,可以把切口做得更微创,同时便于观察断端、内乳动静脉、心包,防止螺钉及复位造成的二次损伤;③对于前胸壁胸骨、肋骨双侧复合伤特别伴有胸壁化的患者,Nuss 手术加复位钢板翻转稳定是否有应用价值值得深入探讨！对于这类骨折目前多采用开放手术或呼吸机治疗。

2. 麻醉及手术操作　笔者常规采用双腔气管插管静脉吸入复合麻醉手术,根据影像学检查确定是否有胸内复合伤,特别注意心脏的损伤,心脏超声、心肌酶学要常规检查,应用胸骨 CT 三维重建成像(图 22-86)测量胸骨厚度、宽度、骨折线形态,以方便选择锁定钛板,单纯胸骨骨折笔者常为了避免心脏干扰把进镜孔选在右侧腋中线第 6 或第 7 肋间,采用单操作孔,胸腔下观察胸骨骨折的位置(图 22-87)并用指压或定位针穿刺,精准定位后设计皮肤操作孔切口,切口在 3cm 左右,于胸骨表面用手指或器械潜行分离胸骨与皮肤之间的潜在层面,可形成一个潜在的操作平面,利用皮肤的游移性,可以获得更好的显露空间。如果有胸内损伤则先处理胸内损伤,如胸腔镜下探查血胸、肺裂伤等情况并做相应处理。胸骨骨膜大多不需要游离,陈旧性骨折常需游离骨膜骨痂后才能牵剖胸骨,避开乳内动静脉,在胸腔镜下将其牵引抬举复位(图 22-88),选择适应型号的锁定骨板和螺钉,用导向器引导钻孔(图 22-89),螺钉加压锁定骨板(图 22-90),用胸腔镜胸内观察螺钉是否过长而危及心脏,术中常规拍胸部 X 线片检验复位固定效果(图 22-91),术毕聚维酮碘浸泡消毒(图 22-92),逐层关闭切口,术后第一日常规拍胸正侧位 X 线片(图 22-93),直至切口痊愈出院(图 22-94)。

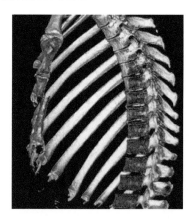

图 22-86　术前 CT 显示胸骨骨折

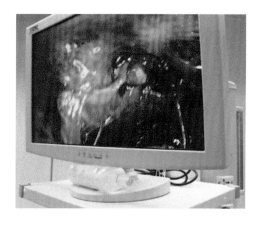

图 22-87　胸腔镜观察胸骨骨折位置

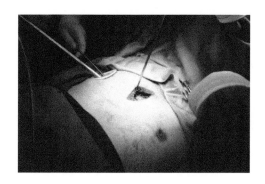

图 22-88　胸腔镜下牵引抬举复位

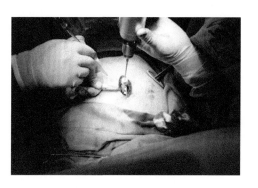

图 22-89　导向器引导钻孔

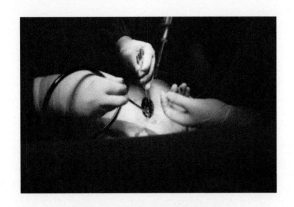

图 22-90 螺钉加压锁定骨板

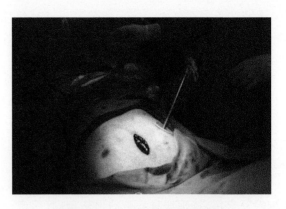

图 22-92 术后聚维酮碘浸泡消毒

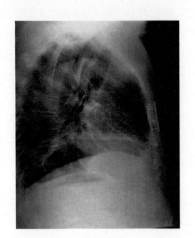

图 22-91 术中常规拍 X 线片

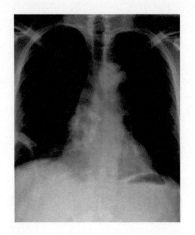

图 22-93 术后第一日胸正位 X 线片

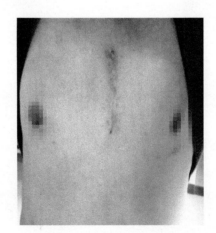

图 22-94 痊愈出院

（赤峰学院附属医院　苏志勇　首都医科大学附属北京安贞医院　苏百晗）

参考文献

苏志勇,2010.电视胸腔镜技术在快速康复外科中的作用.中华腔镜外科杂志,3(3):52-54.

苏志勇,2011.如何搭建胸外科早期介入多学科参与治疗胸部疾病的路径管理平台.中华医学科研管理杂志,24(3):190.

苏志勇,2012.现代胸外科手术出血防范与控制.赤峰:内蒙古科学技术出版社:11-16,169-170.

苏志勇,2014.危重胸部创伤处理技术.北京:人民军医出版社:84-92.

苏志勇,何池泉,2005.改进纤维板剥脱术治疗慢性脓胸.内蒙古医学杂志,37(3):263-264.

苏志勇,姜天烁,张镱镭,等,2014.肋骨骨折分区对外科手术的指导意义.中华胸心血管外科杂志,30(7):415-416. doi:10. 3760/cma. j. issn. 1001-4497. 2014. 07. 009.

苏志勇,邱晓东,郝良玉,等,2005.电视胸腔镜治疗脓胸陈旧性血胸 16 例分析.内蒙古医学杂志,38(12):1187-1188.

苏志勇,张镱镭,姜天硕,等,2010.保留肺叶的重度肺裂伤缝合技术.中华胸心血管外科杂志,26(6):415-417.

苏志勇,张镱镭,姜天硕,等,2010.聚左旋乳酸可吸收肋骨钉在重症肋骨骨折患者治疗中的适应证探讨.中国胸心血管外科临床杂志,17(5):423-425.

苏志勇,张镱镭,姜天硕,等,2013.SU's 全胸腔镜下肋骨骨折骨板骨钉胸腔内植入固定技术.中国胸心血管外科临床杂志,20(3):362-364.

苏志勇,张镱镭,姜天硕,等,2013.SU's 全胸腔镜下肋骨骨折骨板骨钉胸腔内植入固定技术.中国胸心血管外科临床杂志,20(3):362-364. doi:10. 7507/1007-4848. 20130107.

苏志勇,张镱镭,姜天硕,等,2013.电视胸腔镜手术出血控制技术.中国胸心血管外科临床杂志,20(2):244.

苏志勇,张镱镭,姜天硕,等,2015.胸腔镜下肺体外牵出技术的应用.中华胸心血管外科杂志,31(2):102.

苏志勇,张镱镭,苏百晗,等,2015.胸腔镜下编织牵引技术在肋骨骨折的应用.中华腔镜外科杂志,8(5):25-27.

苏志勇,张镱镭,苏百晗,等,2015.胸腔镜下肋骨骨折内固定适应症及关键技术探讨,31(9):561.

苏志勇,张镱镭,苏百晗,等,2016.多发肋骨骨折手术入路及切口选择.中华胸心血管外科杂志,23(1):89.

Balci AE,Eren S,Cakir O,et al,2004. Open fixation in flail chest:review of 64 patients. Asian Cardiovasc Thorac Ann,12(1): 11-15.

Chambers A,Routledge T,Dunning J,et al,2010. Is videoassisted thoracoscopic surgical decortication superior to open surgery in the management of adults with primary empyema. Interact Cardiovasc. Thorac Surg,11:171-177.

Goldin AB,Parimi C,LaRiviere C,et al,2012. Outcomes associated with type of intervention and timing in complex pediatric empyema. Am J Surg,203:665-673.

Gundz M,Unlugene H,Ozalevli M,et al,2005. Acomparative study of continuos positive airwary pressure (CPAP) and inter-mittent positive pressure ventilationn (IPPV) in prtients with flail chest. Emerg Med J,22(5):235-239.

Jae HC,Sung HL,Kwang TK,et al,2014. Optimal Timing of Thoracoscopic Drainage and Decortication for Empyema. Ann Thorac Surg,97:224-229.

Lee SF,Lawrence D,Booth H,et al,2010. Thoracic empyema:current opinions in medical and surgical management. Curr Opin Pulm Med,16:194-200.

Marks DJ,Fisk MD,Koo CY,et al,2012. Thoracic empyema:a 12-year study from a UK tertiary cardiothoracic referral centre. PloS One,7:e30074.

Mohsen K,Brice I,et al,2007. Video-assisted thoracoscopic surgery(VATS) for the treatment of scolioticrib hump deformity. Eur Spine J,16:1373-1377.

Richardson JD,Franklin GA,Heffley S,et al,2007. Operative fixation of chest wall fractures:an underused procedure? Am Surg,73 (6):591-597.

Rizvi SIA,Waller DA,2011. Empyema thoracis. Surgery,29:217-220.

Rosenstengel A,2012. Pleural infection-current diagnosis and management. J Thorac Dis,4:186-193.

Sagraves SG,Toschlog EA,Rotondo MF,2006. Damage control surgery the intensivist's role. J IntensiVe Care Med,21(1):5-166.

Shin JA,Chang Ys,Kim TH,et al,2013. Surgical decortication as the first-line treatment for pleuralempyema. J Thorac Cardio-vasc Surg,145:933-939.

Su Z,Bai Y,Zhang Y,et al,2015. Video-assisted thoracic surgery resection of ribosteophytes. J Thorac Dis,7(3):490-493. doi:10. 3978/j. issn. 2072-1439. 2014. 12. 25.

Tanaka H,Yukioka T,Yamaguti Y,et al,2002. Surgical stabilization of internal pneumatic stabilization? A prospective random-ized study of management of severe flail chest patients. J Trauma,52(4):727-732.

Tong BC,Hanna J,Toloza EM,et al,2010. Outcomes of videoassisted thoracoscopic decortication. Ann Thorac Surg,89:220-225.

Wozniak CJ,Paull DE,Moezzi JE,et al,2009. Choice of first intervention is related to outcomes in the management of empye-ma. Ann Thorac Surg,87:1525-1531.

第23章

重症胸部创伤救治典型病例荟萃

第一节　胸部贯通伤和穿透伤

致伤物穿入人体又穿出体表所致创伤称为贯通伤,只穿入人体而不穿出体表所致创伤称为穿透伤,二者应有区别。贯通伤体表应有穿入和穿出两个伤口,穿透伤体表只有穿入一个伤口。

一、高处坠落,螺纹钢筋致颈胸部贯通伤

【临床资料】

患者,男,43岁,建筑工人。

1. 病史　2m高处坠落(图23-1),钢筋自左颈部穿入,从右后背穿出(图23-2),胸痛5h。

2. 体格检查　T:37.8℃,P:124次/分,R:20次/分,BP:92/59mmHg。神志恍惚,左侧卧位,见一长达160cm、直径约1.2cm的螺旋纹钢筋自左颈部穿入胸腔,从右后背穿出,伤口渗血,皮下多处大片瘀斑;胸廓两侧对称无畸形,双肺呼吸动度减弱,肺部触诊、叩诊因患者无法配合欠详;听诊右肺呼吸音粗,可闻及少量湿啰音,左肺呼吸音清,未闻及干湿啰音,无胸膜摩擦音,心律齐,未闻及杂音,余无伴发多脏器损伤体征。

3. 辅助检查

(1)床边B超:因患者体位明显受限及受钢筋影响,大部分区域无法扫查,声学条件极差,仅可见部分右侧胸腔内少量积液,心包内未见明显游离无回声区。

(2)血常规:WBC 14.14×10^9/L;HGB 121 g/L;PLT 187×10^9/L;生化:TP 58.7g/L,ALB 31.3g/L;GGT<10 U/L;CHE 5653U/L;Cl^- 111mmol/L;Ca^{2+} 1.99mmol/L;GLU 6.89 mmol/L。

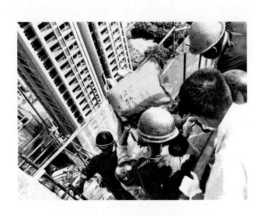

图23-1　伤者高空转运

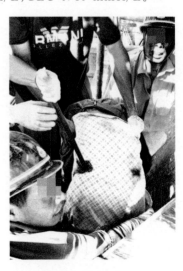

图23-2　患者受伤现场

【术前准备】

伤者送至手术室后(图 23-3)气管插管,呼吸机辅助呼吸,开放多条静脉液路,快速补液,交叉配血。外科体外循环麻醉师做好术中行体外循环修补心脏及大血管准备,头孢噻肟抗感染治疗。

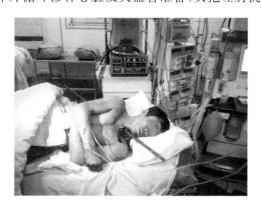

图 23-3　伤者转至手术室

【手术救治过程】

经鼻气管插管全身麻醉成功后,左侧 45° 卧位,常规消毒皮肤、铺巾。先经右侧第 4 肋间前外侧做切口,约 20cm,逐层进胸,探查:右侧胸腔约 300ml 血性液体,可见钢筋自胸顶前纵隔紧贴上腔静脉与气管之间穿入胸腔,贯穿右上肺,自右胸第 6 肋间腋后线处穿出胸腔,第 6 肋局部粉碎性骨折;另做颈部约 10cm 弧形切口,逐层分离,显露左颈总动脉、颈内静脉和钢筋,见钢筋自颈动脉鞘旁斜穿入右侧胸腔。术中确诊"颈胸部贯通伤",决定行"右肺修补术+胸腔内异物取出术":仔细保护上腔静脉、颈总动脉和颈内静脉等重要血管,将钢筋自颈部旋转拔除,拔除后见穿透处创口渗血,上腔静脉管壁外膜破裂约 1.0cm,有渗血,予以仔细止血。肺两端贯穿口分别予以 7 号丝线缝扎。第 6 肋粉碎性骨片予清除,肋间血管予结扎。反复冲洗胸腔,仔细检查颈部、胸部内无活动性出血,逐层关闭颈胸部切口。腋前线第 6 肋间安置胸腔引流管一条,颈前安置引流管 1 根。手术顺利,麻醉平稳,术中出血约 600ml,输悬浮红细胞 4U,输液 2500ml。术后患者带经鼻气管插管返心血管外科 ICU,生命体征平稳,密切关注胸腔引流情况。

【术后处理】

予以一级护理、心电监护、呼吸机辅助呼吸、抗感染、止血、化痰、平喘、制酸、补液等对症支持处理,术后胸腔引流量＞100ml/h,色暗红,考虑外伤创面大渗血所致,予输悬浮红细胞、血浆、纤维蛋白原,静脉滴注垂体后叶素、捷凝等止血药物治疗后 6h,胸腔引流量明显减少,胸腔积液色淡,术后次日行床边 X 线摄片,结果提示右颈胸贯通伤术后改变、右肺病灶、右腋下及侧胸壁皮下气肿、右侧创伤性湿肺伴感染、右侧胸腔积液(较前吸收)。术后予以呼吸机辅助呼吸 24h,病情逐渐好转后,于术后第 8 日拔除气管插管,术后恢复良好,复查胸部 CT:①右颈胸贯通伤术后,颈根部至胸部皮下积气(较前吸收);②右侧胸腔积液并右肺部分不张(较前吸收);③右肺下叶及胸壁下致密影(与前相仿);④左肺下叶炎症(较前吸收);左侧胸膜肥厚;⑤右侧部分肋骨可疑骨折,予以拔除右侧胸腔引流管。患者基本恢复后,办理出院。

【点评】

1. 熟悉和掌握院前急救处理,减少因二次损伤所致的多发性损伤或脏器损伤。该病例损伤地点在建筑工地三层房顶的斜面水泥地板上,由于坠落重力的关系,钢筋穿过颈胸,将人体牢牢固定在房顶上。幸好,在场工人紧急拨打求救电话,消防员迅速赶到现场,先用电动钢锯将钢筋截断,经高空将患者转侧卧在单担架上,用救护车急送笔者所在医院。

2. 笔者所在医院高度重视,组织急救工作,迅速组织多学科人员开展全方位急救医疗工作,争分夺秒尽快手术,挽救生命。笔者对该次抢救成功的最大体会是领导重视、医务人员的快速到岗、各科急救人员的协同配合、临危不乱地实施抢救治疗。具体措施由医务部领导现场指挥,紧急组建以胸外科为主,血管外科、耳鼻喉科、骨科、心血管外科等为辅的抢救小组,同时通知血库紧急采血配血,麻醉科、体外循环灌注师和手术室做好紧急剖胸手术准备工作,为抢救成功赢得了宝贵的时间。

3. 本例术前未进行胸部 CT 及 X 线摄片检查,仅在床边进行彩超扫描,因为院方事先开通绿色通道,患者直接急送手术室剖胸探查,在抢救处理时,绝不可以拘泥于各种特殊检查而耽误了宝贵的抢救时间。

4. 全身麻醉后,分颈部及胸部两组人员同时进行手术。颈部由血管外科专家负责,胸部探查由胸外科负责,耳鼻喉科、心血管外科和骨科等人员守候待命。颈部切口:从钢筋两侧向外延长而在胸锁乳突肌外侧形成的一个左高右低的不规则斜行伤口,长达12cm。术时逐层切开,充分游离双侧颈总动脉,用阻断带牵拉血管,处理出血点,而后完全暴露钢筋。同样,胸部组剖胸需关注几个技术关键点:①做好体外循环准备;②进胸后立即用吸引器吸尽胸内积血,迅速观察钢筋位置;③判断是否损伤心脏及大血管和气管,若有损伤,应立即处理损伤器官。本例未见上述器官损伤。

钢筋由左颈穿入胸顶,位于气管与上腔静脉之间,穿破右上肺尖段,经第6后肋(粉碎性骨折)穿于体外,虽然处理上较为简单,但如何拔出钢筋,应慎之又慎。笔者根据颈侧钢筋较短,背侧钢筋较长及钢筋螺纹的特点,请台下人员采用螺纹反时针方向,徐徐边旋转边向背侧轻轻拔出,主刀用左手示指按压上腔静脉并轻轻推移,尽量避免钢筋磨损血管壁,切不可暴力快速拔除,拔除钢筋过程耗时22min,终获成功。

5. 术后快速康复治疗也是救治成功的关键。本例颈胸贯通伤,钢筋穿入右肺造成创伤性湿肺伴肺部感染,故而术后并不急于拔除气管插管,而是行机械辅助呼吸1d,严密观察病情变化,每日用纤维支气管镜行气管内吸痰并结合雾化、翻身拍背、加强营养等支持疗法,待病情稳定后拔除气管插管。

(福建医科大学附属第一医院　涂远荣)

二、钢筋致胸、脑贯通伤

【临床资料】

患者,男,41岁。

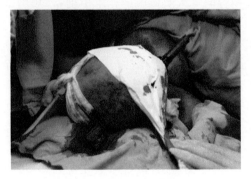

图 23-4　左顶枕区钢筋贯穿

1. 病史　患者入院前1.5h被高处坠落钢筋击伤,导致头部、右胸贯通伤,伤后昏迷,急诊至笔者所在医院。

2. 体格检查　T:36℃,P:60次/分,R:22次/分,BP:70/40mmHg,昏迷,左顶枕区被直径2.5cm钢筋贯穿(图23-4),胸部被一根相同规格钢筋由左颈肩部至右前胸穿过,右胸伤口有活动性出血及气体溢出,双侧瞳孔等大正圆,对光反射存在,气管居中,左肺呼吸音清,未闻及干湿啰音,右肺呼吸音低。心率为62次/分,心律齐,未闻及杂音。腹软,无压痛,未及包块,肠鸣音正常,3次/分,双下肢不水肿。

【手术和救治经过】

入院前先由消防中队人员将头部、胸部钢筋剪短至体表外约20cm。入院后立即行快速经皮气管切开,管理呼吸道,胸正侧位X线片,头部、胸部CT提示头颅贯通伤、右胸贯通伤(图23-5,图23-6),右侧血气胸,第2及第3胸椎骨折。急诊于全身麻醉下行“右侧剖胸,异物取出,右上肺切除,胸椎修补,左肩清创缝合术”及“左顶枕脑内异物取出＋局部清创术”。术前消毒后拔出钢筋(图23-7),剖胸后探查见右侧第2及第3胸椎破碎,右上肺穿透破损,无法保留上叶,行上叶肺切除(图23-8)。

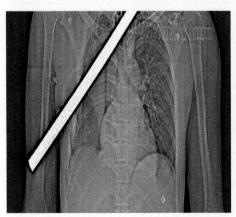
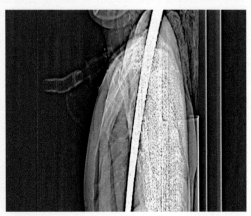

图 23-5　胸正侧位 X 线片

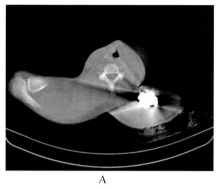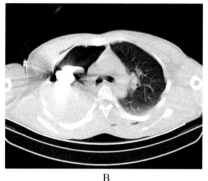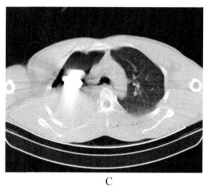

图 23-6　头部、胸部 CT

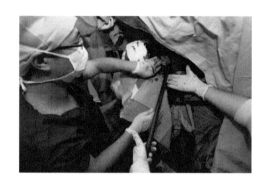

图 23-7　术前消毒后拔出钢筋

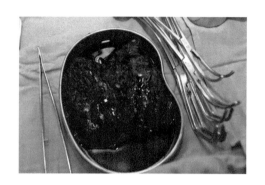

图 23-8　上叶肺切除

【术后处理】

术后入胸外科 ICU,给予美罗培南、万古霉素抗感染,甘露醇脱水,丙戊酸钠抗癫痫,并止血、补液抑酸、肠内及肠外营养支持治疗。患者因高位截瘫,无法自行咳痰,术后右侧余肺膨胀不良,经纤维支气管镜吸痰等治疗后有改善。患者痰培养发现真菌,给予两性霉素 B 治疗,同时停用万古霉素改用替考拉宁抗感染治疗。经全力治疗 1 个月后,患者意识逐渐清醒,左上肢可做遵医嘱活动,右上肢及双下肢肌力为 0 级。头部及胸部伤口愈合良好,脱机后以低流量吸氧治疗,生命体征平稳,后出院。

【点评】

1. 本例患者是从工地施工中发生意外,被高处坠落的钢筋分别贯穿头部和胸部,造成钢筋自左向右贯穿整个头部,自左肩向右下贯穿右胸腔,院前急救过程中消防队员处理得当,未将钢筋拔出,而将头部、胸部钢筋剪短至体表外约 20cm,安全送达医院。

2. 此类复合伤并不多见,且存活机会不大。治疗原则应是多科室联合,先行处理紧急、危及生命的情况,入院后立即行快速经皮气管切开,管理呼吸道,完成术前评估。本例患者钢筋虽贯穿头部,但并无明显的出血、脑疝情况,而胸腔存在出血、气胸,影响呼吸,所以先行胸腔手术,切除已大面积破损、出血漏气的右上肺叶,然后再行颅脑手术,拔出头部钢筋。诊治复合性外伤过程中,应仔细查看病情,多科室联合,先处理紧急、危及生命的情况,再处理其他情况,挽救生命。

(首都医科大学宣武医院　张　毅)

三、多根螺纹钢筋致多处贯通伤

【临床资料】

患者,男,23 岁,建筑工人。

1. 病史　患者自 10 余米高处坠落至直径约 2cm 竖立钢筋上,颈胸部剧痛。

2. 体格检查　T:36.4℃,P:75 次/分,R:24 次/分,BP:100/50mmHg,SpO$_2$:91%。抬入病室,意识清,

乳头上 3cm 平面以下无知觉,面色苍白,胸腹部可见 3 根钢筋插入(图 23-9):①约右侧腋前线第 5 肋间穿入,至左颈后脊柱旁穿出;②右股内侧穿入,沿耻骨联合前方至左腹穿出(全程均于皮下可触及);③右臀部穿入至左背部穿出(全程均于皮下可触及)。

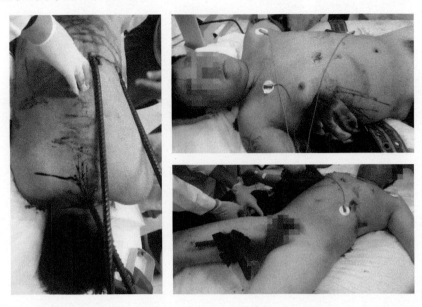

图 23-9　胸腹部钢筋插入

3. 辅助检查

(1)X 线片:右胸至左颈部贯通伤,右肺透过度下降;右下肢至左腹部及右臀部至左背部贯通伤(图 23-10)。

(2)超声:右侧胸腔积液,心包、腹腔未见积液,腹部脏器未见明确损伤。

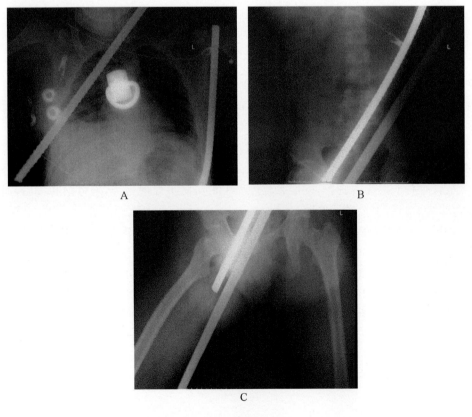

图 23-10　胸腹 X 线片

【术前准备】

气管插管,呼吸机支持,请骨科、普外科等相关科室会诊,补液、交叉配血。

【手术和救治过程】

全身麻醉,双腔气管插管,腹部及下肢消毒,右股内侧至左腹部钢筋全程可触及,结合腹腔超声及术前腹部查体,考虑钢筋未进入腹腔,予直接拔除,右臀部至左背部钢筋全程均在皮下,也直接拔除,两处均无明显活动性出血,伤道消毒,加压包扎,左侧卧位,右胸部消毒,铺单,右后外侧切口,经第4肋间入胸,探查见钢筋伤及右肺中叶并贯穿右肺上叶进入颈部,经胸部拔除钢筋,颈部伤口未见活动性出血,颈部、胸壁及肺部伤口消毒,缝合通往颈部壁层膜,右肺中叶、上叶贯通伤修补,右肺上叶伤道内留置一路引流,止血胸腔冲洗,置双路胸腔引流,关胸。术毕麻醉状态,入 ICU 继续治疗。

【术后处理】

术后入 ICU,经肺感染、成人呼吸窘迫综合征(ARDS)治疗,予以呼吸机支持,抗感染、营养神经及对症支持用药,术后第9日自主呼吸平稳,脱机并拔除气管插管。患者术后第3日双侧上肢运动及感觉开始恢复,以左侧显著,伤后2周完善胸部 CT(图 23-11):肺部恢复良好,局部条索形成;颈椎 MR(图 23-12)显示颈椎及脊髓损伤,转入骨科治疗颈椎骨折(未手术),伤后2个月转入神经康复科进行康复训练,于伤后4个月回当地医院继续进行康复治疗,出院时双侧上肢自主活动基本正常,左下肢可轻微活动,肌力为Ⅲ级,右下肢仍完全瘫痪。

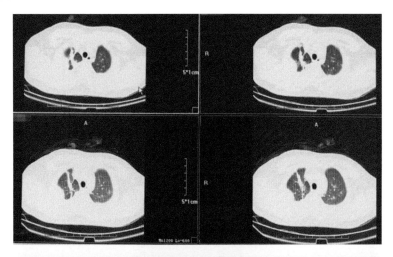

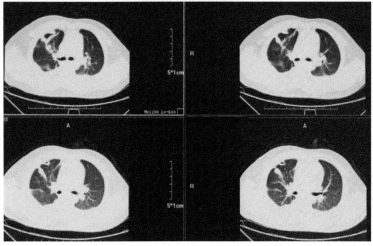

图 23-11　术后 2 周胸部 CT

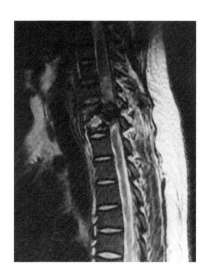

图 23-12　术后 2 周颈椎 MR

(赤峰学院附属医院　姜天烁)

四、多根镀锌钢管致胸腹肢体贯通伤、穿透伤

【临床资料】

患者,女,35 岁,工人。

1. **病史**　患者被数十米高空坠落的多根镀锌钢管刺入胸腹腔、四肢约 3h,经消防员截短镀锌钢管后急送至笔者所在医院。

2. **体格检查**　患者到达急诊室时无昏迷,自诉胸痛、胸闷及右下肢活动障碍。查体:血压及脉搏检查提示患者已处于外伤失血性休克代偿期,见有 1 根长约 65cm、直径约 40mm 的镀锌钢管从右侧锁骨上窝刺入胸腔,从右侧锁骨中线内侧第 6 肋软骨处穿出;另外有 2 根相同外形的镀锌钢管从右侧腋后线第 8 及第 9 后肋侧后胸壁处穿入胸腹腔,其中 1 根从会阴左侧大腿根部穿出,右上臂前侧见皮肤撕裂伤;右大腿中部有 1 根相同外形的镀锌钢管呈左右贯穿状态。胸廓外形无明显异常改变,右侧呼吸动度减弱,右肺语音震颤减低,胸壁未触及骨擦感及皮下捻发感,双肺叩诊清音,肺肝浊音界叩不清,左肺呼吸音尚清晰,右肺呼吸音明显减低,双肺未闻及明显干湿啰音;右下肢畸形伴异常活动。

3. **辅助检查**　经急诊补液、输血及吸氧等抢救措施,病情稍稳定,即行 CT 检查,考虑右下肢金属贯穿物左右横长,无法进入检查设备,急请消防人员再次使用专用设备截断体外过长镀锌钢管。胸部 CT 及胸部 X 线检查(图 23-13,图 23-14)提示"右侧胸腔及腹腔金属异物"。

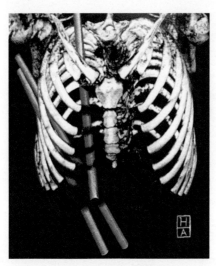

图 23-13　胸部 CT 肋骨重建

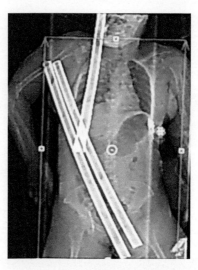

图 23-14　胸腹部 X 线片

4. **入院诊断**　多根镀锌钢管贯通伤、穿透伤(胸部 3 处、胸腹部 2 处),右侧肋骨骨折,右肺上叶贯通伤,右侧锁骨骨折,肝破裂,右侧股骨骨折。

【术前准备及手术和救治过程】

完善相关检查后当即直接将患者送入手术室实施急诊手术抢救治疗,术中情况:右侧胸腔内有鲜红色血性液约 800ml,镀锌管右侧胸膜顶斜行穿入胸腔,贯穿右肺上叶,于锁骨中线偏内侧冲断第 5 肋软骨穿出,进口贴近右锁骨下动脉,进入时致右锁骨及第 1 肋骨骨折,于右侧肋膈角处触及另外 2 根镀锌管,其进入胸腔后穿透右膈肌进入腹腔。手术取出经过胸腔的异物,各出入口清创缝合,修补破裂右肺上叶,清除积血,冲洗创口及胸腔,放置引流管,关闭切口。胸外科手术后肝胆外科、普外科继续手术治疗,开腹探查发现两个平行镀锌钢管经右后外侧胸背部第 8 及第 9 肋处穿过右胸腔、右侧膈肌、肝右叶、腹部大网膜、左下腹壁并在左腹股沟上方穿出。开腹直视下将其拔出并进行相应脏器修补手术。右下肢镀锌钢管直视下拔出并进行清创及牵引治疗。术后在重症监护室给予对症治疗。待患者病情稳定后二期进行胸壁肋骨内固定重建、右侧股骨切开复位内固定术。手术顺利,患者康复出院。

【点评】

常见的为单根异物贯穿胸腔,本病例为多根金属管同时贯穿伤,而且胸腹部及下肢多处损伤,损伤面积

较大,贯穿多处深部重要脏器,病情较重,需要联合多科室协同合作联合手术。如患者伤情较重无法同期完成全部手术,可先处理影响生命的内脏出血及脏器修复,待患者病情稳定后再行四肢骨折等二期手术。患者伤后检查时,如异物较长无法行 CT 检查或手术时可考虑请消防人员使用专用设备截断体外过长异物,再行CT 检查,手术时尽量直视下拔出脏器内异物,以便及时控制致命性大出血。

(河北医科大学第三医院　杨金良)

五、螺纹钢筋致颅颈胸腹阴囊贯通伤

【临床资料】

患者,男,46 岁。

1. 病史　患者 2h 前在建筑工地自高处坠落,被螺纹钢筋自阴囊经盆腹胸颈至头部穿出,伤后意识清,鼻腔及口腔流血。由救护车送入笔者所在医院。

2. 体格检查　T:37.8℃,P:80 次/分,R:21 次/分,BP:155/79mmHg。中年男性,神志清,精神差,回答问题准确。额顶部见直径约 1.5cm 螺纹钢穿出,双侧鼻腔及口腔可见鲜血流出,口腔内可见螺纹钢通过,颈前侧扪及钢筋异物。双肺呼吸音粗,未闻及啰音。腹部可触及皮下钢筋异物,右侧阴囊可见螺纹钢穿出。双下肢肌力检查无法配合,肌张力未见异常,双侧巴氏征阴性。

3. 辅助检查　CT 及三维图像重建显示钢筋在腹腔穿破肝和膈肌进入胸腔(图 23-15),紧贴心脏于胸骨后上行至颈部,紧贴颈动脉穿入头部,突破鼻窦,擦破左眶板,从额骨偏左处穿出(图 23-16)。

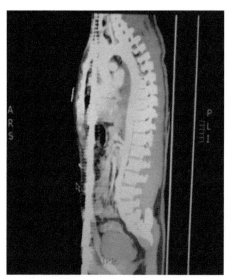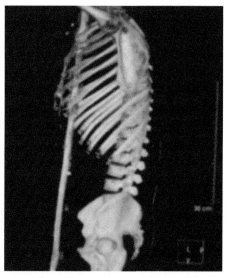

图 23-15　患者入院后 CT 检查

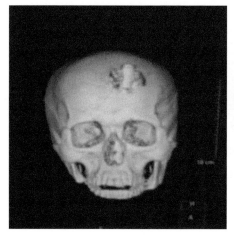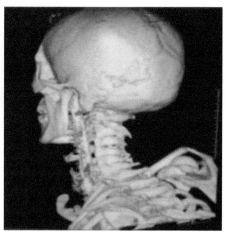

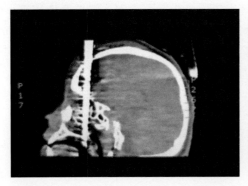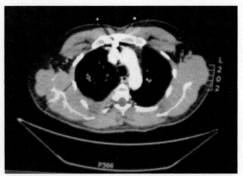

图 23-16 患者入院后 CT 三维图像重建

【手术及救治过程】

首先,行气管切开接呼吸机且全身麻醉后,由消防员使用破拆工具将外露钢筋剪短。患者取仰卧位,用双氧水及生理盐水反复冲洗头部创口及外漏钢筋,常规消毒头部及胸骨正中、腹部正中刀口周围皮肤,铺巾(图 23-17)。头部手术:头部标记双额颞顶冠状切口,锯开骨板,仔细止血,清除游离骨折碎片,放射状剪开硬脑膜,可见脑挫伤严重,拔出钢筋后探查可见颅底硬膜撕裂严重,无法缝合,大量生理盐水反复冲洗,自体组织填塞颅底,彻底止血,严密缝合硬脑膜,放置引流管 1 根,逐层缝合。胸部手术:选择胸骨正中切口剖胸,锯开胸骨后可见钢筋异物,未伤及重要血管,心包表面挫伤,打开心包未见血性积液,打开右侧纵隔胸膜,见右上肺叶轻度挫伤,钢筋从膈肌心包角处穿入,打开膈肌及腹膜,见钢筋贯穿肝左叶,取出钢筋后用大量生理盐水反复冲洗胸腔和纵隔。放置右侧胸腔及纵隔引流管各 1 根。腹部手术:上腹正中切口,见钢筋自脐上约 5cm 处穿透腹膜进入腹腔,自胃前穿肝左叶及膈肌进入纵隔,拔出钢筋后探查胃、横结肠、小肠均未见损伤,肝左叶可见直径约 1.5cm 贯穿伤,无明显活动性出血,冲洗后肝针间断缝合破口,脏面给予大网膜填塞,放置腹腔引流管。腹部至阴囊处皮下隧道置入引流管,应用大量双氧水和生理盐水冲洗。口腔内见舌体裂伤,给予消毒缝合,上腭贯穿通道给予清创。术中输血,术后带气管插管安返病房。

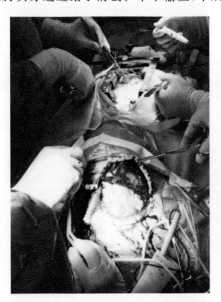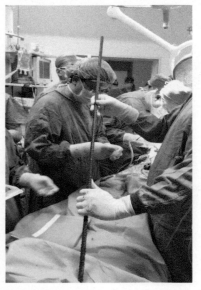

图 23-17 患者手术场景

【术后处理】

术后给予积极防止感染、营养支持等治疗,患者恢复良好。

【点评】

1. 全身贯通伤因伤及脏器较多,易危及生命,需抓紧时间处理。院前转运时体内异物不能随意拔出,入院后开通绿色通道,完善检查,尽快进手术室。同时给予抗休克等治疗。

2. 制订合理的手术方案至关重要。注意避免术中大出血及再次损伤重要脏器。经过讨论,手术准备了两套方案:一是先将颈部或胸腔打开,从颈胸腔让消防员将钢筋截断,一部分钢筋从头部取出,一部分从会阴取出;另一方案是将头颅、颈部、胸部、腹部同时打开暴露,再从阴部将钢筋整体拔出。当开颅、剖胸手术进行时,发现如果打开胸腔再用液压钳剪断钢筋,震动太大,会对伤者造成二次伤害,用大头的卡钳又空间不足,用锯钢条和瓷砖的环形锯片有碎屑和火花会伤及健康组织。在打开腹部完全看清钢筋在腹腔和腹壁的走行之后,钢筋和内脏除了口鼻腔外被完全暴露出来(下腹部钢筋在皮下组织内)。最后决定采取第二套方案:整根拔出钢筋,在各部位器官出血可控、不造成二次损伤的情况下,由阴囊部位拔出钢筋。

3. 术后重点防治感染:因为术后最凶险的就是继发性感染,钢筋上的大量异物和细菌会被带入体内,且严重创伤导致机体抵抗力下降,易继发严重感染,而且重症感染特别是并发感染中毒性休克,易导致多器官功能衰竭,病死率高。

(山东大学齐鲁医院　李　林)

六、钢筋致胸腹贯通伤

【临床资料】

患者,男,28岁。

1. 病史　钢筋高处坠落,贯通胸腹部2h余。

2. 体格检查　T:36.6℃,P:25次/分,R:124次/分,BP:135/76mmHg。痛苦面容,强迫左侧卧位,一长约2m,直径约3cm,表面光滑的钢筋自右肩胛部穿入,至右腰部穿出(图23-18)。胸廓稳定,未见反常呼吸运动,右肺呼吸音减弱。腹肌稍紧,全腹压痛,右上腹尤甚,伴反跳痛,肠鸣音可。

3. 辅助检查　胸部+腹部CT:①右肺及肝贯通伤;右肾挫伤可能。②双肺渗出性病变,考虑肺挫伤。③右侧胸腔积液;右侧第2前肋骨折(图23-19～图23-21)。

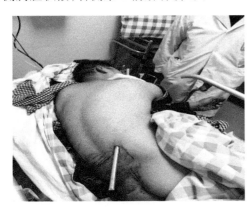

图23-18　钢筋从右肩部穿入,至右腰部穿出

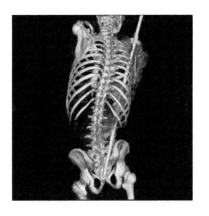

图23-19　CT三维图像重建示钢筋贯通胸腹腔

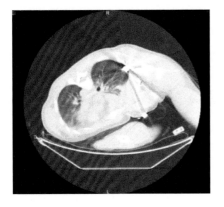

图23-20　CT示右肺贯通伤

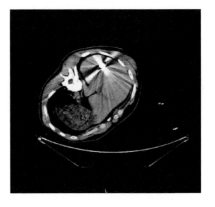

图23-21　CT示右肝贯通伤

4. 入院诊断　右侧胸腹贯通伤。

【入院至术前准备】

因钢筋较长,两端均外露在体外,容易与外物碰撞致摆动,造成二次损伤,也不利于搬动及摆放手术体位,故术前请消防员用液压剪上下各截断长约 30cm 的部分钢筋。急诊送手术室,气管插管、呼吸机辅助呼吸、开放静脉通路,交叉配血,与肝胆外科、泌尿外科协同手术。

【手术和救治过程】

气管插管及全身麻醉下取左侧卧位,经右侧第 7 肋间行后外侧切口,进入右侧胸腔探查见钢筋金属贯穿右上肺前段、右中肺内侧段、右下肺内基底段,穿破右膈顶穿入腹腔,胸腔内各主要动静脉、心脏未见累及。自破口处剖开肺组织,将钢筋与肺组织分离,行肺修补术。进一步延长切口,扩大膈肌裂口,暴露腹腔。肝胆外科医师探查见钢筋贯穿肝右后叶,穿透后腹膜至右侧腰大肌出体外,肝门系统无损伤,直视下由麻醉医师将钢筋从下往上缓慢拔出,未见各脏器出现大出血,行肝破裂修补术,接着探查胆、脾、胃、小肠、大肠,均未见异常。泌尿外科医师切开后腹膜,分离肾周筋膜及肾周脂肪囊,见右肾上极背侧约 2.5cm 长裂口,活动性出血,未与集合系统相通,肾蒂无受损,遂行肾破裂修补术。修补膈肌,关胸和关腹,留置右侧胸腔引流管和右肝下引流管。

【术后处理】

术后带气管插管转入 ICU 监护,予抗感染、护肝、维持水电解质和酸碱平衡及营养支持等治疗,患者顺利康复出院。

【点评】

1. 胸腹贯通伤因累及膈肌和胸、腹两大体腔的多个脏器,发生胸腔及腹腔急性大出血、肺受压萎陷、纵隔移位、呼吸和循环功能障碍、组织低灌流,伤情发展迅速而危及生命,需及时处理。

2. 院前转运,有异物存留时应注意:①刀或其他刺入胸部的穿透性物体应原位保留,不能随意拔除;②转运过程中妥善保护异物以防进一步移动;③随心脏搏动的穿透性异物,不能用绷带或纱垫压迫包扎;④休克、呼吸困难者可因烦躁不安和意识不清,而试图拔除插入胸部的锐器而给自己和救援者带来危险,因此,搬运或转运途中须加倍小心和严密观察。

3. 对于胸腹贯通伤,绿色通道救治流程控制的开展很有必要,取消中间环节,一步到位,为抢救赢得了宝贵的时间。患者到达急诊科后,立即给予紧急初步处理及相关检查,通知外科相关科室做好术前准备(第一时间专科医师到达现场直接参与抢救),绿色通道患者直接进入手术室。

4. 正确合理的手术处理顺序非常重要。凡存在进行性血胸,疑有心脏大血管损伤,有张力性气胸、气管或支气管断裂、胸腔闭式引流量进行性增加、肺压缩无改善而腹部体征相对较轻者,应考虑优先剖胸探查。相反,腹腔内出血严重,疑有肝、脾、大血管损伤,腹腔内空腔脏器破裂,腹膜炎体征明显而胸部体征相对较轻者,应优先剖腹探查。术中及时修复撕裂膈肌,重建胸腹生理屏障,保护膈肌功能。

5. 打开胸腔后,探查清楚异物的走向及脏器的损伤程度,先处理损伤脏器,然后再在直视下慢慢拔除异物。对于损伤脏器的处理,要根据异物刺伤脏器部位的不同,采取不同的方式。如果刺伤肺表面,可以直接修补;如果异物从肺深部组织中间穿过,依刺入部位的深浅,采取楔形切除或肺叶切除;如果刺伤大血管,应首先控制出血,再进一步处理。合并其他脏器损伤,应该由相应科室处理。

(惠州市第一人民医院　杨文东　黄敏乾)

七、螺纹钢筋致颈胸贯通伤

【临床资料】

患者,男,50 岁。

1. 病史　高处跌落致全身多处疼痛、颈胸部异物残留 1h。

2. 体格检查　神志清楚,呼吸稍促,心率较快,血压平稳。痛苦面容,平卧位。一长约 40cm 的螺纹钢筋紧贴左侧颈动静脉前在胸廓入口刺入,在右腋后第 4 肋间穿出(图 23-22)。胸廓稳定,未见反常呼吸运动,右肺呼吸音减弱。

3. 辅助检查　胸部 CT 增强扫描及血管重建:钢筋从左颈部到右胸,紧贴左侧颈动静脉前在胸廓入口

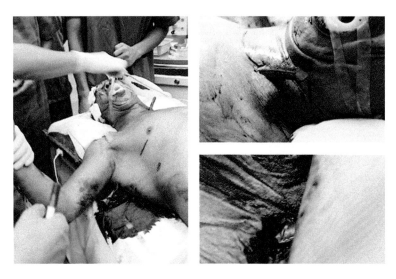

图 23-22　钢筋自胸廓入口穿入,自右腋后第 4 肋间穿出

穿破气管后壁在气管食管间进入右胸,在上腔静脉后方、主动脉上方穿入右上肺尖段,穿透右上肺,在右上肺后段穿出,导致第 4 肋骨骨折,在右腋后第 4 肋间穿透皮肤(图 23-23)。

4. 入院诊断　颈胸部贯通伤致气管及肺损伤。

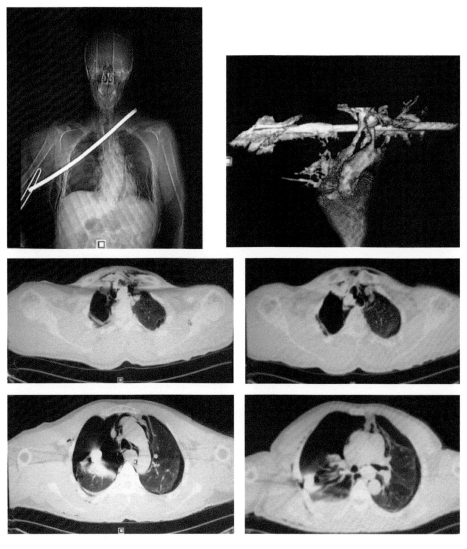

图 23-23　患者入院后胸部 CT 增强扫描及血管重建

【入院至术前准备】

急诊入手术室,静脉全身麻醉及气管插管;胃镜了解食管情况,注意相当水平位置的食管黏膜的完整,确认后直视下留置胃管。行纤维支气管镜检查,距隆嵴4cm处近端主气管后壁膜部见斜行异物(螺纹钢),该位置膜部缺损约3cm×1cm。

【手术和救治过程】

首先取左侧斜卧位,于右侧胸壁第7肋间置腔镜探查口,另取第4肋间小操作口,在腔镜下完成探查、粘连松解、直视下将钢筋自颈部创口拔出,查无创口出血及漏气漏液,行右上肺的部分楔形切除。改平卧位,行气管切开,插入气管插管,拔除经口气管插管,见留置胸管持续气泡逸出,考虑气管插管球囊仍未完全通过膜部缺损处,因膜部缺损处距隆嵴较近,将气管插管球囊的远端尽量剪除,但远端有一处通气口保留成小条状,因该处与球囊相通,而球囊必须完全通过气管缺损处,经该处理后胸管不再漏气,术毕。

【术后处理】

术后带气管插管转入ICU监护,术后3d内经胃管管饲,3d后拔除胃管正常饮食并暂避免粗硬食物。术后第19日经鼻支气管镜检查见气管近端缺损处已完全愈合(图23-24),拔除气管切开处气管插管,患者正常通气,敷料敷于颈部切口上,患者能发音,拔气管插管5d后颈部伤口愈合,患者正常活动、饮食,无明显后遗症,顺利康复出院,各项复查示恢复良好。

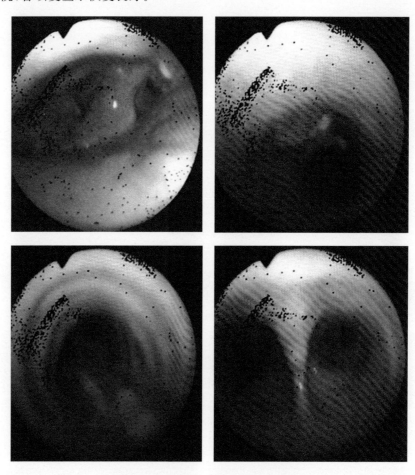

图23-24　术后第19日支气管镜检查

【点评】

肺组织穿透伤只要没有伤及大血管和支气管,往往出血漏气少甚至自止,手术大多只需修补肺破损处或作破损肺的楔形切除。气管及支气管损伤,如没有组织缺损或严重污染,因气管壁韧性强,可以手术中一期缝合,如果因组织缺损无法一期缝合,则需有效气管置管处理,使缺损处暂时避免通气,因气管、支气管再生修复能力强,1~2周缺损处多能自行愈合。

(广东省海丰市澎湃纪念医院　陈雁平)

八、铝合金管致胸部贯通伤

【临床资料】

患者,男,40 岁。

1. 病史 因车祸外伤 20min 急诊入院。入院时病情危重,极度呼吸困难,胸部创口活动性出血,随呼吸有气体溢出。急救中心启动绿色通道机制,未做任何辅助检查,直接送至手术室。

2. 体格检查 患者神志清楚,呼吸困难,血压 86/48mmHg,心率 136 次/分,血氧饱和度 82%,一根横径约 5cm 正方形铝合金管自左前胸穿入,自左侧肩胛骨穿出。两端已经被消防员锯断,留在身体内长度约 50cm,有活动性出血及气体溢出(图 23-25)。

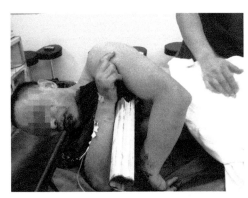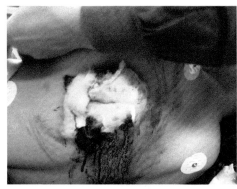

图 23-25 患者受伤情况

【手术救治过程】

全身麻醉成功后患者侧卧位,沿着异物所在肋间切口,扩大后探查,正方形铝合金管自左前胸第 2~4 肋间穿入,左侧第 1~4 肋肋骨多发粉碎性骨折,左侧锁骨骨折,自左侧肩胛骨下端穿出,肩胛骨骨折,左肺上叶贯通伤,左侧锁骨下静脉损伤,未完全断裂,锁骨下动脉未损伤,胸腔内大量积血,有大量血凝块。将异物拔除,血管线缝合修补锁骨下静脉。因左肺上叶贯通,破损严重,不能修补,故切除左肺上叶,将左侧多发肋骨及锁骨骨折复位后使用环抱接骨器固定,复位固定左侧锁骨及肩胛骨(图 23-26)。因皮肤破损较大,同时行皮瓣转移缝合(图 23-27)。手术历时 4h,术后患者恢复良好,术后第 3 日转入普通病房,术后 2 周出院。

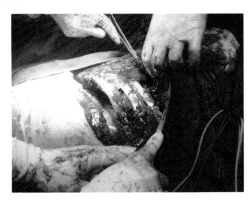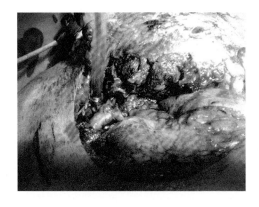

图 23-26 肋骨、锁骨复位固定　　　　　图 23-27 皮瓣转移

【点评】

1. 如何快速准确诊断伤情 车祸导致外伤多为多发伤,往往伤及多脏器,如何快速准确做出诊断为下一步的治疗提供依据是救治的关键。目前临床常用的方法主要有胸部 X 线片、彩超、胸部 CT 平扫及三维重建。该患者为出租车司机,车祸时撞击道路隔离带导致胸部贯通伤,受伤时间是午夜,伤后病情较重,未做任何辅助检查直接送至手术室抢救。故无 CT 等辅助检查资料,仅有使用手机拍摄的照片,从而为快速诊断伤

情造成了困难,该患者胸部伤情明显,麻醉准备的同时紧急床头腹部彩超排除了腹部情况,也为急诊手术提供了帮助。

2. 如何处理伤情　最重要的是保证患者生命体征稳定,优先保证呼吸及循环功能,具备急诊手术条件的,一定要及时手术,需要其他科室处理的,及时请相关专科医生会诊处理。针对该患者,因为是开放性创伤,切口选择比较简单,将原创口扩大,进入胸腔探查,将异物取出,切除左肺上叶,修补锁骨下静脉,将肋骨及锁骨骨折复位内固定,转移皮瓣修复切口。

(通辽市医院　杨景春)

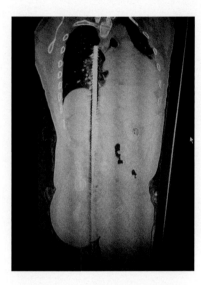

图 23-28　术前胸腹部 X 线片

九、钢筋致胸腹穿透伤

【临床资料】

患者,男,27 岁。

1. 病史　患者于 1h 前不慎从建筑工地高空坠落,钢筋经会阴部刺入胸腹部,即感局部疼痛明显伴出血,并有腹部疼痛、腹胀,逐渐出现胸部疼痛及呼吸困难。

2. 体格检查　T:36.0℃,P:106 次/分,R:26 次/分,BP:126/67mmHg,SpO$_2$ 95%。神志清楚,急性痛苦面容,精神差,平车推入病房。皮肤湿冷,口唇及睑结膜略苍白。右肺呼吸音减弱,未闻及干湿啰音,左肺内呼吸音清晰。腹部呈膨隆状,肛门旁偏右侧可见粗约 2cm 的钢筋向头侧方向刺入体内,体外部分钢筋长约 20cm,伤口有鲜血流出,全腹有压痛、反跳痛,腹部肌紧张呈阳性,未触及包块,肠鸣音减弱。

术前胸腹部 CT 见图 23-28。

3. 手术后诊断　胸腹穿透伤(右肺下叶破裂,肋骨骨折,右侧血气胸,骶前血管破裂出血,腹膜后血肿,会阴部外伤)。

4. 术式　右肺下叶破裂修补、膈肌破裂修补、胸腔闭式引流。右肩胛上伤口清创缝合术、骶前血管破裂缝合修补、腹腔引流术、会阴部伤口清创引流术。

【手术过程】

1. 胸部手术过程　患者全身麻醉满意后取左侧卧位(图 23-29),常规聚维酮碘消毒皮肤,取右侧肋间切口,经第 6 肋间处逐层切开皮肤、皮下组织、肌肉及壁层胸膜进入胸腔探查,可见部分肋骨骨折,局部穿破胸膜,胸腔内可见新鲜不凝血约 300ml,钢筋穿破右侧膈肌,于右肺下叶后基底段穿入,由前基底段穿出(图 23-30)。在严密观察下轻柔操作逐渐拔出钢筋至腹腔,迅速处理胸腔损伤,开始操作时患者血压下降且心率增快,考虑可能存在腹腔内出血,立即予以输血及相应处理,为进一步争取手术时间立即行肺及膈肌修补手术。肺损伤及膈肌处以聚维酮碘反复消毒处理,用 1 号慕丝线缝合修补右肺下叶钢筋入口及出口处,防止肺内形成血肿,缝扎胸膜破损处并注意止血。以 7 号慕丝线缝合修补膈肌并仔细止血,用生理盐水冲洗胸腔,放置胸腔闭式引流管,逐层关闭胸腔,结束胸部手术操作。

2. 腹部手术过程　胸腔手术后,患者取截石位,常规聚维酮碘消毒,铺无菌巾,取中腹部正中切口(长约 25cm)切开腹壁各层入腹腔,开腹后见腹腔内约有 800ml 不凝血及血凝块,吸进积血,探查肝、胃、十二指肠、小肠、结肠、直肠、脾、胰腺未见明显损伤及出血,探查见钢筋延脊柱内侧腹膜后插入,逐渐拔出钢筋,见骶前静脉活动性出血,腹膜后血肿形成,范围约 20cm,5-0 血管线连续缝合止血,探查双肾、膀胱、输尿管未见明显异常,查无活动性出血,于盆底放置引流管,逐层关闭腹腔。见肛门右前腹壁伤口无活动性出血,聚维酮碘、生理盐水冲洗后间断缝合,放置引流管,关闭伤口。手术过程顺利。转入 ICU 进一步治疗。

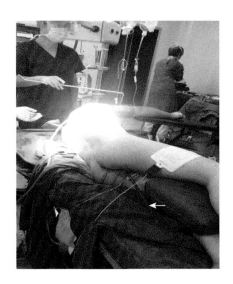

图 23-29 左侧卧位剖右胸探查

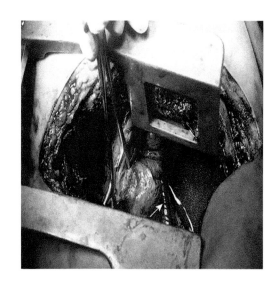

图 23-30 钢筋穿过右肺下叶(箭头)

【点评】

1. 该病例为高处坠落,钢筋垂直向上刺入体内,从肛门旁进入体内,穿过盆底及腹膜腔导致盆底静脉出血,损伤腹膜后组织并产生血肿,穿透右侧膈肌进入胸膜腔形成血气胸,造成右肺下叶贯通伤,构成随时危及患者生命的重症复合损伤。需在限定时间内作出正确的诊断及预后判断,制订完善的救治方案,采取急诊全身麻醉气管插管手术治疗。

2. 损伤机制为建筑用钢筋从会阴部沿纵轴向上刺入体内,考虑盆底、腹腔内脏器、腹膜后组织、膈肌、右肺均有损伤,纵隔内脏器损伤也不能除外。因此治疗选择在全身麻醉双腔气管插管下急诊剖胸及剖腹探查手术,剖胸后在直视下轻柔操作将钢筋推出胸腔,因腹腔内其他脏器有无损伤及程度等情况尚需进一步评判,且在非直视下拔出体外则有加重损伤可能,故立即行右肺下叶修补及膈肌缝合修补,尽快完成胸腔手术操作,为腹部手术赢得时间,同时也改善了通气及换气,提高了患者创伤及手术的耐受能力。患者平卧剖腹探查,在直视下拔出钢筋,可以观察出血及损伤的确切部位,也可避免二次损伤,提高手术安全性及操作的准确性。

3. 此病例为建筑工地施工材料刺入体内,属污染手术,手术过程中严格的消毒处理对预防感染尤为关键,术后选择合理抗生素治疗也是预防感染重要的一个环节。术中仔细止血、术后充分引流对防止感染亦同样重要。

(包头市中心医院 贺钢枫)

十、螺纹钢筋致胸部穿透伤

【临床资料】

患者,男,45 岁,建筑工人。

1. 病史 患者于半小时前工作时不慎从 9m 高处坠落,在坠落过程中被同时下落的螺纹钢筋刺入右后胸部,胸痛伴呼吸困难,消防员截断部分钢筋后来院救治。

2. 体格检查 P:110 次/分,R:35 次/分,BP:100/70mmHg。面罩吸氧下 SpO_2:85%~92%。患者俯卧位,口唇发绀,呼吸困难,右后胸部可见纵行穿通入胸腔的螺纹钢筋,直径约 3cm、体外部分长约 45cm。右侧颈部、胸部皮下气肿,右肺呼吸音减弱。胸部 CT 提示螺纹钢筋穿通入右侧胸腔内、肺内,气胸(图 23-31~图 23-35)。

【手术过程】

首先行右侧胸腔闭式引流,持续引出气体后,呼吸困难稍有缓解。全身麻醉,双腔气管插管,经右侧气道吸出大量血痰,维持左侧单肺通气下 SpO_2 94%~98%。左侧卧位,右胸后外侧切口经第 5 肋间剖胸探查:螺纹钢筋自右肩胛骨内缘穿通胸壁全层(第 3 后肋间)进入右侧胸腔,刺穿右肺上叶至水平裂处。将螺纹钢筋表面用聚维酮碘冲洗消毒后,将体表创口皮肤扩大切开 1cm,用自制的套管(去掉顶部的塑料注射器针筒)套在螺纹钢筋与胸壁伤口之间,注入聚维酮碘液起消毒与润滑作用,缓慢拔出螺纹钢筋。止血、缝合修补肺损伤,冲洗净化胸腔,于腋中线第 7 肋间放置胸腔闭式引流管、体外创口内引流条各一枚,关胸,术毕。术后恢复平顺,2 周后痊愈出院(图 23-36～图 23-38)。

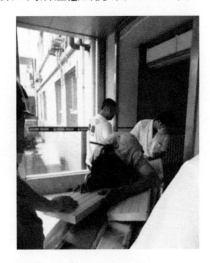

图 23-31　患者俯卧位

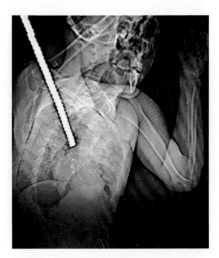

图 23-32　术前胸部 CT

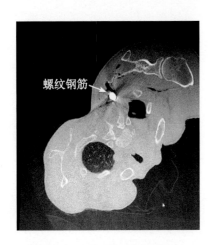

图 23-33　CT 示钢筋在胸腔外

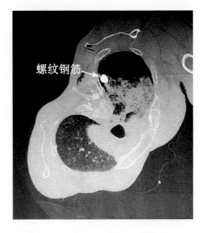

图 23-34　CT 示钢筋入胸腔内

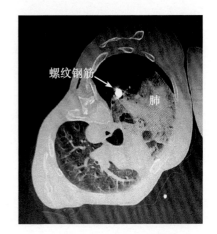

图 23-35　CT 示钢筋刺入肺

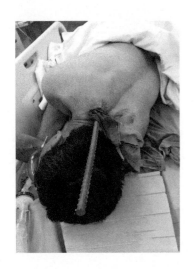

图 23-36　侧卧于手术台

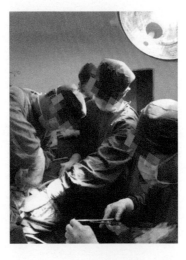

图 23-37　剖右胸、拔出螺纹钢筋

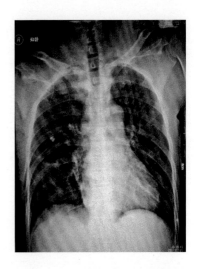

图 23-38　手术后胸部 X 线片

【点评】

1. **诊断方法**　胸部 CT 可以提供致伤物的形态、走向、器官受损等大量信息，快捷准确，应为首选检查方法。

2. **手术技术**　在没有准备好手术前，不要拔出或晃动致伤物，以防止突发大出血。取出致伤物（如本例的螺纹钢筋）时应避免副损伤，本病例在取出时利用注射器套筒保护及注入聚维酮碘液，既有伤道消毒又有润滑和保护局部血管及软组织的作用。

如果有条件使用胸腔镜探查并引导拔出致伤物、处理胸腔内损伤，可达"微创"效果。但应术前快速评估其可行性，谨慎选择使用。救治的终极目的是挽救生命与最大限度保全器官功能，禁忌单纯追求"微创"而贻误最佳救治时机或过多地延长麻醉和手术时间，或使出血量增加。

（河北省京东中美医院　李春雨　首都医科大学附属北京潞河医院　吴　骏）

第二节　重症多发伤、联合伤

一、刀刺伤致左心室肝脾胃破裂、修补髂外动脉断裂、大隐静脉移植重建术

【临床资料】

患者，男，32 岁。

1. **病史**　患者 4h 前酒后被他人用刀刺伤左胸部及左大腿，于当地医院就诊，相关检查示"左侧血气胸、腹腔积液、心包积液"。

2. **体格检查**　患者转来笔者所在医院，入院时患者神志清楚，精神不振，左侧腋中线第 7 及第 8 肋间见横向刀口，长约 4cm，腹部肌紧张，左下腹部压痛明显，可触及反跳痛，左侧股骨头下方约 4cm 处见纵向刀口，长约 3.5cm。

【手术和救治过程】

入院后患者腹腔积液及心包积液增多，急诊手术治疗，采用胸腹联合切口，切口从胸骨上窝至脐部，术中患者腹腔内积血约 1000ml，胸部伤道贯穿胸壁，包括左侧膈角、心包、脾左前缘、左肝前叶、左心室下壁。下面伤道从左侧股骨头下方跨越髂骨前方，入下腹壁，形成腹膜后血肿。缝合肝、脾、胃裂伤，切开心包，内见大量凝血块，取出凝血块后见左心室下壁贯穿伤，建立体外循环，缝合修补。由于手术中应用肝素，共出血约 3000ml，下面伤道纱布填塞，未探查，术中输悬浮红细胞 8U，血浆 410ml，术后返回监护室，呼吸机支持。

术后第 1 日患者左下肢压痛，左足背动脉搏动弱，考虑左侧腹膜后血肿所致，患者 13:30 时腹腔引流增多，伴有血压下降，心率增快，考虑腹腔内脏器迟发性出血，再次急诊手术探查。将原切口延长至耻骨联合上（图 23-39），探查术中见肝、脾、肾无出血，腹膜后血肿增大，并开始渗血，打开后腹膜，见髂外动脉贯穿伤，有血栓（图 23-40）形成，于右股内侧切口取右侧大隐静脉（图 23-41），切除部分髂外动脉并阻断上下端（图 23-42），移植重建髂外动脉（图 23-43），左足动脉搏动良好，术后返回监护室。再次术后第 1 日，心包引出 10ml 淡血性液，纵隔引出 160ml 淡血性液，胸腔闭式引流引出 100ml 淡血性液，腹腔引出 550ml 淡血性液，胸膜后引出 300ml 淡血性液，胸部 X 线片检查：左侧少量胸腔积液，患者呼吸循环稳定，于 11:30 分拔除气管插管，面罩吸氧。术后第 2 日，患者复查心脏超声检查示左心室下壁近中间段心内膜连续不完整，可见宽约 6mm 的无回声区，左心室下壁可见大小约 17mm×10mm 的不均质低回声，随心脏收缩搏动，与二尖瓣前叶腱索关系不清，二尖瓣可见中心性轻中度反流信号。下肢动静脉超声检查未见异常。现考虑为心内膜下缺血坏死、血栓附着、急性二尖瓣关闭不全，随时有心室壁破裂，血栓脱落引起重要脏器栓塞等风险，术后第 5 日在体外循环下行左心室血栓取出术，术后恢复良好，随访一年生活状况良好。

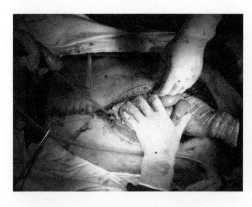

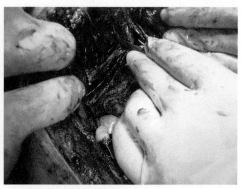

图 23-39　原切口延长至耻骨联合上　　　　　　图 23-40　髂外动脉贯穿伤，血栓形成

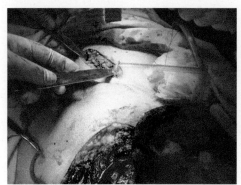

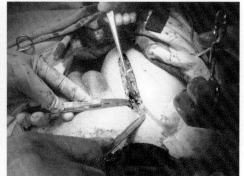

图 23-41　右股内侧切口取大隐静脉

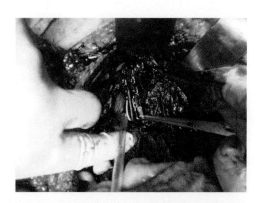

图 23-42　切除部分髂外动脉并阻断上下端

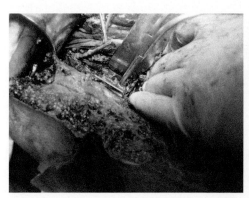

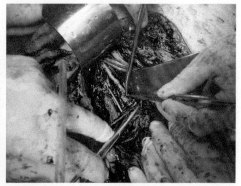

图 23-43　大隐静脉移植重建髂外动脉

【点评】

1. 该患者由于多脏器及大血管损伤,术前术中失血较多,在手术处理修补外伤时即要考虑损伤控制的原则,也要控制致死性损伤如本例的心室破裂出血导致的心包填塞,肝、脾、胃破裂,分期处理了髂外动脉贯穿伤和心室血栓。

2. 在实际抢救危重患者过程中没有过多的时间做详尽的检查,如果在病情相对平稳的患者中,在诊断精准的前提下手术也有一期完成的可行性,本例心室内血栓和髂动脉损伤是在动态的治疗过程中逐渐发现而成功手术的。

(赤峰学院附属医院 苏志勇)

二、高空坠落致多发伤、联合伤(左侧多发肋骨骨折,心包破裂,心脏疝,左侧膈肌破裂,膈疝,肺挫伤,脾破裂,双侧肱骨干、左桡骨远端、左股骨干、骨盆骨折)

【临床资料】

患者,男,41 岁,建筑工人。

1. 病史 患者于 9m 高空坠落 2h,有胸痛、呼吸困难、四肢疼痛、畸形表现(图 23-44)。

2. 体格检查 T:35.2℃,P:126 次/分,R:36 次/分,BP:100/63mmHg,SpO$_2$:89%。神志清楚,面色苍白,气管右移,全身皮肤多处擦伤,左侧胸廓塌陷软化,压痛阳性,心音低钝,左肺呼吸音低,左下胸部可闻"肠鸣音"。上腹部肌紧张,压痛阳性。双上臂缩短成角畸形,左肘上背侧可见一长约 5cm 皮裂伤,骨外露,活动性出血,左下肢内旋畸形(图 23-44)。

3. 辅助检查

(1)胸部 X 线片:左侧多发肋骨骨折(第 4～12 肋),左肺挫伤,左下胸腔囊状阴影,双侧肱骨干骨折,左侧股骨骨折,左髂骨及耻骨骨折。

(2)胸部 CT:左下胸腔囊状阴影向腹腔延伸,与 3h 前胸部 X 线片所显示的形态和位置相比均有动态变化,膈肌不完整(图 23-45～图 23-49)。

(3)腹部超声:腹腔少量积液,肝、脾显示不清。

(4)血常规:WBC 16.5×10^9/L,HGB 125g/L,PLT 215×10^9/L。

(5)血气分析:pH 7.32,PCO$_2$ 46mmHg,PO$_2$ 70mmHg,BE －5.1mmol/L,HCO$_3^-$ 20.3mmol/L。

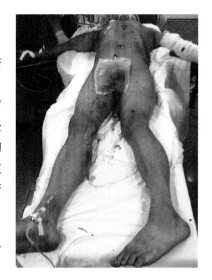

图 23-44 胸、四肢畸形

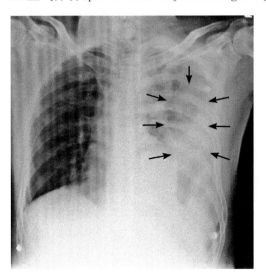

图 23-45 伤后胸部 X 线片左侧胸腔囊状影,膈肌不清

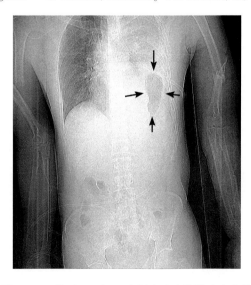

图 23-46 伤后 3h 后 CT 左侧胸腔囊状影动态变化

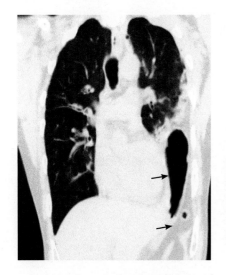

图 23-47　CT 肺窗显示膈疝

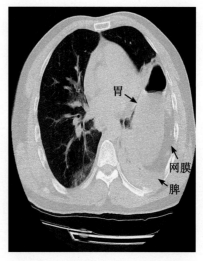

图 23-48　CT 显示疝入胸腔的胃、脾、网膜

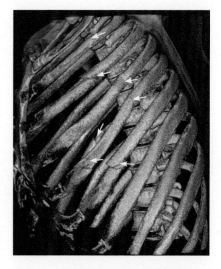

图 23-49　术前 CT 三维图像重建显示多发肋骨骨折(箭头所指)

【术前准备】

气管插管,呼吸机辅助呼吸,开放多条静脉通路,快速补液,交叉配血,置胃管,行胃肠减压。

【手术和救治过程】

全身麻醉,双腔气管插管,右侧卧位(骨科医师指导),做左胸后外侧切口经第 7 肋间剖胸:胸壁肌层多发挫伤,第 4～12 肋骨多根、多处骨折,胸壁软化,断端明显移位,刺破壁层胸膜。左肺广泛钝性挫伤,紫红色水肿状,膈神经前方心包纵向裂伤长约 15cm,心脏疝入胸腔,其表面部分轻度挫伤、血肿,胸主动脉纵隔胸膜下弥漫性血肿。吸出大量血性痰后,左肺可复张,但顺应性较差。左侧膈肌破裂长约 15cm,胃、脾、网膜疝入胸腔,脾多发裂伤,活动性出血。保脾无望,行脾切除,脾窝处置乳胶引流管 1 根。肝左叶有一长约 1.5cm 浅表裂伤,电凝止血。还纳腹腔脏器,腹腔内留置"粘连平"(医用聚乙二醇小檗碱液),7 号丝线间断"8"字缝合修补左侧膈肌。同法缝合修补心包使心脏还纳心包,其下方留 2cm 不缝合以做内引流用。行选择性肋骨骨折内固定,其中第 5 及第 7 肋用"肋骨钉"(聚左旋乳酸可吸收骨)固定,距骨折两断端 2cm 处钻孔,贯穿双根 1 号可吸收线,对拢打结加强固定。第 8 后肋用钛接骨板(八爪形)固定。第 6 肋(斜行劈裂)用 1 号可吸收线缝合捆绑,固定恢复胸廓稳定性。腋后线第 7 肋间置胸腔闭式引流管,在胸壁肌肉与肋骨之间置内径 3.5mm 引流管接高负压引流瓶。术中清除胸腹腔积血约 800ml,术中出血 400ml,输红细胞 4U,血浆 400ml。改为仰卧位。生命体征平稳,由创伤骨科行双侧肱骨干骨折、左侧股骨干骨折临时外固定架固定(图 23-50～图 23-55)。

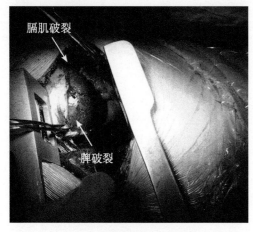

图 23-50　膈肌破裂、脾破裂

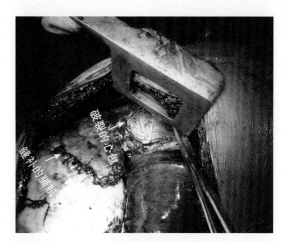

图 23-51　心包破裂、膈肌修补

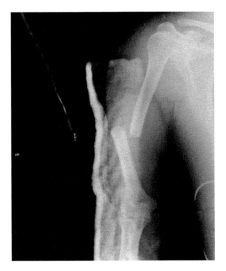

图 23-52 右侧肱骨干骨折

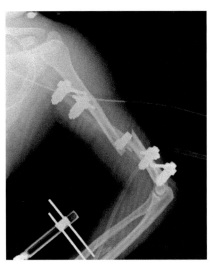

图 23-53 左侧肱骨干骨折

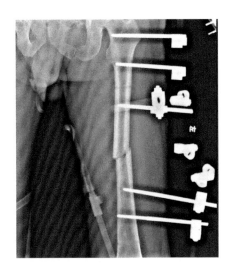

图 23-54 左侧股骨干骨折

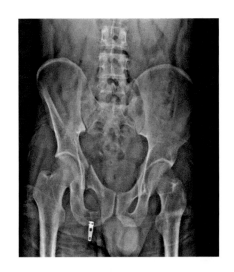

图 23-55 骨盆骨折

【术后处理】

术后在 ICU 经历了肺部感染、成人呼吸窘迫综合征、急性肾衰竭（少尿，肌酐明显升高）、急性创伤性胰腺炎等并发症。应用呼吸机 14d，行床旁血液滤过 10d，术后 15d 心脏彩超示"心包内中大量积液，在超声引导下行心包穿刺，沿导丝插入单腔 Arrow 静脉导管并留置，5d 内分次缓慢抽出暗红色血性液体共 1250ml。在病情稳定情况下行肢体骨折内固定手术。50d 治愈出院。术后 4 个月复查，胸部 X 线片显示胸廓对称，肺野清晰，心脏超声测定结构与功能正常，肺功能检测正常（图 23-56）。

【点评】

本病例点评见"本节三、"的点评。

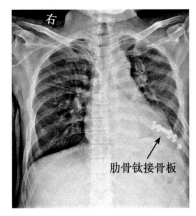

图 23-56 术后 4 个月胸部 X 线片

（首都医科大学附属北京潞河医院 吴 骏）

三、车祸致多发伤、联合伤（左侧多发肋骨骨折，心包破裂、心脏挫伤，左侧膈肌破裂、膈疝，肺挫伤，血胸，脾破裂，胰腺挫伤，左前臂、骨盆、下颌骨骨折）

【临床资料】

患者，男，46岁。

1. 病史　车祸中被甩出汽车，俯卧着地，以胸痛、腹痛、呼吸困难、间断咯血3h急诊入院。

2. 体格检查　T：36.2℃，P：135次/分，R：34次/分，BP：105/70mmHg，SpO_2：85%，神志清楚，面色、睑结膜苍白，气管右移，左侧胸廓压痛阳性、间接压痛阳性，心音低钝，左肺呼吸音低，上腹部肌紧张，压痛。左上臂肿胀、畸形。骨盆分离试验阳性。

3. 辅助检查

（1）胸部X线片、胸部CT：左侧第6～8肋骨多根多处骨折、胸腔积液、纵隔右移、膈肌不完整（膈疝？）、左肱骨干和前臂骨折、骨盆骨折、下颌骨骨折（图23-57～图23-61）。

（2）腹部超声：腹腔积液，肝、脾显示不清。

（3）血常规：WBC $18.5×10^9$/L，HGB 110g/L，PLT $195×10^9$/L。

（4）血气分析：pH 7.36，PCO_2 45mmHg，PO_2 68mmHg，BE －5.1mmol/L，HCO_3^- 20.3mmol/L。

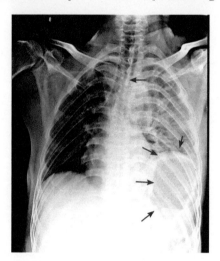

图23-57　左胸腔积液、膈疝、纵隔右移

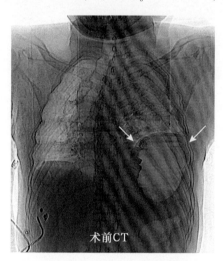

图23-58　CT显示左侧膈疝

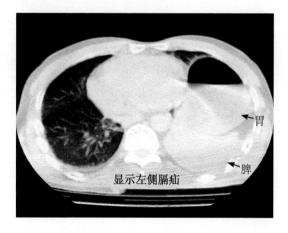

图23-59　CT显示膈疝2

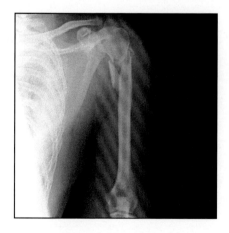

图23-60　左侧肱骨骨折

【术前准备】

气管插管,呼吸机辅助呼吸,开放多条静脉通路,快速补液,交叉配血。下胃管行胃肠减压,骨科行左前臂骨折石膏固定。

【手术和救治过程】

全身麻醉,插气管双腔管,右侧卧位,做左胸第 7 肋间后外侧切口剖胸探查:多根、多处肋骨骨折,连枷胸。肺下叶多处挫伤,淤血,胸腔内不凝血 2000ml。膈神经前心包纵向撕裂,上至主动脉弓,下达膈肌,心脏完全暴露,其表面广泛充血肿胀。膈肌中心腱至肋膈窦纵向裂口长约 12cm。胃、脾、网膜、胰尾经此疝入胸腔。切除破裂的脾,安置左上腹腔引流管。粗丝线缝合修补膈肌和心包裂口(膈上心包留口约 3cm)。对第 6～8 肋骨骨折,用"肋骨钉"(聚左旋乳酸可吸收骨)固定,在距骨折两断端 2cm 处钻孔,贯穿双根 1 号可吸收线,对拢打结加强固定,恢复胸廓完整性。于腋后线第 8 肋间置胸腔闭式引流管,在胸壁肌肉与肋骨之间置内径 3.5mm 引流管并接高负压引流瓶。带气管插管,安返 ICU(图 23-62,图 23-63)。

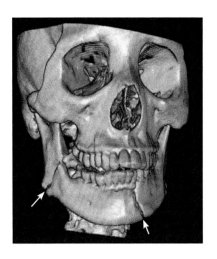

图 23-61　CT 三维图像重建显示下颌骨骨折

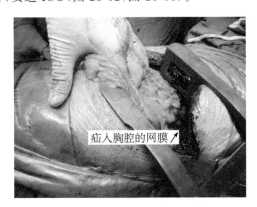

图 23-62　疝入胸腔的网膜

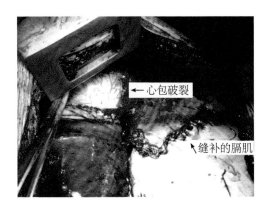

图 23-63　心包破裂、缝补的膈肌

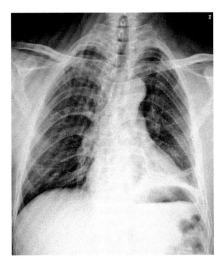

图 23-64　伤后 3 个月胸部 X 线片显示肺野清晰、膈肌完整

【术后处理】

术后在 ICU 经历了肺部感染、成人呼吸窘迫综合征并发症,应用呼吸机进行呼气末持续正压通气(PEEP),8d 后脱机。持续胃肠减压至胃肠功能恢复(术后 3d),因下颌骨骨折无法咀嚼,故保留胃管鼻饲 35d(下颌骨手术固定后)。术后 10d 创伤骨科行左肱骨干和前臂骨折内固定手术。伤后 60d 治愈出院。3 个月复查胸部 X 线片显示肺野清晰,膈肌完整(图 23-64)。

【点评】

1. 如何快速诊断伤情　本章第二节的"二"和"三"两个严重多发伤、联合伤的典型病例,病情复杂、危重,同时有多脏器损伤,涉及多学科。其中的胸心外科伤情早期表现可能比较隐匿,但后果凶险。所以,胸心外科医师要积极进入诊疗程序,一旦接触患者后,要迅速全面了解,判断有无本专科情况?要有强烈的"疑诊"意识,即所谓"大胆设想,小心求证"。

2. 如何运用检查手段

(1)物理诊断:"望、触、叩、听"在首诊时最重要,是其他检查手段无法替代的。

(2)胸部 X 线片:虽是平面图像,但可显示胸壁、骨骼、心肺、纵隔、横膈等。其简单易行,也是其他检查无法替代的基础检查手段。其动态变化对诊断有帮助。本章第二节的"二、高空坠落伤"病例,第 1 次胸部 X

线片和3h后CT定位平片均显示左下胸腔的囊状阴影,但形态与位置有动态变化,强烈提示膈疝,手术得到证实。

(3)胸部和腹部CT:具有准确的定位和较灵敏的定性功能,肋骨和胸骨的三维重建(3D)可以直观显示病变,有条件尽早检查。但是,有时胸部X线片与CT三维重建所显示的肋骨或胸骨骨折断端移位程度不一致,胸部X线片显示的移位重,CT三维重建显示的移位轻。这与检查时患者体位不同有关,胸部X线片多是立位或半坐位,患者的保护性体位、胸部肌肉张力牵拉等因素,导致骨折断端移位显著。而CT取仰卧位,无上述因素,骨折断端暂时"复位",所以显示骨折断端移位不显著。此现象,提示骨折属不稳定型。

(4)超声学检查:可显示胸腔、心包、腹腔积液和心脏结构及腹腔实质性器官的形态,发现肝、脾、胰腺破裂(尤其下胸部伤)。但是,在临床中确有许多腹腔实质性器官损伤而腹部超声检查"未见异常",漏诊率为3.8%~6.2%。这可能与急诊检查、仪器、人员及患者体位、饱食、膈疝后脏器解剖紊乱等因素有关。

3. 如何处理伤情　要保证患者生命体征平稳,按轻重缓急有次序有重点地进行处理。要与相关专科医师密切合作,整体把握、分清主次。即选准手术适应证、把握好手术时机、安排合理的手术顺序、使用适宜的手术切口。先处理危及生命的脏器损伤。本章第二节的"二、"和"三、"两个病例都是尽快剖胸探查。先处理破裂出血的脾、肝等,然后再缝合破裂的膈肌和心包,最后选择性固定肋骨骨折。四肢骨折则临时固定,择期手术内固定。对于伴有上腹部脏器损伤者,剖胸手术,径路简捷,第7~8肋间切口进胸可直达横膈。通过破裂的膈肌或切开膈肌,处理上腹部脏器损伤也属不难。急性期疝入器官与膈肌裂口无粘连,还纳腹腔不难,粗丝线间断"8"字缝合修补膈肌裂口即可。肋骨骨折固定的目的是恢复胸廓完整性,应有选择性,并非全部固定。固定材料应根据实际情况采用多样化。

4. 因地制宜,胸心专长互补　剖胸探查要按系统有次序进行,勿遗漏心包、大血管。心包的线形破口可直接缝合。破口大而闭合困难者,用绦纶片修补缝合。有心脏疝出脱位、嵌顿时,应迅速复位,修补心包。合并心脏损伤或估计心脏会水肿增大者,应扩大破口,不予缝合。不论怎样缝合,均不要完全封闭心包,要"留窗",供心包积液内引流用,要防止损伤膈神经、警惕心脏钝挫伤。如果术后仍有心包积液,可在B超引导下行心包穿刺,沿导丝插入单腔Arrow静脉导管并留置,分次缓慢抽液即可。心脏外科专业原本是从胸外科发展派生出来的,很多医师仍是身兼胸及心外科两职的"复合型"人才,这对及时发现和正确处理胸部创伤合并心脏、大血管损伤非常有利。由于心脏及大血管创伤比单纯的胸部创伤更加凶险,救治时间更紧迫,所以,即使胸心外科分开设置的科室,或尚无心脏外科经验的胸外科医师,如果对心脏及大血管损伤有所了解,掌握其诊疗的基本方法,救治效果肯定好,以"生命高于一切"为宗旨,即便"跨界"也应该。我国著名的胸心外科巨匠苏鸿熙1999年3月有诗云:"胸心外科本根同,兼学并蓄耳目聪;知识偏朴易误判,足智善辩多奏功;基础训练胸心顾,诊断手术全面通;祝愿同道学全面,跨越鸿沟医众生"。

5. 增强肺保护意识与措施,多学科合作共渡难关　许多患者,需留在ICU接受监护与治疗。在诸多并发症中,肺部并发症的发生率、死亡率均占首位。这与胸部创伤后,引起直接的和间接的肺损伤有关,也与不合理使用呼吸机有一定关系。在临床实践中不乏有因机械通气导致了严重的相关并发症而死亡的病例。机械通气是"双刃剑",它能改善通气与氧合,内固定稳定胸廓。但是,也有难以避免的相关并发症。气压伤、严重耐药或多重感染的肺炎、呼吸机依赖是其主要并发症,其发生率与呼吸机使用时间成正比。增强肺保护意识,将肺保护措施贯穿于整个围术期。需要胸外科医师与麻醉医师密切合作,采用麻醉复苏快通道,尽早拔除气管插管,降低入ICU概率。更重要的是与ICU医师充分沟通,运用快速康复外科的理念,合理使用机械通气,掌握好撤离呼吸机的最佳时机。努力避免出现"成功的胸外科手术,不成功的救治病例"。

(首都医科大学附属北京潞河医院　吴　骏)

四、胸、心、腹部严重创伤、低心排血量综合征,应用 IABP

【临床资料】

患者,男,38岁,建筑工人。

1. 病史　入院前2h,患者从6层楼坠落。即刻意识不清约2min。急诊头颅CT:颅骨凹陷性骨折,收入神经外科。

2. 检查　T:35.2℃,P:107次/分,R:30次/分,BP:121/59mmHg,SpO₂:90%,浅昏迷,头部的左颞部

肿胀。面色、睑结膜苍白,气管右移,左侧胸廓压痛阳性、间接压痛阳性,心音低钝,左肺呼吸音低,上腹部肌紧张、压痛阳性。

3. 辅助检查

(1)胸部 X 线片:左侧肺野大片高密度阴影,可疑多发肋骨骨折(图 23-65,图 23-66)。

(2)腹部超声:腹腔少量积液,肝脾显示不清。

(3)血常规:WBC $18.5×10^9$/L,HGB 110g/L,PLT $195×10^9$/L。

(4)血气分析:pH 7.36,PO_2 68mmHg,PCO_2 45mmHg,BE -5.1mmol/L,HCO_3^- 20.3mmol/L。

4. 术后诊断　颅骨骨折,左侧多发肋骨骨折,肺挫伤,心脏破裂,心肌钝挫伤,脾破裂,低心排血量综合征(low cardiac output syndrome,LCOS)。

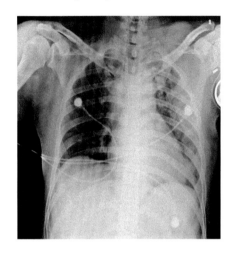

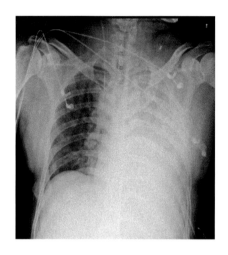

图 23-65　伤后 2h 胸部 X 线片显示左侧肺野密度增高　　　图 23-66　伤后 6h 显示左侧胸腔大量积液、可疑肋骨骨折

【手术和救治过程】

普外科医师会诊,左侧下腹部穿刺获不凝血液。全身麻醉下剖腹探查,清除腹腔积血 1200ml,切除破裂的脾,于左侧腋中线第 6 肋间置胸腔闭式引流管,引出不凝血 200ml。持续静脉泵入正性肌力药物多巴胺并将患者送至 ICU。虽经积极补液、输血抗休克等综合救治,仍有低血压、脉压小、中心静脉压高(P:98～120 次/分,BP:46～135/45～89 mmHg,CVP:8～15cmH₂O),左侧胸腔闭式引流血液 1100ml/4h。

胸心外科医师应邀会诊后,再次入手术室,右侧卧位,经左胸后外侧切口第 7 肋间剖胸探查,清除胸腔积血 800ml,心包前脂肪大片血肿,心包张力高,如球状,切开后有高压力血液涌出,心脏空瘪,搏动缓慢微弱,清除凝血块约 150g,见左心耳尖端、左心室前壁分别有长约 0.5cm、0.8cm 裂口。立即结扎左心耳裂口,挤压心脏 5min 后心脏复跳,窦性心律。用 3-0 Prolene 针线穿毡垫片,缝合心脏破口。左、右心室表面均有片状挫伤血肿,心肌水肿质脆。肺下叶裂伤长约 6cm,表面为凝血块覆盖,不漏气。清除凝血块,用细丝线缝合修补肺裂伤。粗丝线间断缝合心包切口(膈上心包留口约 3cm),关胸术毕,术中出血约 5500ml。

转入 ICU 后经输血、补液扩容、纠正酸中毒,持续静脉泵入正性肌力药物多巴胺 33～45μg/(kg·min),肾上腺素 0.09～0.1 μg/(kg·min)。BP:80～95/50～75 mmHg,CVP:12～15cmH₂O,四肢发冷苍白,尿量减少至 0.5～1(ml/kg·h)以下。判断为心脏裂伤、钝挫伤导致低心排血量综合征(LCOS)。经右侧股动脉插管,置入 40ml 主动脉内球囊反搏导管,行主动脉内球囊反搏(IABP),反搏比例 1:1。持续 3d 后循环指标趋于稳定,5d 后正性肌力药物用量减至多巴胺 5μg/(kg·min),肾上腺素 0.03μg/(kg·min),P:89 次/分,BP:120/55 mmHg,CVP:8～10cmH₂O,停止主动脉内球囊反搏。8d 后撤离呼吸机,30d 后治愈出院(图 23-67,图 23-68)。

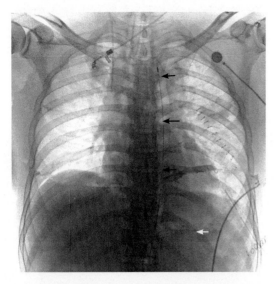

图 23-67　术后胸部 X 线片显示 IABP 导管（箭头所示）

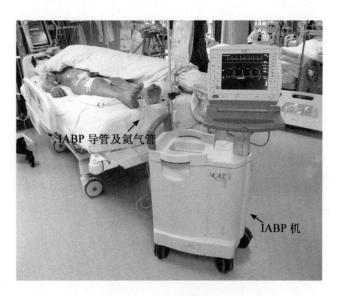

图 23-68　IABP 工作场景

【点评】

1. 成功与不足　该病例为闭合性头颅、胸部、心脏、腹部严重创伤,伤势危重、复杂,诊疗难度大,虽然治疗结果满意,但诊断和救治过程尚有瑕疵。在多脏器伤中,心脏破裂、心包填塞可迅速危及生命。病例首诊医师缺乏对高处坠落伤复杂程度的警惕和诊断能力,未在早期请多科室会诊,进而发现相关脏器损伤。虽然积极剖腹切除了破裂的脾,但是,仍存在胸腔引流不断、循环指标不稳定、对胸部伤情不甚知晓、未请胸心外科医师会诊情况下,将患者送回了 ICU 的不足。如果切除破裂脾后不离开手术室,继续剖胸手术,则可减少周折风险。如果首先开左胸探查,即可及早处理心脏、肺脏损伤,还可开膈探查腹腔,毫无困难地切除脾。如此可避免二次手术打击,这是更合理的手术顺序。

2. 提高对心脏破裂、钝挫伤的诊断能力　前者主要是心包填塞、休克,后者主是心肌血肿、水肿、心包积液、心肌收缩力下降。两者在胸部闭合性损伤时,无明显特异性症状与体征。以往的教科书介绍,如有 Beck 三联征(低血压、高中心静脉压、心音遥远)伴奇脉诊断即成立,但实际干扰因素很多。胸部 X 线片、CT、心电图、心肌酶学等检查也缺乏特异性。有创性的心包穿刺,具有一定的诊断和缓解病情的价值。但也有心肌损伤的风险性与假阴、阳性的缺点。无创性的超声学检查可清晰显示心脏结构,判定心包积液与定量,判定心功能(左心室射血分数,EF),最具实用价值。该病例如果行胸部超声学检查,可以及早发现心包积液和胸腔积液。

3. 胸心创伤后低心排血量综合征及救治　1969 年,Dietzman 等首次提出低心排血量综合征(LCOS)的概念,到了 20 世纪 80 年代,人们才将此概念广泛应用于临床。按体表面积计算正常人的心排血量也就是心排血指数(CI),为 $3\sim4L/(min \cdot m^2)$,将原发于心肌损害导致心泵功能低下$[CI<3L/(min \cdot m^2)]$,伴有周围血管收缩,组织灌注不足的临床现象,称为低心排血量综合征。其主要是由于心脏外科术后各种因素所致,胸部创伤产生的心包填塞、心脏破裂、心脏钝挫伤、心肌水肿也可导致 LCOS。其主要临床表现为 $CI<2.5L/(min \cdot m^2)$,心率快,脉压小,血压下降(收缩压$<90mmHg$),中心静脉压上升、末梢血管收缩,四肢发冷苍白或发绀,桡动脉、足背动脉脉搏细弱,尿量减少等。救治原则是消除病因,优化心率(90~100 次/分),降低心脏前后负荷,增加心肌收缩力,有指征时应用主动脉内球囊(intra-aortic balloon pump,IABP)治疗。

4. 主动脉内球囊反搏在胸心创伤 LCOS 时的应用价值　1593 年,Adrian Kantrowitz 医师和他的兄弟机械工程系教授 Adthur Kantrowitz 发表论文《实验性主动脉压力增加冠状动脉血流》,开始了主动脉内球囊反搏(IABP)技术的应用。目前,其是成熟的危重心血管疾病救治手段之一。其主要工作原理:波动性氦气球囊置于左侧锁骨下动脉开口远端与肾动脉开口上方的降主动脉内,做与心脏搏动相反的充气和放气动作,驱使主动脉内血流向上下两方向运动,增加冠状动脉、头部血管、肾动脉血流,降低前后负荷,增强心肌收缩力。从而使心脏有足够的时间度过水肿期,逐渐恢复功能。目前主要应用在冠状动脉外科和心内科介入治疗领域,而实际可应用的范围更广。心脏创伤较少出现 LCOS,但是如果心肌损伤广泛、心肌水肿严重或低血压时间较长,均可发生 LCOS,在常规治疗时,大量多种血管活性药物(如多巴胺、肾上腺素)的剂量已达有害水平,仍无好转时,应用 IABP 可以逆转病程。本病例救治成功,证明了这一点。

(首都医科大学附属北京潞河医院　吴　骏)

五、头、颈、胸、腹及双上肢多发刀刺伤

【临床资料】

患者,男,22 岁。被尖刀刺中头、颈、胸、腹及双上肢,由"120 急救"予以院前急救,40min 后送笔者所在医院同时通知急诊科并报告伤情。患者在院前估测失血达 3000ml 左右,呈失血性休克状态,经"120 急救"包扎伤口并进行补液抗休克等基本生命支持,患者到达医院时神志清楚,心率 105 次/分,血压 97/56mmHg。

【手术和救治过程】

急诊科接通知后立刻开通绿色通道,呼叫胸外科等相关科室会诊人员到达急诊科接诊,并通知手术室做好手术准备。患者到院后经快速检诊发现胸、腹、头、颈及双上肢多部位刀刺伤,其中胸正中留有尖刀一把(图 23-69)。超声检查在双侧胸腔及腹腔探及液性暗区,因气体干扰心包影未显示。患者随后被快速送入手术室,同时进行验血及备血。

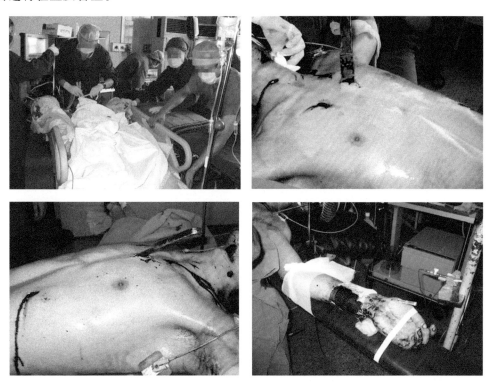

图 23-69　患者入院时情况及术前准备

手术由胸外科、腹部外科、骨科及神经外科医师共同参加完成,以胸、腹优先探查为主。胸腹采取"十"字联合探查切口(图 23-70)。手术探查发现双上肺多发裂伤,深达 6cm,双侧血气胸;胸壁多发贯通伤,胸骨、肋骨及肋弓骨折;膈肌裂伤,肝裂伤,胃贯通伤,胰腺裂伤;头颈部多发软组织裂伤;右掌及左前臂贯通伤,左尺骨开放性骨折。手术予以肺修补,肝部分切除,胃修补,胰修补,浅表软组织清创缝合,尺骨骨折石膏固定。术中后期伤口广泛渗血不凝,急查血常规示血小板计数为 53×10^9/L,凝血酶原时间为 26.6s,纤维蛋白原为 0.64g/L,诊断弥散性血管内凝血(DIC),且出现血压急速下降、心率减慢,立即静脉注射多巴胺及肾上腺素后纠正。因病情极度危重,在主要生命脏器损伤

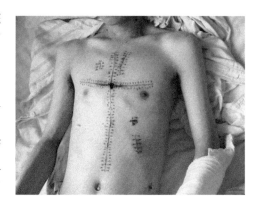

图 23-70　"十"字联合探查切口

出血完成修复止血后,立即终止手术,送 ICU 进一步治疗。上肢有无肌腱及神经损伤等伤情未进一步探查,留待二期手术,仅做伤口清创缝合并石膏固定。术中合计清除体内积血约 6200ml,输红细胞悬液 3800ml 及新鲜血浆 1400ml。

【术后处理】

术后予以呼吸机辅助呼吸;低分子右旋糖酐扩容;输血及血浆,补充血容量及凝血因子;低分子肝素钠皮下注射纠正 DIC;抗生素抗感染;纠正电解质及酸碱紊乱;静脉输注灯盏细辛及硝普钠扩血管;多巴胺维持血压;奥美拉唑预防消化道应激性出血;并予甲泼尼松龙静脉滴注。经上述处理后,患者伤情逐步稳定,伤口一期愈合康复出院,出院时仅留有右侧臂丛神经部分损伤,予继续神经营养治疗。

【点评】

1. 院前急救秉承了"生命支持,快速后送"的原则,为后续抢救赢得了时间。

2. 院内急救绿色通道高效完善,患者得以尽早手术治疗。

3. 多学科联合,协同作战。抢救生命为先,功能恢复为后。及时发现、正确处理并发症。

（中国人民解放军第 306 医院　李　鲁）

第三节　心脏大血管创伤及血胸

一、心室破裂修补后二次手术（血胸清除、心包修补、肋骨骨折内固定）

【临床资料】

患者,男,55 岁,主因"外伤后胸背痛 4d,胸闷喘憋 2d"入院。

1. **病史**　患者 4d 前被马车砸伤(具体不详),当时即出现意识丧失,10min 左右后转醒,感胸背部及左下肢疼痛,右耳、鼻、口有鲜血流出,急送当地医院,入住骨科,行左下肢 X 线检查未见明显骨折征象,胸部 X 线片示左侧多发肋骨骨折,胸腔积液,转入胸外科继续治疗。行胸腔闭式引流术,引出血性液体,量不详;术后 1h 左右患者胸闷喘憋明显,无法忍受,渐烦躁,急送至手术室行剖胸探查,术中见"活动性出血,心包破裂,左心室前壁划伤",予以缝合止血、固定部分骨折断端(具体不详),同时予以输红细胞、血小板等治疗,术后入住 ICU,继续对症治疗,为求进一步治疗转诊到笔者所在医院。

2. **体格检查**　T:38.4℃,P:29 次/分,R:150 次/分,BP:110/82mmHg(1mmHg＝0.133kPa)。神志欠清,营养发育良好,平车推入病室,被动体位,查体欠合作。球结膜苍白,左侧颜面部可见皮肤挫伤,已结痂;颈软,右颈部留置中心静脉管;胸带外固定,左侧胸背部可见血性渗出,留置的胸腔闭式引流管未见液体引出,呼吸急促,听诊右肺呼吸音粗,左肺上野呼吸音弱,左肺中下野未闻及呼吸音;心律齐,心率快,心前区未闻及病理性杂音;左下肢肿胀,皮肤可见大面积青紫,无骨擦音及骨擦感,活动可。

3. **辅助检查**　胸部 CT(外院)显示左侧多发肋骨骨折,胸内可见骨折后游离骨,左包裹积液(图 23-71)。头颅 CT(外院)显示颅底骨折。

【手术和救治过程】

患者入笔者所在医院心外科,暂予以抗生素抗感染、保护心肌、预防应激性溃疡等对症支持治疗。后转入笔者所在胸外科,第一次手术后 5d 行"左侧机化性血胸清除、自体胸膜补片心包缺损修补、肋骨骨折复位内固定术"。手术过程:全身麻醉满意后,右侧卧位,左胸部聚维酮碘消毒,铺无菌单;拔除原胸引管,拆除原切口并延长成为左后外侧切口,长约 40cm,经第 7 肋间进胸,见胸内积血及血块约 1800ml,吸净积血探查:左侧第 1～10 肋骨骨折,其中第 3～9 肋骨多段骨折,第 2～6 肋肋软骨部呈粉碎性骨折,各骨折断端错位,部分原固定钢丝脱落,左肋弓于第 7 肋上缘处离断,左膈神经前上方心包呈不规则缺损,大小约 6cm×4cm 大小,心脏裸露(图 23-72),可见右心室前壁 3 处缝合线;未及活动性出血部位;未及明确肺裂伤部位。冲洗胸腔,试肺可良好复张,无漏气。修剪左侧壁层胸膜至合适大小,给予间断缝合修补缺损心包(图 23-73)。清除钢丝及原缝线,游离各肋骨骨折断端,缝扎各骨折之间肋间血管以止血,记忆合金肋骨固定器固定左侧第 3～7 后肋骨折处及第 5～7 前肋骨折处,可吸收骨钉固定左侧第 8 及第 9 后肋骨折处,左侧第 2 及第 8 前肋可吸收线缝合固定,修剪肋弓断缘,双 7 号线双针缝合固定,双管引流后逐层关闭切口。术中出血约

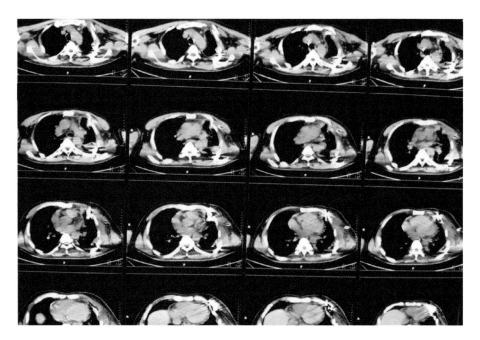

图 23-71　外院胸部 CT

1200ml,输红细胞 4U。术毕患者清醒有力,拔除气管插管后,安返 ICU,术后 CT 示肺复张良好(图 23-74)术后切口前部裂开,部分固定骨板裸露,10d 后取出切口表面松动骨板,切除修剪肋骨骨折断端(图 23-75),换药后二期缝合(图 23-76),痊愈出院。

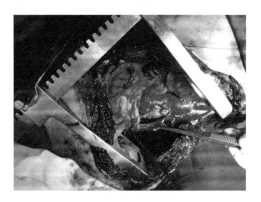

图 23-72　裸露心脏

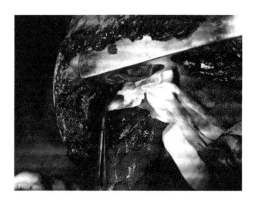

图 23-73　间断缝合修补缺损心包

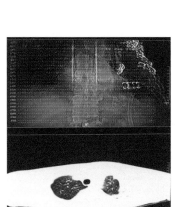

图 23-74　术后 CT

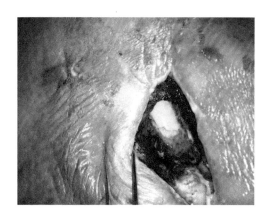

图 23-75　修剪肋骨骨折断端

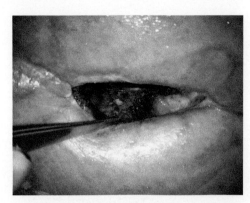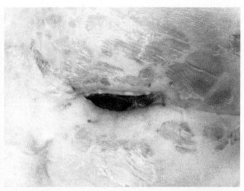

图 23-76　换药后二期缝合

【点评】

1. 该患者心室破裂,在基层医院行心室缝合,简单钢丝固定后转笔者所在医院,探查时发现心包口未缝合,有心脏疝的可能性,因心包组织水肿不能直接缝合,采用自体胸膜组织缝合修补。

2. 切口固定物感染,环抱器裸露,采取换药,将暴露不稳定的环抱器取出,肉芽组织将骨折断端及环抱器逐渐覆盖,换药 1 个月后二次缝合治愈。

(赤峰学院附属医院　苏志勇)

二、多发肋骨、胸骨骨折,降主动脉破裂、无名动脉破裂

【临床资料】

患者,男,17 岁,主因"外伤后胸闷、憋气 5h"入院。

1. 病史　患者于 5h 前外伤后出现意识不清,约 10min 后清醒,清醒后出现胸闷、憋气,烦躁,口渴,急送入当地医院行胸部 CT 检查,考虑主动脉夹层动脉瘤。

2. 体格检查　T:36.4℃,P:118 次/分,R:20 次/分,BP:108/63mmHg。神志清楚,平车推入病室,查体欠合作。头面部可见多处皮肤挫伤。右颈部略肿胀,气管居中,无异常血管搏动。胸廓两侧对称,双肺呼吸音粗,未闻及干湿啰音,心律齐,各瓣膜区听诊未闻及病理性杂音。腹软,剑突下、右腹部压痛,无反跳痛。肝、脾、双肾未及异常,肠鸣音正常。双侧股动脉、腘动脉、足背动脉搏动良好,双上肢桡动脉搏动良好。脊柱呈现生理弯曲,四体活动自如,双下肢无水肿。

3. 辅助检查　自带外院胸部 CT 考虑胸主动脉夹层动脉瘤。动脉超声示右侧颈动脉有撕裂伤,局部血肿。

【手术和救治过程】

患者入院后完善辅助检查,于 2011 年 05 月 09 日 02:40 分急诊全身麻醉下行"经胸骨正中无名动脉修补术、经左胸降主动脉修补术"。手术经过:全身麻醉后,取平卧位,常规消毒胸部及颈部,胸骨正中切口剖胸,上端切口延至颈部中段(图 23-77),见胸骨约第 2 肋水平横断,无名动脉发出后约 0.5cm 左侧壁破裂,裂口约 2cm,周围血肿形成假性动脉瘤,压迫气管。胸降主动脉于左锁骨下动脉以远约 4cm 内膜及中层横断,断端分离约 3cm,外膜包绕形成假性动脉瘤,纵隔血肿形成,胸腔内大量渗血约 1500ml。游离主动脉升弓部,显露无名动脉起始部,破瘤阻断破口远近端且显露破口(阻断时间 5min),开放阻断,于半阻断状态用 5-0 Prolene 线连续双层缝合破口,排气后完全开放阻断,固定骨折胸骨后缝合正中切口,翻身后取左胸后外侧切口(图 23-78),经第 3 肋间进胸,清除积血,游离瘤体近远端主动脉,套带阻断,破瘤显露断端,5-0 Prolene 线连续端-端吻合破口,排气后开放阻断,阻断时间 27min。缝合纵隔胸膜,常规逐层关胸,术中出血约 800ml。术后,患者状态尚可,心率为 100 次/分,心律齐,血压为 100/50mmHg。待患者完全稳定后送入 ICU。术后患者生命得救,但由于阻断时间过长,出现了脊髓缺血性损伤,术后需康复治疗。

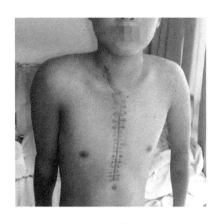

图 23-77　胸骨正中切口

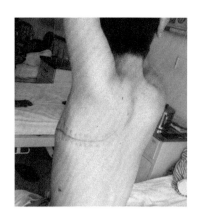

图 23-78　左胸后外侧切口

【点评】

本病例由于急救操作过程中当地医院条件所限,在阻断血管下完成无名动脉修补,主动脉端-端吻合,如果条件具备,应建立体外循环,或进行左心室转流及股股转流、分流等方法进行手术,良好的脊髓缺血保护措施,是手术的另一个关键要点,但实际救治过程中,特别是心脏、大血管损伤,往往能转送到条件精良的医疗机构的患者是寥寥可数的,多半死于现场或转运途中,如果就地抢救,以抢救生命为第一目的临时救助,如压迫止血、急救缝合修补等,尽管手术并不完美,但成功挽救了患者生命,还是有很大价值的,也为进一步手术康复赢得了时间。

(赤峰学院附属医院　苏志勇)

三、针灸致心肌破损、急性心包填塞

病例一

【临床资料】

患者,女,61 岁。

1. 病史　3h 前针灸"膻中穴",随后胸闷、心悸、喘憋、乏力。1h 前来笔者所在医院急诊科就诊,BP:60/32mmHg,胸部 X 线片、心电图检查未见明显异常,以"低血压原因待查、心源性休克"收住 ICU。

2. 体格检查　T:36.2℃,P:99 次/分,R:22 次/分,BP:77/32mmHg,CVP:14~18cmH$_2$O,口渴、烦躁、四肢皮肤湿冷花斑,颈静脉怒张,心音遥远。

3. 辅助检查

(1)胸部 X 线片:肺纹理增多。

(2)心电图:大致正常。

(3)血常规:WBC 14.1×10^9/L,HGB 130g/L,PLT 270×10^9/L。

(4)急诊生化:K$^+$ 3.48mmol/L,Na$^+$ 147mmol/L,Cl$^-$ 107mmol/L,BUN 5mmol/L,GlU 13.2mmol/L,Cr 66μmol/L。

【手术和救治过程】

立即采取补液、多巴胺持续静脉泵入等抗休克措施。急诊行床旁心脏彩超检查,显示中量心包积液。在超声引导下进行心包穿刺,沿导丝插入单腔 Arrow 静脉导管并留置,抽出不凝血 150ml。血压回升至 100/60mmHg,中心静脉压降至 8~12cmH$_2$O。此后 1h 又从心包内抽出积血 400ml。诊断为心肌破损,急性心包填塞。由 ICU 带气管插管入手术室,血压为 85/65mmHg,意识不清,瞳孔散大。仰卧位,快速皮肤消毒并取正中切口剖胸,切开高张力状态的心包,清除积血约 100ml,凝血块约 30g,解除压塞,心搏转为有力,血压回升。此时开始应用麻醉药。检查见右心室前壁心肌多条浅裂伤,范围约 0.8cm×0.5cm,有活动性出血。用 4-0 Pro-lene 线穿垫片缝合修补止血。置纵隔及心包引流管各一条经剑突下引出,间断缝合心包,应用"胸骨钉"(聚左旋乳酸可吸收骨)3 枚、环形钢丝 6 道固定胸骨,逐层缝合伤口术毕。待循环指标正常,停用多巴胺等升压药物,安送 ICU。术后恢复平顺,14d 心脏彩超复查:无心包积液,心脏结构与功能正常(图 23-79～图 23-83)。

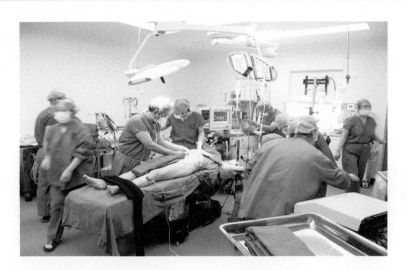

图 23-79　急诊入手术室

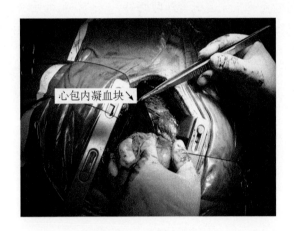

图 23-80　心包内凝血块

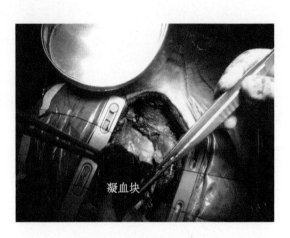

图 23-81　清除心包内凝血块

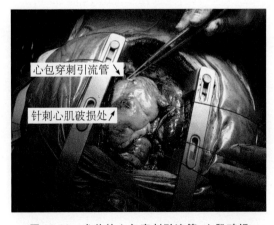

图 23-82　术前的心包穿刺引流管、心肌破损

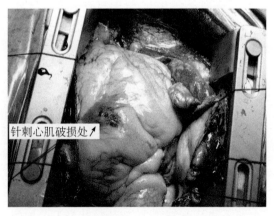

图 23-83　心肌破损

病例二

【临床资料】

患者,女,55 岁。

1. 病史　5h 前针灸"膻中穴",随后胸痛、胸闷、心悸、大汗、乏力。既往高血压史 5 年。

2. 体格检查　T:35.2℃,P:114 次/分,R:27 次/分,BP:111/68mmHg,口渴、烦躁、四肢皮肤湿冷花斑,轻度颈静脉怒张,心音遥远。

3. 辅助检查

(1)心电图:大致正常。

(2)胸部 CT:右侧气胸,心包积液(图 23-84～图 23-86)。

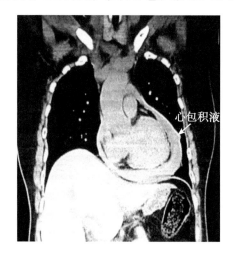

图 23-84　CT 纵隔窗显示心包积液

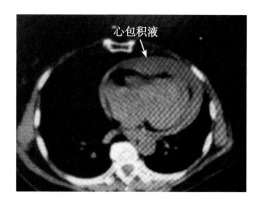

图 23-85　CT 纵轴位显示心包积液

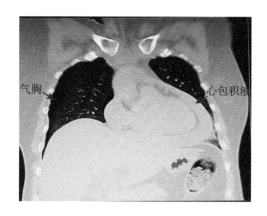

图 23-86　CT 肺窗显示心包积液、右侧气胸

【手术和救治过程】

急诊床旁心脏彩超检查见右心室前壁心包积液厚达 2.6cm。在超声引导下行心包穿刺,沿导丝插入单腔 Arrow 静脉导管并留置,抽出不凝血液 180ml,超声显示心包积液量减少,心率降至 70 次/分,胸闷、心悸明显减轻。继之行右侧锁骨中线第 2 肋间胸腔闭式引流术,缓慢引出大量气体后呼吸困难消失。1h 内又引出心包积血 300ml,此后心包引流液逐渐减量,至 48h 后不再有引流液。3d 后超声复查无心包积液,心脏结构及功能正常,拔除心包引流管。5d 后胸部 X 线片复查无液气胸,而拔除胸腔闭式引流管。2 周后痊愈出院。

【点评】

1. 针灸导致心脏损伤罕见而危急　针灸致内脏损伤中,心脏损伤后果最严重。中医典籍《黄帝内经·素问》有"中心者,环死"之说。环死是指 1d 内死亡。其发生率虽低,但预后极差。现代国内有关针灸意外伤及心脏的报道首见于 1954 年,迄今已报道 7 例。国外,无论欧美及日本,均有此类事件发生。损伤的原因:选择穴位失准;心脏病理原因,如心脏肥大或心包积液,可使针刺路径变短,缩窄性心包炎,心包腔闭塞致使针灸针容易刺中心脏;操作手法不当,进针过深、过力、偏向、手法过重等。"膻中穴"穴位在体前正中线,两乳头中间,其皮下后方是胸骨,针灸针无法刺透。该病例显然是进针偏离了正常穴位,从胸骨左缘刺入心包,在心脏连续性搏动时,心肌被反复针刺、划割而出血,造成急性心包填塞。

2. 针灸导致心脏损伤的临床表现　①心包填塞,因针刺心包裂口较小,心包内积血不易排出所致;②心肌缺血和心力衰竭,因针刺伤及冠状动脉、心肌供血障碍所致;③猝死,多为针刺后心电不稳定诱发严重的心律失常如心室颤动、心搏骤停。了解上述病理生理改变,有助于诊断与治疗。

3. 针灸导致心脏损伤的救治 此类患者,起病急,可迅速进入休克状态。且往往无先兆,一时查不到原因,容易误诊。胸部针灸史具有强烈提示作用。X胸片无特异性诊断价值,胸部CT可见心包积液征象有诊断价值,而且快捷、信息量大。无创性的超声心动图检查发现心包积液,即可定性,最具有实用价值。有创性的心包穿刺并留置细管(如Arrow静脉导管),既可诊断,又可抽出心包积血暂缓病情,为急诊剖胸手术争取宝贵时间。同时还可通过观察心包引流量,判断是否为进行性出血,确实有无紧急手术适应证。对于出血量不大,循环稳定、出血能停止的病例,经此治疗可免除剖胸手术。经心包引流无效者,手术是唯一有效的救治手段,即使血压很低或心搏停止,如能持续心外按压,简化手术准备,尽快剖胸,剪开心包,直接捏挤心脏,也有救治成功的可能。因为针灸刺伤的心肌损伤一般在心脏前壁,所以胸正中切口剖胸暴露较好。而且此种

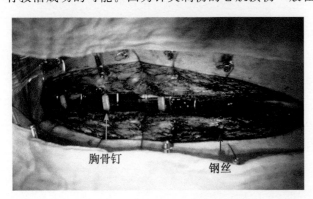

心肌损伤一般不太重,加之此时心搏较弱,用Prolene线穿垫片缝合修补止血并无困难。必要时,用不停搏冠状动脉旁路移植手术时的心脏稳定器,局部心肌制动下,从容缝合修补,效果更好。

4. 应用"胸骨钉"预防胸骨哆开 胸部正中切口需纵向劈开胸骨,术后常规用5~6道环形钢丝固定胸骨。胸骨愈合不良而哆开、胸骨骨髓炎、纵隔感染等是发生率较低、死亡率较高的严重并发症,胸骨固定不牢是主要始动因素。笔者使用环形钢丝加"胸骨钉(聚左旋乳酸可吸收骨)"固定胸骨。"胸骨钉",可有效地防止胸骨断端前后移位,尚可在骨折愈合后降解为水和二氧化碳被完全吸收(图23-87)。

图23-87 用胸骨钉+钢丝固定胸骨

(首都医科大学附属北京潞河医院 吴 骏 杨海平)

四、延迟性手术治疗冠状动脉造影致巨大隔血肿

【临床资料】

患者,男,64岁,主因"间断胸闷、胸痛1个月"入住心内科。心电图显示窦性心律,V_1~V_5导联ST段压低0.05~0.1mV,T波双向。急诊化验血红蛋白(HGB)为130g/L,肌酐为107μmol/L,尿素氮为6.9mmol/L。

诊断:冠状动脉粥样硬化性心脏病、不稳定型心绞痛。

入院第2日行冠状动脉造影:经右侧桡动脉穿刺造影显示冠状动脉三支病变,拟行右冠状动脉PCI,追加肝素6000U。导丝在锁骨下附近前进受阻并穿透锁骨下动脉的细小分支(甲状腺颈干动脉根部的纵隔动脉支),造影剂外渗至纵隔。立即予鱼精蛋白中和肝素,20min后造影剂外渗停止。患者血压、心率稳定,仅诉后胸痛,给予吗啡止痛。胸部CT显示右上纵隔血肿直径约6cm。

【手术和治疗过程】

患者6h后胸痛加重,呼吸困难,血压66/38mmHg,心率98次/分,血红蛋白降至100g/L。采取补液、输血、促凝血治疗后血压回升至正常。

12h后经桡动脉穿刺造影显示右侧甲状腺颈干动脉根部的纵隔动脉支出血。予以明胶海绵颗粒栓塞(血管纤细未能置入弹簧圈栓塞),未见造影剂外渗。血压、脉搏正常后返回ICU。

此后生命体征平稳了12h。以后再次出现胸痛、呼吸困难加重,血压波动,血红蛋白降至60~70g/L。CT复查显示巨大右侧纵隔血肿,椭圆形(17cm×9cm×9cm),右肺受压不张,右侧胸腔积液,左侧纵隔小血肿(5cm×5cm×4cm)。

继续呼吸机辅助呼吸,采取补液、输入血液制品(悬浮红细胞、血小板、纤维蛋白原)措施,维持生命体征平稳。在B超定位下,选择右侧纵隔血肿外游离状态的胸腔积液区放入小口径胸腔闭式引流管(F12猪尾管),1周内共引出淡血性积液约800ml,减缓了胸腔压力。同时加强冠状动脉粥样硬化性心脏病二级预防治疗。

5d后,生命体征平稳,7d后血红蛋白回升至100g/L,10d后CT复查右侧纵隔血肿体积稳定,无胸腔积液,肺不张改善(图23-88~图23-94)。

15d 后行右侧剖胸清除血肿、纤维板剥脱术(胸腔镜辅助)。

在 ICU 带单腔气管插管入手术室,更换成双腔气管插管,左侧卧位,先做右腋中线第 7 肋间 2cm 长切口插入胸腔镜探查:胸腔粘连严重,少量血性积液,第 1~8 后肋之间水平的纵隔巨大血肿约 20cm×10cm×10cm,半球形高张力,囊壁厚为 2~4mm。肺被挤压萎陷,脏层胸膜增厚至 2~4.5mm,水肿、质脆。加做右后外侧切口经第 6 肋间剖胸,切开纵隔血肿,清除陈旧不凝血 500ml、血凝块 1300g,生理盐水冲洗后,胸腔镜探查,血肿腔内无活动性出血。剥脱肺表面纤维板,肺复张满意。稀聚维酮碘冲洗胸腔,修补肺破口,表面覆

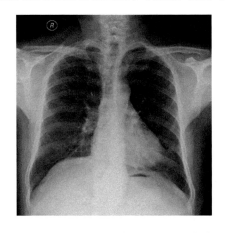

图 23-88　冠状动脉造影前胸部 X 线片

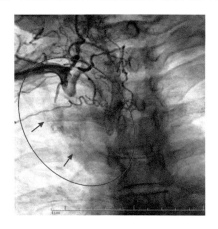

图 23-89　右锁骨下动脉分支穿孔血液渗入右侧纵隔(箭头处)

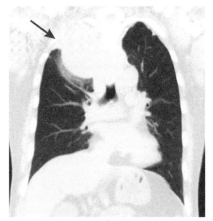

A

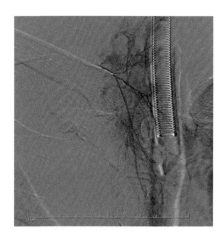

图 23-90　2h 后 CT 显示右侧纵隔血肿(箭头处)

B

图 23-91　12h 后介入封堵,箭头处显示动脉穿孔漏血

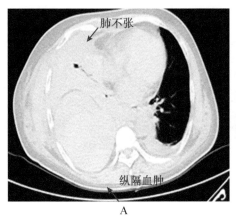

A

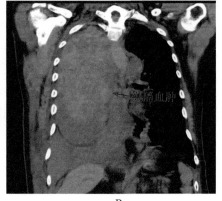

B

图 23-92　24h 后 CT 显示右侧纵隔血肿增大、肺不张(箭头所示)

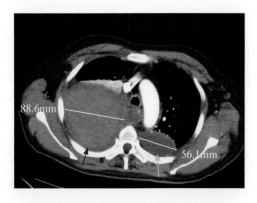

图 23-93　7d 后 CT 显示右侧纵隔血肿

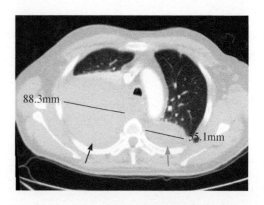

图 23-94　10d 后 CT 显示右侧纵隔血肿体积无明显变化

盖"奈维"(可吸收性组织加固材料)加固。止血,清点纱布、器械无误。置上胸引管 1 根,下胸引管 2 根(血肿腔内 1 根)。逐层缝合,关胸术毕(图 23-95～图 23-97)。

术后恢复顺利,12h 撤离呼吸机,10d CT 复查纵隔血肿消失(图 23-98),胸部伤口 I 期愈合,转往心内科治疗。

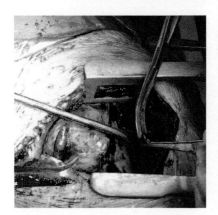

图 23-95　增厚的脏层胸膜

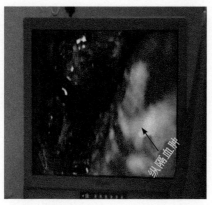

图 23-96　胸腔镜探查,箭头处为纵隔血肿

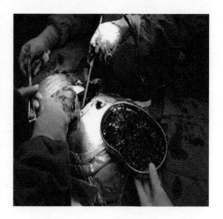

图 23-97　清除血肿

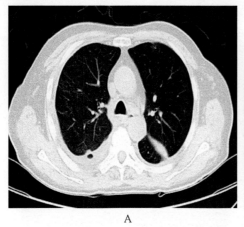

A

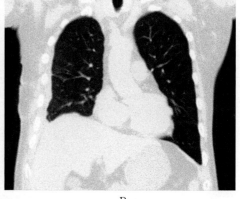

B

图 23-98　手术后 CT 复查右侧纵隔血肿消失,肺膨胀好

【点评】

1. 纵隔血肿的成因　冠状动脉造影的金属导丝造成血管穿透性出血,原有的高血压、动脉硬化、三重抗凝药物(造影前的阿司匹林 300mg、替格瑞洛 25mg 和二次介入术中的肝素)等因素叠加使出血不易止,血液

渗入纵隔的疏松间隙被纵隔胸膜包裹限制,形成巨大血肿。

2. 手术适应证　介入治疗造成的出血,若介入封堵、栓塞有效则最为理想,否则为外科手术适应证,此病例即是如此。

3. 手术方法(止血方法)与手术时机　这是对于外科医师看似简单,实则颇费思量的难题,需要权衡利弊,个性化选择。此病例无论胸正中切口还是经胸腔切口入胸(包括胸腔镜),都因为出血部位在胸廓入口水平的细小动脉,血肿基底在纵隔突向胸腔,血肿浸润导致纵隔内解剖关系难以辨别,打开血肿无法找到出血部位,叠加的三重抗凝药物的效应,更是止血的不利因素。此阶段贸然急诊剖胸手术,可能造成无法处理的广泛渗血不止,与创伤性腹膜后血肿类似。在保证生命安全的前提下,采用过渡性治疗方法,纵隔胸膜的包裹限制了出血,时间的推移和人为凝血机制的强化可使出血停止。所以,本例没有在出血早期手术止血,而是在出血停止,机体状态稳定后手术清除纵隔血肿和肺纤维膜剥脱。

4. 兼顾冠状动脉粥样硬化性心脏病的存在　因为该患者的基础疾病是冠状动脉粥样硬化性心脏病(多支病变),全身麻醉和外科手术已属不得已的措施。所以,在制订外科手术方案时,为预防急性心肌梗死及其他心脏意外事件发生,已经做好了急诊冠状动脉旁路移植手术的准备。

(首都医科大学附属北京潞河医院　吴　骏)

五、高处坠落致多发伤、心脏破裂

【临床资料】

患者,男,37 岁。

1. 病史　患者于高处坠落 2h,颈部、胸部、腰部、四肢多发伤。

2. 体格检查　T:36.2℃,P:120 次/分,R:30 次/分,BP:76/56mmHg。烦躁不安,查体不合作。双侧瞳孔等大正圆,直径约为 2.5mm,对光反射灵敏,头部未见明显外伤伤口,气管居中,双侧甲状腺未触及肿大。胸廓基本对称,胸部挤压痛阳性。可及骨擦感,可见反常呼吸运动,双肺可闻及湿啰音。心前区无隆起,未扪及震颤,心尖搏动位于左侧第 5 肋间锁骨中线内侧约 0.5cm 处,心浊音界无扩大,心率为 120 次/分,心律齐,心音无低钝,各瓣膜听诊区未闻及病理性杂音。腹平软,无腹壁静脉曲张,全腹未及明显包块,无压痛及反跳痛,肝、脾肋下未及,肋腰点、肋脊点及输尿管行程无压痛,肝上界位于右锁骨中线第 5 肋间,肝肾区无叩痛,移动性浊音阴性,肠鸣音约为 5 次/分。

3. 辅助检查

(1)急诊 X 线片:①右肺挫伤、右侧胸腔积液、右侧第 7 及第 10 后肋骨折(图 23-99);②第 3 骶椎至尾骨粉碎性骨折;③右肘关节未见明确骨折及脱位;④右膝关节及右踝关节正位 X 线片未见明确骨折及脱位。

(2)CT:①寰椎右侧缘骨折;②枢椎右侧骨折;③枢椎齿状突欠等宽,不除外寰枢关节半脱位;④第 1 腰椎体粉碎性压缩性骨折,骨折端压迫椎管及神经,致椎管明显变窄;⑤第 1 腰椎左侧横突及刺突多发骨折。

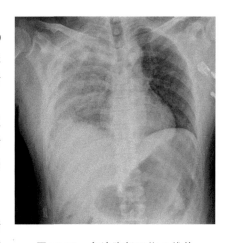

图 23-99　急诊胸部正位 X 线片

【入院至术前准备】

急诊经绿色通道入手术室行会阴部伤口清创缝合术及右内踝清创缝合术。经胸外科会诊,考虑右侧多发肋骨骨折合并血胸,即于床边在右胸腋中线第 7 肋间放置胸腔引流管水封瓶,迅速可见 600ml 暗红色血性液体引出,考虑胸腔脏器、心脏大血管损伤出血,遂决定行右侧剖胸探查术,气管插管、呼吸机辅助呼吸、开放静脉通路,交叉配血,同时准备自体血回收输注。

【手术和救治过程】

取右前外侧长约 15cm 切口,经第 5 肋间进胸,依次切开皮肤、皮下组织、肌层、肋间肌、胸膜,见右侧多根肋骨骨折,进胸探查见膈肌明显向胸腔膨隆,胸腔内可见大量鲜红色积血,量约 3000ml,另可见血凝块,约 100g。吸除胸膜腔内积血并予以自体血回输。探查肺表面未见明显破裂,翻开肺叶见脊柱近肺门偏下方处纵隔胸膜不规则破裂,裂口长约7cm,中间见左心房壁破裂口,靠近脊柱左侧,长约4cm,其内可见鲜红色血液持续涌出。术者迅即以两指压迫破裂口控制出血(指尖进入心腔,探查过程中再次出血,量为1000～2000ml),同时加快输血、补液以提升血压。待血压升高并基本稳定后,牵开肺、膈肌,进行良好显露,心耳钳钳夹破口,用3-0 Prolene线连续往返缝合左心房裂口,缝合处无活动性出血。此时突然出现血压下降、心率减慢,迅即切开心包减压(心包内少量积血、无血凝块),同时给予利多卡因、肾上腺素、碳酸氢钠(纠酸)等处理后心率、血压上升。约10min后再次出现心率减慢,迅即转为心室颤动,立即扩大心包切口行心脏按压、电击除颤(20J/s,30J/s,共计4次)等,3～5min后心脏复搏,窦性心律,此时见右心耳饱胀,考虑容量过荷,予以呋塞米利尿减轻循环容量,提高胶体渗透压。再次探查胸腔,见右肺门纵隔胸膜挫伤。肺叶、锁骨下血管、膈肌等处未见明显损伤、出血。心脏其他各腔室未见明显异常。右侧肋骨骨折断端行肋骨钉内固定,缝线加固,再以安尔碘、温生理盐水冲洗心包腔及胸腔。彻底止血,检查左心房裂口缝合处无活动性出血及渗血,保留原引流管用于术后引流。逐层缝合切口,手术结束。术中出血量为4000～5000ml。

【术后处理】

术后带气管插管转入ICU监护,输红细胞悬液、血浆、冷沉淀等,经多学科治疗后病情恢复良好,复查的心脏彩超显示心内结构未见明显异常,后顺利康复出院。

【点评】

1. 心脏创伤的快速判断及处置　心脏创伤具有病情重、发展快和救治难度大等特点。大多在伤后短时间内死亡,如能存活至医院,伤者表现为心包填塞或失血性休克等症状、体征,如到达医院时能及时抢救,解除心包填塞,控制出血,修复心肌,同时输血、输液和合理应用升压药物,可使80％～90％的患者获得生存。心脏创伤患者病情危重,绝不能为了明确诊断而做大量的检查,贻误患者的抢救时机。病史和体征是决定紧急手术的重要依据。据报道,60～80ml的心包积液能导致心搏骤停,故准确及时地判断伤情、早期诊断、早期手术是提高抢救成功率的先决条件。

2. 掌握心脏创伤特点、充分应用检查手段(物理、影像诊断等)　心脏创伤分穿透性和钝性两种。穿透性心脏创伤多以刀刺伤为主,受伤部位、方向、深度及出血情况是进行诊断的重要依据,临床症状常表现为失血性休克或心包填塞。因此,对心脏投影区受利器刺伤者,如有失血性休克或心包填塞等症状时,应高度警惕心脏破裂的可能,需急诊剖胸探查。对于钝性心脏创伤,常合并腹腔脏器、颅脑及骨骼等损伤,心脏创伤往往被忽视,易导致漏诊。对胸部闭合性创伤患者,心脏创伤可能严重而不容易发现,如发现心前区疼痛、失血性休克或心包填塞者,都提示有心脏创伤的可能,心脏彩色多普勒超声心动图方便、快捷、有效且无创,对诊断可起到关键性作用。

3. 合理处置伤情　对于重症多发伤患者应首先维持各项生命体征的稳定,并按病情轻重缓急依次有序地处理,这就要求做到与相关专科医师密切合作,并严格把握手术指征、时机及顺序。本病例属于闭合性胸部创伤,因病情复杂,涉及专科较多,且术前有休克表现,难以在术前仅凭一张胸部X线片就判断出心脏、大血管损伤的情况,在其他专科实施手术过程中实施胸腔闭式引流术,不仅作为一个治疗手段,更可作为一个诊断手段。本例患者在胸腔引流过程中见大量暗红色血性引流液,此时应考虑到有心脏、大血管损伤的可能,果断剖胸探查,才不至于贻误抢救时机。剖胸探查应按系统、有次序地进行,千万不可遗漏心包、大血管等重大损伤,因为心脏及大血管损伤比单纯胸部创伤更加凶险,救治时间更加紧迫。

4. 多学科合作是保障患者顺利康复的关键　本次抢救的过程中,患者的病情涉及的学科较多,病情危重,除了良好的管理,救治工作有条不紊,还得益于成熟强大的心胸外科团队,从手术医师、麻醉医师到护士均有丰富的经验,遇到紧急情况可以做到胸有成竹、得心应手,能够快速准确地抓住心脏破裂止血及休克的抢救两个关键问题进行成功的处理,术后ICU医师的良好监护与治疗也大大减少了患者相关并发症的发生,提高了预后。

(南方医科大学顺德医院　袁　义)

六、金属钉刺入胸部伤及大动脉

【临床资料】

患者,男,15岁。

1. 病史　患者摔倒被异物刺伤致胸背部疼痛 2d。

2. 体格检查　一般情况尚可，T：36.4℃，R：20 次/分，P：80 次/分，BP：110/90mmHg。痛苦面容，左侧胸背部疼痛，有少许出血，已于外院伤口包扎。双肺呼吸音粗，未见明显反常呼吸运动。

3. 辅助检查

(1)胸部 X 线片：第 9 胸椎、第 10 胸椎椎体左旁金属异物残留(图 23-100)。

(2)胸主动脉 CT 血管造影(CTA)：左侧后胸壁有一钉状金属异物，穿过左侧第 9 胸椎椎板，沿第 9 及第 10 肋间隙走行，异物远端邻近胸主动脉，近端距皮下约 2.3cm(图 23-101)。

【手术和救治过程】

首先取右侧卧位，左侧胸壁肋间切口剖胸探查，见左下肺与降主动脉与后胸壁粘连，组织水肿明显，胸腔有鲜血 50ml，

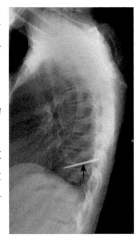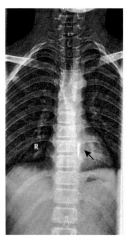

图 23-100　入院后胸部 X 线片表现

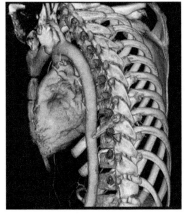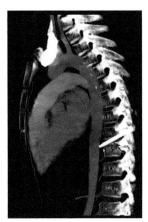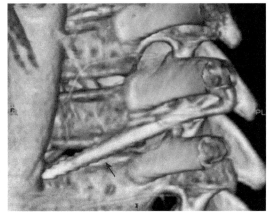

图 23-101　入院后胸主动脉 CTA

分离粘连，见第 9 肋间主动脉左后壁隆起，可及一条索硬物累及主动脉壁，控制性降压，顺降主动脉外膜及并顺其第 9 后肋间游离，见一金属异物穿于主动脉外膜，顺胸后壁外口纵向切开触及异物外侧端，经胸腔内往外推出异物见为一长约 5cm 金属钉，经窦道冲洗双氧水，冲洗胸腔，反复止血彻底，创面喷洒医用胶，术毕。

【术后处理】

术后带气管插管转入 ICU 监护，给予抗感染、维持水电解质和酸碱平衡及营养支持等治疗，患者顺利康复，胸部 X 线片复查示恢复良好(图 23-102)，未见明确活动性出血。

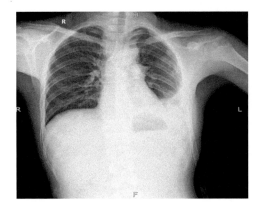

图 23-102　术后胸部 X 线片

【点评】

由于金属异物是在摔倒瞬间刺入体内,其在很短时间内穿透背部进入胸腔,胸背部软组织迅速封闭伤口,所以,术前胸部 X 线片未见明显血气胸,因而提醒我们,对于胸壁有伤口的损伤,绝对不能忽略胸腔内异物的存在,不能被 X 线片所提示的结果造成诊断上的大意,且本病例中金属异物自后胸壁刺入,创口接近脊柱,更应考虑到大血管的损伤,如主动脉的损伤。CT 扫描及血管图像重建对于该类损伤的诊断具有重要价值,可以清晰地显示受伤部位、路径及毗邻器官的情况,并对手术方式的拟定具有很大的帮助。

(广东省韶关市粤北人民医院 万仁平)

七、胸部创伤后迟发性血胸致死亡(壁层胸膜外血肿破裂)

【临床资料】

患者,男,50 岁。

1. 病史 骑摩托车摔倒致伤,左侧胸背部伴疼痛不适 4h。

2. 体格检查 HR:110 次/分,BP:188/101mmHg,患者神志清楚,胸廓对称无畸形,胸廓挤压征阳性,双肺呼吸音清,未闻及干湿啰音。

3. 辅助检查

入院当日外院胸部 X 线片:左侧第 5~9 后肋骨中部骨折,轻微错位。

【病情变化情况】

入院当日:一般情况可,予抗感染、止血、止痛、降压等对症处理。

入院后第 3 日:复查胸部 CT 示"左侧第 3~8 肋骨折;左侧胸腔梭形密度增高影,考虑胸腔积血,为包裹性;右侧胸腔少量积液,腹腔积液。B 超检查提示左侧胸腔积液,最大切面深度约 31mm,暗区内可见条状分隔光带(图 23-103)。

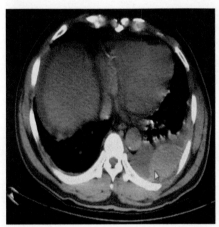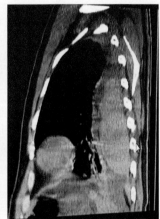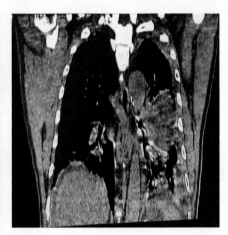

图 23-103 患者入院后第 3 日胸部 CT

入院第 4 日凌晨:出现左侧胸痛加剧,并出现恶心、呕吐,给予止痛对症处理;2h 后患者出现低血压、休克,转 ICU 监护治疗,给予补液扩容、输血等抗休克治疗,行左侧胸腔闭式引流,引流出大量血性液体,量约 2000ml,决定行急诊左侧剖胸探查术。

【手术和救治过程】

左侧肋间剖胸,见左侧壁层胸膜撕裂并形成巨大血肿,有破口与胸腔相通,胸腔积血及血块共约 3000ml,行自体血液回输约 5000ml,胸壁剥离创面广泛渗血,骨折创面渗血,肋间血管活动性出血,创面予以反复电凝、钛夹钳夹、热盐水纱布填塞压迫,止血效果不佳,输注冷沉淀、重组人凝血因子后,反复热盐水纱布填塞压迫观察 2h 后,创面渗血有所减少,予碘仿纱布填塞,放置胸管后关胸术毕。

【术后处理】

术后带气管插管转入 ICU 监护,术后患者虽经大量输血、输注冷沉淀及大剂量血管活性药物维持血压,终因大量失血,导致 DIC、循环呼吸衰竭,术后 5h 后死亡。

【点评】

1. 死亡原因分析　根据该例患者的临床症状、体征及病情发展演变、手术中所见,其为左侧多根单处后肋骨折,胸壁血管损伤,形成壁层胸膜外迟发性血肿,大量出血并破入胸腔,导致严重休克后,凝血功能障碍,多脏器功能衰竭死亡。

2. 经验教训　该例患者虽然左侧多根单处后肋骨折,但入院 3d,生命体征平稳,未见明显血气胸,虽 B 超复查,发现包裹性胸壁血肿,但仍未引起临床医师高度重视,当出现胸痛加剧、低血压、休克后,未能及时查找原因,未警惕迟发性大量血胸可导致患者出现严重休克,错过了最好手术时机,未能尽早手术控制出血。国内外多项临床研究表明,胸部创伤患者合并迟发性血胸的发生率呈逐年上升趋势,尤其是闭合性胸部创伤肋骨骨折,由于其无体表损伤,当引起迟发性血胸后,易被临床所忽视,常出现漏诊,延误其最佳的治疗时机,从而造成胸腔感染、凝固性血胸等并发症的发生甚至死亡。故该病例带给我们的启示:对于行保守治疗的胸部创伤患者应积极进行影像学复查,有助于发现迟发性血胸。

3. 手术指征的选择　胸部创伤出现下列情形之一且足以威胁生命的可视为严重胸部创伤:①多根多处肋骨骨折导致连枷胸;②严重肺挫裂伤;③中等以上血气胸;④气管支气管断裂伤;⑤心脏大血管损伤。此类患者因早期出现严重症状,在手术指征明确的情况下,多数都能及时采取手术。本病例中患者为多根单处后肋骨折,在早期并未出现血气胸,生命体征平稳,故常采取保守治疗。由于背部肌肉的保护,后肋出现多根骨折多预示所受创伤严重,极易发生肋间血管损伤,肋间血管来自体循环,很难自行止血。故对于此类患者,一旦形成壁层胸膜外血肿,可视为严重胸部创伤,应尽早手术,避免发生危及生命的血气胸,可最大限度地挽救患者生命。

4. 手术方式的选择　该例患者在已出现大量失血,严重休克,需争分夺秒抢救生命时,紧急剖胸处理是非常必要的,但当患者出现壁层胸膜外血肿,生命体征稳定,决定及早手术干预时,可胸腔镜下行血肿清除、肋间血管止血,并术前精确定位骨折部位,行骨折切开复位内固定术,对于患者来说,既可解除大出血风险,又尽可能地减少手术创伤,其应是较好的治疗方法。

(广州医科大学附属第六医院　胡宁东)

八、壁层胸膜外血肿误诊为血胸(血肿破裂致死亡)

【临床资料】

患者,女,78 岁。

1. 病史　大树倒下压伤致胸腰部疼痛半小时。

2. 体格检查　入院时神志清楚,BP:130/90mmHg,HR:120 次/分,R:30 次/分,无反常呼吸运动,双肺呼吸音清晰。腹软,全腹无压痛、反跳痛。

3. 辅助检查

(1)床边 B 超:右侧少量胸腔积液,腹腔探查未见明显液性暗区。

(2)急诊全身 CT(图 23-104～图 23-107):①右侧血气胸并右肺膨胀不全、左侧少量胸腔积液、双肺挫裂

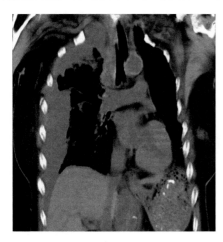

图 23-104　胸部 CT 冠状面提示右胸不规则高密度
影,右肺受压,膨胀不全

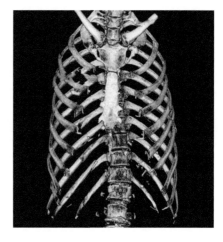

图 23-105　肋骨三维重建见双侧多发肋骨骨折,断端移位
明显,第 12 胸椎及第 1 腰椎椎体粉碎性骨折

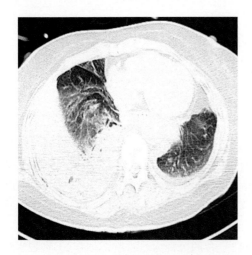

图 23-106 血肿与胸壁呈钝角

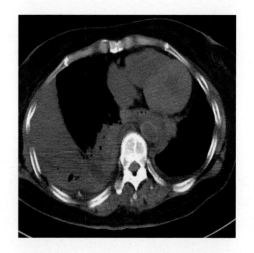

图 23-107 积液位于侧胸壁,呈新月形

伤、右侧腰大肌血肿;②双侧多根肋骨(右侧第 3~12 肋,左侧第 2~8 肋、第 12 肋骨折,断端错位)、多发胸腰椎体(第 7 及第 12 胸椎、第 1 腰椎)及附件、右侧肩胛骨多发骨折;③颅内未见明显血肿,颅骨未见明显骨折。

【病情变化情况】

入院急诊行全身 CT,CT 扫描完过床时患者突发呼吸心搏骤停,急诊推车上行胸外心脏按压,并予以输液、输血,给予肾上腺素等抢救处理后,患者心搏恢复,血压 60/40mmHg,并逐步上升到 78/56mmHg,心率 140 次/分。急诊腹腔穿刺未抽出不凝血。同时 CT 结果回报右侧血气胸并右肺膨胀不全,遂急诊床边行右胸腔闭式引流术,迅速引流出血性胸液 1400ml,伴血压进一步下降,予以夹管,加快补液后,边抗休克,边进手术室进行剖胸探查止血术。

【手术和救治过程】

右侧第 5 肋间进胸,切口部位的皮下组织大面积淤血、瘀斑,手指触及第 4~8 肋多处断裂,断端不齐,壁层胸膜分离,壁层胸膜外间隙见少量积血及血凝块,右肺下叶表面可见一长约 2.5cm 破口,有少量血及气体自破口处溢出。奇静脉弓水平有一直径约 2mm 破口,少量活动性出血,可触及深部椎体骨折。奇静脉弓水平向下至膈肌水平、脊柱右侧胸膜外血肿,切开胸膜探查,肋膈角后部近纵隔胸膜下持续有暗红色血液渗出。切口后角壁层胸膜外肌肉间隙持续有暗红色血液渗出。修补肺表面裂口,修补奇静脉表面破口,血压短暂回升后再次下降。打开膈肌探查腹腔,未见腹腔积血。胸腔术野仅纵隔胸膜处、切口壁层胸膜外渗血,均予以止血材料、盐水纱布填塞压迫处理,静脉输血、补液,效果不佳;纵隔胸膜、壁层胸膜外渗血,无法显露找到出血点,进一步纱布填塞压迫止血,患者血压缓慢下降,与家属交代病情,予以损伤控制,先局部填塞纱布关胸,关胸过程中患者血压下降、心搏停止,经复苏抢救无效后死亡。术中出血 5500ml,累计输红细胞悬液 16U,血浆 600ml,冷沉淀因子 18U,自体血回输 500ml,以及羟乙基淀粉及琥珀酰明胶,累计输入 6016ml。

【点评】

1. 术前诊断不明确　术前 CT 提示为血胸,未能鉴别出壁层胸膜外血肿。壁层胸膜外血肿发病率低,一般在肋骨多发骨折时可见,尚未见有椎体骨折导致的壁层胸膜外血肿的报道。壁层胸膜外血肿需与血胸鉴别,平卧位时胸部 CT 影像学出现下列特征时可以诊断为壁层胸膜外血肿:①积液位于侧胸壁,呈新月形。②与胸壁关系为钝角;而血胸平卧时积液位于背部,有肺瘘时可有气液平面。

2. 胸腔闭式引流加重出血　椎体粉碎性骨折易导致椎旁静脉丛出血。本病例第 12 胸椎椎体粉碎性骨折,CT 影像提示腰大肌血肿、纵隔血肿。该血肿上行而形成壁层胸膜外血肿,在 CT 影像上被误判为大量血胸。大量血胸时行胸腔闭式引流可以起到促使肺部复张、改善呼吸的作用。而壁层胸膜外巨大血肿,行胸腔闭式引流后,破坏了血肿的完整性,导致血肿压力释放,加速了出血,促进了病情进展。

3. 剖胸探查难以有效止血　根据骨科经验,对于粉碎性椎体骨折导致的局部血肿多采取保守治疗,既往文献也提示壁层胸膜外血肿首选保守治疗,除非能够通过手术处理明确的出血部位。本病例的壁层胸膜下血肿由椎旁静脉丛损伤所致,为弥漫性渗血,剖胸探查根本无法显露出血部位,除了局部填塞压迫,无有效的止血手段。因此,行剖胸探查止血术需慎重。

综上所述,对于胸部创伤合并椎体粉碎性骨折的患者,当影像学提示大量胸腔积液时,应警惕壁层胸膜外血肿的可能。准确判断是血胸还是壁层胸膜下血肿,对于选择进行胸腔闭式引流和剖胸探查止血术至关重要。因壁层胸膜外巨大血肿除保守治疗外,尚无确切有效的止血办法,因此,寻找快速、准确、有效的诊断和治疗方法,值得进一步探索。

(解放军广州总医院　徐恩五)

九、心脏刀刺伤

【临床资料】

患者,男,50 岁。

1. 病史　患者入院前约 1h 与他人发生口角时被他人用刀子(具体不详)捅伤左侧前胸部,当即倒地,觉前胸部疼痛,家属急开车将其送往笔者所在医院,急诊行胸部 CT 后以"心包积液、肋骨骨折"收入院。

2. 既往史　否认肝炎、结核等传染病史,否认高血压、心脏病、糖尿病等病史,否认手术及严重外伤史,无输血史,无食物及药物过敏史,预防接种史不详。既往吸烟史 20 多年,每日约半盒。

3. 体格检查　T:36.0℃,P:76 次/分,R:22 次/分,BP:106/74mmHg。胸廓两侧对称,无畸形,肋间隙正常,左侧前胸部第 3 肋间见约 3.0cm 伤口(图 23-108),创缘整齐,有渗血,深达胸腔,左侧第 4 肋触及骨擦感,左肺下野呼吸音明显减弱,心前区无隆起及凹陷,未触及心包摩擦感,心律齐,各瓣膜区未闻及杂音及心包摩擦音。

【手术和救治过程】

患者于急诊室测血压 66/34mmHg,心率 132 次/分,给予建立静脉通路,快速补液后行胸部 CT 检查,结果为左侧第 4 肋骨骨质连续性中断,断端对位欠佳,相邻胸壁软组织内见高密度影,左肺上叶见片状高密度影及索条影,心包见条形稍高密度影,左侧胸腔见条形液性密度影(图 23-109)。急查心脏彩

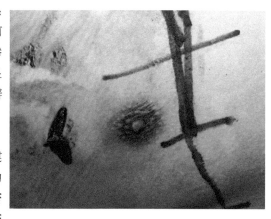

图 23-108　患者左侧前胸部伤口

超示主动脉瓣少量反流,二尖瓣少量反流,左心室舒张功能减低,心包极少量积液。腹部超声未见腹腔脏器损伤及腹腔积液,查血常规:WBC 10.34×10⁹/L,HB 142.00g/L,PLT 255.00×10⁹/L,血生化检查未见明显异常,高度怀疑心脏损伤,行左侧剖胸探查、胸腔止血、胸壁伤口清创缝合术。术中探查见伤口经第 3 肋间

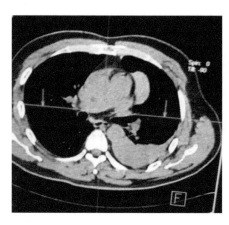
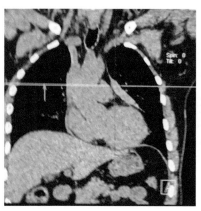
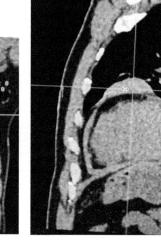

图 23-109　入院补液后胸部 CT 表现

进入胸腔,见第4肋骨折,切开第4肋间肌,经第4肋间进胸腔,探查胸腔内约有2000ml血性液体,清除后见左肺上叶前段近肺缘有一约1.0cm伤口,无漏气。左侧心包有约2.0cm伤口,心包内见有血性液喷出,延长心包伤口至约5.0cm,见左心室有一约5.0cm不规则伤口(图23-110),未穿透心脏,伤口周围有部分心肌缺损,有活动性出血,用4-0 Prolene线连续缝合心肌伤口,取部分前锯肌至于心肌缺损处,表面敷硬脑膜补片并固定(图23-111),局部置止血纱布,出血停止,心包内置16号引流管一枚,2-0丝线连续缝合心包,第4肋不稳定,用镍钛合金抓握式接骨板固定肋骨,胸腔置28号引流管一枚,查无出血,逐层关胸术毕。术中出血约2500ml,输同型红细胞悬液8U。

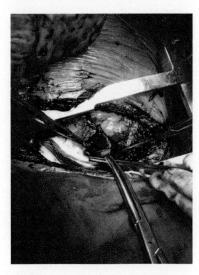

图23-110 左心室不规则伤口

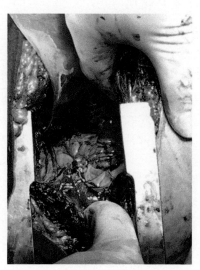

图23-111 心肌伤口表面敷硬脑膜补片并固定

【术后处理】

术后患者于重症监护室观察治疗,术后患者血压低,给予升压治疗并输血治疗后血压稳定于100～110/60～75mmHg,术后心率96～104次/分,给予胃管注入美托洛尔并静脉应用艾司洛尔后逐渐控制于68～76次/分,患者于术后第2日即转至普通病房,给予控制血压及心率、营养心肌、抗感染等治疗,患者生命体征平稳,未发热,复查心脏彩超EF:62%,二尖瓣少量反流,三尖瓣少量反流,左心室舒张功能减低,心包极少量积液,心电图示窦性心律,电轴右偏,逆钟向转位,复查胸部CT双肺下叶肺不张,胸腔未见明显积液征象,患者心包引流介于3～6ml/d,于术后第5日给予拔除,胸腔引流逐渐少至50ml/d,于术后第10天再次复查胸部CT时双肺下叶肺不张明显好转,给予拔除胸腔引流管。顺利出院。

【点评】

如发现患者损伤部位位于心脏损伤危险区,且结合病史、受伤机制及相关辅助检查,一旦怀疑心脏受损,虽患者生命体征平稳也应积极行探查术,避免因延误病情而危及患者生命。

(宁城县医院 刘立峰)

十、刀刺伤下腔静脉破裂肋骨骨折膈神经断裂

【临床资料】

患者,男,23岁,工人。

1. **病史** 右胸部刀刺伤后3h余,当地医院胸部CT:右侧大量血胸,右侧少量气胸,右侧肋骨骨折;行胸腔闭式引流后引出不凝血约2500ml,后夹闭胸腔引流管,由救护车送至笔者所在医院,开通绿色通道,直接送入手术室行急诊手术治疗。

2. **体格检查** T:36.0℃,P:120次/分,R:30次/分,BP:72/35mmHg。平车推入手术室,贫血貌,意识淡漠,左肩部见一伤口长约4cm,已缝合,右侧脊柱旁线可见一不规则伤口,长约5cm,深部可及第6肋骨折,伤道沿骨折处入胸腔,右侧腋中线6肋间可见一胸引管,夹闭状态。

3. 辅助检查

(1)胸部 CT(图 23-112):右侧大量胸腔积液,右侧少量气胸。

(2)超声:心包、腹腔未见积液,腹部脏器未见明确损伤。

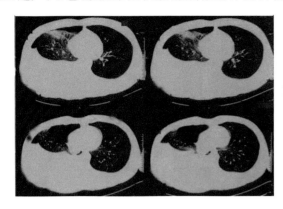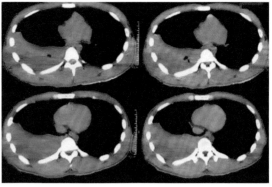

图 23-112　术前 CT

【术前准备】

患者休克状态,病情危重,入院后直接入手术室,予补液、输血,应用血管活性药物维持血压。

【手术过程】

全身麻醉,双腔气管插管,左侧卧位,右胸部消毒,拔除原胸腔引流管,右后外伤切口入胸腔,清除胸腔内积血及血凝块共约 3000ml,探查见下腔静脉破裂,长约 0.7cm,并活动性出血,右侧膈神经受损,右肺下叶背段肺表面裂伤长约 1cm,右侧第 6 肋骨折。纱布压迫下腔静脉破裂处,打开下肺韧带,逐渐移动纱布显露下腔静脉破口,应用无损伤血管钳将血管侧壁钳夹止血,应用 3-0 Prolene 线缝合破口,松开无损伤血管钳无活动性出血(图 23-113),缝合右肺下叶裂伤,应用可吸收肋骨钉固定骨折肋骨,胸壁伤道应用双氧水、生理盐水反复冲洗消毒,严格止血,胸腔冲洗,置一条胸腔引流,一条胸壁创口引流,逐层关胸。术毕麻醉状态,更换为单腔气管插管,入 ICU 继续治疗。

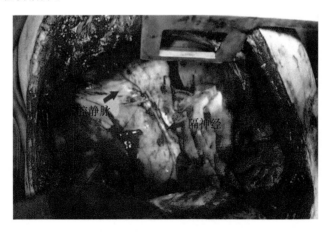

图 23-113　缝合下腔静脉裂伤后

【术后处理】

术后入 ICU,给予呼吸机支持,采取抗感染、输血、对症、支持治疗,纠正休克状态,调整内环境相对平稳,术后第 1 日自主呼吸平稳,复查胸部 X 线片示右肺复张良好(图 23-114),未见明显胸腔积液;引流通畅,共引出淡血性液约 200ml,予脱机并拔除气管插管,安返病房继续治疗,术后第 5 日拔除胸引管前胸部 X 线片(图 23-115):右侧膈膨升,右肺复张良好。

【点评】

1. 刀刺伤患者胸内损伤具有不确定性的特点,且有时损伤与伤道方向并不完全相符(图 23-116),此患者术中探查伤道方向并未正对下腔静脉,考虑其原因可能与刀身劈裂肋骨后发生弯曲及患者受伤时体位扭曲等因素相关。

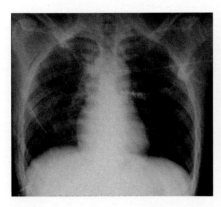

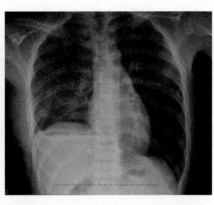

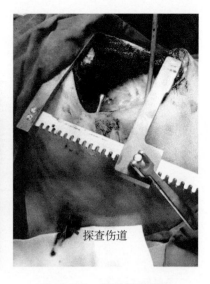

探查伤道

图 23-114　术后第 1 日胸部 X 线片　　　图 23-115　术后第 5 日胸部 X 线片　　　图 23-116　探查伤道情况

2. 胸内短时间大量出血,考虑与大血管损伤相关,为进行抢救性手术,应尽快解决致命性大出血问题,此患者入院后直接入手术室,为患者的抢救赢得了更多的时间。

(赤峰学院附属医院　苏志勇　姜天烁)

十一、胸部锐器伤后急性脓胸

【临床资料】

患者,男,24 岁。

1. 病史　右胸刀刺伤致右侧开放性血气胸,失血性休克,急诊剖胸手术,结扎断裂的乳内动脉和肋间动脉,修补右肺中叶破裂,清除积血 3000ml。术后恢复顺利,胸部 X 线片显示肺复张好,无明显胸腔积液,1 周后拔出胸引管,2 周后胸部 X 线片显示右侧肋膈角变钝。伤后第 19 日,寒战、高热,逐渐胸闷、气短。

2. 检查　T:39～40℃,R:22 次/分,胸部 X 线片显示右下胸腔大片高密度阴影。WBC:20.9×10^9/L,HGB:120g/L。4d 后胸部 X 线片显示右下胸腔高密度阴影增大,CT 显示右侧胸腔大量积液并分隔,反复胸腔穿刺仅获少量浑浊积液,胸腔闭式引流无大量液体引出,仍持续高热(图 23-117～图 23-120)。

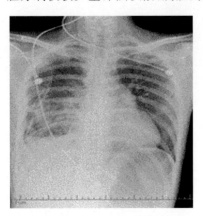

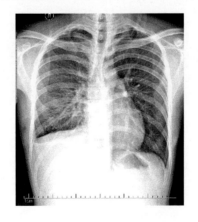

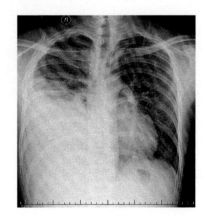

图 23-117　手术后第 1 日　　　图 23-118　手术后第 14 日　　　图 23-119　手术后第 19 日

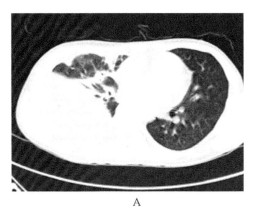
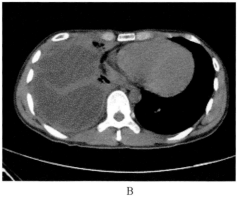

A　　　　　　　　　　　　　　B

图 23-120　手术后第 23 日 CT 显示右侧胸腔大量积液并分隔

【手术和治疗过程】

患者于伤后 28d 在全身麻醉下行右侧剖胸脓胸扩创引流、纤维板剥脱术。

左侧卧位,右胸后外侧切口经第 6 肋间剖胸探查:肺斜裂以上胸膜腔密闭,其下胸腔聚集黄色透明胶冻样液体和散在的黄色微浑浊的脓液共约 400ml,肺表面满布脓苔及厚 1～3mm 的纤维膜,中叶肺和下叶肺体积变小,膨胀受限。膈肌表面可见厚 3～5mm 的纤维板。清理脓苔,剥离肺表面纤维膜和膈肌的表面纤维板。稀聚维酮碘生理盐水冲洗胸腔,细丝线缝补肺表面漏气,吸痰膨肺,见肺复张基本满意,放置 3 根胸引管(肺中叶前方、斜裂、后肋膈窦处),逐层缝合关胸术毕。手术后恢复顺利,1 个月后拔出最后一根胸引管。随访至术后 4 个月,胸部 X 线片显示肺膨胀好,无残余胸腔积液,无胸廓畸形(图 23-121～图 23-123)。

【点评】

1. 关注急性脓胸的病因　在急性脓胸中多为继发感染。该病例胸部开放性创伤后大量失血、手术创伤所致抵抗力低下,可能存在的胸腔残余积液感染等,是发生急性脓胸的主要原因。目前抗生素广泛大量应用,主要致病菌为葡萄球菌、肺炎双球菌、链球菌或耐药性细菌,尤其是金黄色葡萄球菌感染的浓汁黏稠,容易分隔而不易于穿刺抽吸或引流。所以,胸部创伤手术中胸腔净化、手术后有效的引流与肺复张,对于预防急性脓胸的发生极为重要。

2. 把握好诊断分期与处理　从治疗角度可将脓胸分为两期:6 周之内为急性期(包括纤维脓性期或移行期);6 周之后为慢性期或机化期。急性期的治疗原则:①有效的抗生素利用;②充分的胸腔引流;③促使肺复张闭塞胸膜腔。急性期处理得当,能促使肺复张,阻止进展成慢性脓胸,降低病死率与致残率。传统的方法主要为胸腔穿刺和闭式引流。然而常因脓腔分隔,无法彻底引流。尽早用外科手术打开分隔扩创引流,剥离胸膜的纤维膜或纤维板,促使肺复张,效果更好。

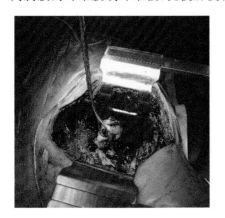
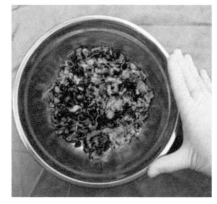
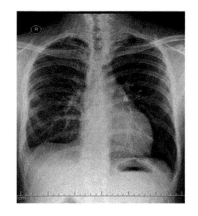

图 23-121　剖胸手术所见　　　　图 23-122　切除的增厚胸膜　　　图 23-123　脓胸手术后 4 个月胸部 X 线片

3. 选择合理的手术方式 剖胸手术或胸腔镜手术？一般认为胸腔粘连闭合或脓胸分隔胸腔镜手术时进胸困难,剥离纤维膜或纤维板更困难。基于上述认识,本例手术采用了剖胸切口。但在其后我们尝试用胸腔镜辅助肋间小切口,即达到了与剖胸切口相同的手术效果,又避免了大切口的损伤。

4. 留置多管充分引流 脓胸术后胸腔渗液较多,肺复张受限会遗留胸腔残余腔隙,2条以上的胸引管实属必要。为了将胸引管固定在指定位置,可用"进出式"缝线固定,即将丝线经皮肤穿入胸腔,绕过胸腔内的胸引管再穿出体外,用橡胶管作隔垫打结固定。拔管时拆除固定线即可(图 23-124～图 23-129)。

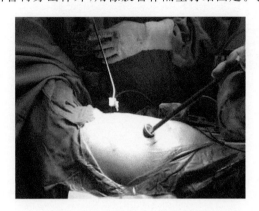

图 23-124 胸腔镜+小切口手术

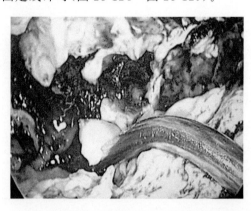

图 23-125 胸腔镜手术用弯头吸引器钝性剥离纤维板

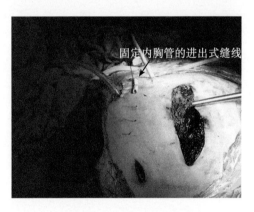

图 23-126 黑箭头为固定胸引管的"进出式"缝线

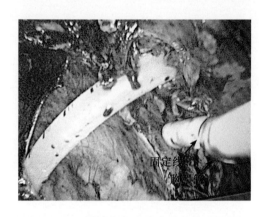

图 23-127 黑箭头为胸腔内固定线、胸引管

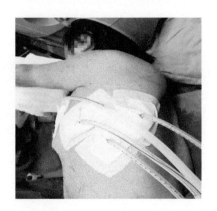

图 23-128 多根胸引管

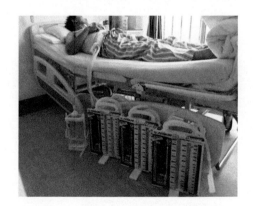

图 23-129 多根胸引管及引流装置

(首都医科大学附属北京潞河医院 吴 骏)

第四节　肋骨骨折、胸骨骨折固定技术

一、同期肋骨骨折、胸骨骨折内固定术

【临床资料】

患者,女,57 岁,环卫工人。

1. 病史　患者 3d 前被汽车撞伤,即感双侧胸部、肩部疼痛,体位改变时明显加重,伴胸闷、气促。外院保守治疗,1d 前转入笔者所在科室。

2. 体格检查　T:37.2℃,P:99 次/分,R:30 次/分,BP:135/80mmHg。口唇轻度发绀,呼吸困难,半坐位,胸廓塌陷,前上胸壁随呼吸动作,出现明显反常呼吸运动和骨擦音,双肺满布痰鸣音、哮鸣音。

3. 辅助检查

(1)胸部 X 线片:双侧多发肋骨骨折,肺挫伤,双侧锁骨骨折,右侧肩胛骨骨折。

(2)胸部 CT 检查:右侧第 1～5 肋、第 7～9 肋和左侧第 1 及第 2 肋多发肋骨骨折,胸骨体骨折、双侧气胸、右侧胸腔积液(图 23-130～图 23-132)。

(3)血气分析:pH 7.30,PCO_2 51mmHg,PO_2 60mmHg。

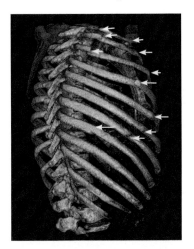

图 23-130　术前 CT 三维重建显示肋骨骨折(箭头所示)

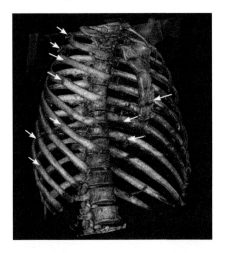

图 23-131　术前 CT 三维重建显示肋骨、胸骨骨折

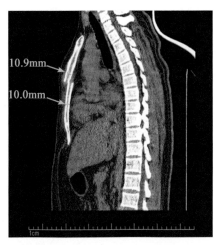

图 23-132　术前测量胸骨厚度

【术前准备】

局部麻醉下行双侧胸腔闭式引流术,引出气体及血性液。

【手术和救治过程】

全身麻醉,插气管双腔管,肌松状态下,结合胸部 X 线片、CT、扣诊核实骨折定位。首先左侧卧位,做右腋下纵切口长约 8.5cm,经第 5 肋间剖胸探查:除多发多处肋骨骨折,尚有第 2～5 肋软骨骨折。清除胸腔内不凝血 200ml,凝血块 100g,细丝线缝合修补右肺上叶、中叶、下叶多发裂伤。行选择性肋骨骨折固定,并根据骨折断端形态,使用不同固定材料。其中第 2 及第 4 后肋用钛制接骨板(八爪形);第 3 及第 5 侧肋骨折,用"肋骨钉"(聚左旋乳酸可吸骨)固定;第 3～5 肋软骨骨折用 0 号可吸收线缝合固定。关胸后,改仰卧位,做胸正中切口长约 8.0cm,见胸骨体横行骨折,前后移位。用锁定加压"T"形钛合金接骨板 1 枚,直径为 3.5mm 的锁定头螺钉 7 枚固定胸骨(钻透外板皮质、测钉、拧钉、加压锁定),缝合切口术毕,送至 ICU(图 23-133,图 23-134)。

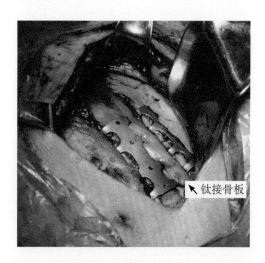

图 23-133   经腋下小切口固定多根肋骨骨折(钛制接骨板)

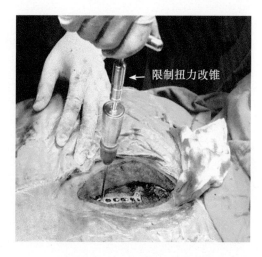

图 23-134   经胸正中切口固定胸骨骨折(锁定加压钛板)

【术后处理】

使用呼吸机辅助呼吸 5d 后撤离,生命体征较稳定,胸廓稳定,胸部伤口一期愈合。术后 3 周出院。伤后半年复查,可做轻度劳动,胸部 X 线片显示固定的肋骨、胸骨愈合好(图 23-135～图 23-137)。肺功能仪检测肺功能正常。

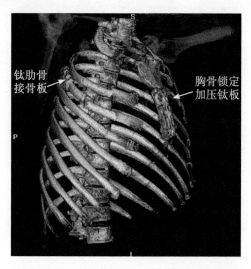

图 23-135   CT 三维重建显示固定后胸廓形态正常

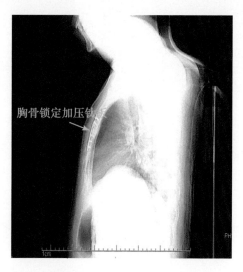

图 23-136   术后胸骨侧位像

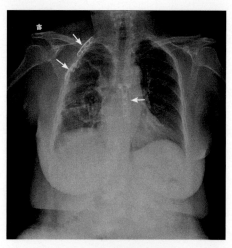

图 23-137   术后 6 个月胸部 X 线片(斜箭头显示钛肋骨接骨

板,横箭头显示胸骨锁定加压钛板)

【点评】

该病例双侧多根多处肋骨骨折,右侧多根肋骨、软骨骨折,加之胸骨骨折,导致胸廓软化,反常呼吸运动,呼吸运动受限,无法咳痰,是导致低氧血症、肺感染的主要原因。同期行肋骨骨折、胸骨骨折固定,恢复胸廓稳定性,治疗效果满意,特点如下。

1. 治疗特点之一　同期行肋骨骨折和胸骨骨折固定,快速恢复胸廓稳定性,从根本上逆转了病程。避免了以往用"布巾钳"牵拉悬吊、胸带包扎等外固定方法的无效性,或呼吸机内固定治疗的相关并发症的发生。同时基本达到骨性胸廓的解剖或功能复位与固定,不影响日后的肺功能,符合生理,符合现代外科功能保全、快速恢复的理念。

2. 治疗特点之二　优化了手术顺序。首先行双侧胸腔闭式引流术,恢复肺复张和胸腔负压;其次采取左侧卧位剖胸探查,处理胸腔内损伤,固定肋骨骨折;最后改仰卧位,固定胸骨骨折。其主要目的是先处理"问题"较多的右侧胸腔,提高安全性。

3. 治疗特点之三　在胸壁软化时,肋骨、胸骨固定的措施实属"不得已的措施",达到胸廓稳定即可,并非越多越好。固定材料应多样化选择。该病例笔者行选择性肋骨骨折固定,同时根据骨折断端形态,使用不同固定材料(可吸收的肋骨钉、可吸收线、钛接骨板等),其主要目的是尽可能地使用可吸收性材料,减少体内金属植入物的数量。

4. 治疗特点之四　不拘泥常规,个性化地选择了 8.5cm 长的右腋下纵切口和 8.0cm 长的胸正中切口,在能完成手术操作的同时,还能满足"微创"与美容的需要(图 23-138,图 23-139)。

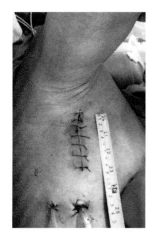

图 23-138　腋下小切口长约 8.5cm(剖胸、固定肋骨)

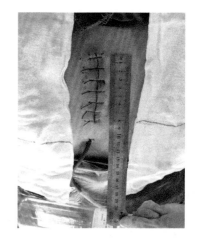

图 23-139　胸正中切口长约 8.0cm(固定胸骨)

5. 治疗特点之五　借鉴骨科的"锁定加压 T 形钛合金接骨板"固定胸骨骨折。其优于以往的钢丝固定、胸骨钉固定,具有器械专业、操作简便、钛合金板的螺钉孔内置螺纹、独特的螺钉与钛合金板及骨皮质拧在一起的特点,同时推挤锁定加压固定骨折端,解剖复位,固定坚强。专用的限制扭力改锥,将螺钉的扭力限制在 1.5N,防止了螺钉异扣、螺纹融化。而且是在胸骨外操作,不涉及纵隔。术前可根据胸骨侧位 X 线片、胸骨 CT 的二维图像测量胸骨厚度,指导术中胸骨外板钻孔后,再用骨孔尺精确测量,选择合适的螺钉,防止钻透胸骨内板,损伤其后面的心脏与大血管。T 形钛合金接骨板的短支固定胸骨柄,长支固定胸骨体。一般成人用的螺钉直径为 3.5mm,长度 10～12mm。T 形板的短支不能少于 3 枚螺钉,T 形板的长支不能少于 4 枚螺钉。为预防植入的内固定异物引发感染,除严格无菌技术外,还要可靠地止血、创腔内留置多孔细管接持续负压引流瓶等,可有效地防止残留积液感染(图 23-140～图 23-142)。

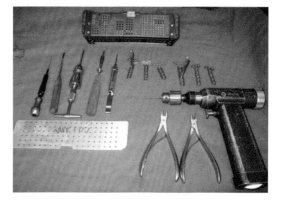

图 23-140　固定胸骨的专用器械(胸骨锁定加压钛板专用器械)

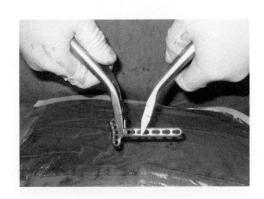

图 23-141　钛板塑形

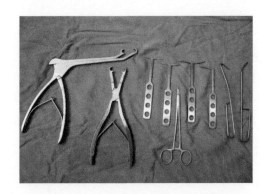

图 23-142　肋骨钛接骨板、肋骨钉器械

二、小切口固定多根肋骨骨折

【临床资料】

患者,女,40 岁,教师。

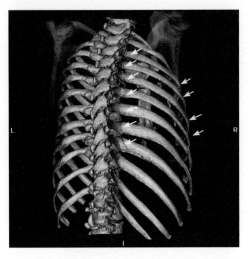

图 23-143　术前 CT 肋骨三维重建显示多发多处肋骨骨折

1. 病史　患者于 1d 前因车祸致伤胸部,出现胸痛,起卧时加重,伴呼吸困难。

2. 体格检查　T:37.5℃,P:92 次/分,R:28 次/分,BP:130/80mmHg。呼吸困难,半坐位,右侧胸廓软化不稳定,肋骨压痛阳性、骨擦音阳性、双肺满布痰鸣音、哮鸣音。

3. 辅助检查　胸部 X 线片、胸部 CT 检查:右侧第 3～9 肋骨骨折(第 3～8 肋双处),骨折线呈"轴线型"排列,断端错位成角(图 23-143)。左侧第 3～5 后肋骨折(无错位),伴双肺挫伤,右侧胸腔积液。血气分析:pH 7.31,PCO_2 45mmHg,PO_2 68mmHg。

【手术和救治过程】

全身麻醉,插气管单腔管,左侧卧位,做右胸腋下小切口长约 7.5cm(腋前线至腋中线上第 5 肋间),顺肋骨方向切开皮肤、皮下组织,钝性分开肌纤维达肋骨,显露肋骨骨折。选择性固定腋中线第 3～7 肋骨骨折。以骨折断端为中点,切开肋骨上下缘附着的肋间肌长约 5cm,钝性剥开并隔离肋间血管、神经。

骨折复位后,植入 TiNi 环抱式接骨器,用 45℃左右的灭菌热生理盐水纱布热敷,使接骨器形态复原,骨折固定。麻醉暂停呼吸,在腋中线第 7 肋间插入胸引管,吸出胸腔不凝积血约 200ml 后保留,置胸壁肌肉与肋骨间细引流管接高负压引流瓶,逐层缝合切口,手术历时 75min,失血约 100ml。术后 2d 离床活动,10d 后出院,一年后复查,已恢复伤前的工作(图 23-144～图 23-146)。

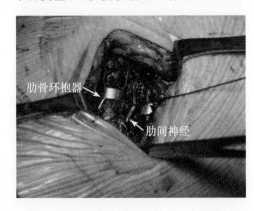

肋骨环抱器

肋间神经

图 23-144　7.5cm 长腋下小切口、肋骨环抱器、肋间神经

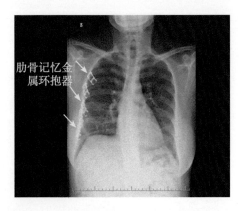

肋骨记忆金属环抱器

图 23-145　术后胸正位 X 线片显示 5 只肋骨环抱器

【点评】

该病例的治疗特点如下。

1. 选择性固定肋骨骨折　基于术前影像学诊断、术中麻醉后肌松状态下扪诊核实，判定右侧第 3～9 肋骨骨折，为多根多处"轴线型"，即多根肋骨的骨折线沿身体纵轴排列，其中靠近脊柱的第 3～9 后肋骨折，有强大的肌肉保护，相对稳定，无须固定。腋中线第 3～8 肋骨折，断端错位成角，所以予以固定，达到了肋骨功能复位、恢复胸廓稳定性的目的。

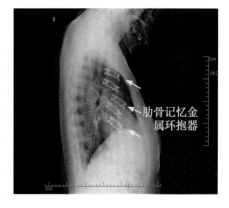

图 23-146　术后胸侧位 X 线片显示肋骨环抱器（箭头所示）

2. 小切口固定多根肋骨骨折　术前准确定位，选择腋下第 5 肋间 7.5cm 长小切口，固定了 5 根肋骨骨折。因为该区域皮肤伸展性较大，肌肉较薄，易于显露肋骨，上下牵拉显露更加充分。即满足了手术需要，还减少了损伤。

3. 保护肋间血管、神经　胸部创伤或术后遗留的胸壁疼痛、麻木，与肋间神经损伤有关。在骨折固定前钝性剥并隔离肋间血管、神经的措施，可有效地避免上述弊端。

4. 常规应用 2 根引流管的意义　术中留置胸腔闭式引流管，既可吸出原有的胸腔积液，又可及时引流术后胸腔的积气、积液。置胸部肌肉与肋间细引流管接高负压引流瓶，可有效地防止因渗血、渗液残留的创腔感染。需要强调的是，一般高负压引流瓶的容积是 400～600ml，较胸腔闭式引流瓶 2500～3000ml 的容积小，所以要在胸腔闭式引流瓶内无气体引出后，再启用高负压引流瓶，以避免将胸腔内大量积气引到其内，导致瓶满负压消失（图 23-147）。

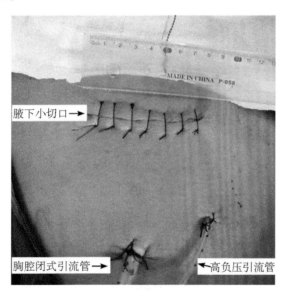

图 23-147　腋下小切口、2 根引流管

三、记忆金属胸部护板的应用（骨折外固定）

病例一：右侧多发肋骨骨折、液气胸闭式引流后

【临床资料】

患者，女，65 岁。

1. 病史　胸部重物砸伤后，右前胸壁软化，呼吸困难，胸痛 3h 入院。

2. 体格检查　T：37.0℃，P：102 次/分，R：35 次/分，BP：130/80mmHg。呼吸困难，半坐位，右侧胸廓塌陷、软化不稳定、骨擦音阳性、右肺呼吸音减弱。

3. 辅助检查　胸部 X 线片、胸部 CT 检查：右侧第 3～6 肋骨骨折，右侧液气胸（张力性）（图 23-148，图 23-149）。

【治疗过程】

除常规胸部创伤治疗措施外,局部麻醉下行右侧胸腔闭式引流术(锁骨中线第 2 肋间),引出胸腔积气、积血后,呼吸困难稍有减轻,但仍因胸壁软化,剧烈胸痛。选用小号记忆金属胸部护板(12cm×17cm),在其中心钻孔,穿过胸引管后,贴敷固定于右前上胸部肋骨骨折处(图 23-150)。

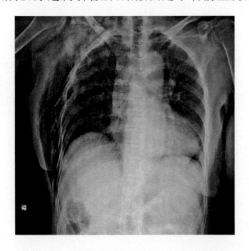

图 23-148　右侧多发肋骨骨折、张力性气胸

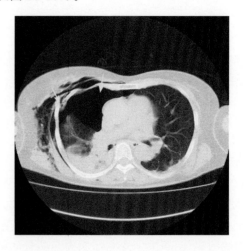

图 23-149　CT 显示右侧肋骨骨折、液气胸、皮下气肿

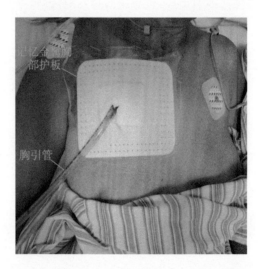

图 23-150　记忆金属胸部护板固定并钻孔、闭式引流管穿过护板

记忆金属胸部护板固定后,胸痛明显减轻,呼吸困难缓解。2 周后去除护板,肋骨骨折开始纤维愈合,胸壁稳定。

病例二:胸骨粉碎性骨折、多发肋骨骨折、肋软骨骨折、锁骨骨折,胸壁软化

【临床资料】

患者,男,30 岁。

1. 病史　胸部汽车挤压伤,前胸壁软化,胸痛伴呼吸困难 6h 入院。

2. 体格检查　T:37.7℃,P:110 次/分,R:35 次/分,BP:140/75mmHg。痰多、黏稠,不易咳出,呼吸困难,前上胸廓塌陷,反常呼吸运动。双肺满布痰鸣音。

3. 辅助检查　胸部 X 线片、胸部 CT 检查:胸骨柄、体粉碎性骨折,严重移位,右侧锁骨骨折,胸锁关节脱位,双侧多发肋骨骨折(图 23-151～图 23-153)。

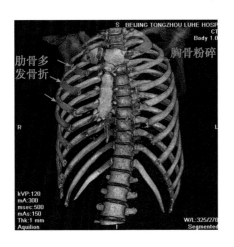

图 23-151　CT 三维重建显示胸骨骨折
错位和肋骨骨折

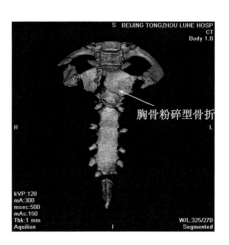

图 23-152　CT 三维重建显示胸骨粉碎
型骨折、锁骨骨折

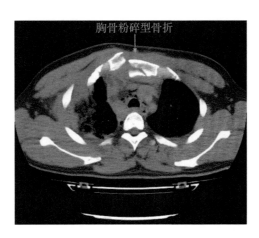

图 23-153　CT 显示胸骨粉碎性骨折并分离

【救治过程】

因同时伴有颅脑损伤、蛛网膜下隙出血,故除采取常规胸部创伤治疗措施外,还要用记忆金属胸部护板行胸骨外固定。取仰卧位,后上胸部垫一软枕,用小号记忆金属胸部护板(12cm×17cm)贴敷固定于胸骨骨折处,外加多头布料胸带辅助固定。记忆金属胸部护板固定后,胸廓反常呼吸运动消失,胸痛明显减轻,呼吸困难缓解。3 周后去除护板,CT 复查见胸骨骨折对位良好,纤维愈合(图 23-154,图 23-155)。

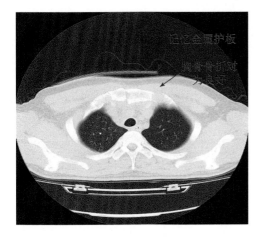

图 23-154　CT 显示记忆金属胸部护板固定后
胸骨骨折复位

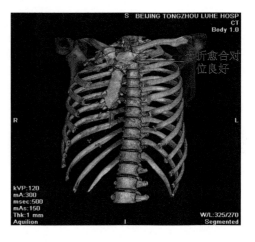

图 23-155　CT 三维重建显示 3 周后胸骨骨折
愈合,对位良好

【点评】

1. 局部胸廓固定的特殊意义　胸廓随呼吸运动产生几何学变化的特点,导致肋骨、胸骨骨折后,断端无法彻底制动。对于无须手术治疗的骨折病例,有效地局部外固定,可以避免或减轻由于骨折端移位产生剧烈疼痛或胸壁软化而引发的不良预后。

2. 记忆金属胸部护板优于传统外固定方法　从 1851 年 Malgaigne 使用胸廓固定绷带以来,外科医师实践了许多种外固定方法,如宽胶布固定法、布巾钳悬吊牵引法等,目前最常用的是胸带加压包扎法。诸多方法中,有些因效果不佳已基本弃用,有些存在适应证局限、并发症较多等不足。匈牙利的 Bolla 医师发明的 Chrisofix 胸部护板,引发了胸部骨折外固定理念及方法的改变与更新,是一种优于传统的、简单易行的外固定方法。其创意来自于肋骨骨折的患者会很自然地用手按压住骨折部位的自动保护机制。作用机制是将内含形状记忆金属丝的记忆金属胸部护板粘贴在胸壁上,通过局部胸壁固定、伤处保护来达到止痛、恢复胸廓完整性的作用。

大量资料表明,其效果满意,其中笔者总结 2007 年 7 月至 2008 年 1 月的 95 例资料,分为胸部护板固定组和对照组。结果显示,胸部护板固定组,有疼痛减轻、镇痛药用量减少、肺部并发症发生率下降、平均住院日缩短的作用,与对照组间差异有统计学意义($P<0.05$)。

3. 使用记忆金属胸部护板的技巧　此护板适用于无须手术治疗的肋骨或胸骨骨折的患者。第 1～7 后肋有肩胛骨遮挡,不必使用;女性存在乳房遮挡,所以其后面的肋骨骨折固定效果差;护板贴敷定位,应按照阅胸部 X 线片骨折定位－胸部扣诊核对－贴敷护板后胸部 X 线片复查的路径进行,以避免贴位不当。固定前先在健侧胸廓塑形。相邻 4 根以下的肋骨骨折,使用小号护板(12cm ×17cm),超过 5 根或胸壁脂肪较厚者应选择大号护板(17cm×17cm)。靠近胸骨的肋软骨骨折,护板要以肋软骨为中心,两边"搭在"胸骨和肋骨区域上。对于创伤性胸骨骨折(包括心肺复苏心脏按压导致胸骨或肋骨骨折)或手术劈开胸骨后愈合不良、胸廓不稳定者,使用护板固定也能获得满意效果。护板只是覆盖局部胸廓,不影响在其他部位做胸腔穿刺或闭式引流。应先做闭式引流,再将护板打孔,穿过胸引管后贴敷固定在胸壁上。

四、Matrix RIB、TFSF 系统双侧多发肋骨骨折、胸骨骨折内固定

病例一:双侧多发肋骨骨折、胸骨骨折(胸廓碎裂伤)

【临床资料】

患者,男,72 岁。

1. 病史　车祸致胸部创伤后胸痛、呼吸困难 1d 入院。既往高血压、陈旧性脑梗死(腔隙性)史 10 多年。

2. 体格检查　T:36.8℃,P:100 次/分,R:24 次/分,BP:150/90mmHg,面罩吸氧下 SpO_2:86％～90％。神志清楚,呼吸困难,咳痰无力,端坐体位,胸廓呼吸运动幅度减弱,胸骨体内陷,双侧第 2～5 肋软骨触及骨擦感,双侧胸部多处肋骨骨擦感,呈现胸壁软化。双肺呼吸音减弱,可闻及痰鸣音。

3. 辅助检查　胸部 X 线片显示双侧多发性肋骨骨折、气胸(中等量)。胸部 CT 显示左侧第 3～7 侧后肋骨折,右侧第 2～8 侧后肋骨折,胸骨体横断骨折,头端向后足端向前而重叠错位(图 23-156～图 23-158)。

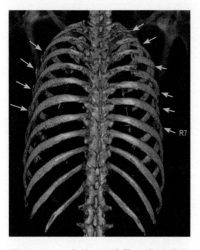 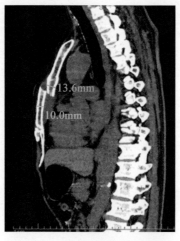 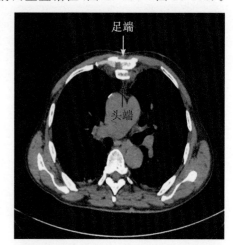

图 23-156　术前 CT 肋骨三维重建显示双侧肋骨骨折　　图 23-157　术前 CT 胸骨二维重建显示骨折　　图 23-158　术前 CT 横轴位显示胸骨重叠移位

【手术和治疗过程】

经过双侧胸腔闭式引流术、镇痛药物后仍因胸痛、无力咳痰、低氧血症加重,行气管插管呼吸机通气。1d 后行胸骨骨折、双侧肋骨骨折内固定术(选择性)。

全身麻醉双腔插管,肌松状态下结合 X 线片、CT、胸壁扪诊定位标记切口。先仰卧,右侧垫高 30°,做胸正中切口长约 12cm,见胸骨体呈"Y"形骨折,即头端向后足端向前的重叠错位。骨折复位,使用钛制胸骨固定系统(TFSF)固定胸骨骨折(直型板 2 条)。然后做右腋中线第 4 肋间切口,长约 8cm,用 Matrix RIB 内固定系统选择性固定断端明显错位、内陷、嵌插的第 3~5 侧肋骨折 3 处。

最后改为右侧卧位,做左胸腋下第 5 肋间切口,长约 7cm,同样用 Matrix RIB 内固定系统选择性固定断端明显错位、内陷、嵌插的第 5 及第 6 侧肋骨骨折 3 处,恢复胸廓稳定。手术历时 3h 10min,失血量约 100ml。手术后 4h 脱离呼吸机,14d 出院。随访 4 个月,呼吸功能正常,胸廓无畸形(图 23-159~图 23-165)。

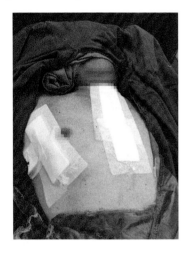

图 23-159　仰卧位做胸骨、右侧肋骨固定

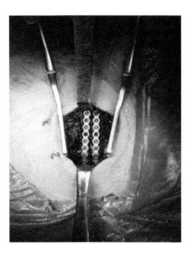

图 23-160　胸骨固定

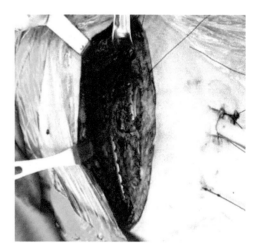

图 23-161　右侧肋骨固定

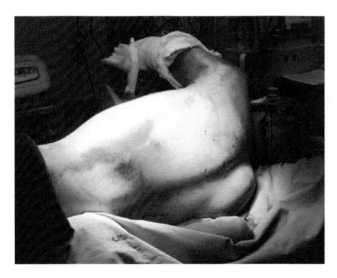

图 23-162　右侧卧位做左侧肋骨固定

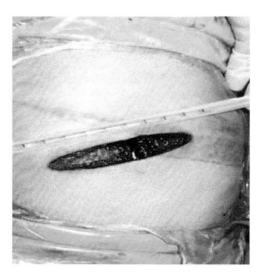

图 23-163　左侧肋骨固定

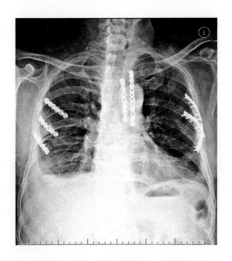

图 23-164   术后胸正位 X 线片

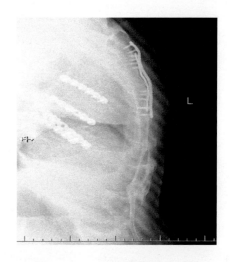

图 23-165   术后胸骨侧位 X 线片

（首都医科大学附属北京潞河医院   吴   骏）

病例二：双侧多发肋骨骨折（胸廓碎裂伤）

【临床资料】

患者，男，59 岁。

1. 病史   胸部挤压伤后胸痛、呼吸困难 3h 入院。

2. 体格检查   T:37.4℃,P:90 次/分,R:30 次/分,BP:140/90mmHg,面罩吸氧下 SpO_2:80%～92%。神志清楚,呼吸浅快,咳痰无力,端坐体位,体位改变诱发剧烈胸痛,胸廓呼吸运动幅度减弱,双侧多处肋骨骨擦感,呈现胸壁软化。左侧肺呼吸音减弱,双肺可闻及痰鸣音。

3. 辅助检查   胸部 X 线片显示双侧多发肋骨骨折、左侧气胸（中等量）。胸部 CT 显示双侧多发多处肋骨骨折（左第 6～10 肋、右第 3～7 肋）、胸椎左侧第 8 及第 9 棘突骨折（图 23-166～图 23-168）。

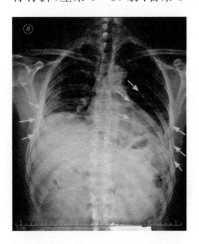

图 23-166   术前胸 X 线片显示双侧骨折（↑）

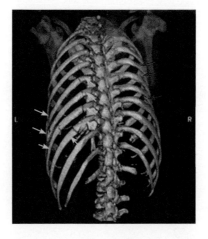

图 23-167   术前 CT 肋骨三维重建显示双侧肋骨骨折（↑）

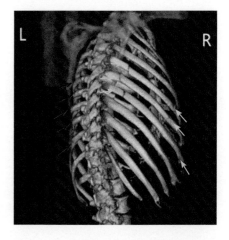

图 23-168   术前 CT 肋骨三维重建显示双侧肋骨骨折（↑）

【手术和治疗过程】

入院后 3h（伤后 7h）行双侧多发肋骨骨折切开复位内固定。

全身麻醉、双腔气管插管,先右侧卧位,做左胸第 7 肋间切口,长约 16cm,见第 6～10 肋多发多处肋骨骨折,胸壁软化。使用 Matrix RIB 内固定系统固定骨折断端严重错位的第 6～10 肋骨折共 7 处,腋中线第 7 肋间置胸腔闭式引流管、胸壁高负压引流管各 1 条。

继之,改左侧卧位,做右胸腋后线第 6 肋间切口,长约 15cm（绕肩胛下角）,同左侧方式固定第 4～7 肋骨骨折共 6 处。

双侧固定肋骨骨折 9 根 13 处,恢复了胸廓几何形态及稳定。手术历时 2h50min,失血 150ml。术后清醒后拔除气管插管,顺利康复,9d 后出院(图 23-169~图 23-173)。

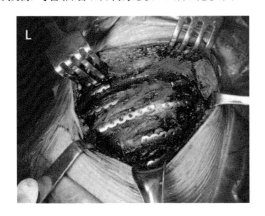

图 23-169　左侧固定骨折 7 处

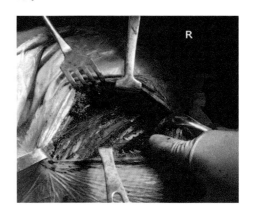

图 23-170　右侧固定骨折 6 处

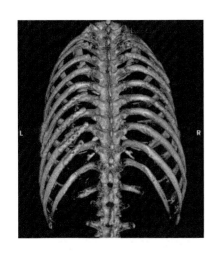

图 23-171　术后 CT 肋骨三维重建

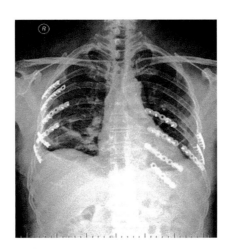

图 23-172　术后胸正位 X 线片

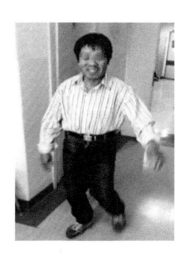

图 23-173　术后 9d

【点评】

1. 手术适应证与获益性　两个病例均为双侧多发多处肋骨骨折,前者尚有胸骨骨折,虽然不完全符合传统意义的"连枷胸",也未见胸壁反常呼吸运动,但均有胸壁软化,符合胸廓碎裂型骨折,而且,出现低氧血症并迅速加重甚至需要气管插管机械通气。通过手术尽早恢复了胸壁稳定性,分别于手术后 9d、14d 出院,尤其前一个病例虽然为 72 岁高龄患者,尚有陈旧性脑梗死史,属于伴有高危因素者,但依然从 SSRF (肋骨骨折外科手术固定)中获益。

2. 手术时机　原则上 SSRF 应在伤后 72h 内进行,在此"时间窗口",解剖关系清晰,出血等手术副损伤较少,技术上更容易。还因为终止了胸壁软化引发的各种病理生理改变而缩短病程。所以,只要无明显的禁忌,越早进行获益性越强。后一个病例入院后到手术仅为 3h(伤后 7h)。

3. 选择性固定　在"将术野可及的骨折全部固定"的前提下,肋骨骨折选择性固定与全部固定相比,选择性固定损伤小、恢复快,值得推荐。

4. 固定顺序与体位　双侧肋骨骨折及伴有胸骨骨折的手术,涉及多次翻身改变体位,一般应先重侧后轻侧;先仰卧位固定胸骨骨折,后侧卧位固定肋骨骨折。仰卧位时后胸部用布卷垫高有利于胸骨骨折的复位(图 23-174),比单用器械复位更容易、更安全(器械有损伤心血管的危险)。有时仰卧位一侧胸部垫高 15°~30°,能满足胸骨和肋骨的固定,病例一即是如此。

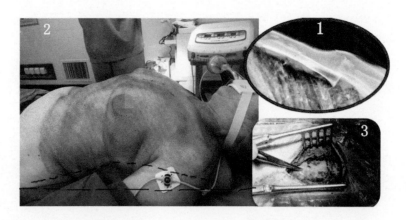

图 23-174　仰卧后胸垫高利于胸骨骨折复位

（首都医科大学附属北京潞河医院　吴　骏）

五、肋骨骨折刺入肺脏、肝脏、膈肌

病例一：肋骨骨折刺入肺脏

【临床资料】

患者，男性，27 岁。

1. 病史　高处坠落左胸硬物硌伤疼痛、咳血 4h 入院。

2. 体格检查　T：38.1℃，P：82 次/分，R：22 次/分，BP：115/82mmHg。左侧后下胸部片状皮肤浅擦伤，软组织红肿，肩胛线第 8 肋处肋骨凹陷。左肺呼吸音减弱，可闻及痰鸣音。

胸部 CT 显示左侧第 8～9 侧后肋骨折，其中第 8 肋骨折断端内陷，刺入肺组织中，肺组织形成血肿，液气胸（图 23-175，图 23-176）。

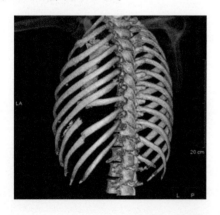

图 23-175　术前 CT 显示左侧第 8 肋骨内陷

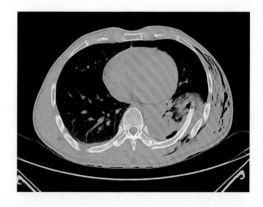

图 23-176　术前 CT 显示左侧第 8 肋骨内陷刺入肺脏

【手术和治疗过程】

左侧剖胸肺修补、肋骨骨折内固定术。全身麻醉，双腔气管插管，右侧卧位，左胸后外侧第 7 肋间切口，显露第 7～9 后肋骨折，第 8 肋骨折内陷移位，刺入左肺下叶外侧段，肺裂口长 6cm、深 6cm，清除凝血块封堵的创腔，有渗血及少量漏气。用双氧水、生理盐水清洗肺创腔，用细丝线从肺创腔最深处开始，分层缝合修补肺组织，最外层缝合时予"奈维"垫片（可吸收性组织加固材料）加固。生理盐水冲洗胸腔，吸痰膨肺，检查肺裂口缝合处无明显漏气及出血。TiNi 环抱式接骨器固定第 8 及第 9 肋骨骨折。置腋中线第 7 肋间胸腔闭式引流管、胸壁高负压引流管各一条，关胸术毕，清醒后拔除气管插管，康复顺利，2 周后出院（图 23-177～图 23-182）。

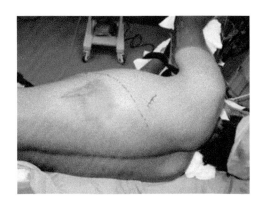

图 23-177　手术体位

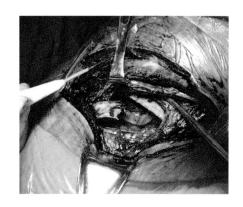

图 23-178　术中见肋骨刺入肺脏

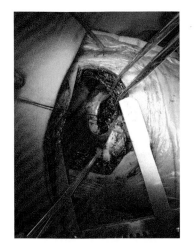

图 23-179　内层缝合肺修补

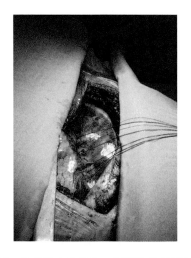

图 23-180　外层缝合肺修补＋可吸收性组织加固材料

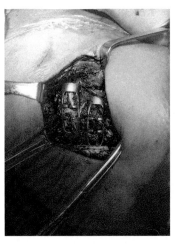

图 23-181　环抱器固定肋骨骨折

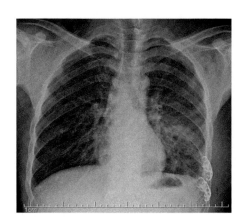

图 23-182　术后胸部 X 线片

病例二：右侧肋骨骨折刺入肝脏

【临床资料】

患者，男，56 岁，被牛顶伤胸部疼痛、呼吸困难 5h。

体格检查：T 36.8℃，P 82 次/分，R 22 次/分，BP 110/80mmHg。双侧下胸部软化，可及骨擦感。

胸部 X 线片、CT 见双侧多发多处肋骨骨折（右侧第 2～12 肋、左侧第 2～11 肋）、右侧第 10 肋骨折断端刺入肝脏，血气胸，胸骨骨折（无移位），符合胸廓碎裂伤（图 23-183～图 23-186）。

血常规：WBC 18.9×10⁹/L，HGB 110 g/L。

【手术和治疗过程】

右侧剖胸探查肺脏修补、肝脏修补、膈肌修补术，双侧肋骨骨折内固术。

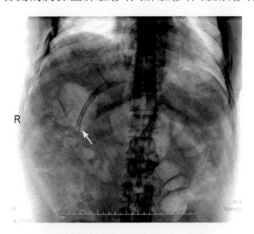

图 23-183　术前膈下肋骨像显示右侧第 10 肋
骨内陷(↑)

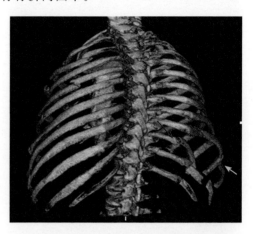

图 23-184　术前 CT 肋骨三维重建显示右侧肋
骨骨折严重移位、内陷

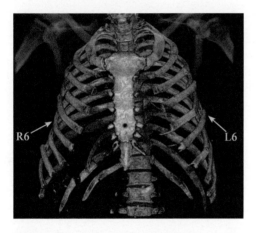

图 23-185　术前 CT 显示双侧多发肋骨骨折

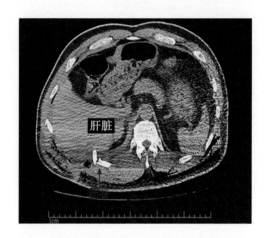

图 23-186　术前 CT 横轴位显示肋骨刺入肝脏

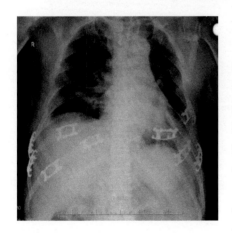

图 23-187　术后 X 线片显示双侧环抱器

病例三：肋骨骨折刺破膈肌

【临床资料】

患者，男，59 岁。

全身麻醉，双腔气管插管，先左侧卧位，右胸腋后线第 9 肋切口，长约 20cm，见多处肋骨骨折，肋间肌、壁层胸膜破损，肺下叶多处裂伤，第 10 后肋骨折端内陷，相对应膈肌戳伤约 3.0cm×1.0cm，膈肌表面胸膜、腹膜完整但肌肉离断，剪开损伤膈肌，见肝脏相同大小的裂伤，深约 2.0cm。用 2-0 可吸收线缝合修补肝脏，置腹腔引流管 1 根。丝线缝合修补膈肌和肺裂伤，用 TiNi 环抱式接骨器固定第 8～10 肋骨骨折 5 处。另用钛丝及粗丝线缝合固定第 11 肋骨折 2 处。

改右侧卧位，左侧腋中线第 6 肋间切口 15cm，用 TiNi 环抱式接骨器固定第 5～7 肋骨骨折 5 处。双侧固定肋骨骨折 8 根 12 处，手术历时 3h 15min，失血量 400ml。手术后呼吸机辅助呼吸 3h，术后 3 周出院（图 23-187）。

1. **病史**　驾驶汽车坠桥受伤,进行呼吸机支持、双侧股骨干骨折外固定架固定治疗 2d。

2. **体格检查**　呼吸机支持下生命体征平稳,双下胸部软化,多处可及肋骨骨擦感,腹部平坦柔软,左上腹压痛阳性,肠鸣音减弱。双侧股骨干骨折外固定架固定(图 23-188)。

3. **辅助检查**

(1)血常规:WBC $18.9 \times 10^9 / L$,HGB 120g/L。

(2)X线、CT 显示双侧多发肋骨骨折(右侧第 3~8 肋、左侧第 6~9 肋)、左侧膈肌破裂、左侧血胸、肺挫伤、双侧股骨干骨折(外固定架固定后),双足背动脉搏动正常(图 23-189~图 23-191)。

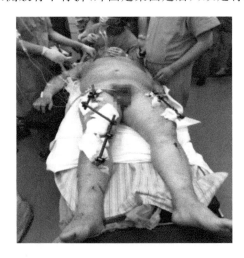

图 23-188　双侧股骨干骨折外固定架

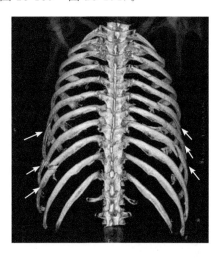

图 23-189　术前 CT 肋骨三维重建显示双侧肋骨骨折

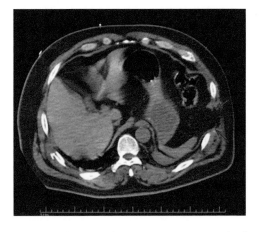

图 23-190　术前 CT 轴位显示左侧膈肌不完整(↑)

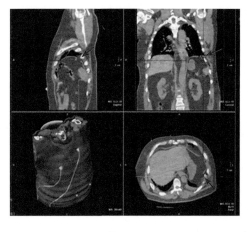

图 23-191　术前 CT 多轴位显示左侧膈肌不完整(↑)

【术前准备】

禁食,留置胃管,持续胃肠减压。

【手术和治疗过程】

左侧剖胸膈肌修补术,双侧肋骨骨折内固定术。从 ICU 平车入手术室,更换单腔气管插管为双腔管,首先右侧斜卧位(45°),取左胸腋后线第 8 肋间切口长 18cm 剖胸,见第 7~10 侧后肋骨折断端移位,其中第 8 肋骨折斜行断端向胸腔内陷移位刺破膈肌(近肋弓处,图 23-192),膈肌裂口长约 12cm,部分大网膜、脾上极疝入胸腔,检查其血供正常,无出血。还纳腹腔器官,10 号丝线无张力间断缝合修补膈肌(近肋弓处缝线跨肋骨,图 23-193)。清除胸腔积血约 200ml,使用 Matrix RIB 内固定系统固定第 7~9 肋骨折,恢复胸廓稳定。

改左侧斜卧位(45°),右侧腋后线第 8 肋切口约 12cm,同前方法固定第 7 及第 8 侧肋骨折固定,恢复胸廓稳定。手术历时 4h,出血 260ml。6h 后撤离呼吸机,术后恢复顺利,X 线胸片显示胸廓对称、膈肌形态正常(图 23-194,图 23-195)。

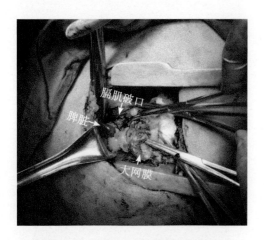

图 23-192　左胸切口显露膈肌破裂

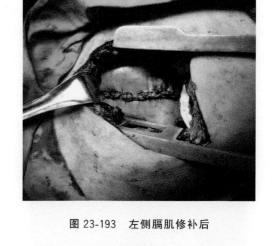

图 23-193　左侧膈肌修补后

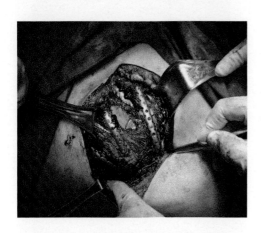

图 23-194　右胸切口显示肋骨骨折固定

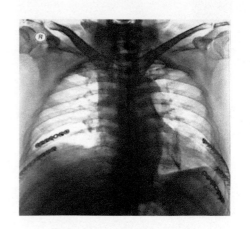

图 23-195　术后胸部 X 线片

【点评】

1. 隐匿性与诊断　内陷型肋骨骨折断端移位造成的脏器损伤可出现相应的症状与体征,如咯血、腹痛、急性失血等,结合影像学检查诊断不难。但也有其隐匿性,或缺乏症状与体征,或因伤情严重意识不清、不能表达,或遗漏了影像学的征象导致诊断延迟。病例三术前的 CT 显示肋骨骨折移位并不严重,也未见左侧胸腔有腹腔脏器疝入,但观察 CT 多轴位图像显示左侧膈肌轮廓中断,手术证实了为第 8 肋骨折斜型断端陷刺破膈肌。

2. 手术适应证　肋骨骨折断端刺入肺脏、肝脏,刺破膈肌为绝对手术适应证。

3. 切口选择　选在"罪犯"肋骨处剖胸,可以直接显露与处理胸腔问题,延长切开膈肌破口可以显露肝或脾的损伤。胸腔镜操作有其局限性。

(首都医科大学附属北京潞河医院　吴　骏)

六、肋骨骨折后骨不连手术内固定

【临床资料】

患者,男,53 岁。4 个月前车祸致右侧多发肋骨骨折(第 9～11 后肋),保守治疗。右下胸部持续性疼痛不适,有骨折断端活动感,体位变动时加重。未能恢复原有的工作。体格检查可触及右后下胸部肋骨活动感。CT 肋骨三维重建和肋骨曲面断层(CPR)显示右侧第 9 及第 10 后肋不连,骨折断端分离,断端硬化骨髓腔封闭(图 23-196～图 23-198)。

【手术和治疗过程】

全身麻醉,单腔气管插管,行右侧肋骨骨折内固定。右侧肩胛线第 9 肋间切口,长约 7.5cm,显露第 9、第 10 肋骨骨折处,见其未愈合,形成"假关节"。清除断端之间的软组织和骨断端硬化的骨质,置入 Matrix RIB 内固系统固定。术后恢复顺利。随访 6 个月,原有症状消失(图 23-199～图 23-201)。

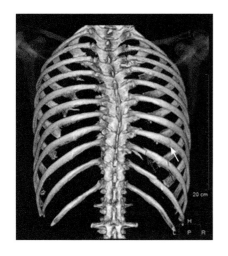

图 23-196　伤后 4 个月 CT 显示右第 9 及第 10 肋骨不连

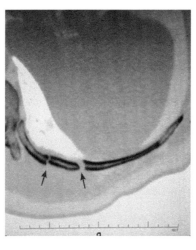

图 23-197　CPR 显示第 9 肋骨不连（↑）

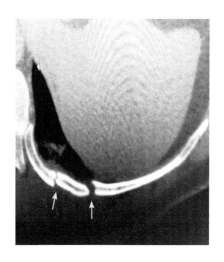

图 23-198　CPR 显示第 10 肋骨不连（↑）

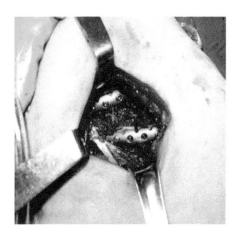

图 23-199　手术内固定

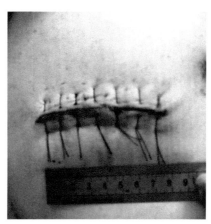

图 23-200　手术切口

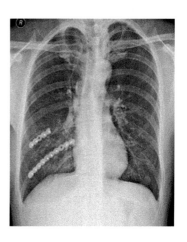

图 23-201　术后 2 周胸部 X 线片

【点评】

1. 诊断与手术适应证　明确的肋骨骨折病史,伤后 2 个月后持续有骨折断端活动感及局部疼痛不适感,以及 CT 的骨折不愈合证据,即可诊断为骨不连,并采取手术治疗。肋骨曲面断层(CPR)的诊断价值大。

2. 手术方法　手术方式为:①手术内固定,可用解剖型肋骨板或髓腔内固定(可吸收肋骨钉),彻底清除骨折断端之间的软组织和骨断端硬化的骨质,制造"新创缘"是肋骨固定后愈合的基础;②骨折段切除,此方法适用于肋骨骨折的某一断端长度不足或骨质缺损者。例如第 11 及第 12 肋骨的骨折远端长度不足,无法固定时,可将其切除,消除疼痛。

(首都医科大学附属北京潞河医院　吴　骏)

七、创伤右胸多发肋骨骨折、肺挫裂伤,右肺下叶切除、肋骨固定

【临床资料】

患者,女,55 岁。

1. 病史　因"胸部创伤后胸痛、呼吸困难 1h"入院。患者于 1h 前在家劳动时,不慎从高处坠落,伤及右胸部,当即右胸疼痛、呼吸困难、痰中带血,伤后无意识不清;无恶心、呕吐。在当地未做处置,急来我院。

2. 体格检查　T:36.6℃,P:115 次/分,R:31 次/分,BP:135/90mmHg,急性痛苦面容,发育中等,先天聋哑,扶入病室,查体合作,右胸前外侧壁塌陷、畸形、反常呼吸运动、皮肤广泛瘀斑,触及骨擦感、握雪感,呼吸音减弱。

3. 辅助检查 胸部 X 线片:右侧多发肋骨骨折,右侧血气胸(图 23-202)。胸部 CT:右侧第 6～12 肋骨骨折。右肺膨胀不全,右肺下叶炎症。右侧胸部皮下及上纵隔内积气(图 23-203,图 23-204)。

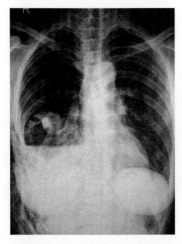

图 23-202 入院胸部 X 线片

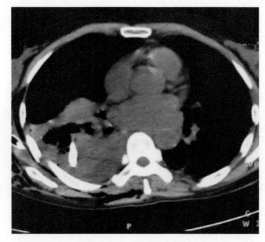

图 23-203 胸部 CT 片

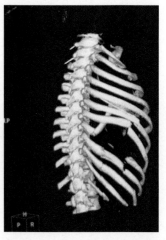

图 23-204 肋骨 CT 三维图像重建

【手术和救治过程】

全身麻醉下行"右肺下叶切除、肋骨固定术"。手术经过:左侧卧位,于右腋下第 5 肋间切口,长约 15cm,逐层切开入胸探查:胸部皮下肌肉瘀斑,胸腔积血约 200ml,多根多处肋骨粉碎性骨折,由第 8 肋间刺入右肺下叶深部,形成贯通伤(图 23-205),多个肺段支气管断裂,右肺下叶广泛重度挫裂伤,术中行"右肺下叶切除、环抱器肋骨固定术",术后顺利康复(图 23-206,图 23-207)。

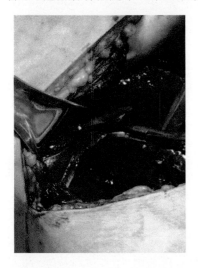

图 23-205 取出刺入肺部的肋骨

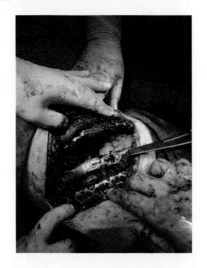

图 23-206 环抱器肋骨固定

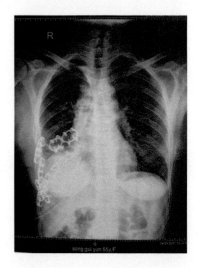

图 23-207 术后胸部 X 线片

【点评】

1. 因肋骨刺入右肺下叶深部致多根肺段支气管断裂,同时合并肺下叶广泛重度挫裂伤,术中无法缝合修补,行右肺下叶切除。

2. 用环抱器固定肋骨,操作简单,固定可靠,术中为防止环抱器沿肋骨走行方向移动,给予双 7 号丝线缝合固定。

(赤峰市克什克腾旗医院　初永强)

第五节　胸部创伤微创手术

一、胸腔镜辅助多发肋骨骨折、膈肌破裂合并脓胸、肺脓肿的手术

【临床资料】

患者，男，52 岁，主因"外伤后胸痛、气促、咳嗽 2 月余，发热 20 多天"入院。

1. 病史　患者 2 个多月前，在家中劳动时摔伤右胸部，当时即感右胸部疼痛、气促，时有咳嗽、咳痰带血，到当地医院诊断为"右侧多发肋骨骨折，右侧血气胸"，给予右侧胸腔闭式引流，并给予抗感染及对症治疗，症状略缓解，约 2 周后拔除胸引管出院，近 20 多天来患者开始出现发热，以夜间为主，最高达 39℃以上，咳嗽较重，咳较多黄白色黏痰，有臭味，再次到当地医院应用抗生素治疗，症状无缓解，3d 前右侧胸腔闭式引流切口裂开，有较多脓性液溢出，为进一步诊治来笔者所在科室。受伤以来，无心悸及阵发性心前区不适，无腹胀、腹痛，无头晕、头痛及意识障碍，精神、饮食、二便及睡眠正常，体重无明显减轻。

2. 体格检查　T:36.4℃，R:20 次/分，P:92 次/分，BP:120/70mmHg。营养及发育中等，神清语利，步入病室，慢性病容。右侧胸廓略塌陷，无明显压痛，右腋中线第 7 肋间有约 1cm 切口。咳嗽时有脓性液溢出，右肺下野呼吸音弱，叩浊，双肺可闻及散在痰鸣音。

3. 辅助检查　手术前 CT 如图 23-208 所示，肋骨 CT 三维图像重建如图 23-209 所示。

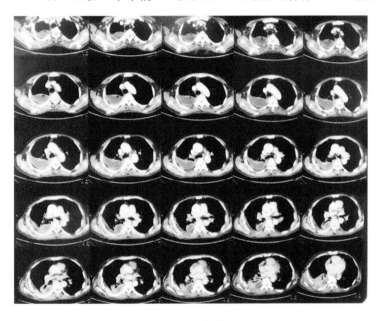

图 23-208　术前 CT

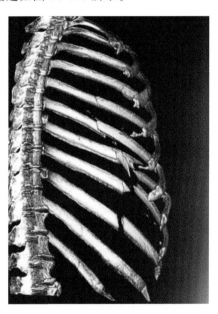

图 23-209　术前肋骨 CT 三维图像重建

【手术和救治过程】

全身麻醉下行"胸腔镜辅助右肺病变楔形切除，脓胸清除、纤维板剥脱，膈肌修补，肋骨骨折内固定术"。手术经过：左侧卧位，右胸部聚维酮碘消毒，于右腋下第 7 肋间小切口，长约 12cm（图 23-210），逐层切开入胸探查：胸壁肌层水肿，呈瘢痕样机化粘连（图 23-211），第 7 及第 8 肋骨骨折断端错位，纤维骨板形成，切开壁层纤维板有白色脓性液溢出（图 23-212），脏层、壁层胸膜纤维板形成，最厚处约 1.5cm，右后外侧见包裹性脓腔（图 23-213），内蓄红白色脓样胸腔积液约 500ml 并有机化血样脓苔形成，右肺下叶外侧基底段炎性实变并脓肿形成，膈肌破裂约 3cm，并与第 9 后肋断端粘连；于右腋前线第 4 肋间切取 1.2cm 长切口，胸腔镜辅助，剥除纤维板（图 23-214）。剥除纤维板过程中，患者右肺中叶破损较重，给予修补，一次性切割闭合器楔形切除右肺下叶外侧基底段病变肺组织，修补膈肌裂口，切除第 7 及第 8 肋骨纤维骨板，咬骨钳修整骨折断端，清除死骨，记忆合金环抱器固定右侧第 7 及第 8 肋骨骨折断端（图 23-215）。严格冲洗胸腔，止血，测试无漏气，良好膨肺。置双路胸引管，关胸。术中出血约 1200ml，输同型红细胞 4U，血浆约 600ml，过程顺利，无皮疹及发热等输血反应。术毕清醒，拔除气管插管后返 ICU 监护。术后恢复良好，胸部 X 线片如图 23-216 所示。

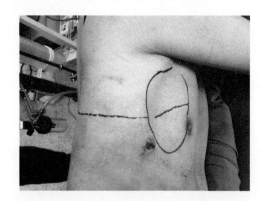

图 23-210　右腋下第 7 肋间切口

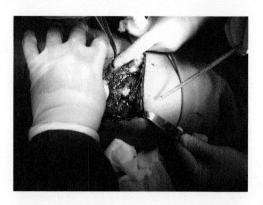

图 23-211　胸壁肌层水肿,瘢痕样机化粘连

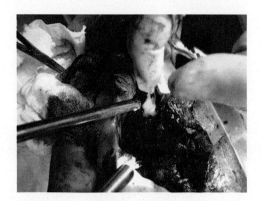

图 23-212　壁层纤维板有白色脓性液溢出

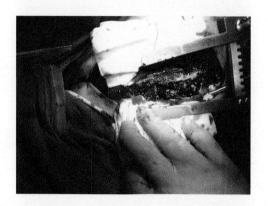

图 23-213　右后外侧壁有包裹性脓腔

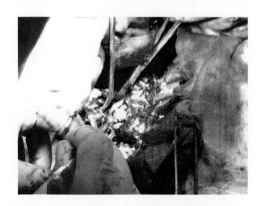

图 23-214　剥除纤维板

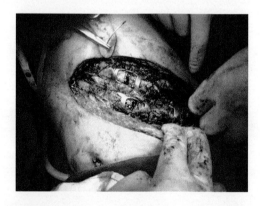

图 23-215　记忆合金骨板固定第 7 及第 8 肋骨骨折

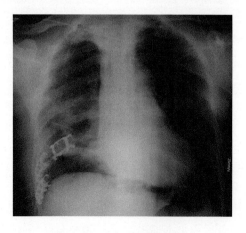

图 23-216　术后胸部 X 线片

【点评】

1. 本例采用胸腔镜辅助治疗是为防止过分用撑开器撑开肋骨,使未移位骨折肋骨再次移位,也起到方便剥脱纤维板及止血的作用。

2. 脓胸后的骨折在冲洗、消毒、细菌培养、保护环节要做到更精细到位。预防固定物感染是重点环节。

（赤峰学院附属医院　苏志勇　赵　博）

二、胸腔镜+小切口肺修补、多发肋骨骨折可吸收肋骨钉内固定术

【临床资料】

患者,男,40 岁,主因"外伤后胸闷、胸痛 7h 入院"。

1. 病史　患者 7 个多小时前,驾车不慎摔入深沟中,砸伤胸部,当时既感胸闷、憋气,胸痛不能耐受,即到当地医院行胸部 CT 检查:双侧多发肋骨骨折,双侧血气胸,双侧创伤性湿肺,纵隔气肿。急来笔者所在医院住院治疗。

2. 体格检查　T:36.8℃,P:134 次/分,R:30 次/分,BP:145/80mmHg。患者营养及发育中等,神志清楚,平车推入病室,查体欠合作。面、颈、胸腹、双上肢可及广泛皮下捻发感,前胸部整体呈反常呼吸运动,双肺呼吸音弱,叩诊呈鼓音。双肺可闻及湿啰音。

3. 辅助检查　自带外院胸部 CT:双侧多发肋骨骨折,双侧血气胸,双侧创伤性湿肺,纵隔气肿。胸正位 X 线片(图 23-217)示多发肋骨骨折、右胸塌陷、纵隔及皮下气肿。

【手术和救治过程】

入院后急行双侧胸腔闭式引流术,缓解喘憋症状。急诊全身麻醉下行"胸腔镜辅助右肺上叶、中叶、下叶裂伤修补,多发肋骨骨折内固定、血胸清除术"。手术经过:全身麻醉满意,左侧卧位,右侧后外侧小切口(图 23-218),切开皮肤、皮下组织显示肌间血肿,切开浅层肌肉清理肌间血肿,暴露骨折范围,上至第 2 肋下至第 11 肋均有横断、劈裂,第 3 肋、第 4 肋、第 5 肋、第 6 肋呈多根多段骨折,经第 6 肋间进胸,胸内大量积血,约 1200ml,上叶后段、前段,中叶、下叶均有较深裂伤,有活动性多点出血,清理积血,缝合修补裂伤肺组织,冲洗、止血,术中应用专利牵开钳及可吸收骨钉数枚,固定软化胸壁断端肋骨,主要固定软化区支撑肋骨(第 4 肋、第 5 肋、第 6 肋、第 7 肋),固定后胸廓浮动明显改善,止血,双管引

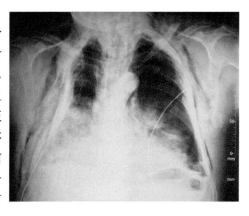

图 23-217　术前胸正位 X 线片

流,皮下引流后逐层关闭切口,术后生命体征平稳,术中出血 1500ml,输血 1600ml,安返 ICU 呼吸机支持,术后恢复良好,术后胸部 X 线片如图 23-219~图 23-225 所示。

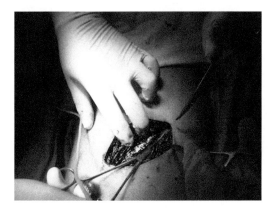

图 23-218　右侧后外侧小切口

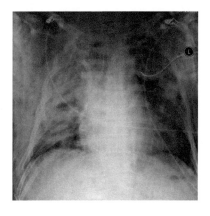

图 23-219　术后第 1 日胸部 X 线片

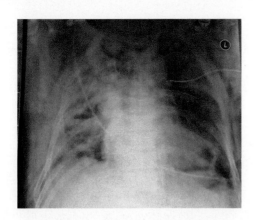

图 23-220　术后第 2 日胸部 X 线片

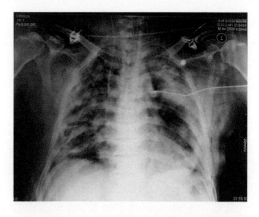

图 23-221　术后第 3 日胸部 X 线片

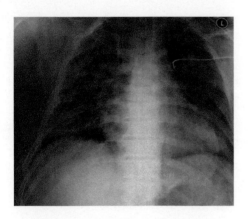

图 23-222　术后第 4 日胸部 X 线片

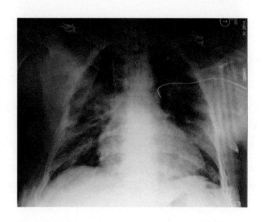

图 23-223　术后第 5 日胸部 X 线片

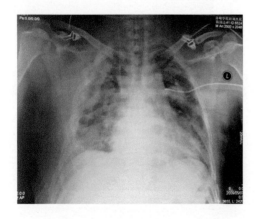

图 23-224　术后第 7 日胸部 X 线片

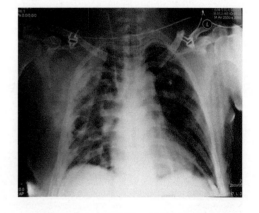

图 23-225　术后第 8 日胸部 X 线片

【点评】

1. 可吸收肋骨钉内固定手术如选择好适应证是一个很完美的固定方法,术后胸部 X 线片没有环抱器的金属影像,插入髓腔对肋间神经刺激较小,感染率低,相容性好。

2. 微创小切口及胸腔镜的结合可以使手术更趋简化,快速康复。

3. 术中应用腔镜下专利牵开钳,可以避免过多的游离肋骨,防止为显露视野用牵开器使骨折没有移位的肋骨再次移位,加重创伤增加固定根数,导致住院费用上升,也符合损伤控制的原则。

(赤峰学院附属医院　苏志勇　赵学飞)

三、胸腔镜先天性肋骨骨刺切除术和肋骨骨折游离骨切除术

病例一

【临床资料】

患儿,女,10 岁,主因"间断胸痛 10 多天"入院。

1. 病史　患儿 10 多天前无明显诱因出现右侧胸痛,以大笑及深吸气时为主,无发热,无咳嗽及喘憋,家长给予口服"阿奇霉素、蒲地兰消炎口服液、索密痛"等药物治疗,疼痛缓解,近 2～3d 又出现胸痛,性质同前,在院外行胸部 X 线片检查提示右肺肺炎,未给予治疗。为进一步明确诊治入笔者所在医院儿科,既往有急性黄疸型肝炎及过敏性紫癜病史,无外伤史。

2. 体格检查　T:36.5℃,P:90 次/分,R:28 次/分,BP:100/70mmHg。双肺呼吸音粗,未及啰音。

3. 辅助检查　肺部 CT:右肺中下叶见片状高密度影,其下方见条形高密度影。

4. 诊断　右肺炎症。

【手术和救治过程】

儿科给予"头孢西丁、阿奇霉素、痰热清"等药物抗感染、化痰治疗,胸痛缓解,5d 后患儿活动后突然胸痛加重,急查胸部 X 线片示右肺中下叶阴影,胸腔积液,请笔者所在科室会诊,胸腔超声示积液量逐渐增多,血红蛋白由入院时 131g/L 降至 99g/L,行右胸腔穿刺抽液,抽出不凝血性液后考虑"右侧自发性血胸,出血原因待查"。于 2d 后行"胸腔镜右侧血胸胸腔探查术"。手术经过:全身麻醉下于右腋中线第 8 肋间切长 1.0cm 的切口,置入 5mm 胸腔镜,右腋前线至右腋中线第 6 肋间切长 3.0cm 切口,做操作孔探查,见右胸腔内积血及血块共约 450ml;吸除积血及生理盐水冲洗后,再详细探查,见右侧锁中线第 5 肋骨内侧下缘处一椎形质硬骨刺斜向后下方突出,长约 2cm,被覆壁层胸膜(图 23-226),尖端刺出,刺破膈肌,致膈肌裂伤长 1.5cm、深 0.2cm,未穿透全层,已无出血;中叶内侧段表面血块附着,未见肺裂伤。剔除骨刺被覆的胸膜组织(图 23-227),完整切除骨刺(图 23-228),局部胸膜缝合,修补

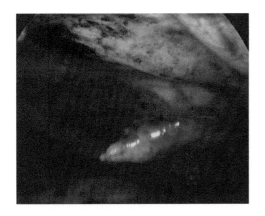

图 23-226　右侧锁骨中线第 5 肋骨内侧下缘
骨刺斜向后下方突出

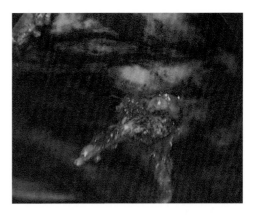

图 23-227　胸腔镜下,剔除骨刺被覆胸膜组织

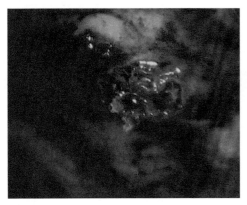

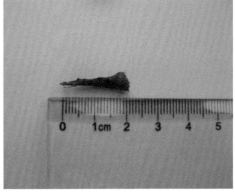

图 23-228　完整切除骨刺

膈肌裂伤处（图 23-229），查无出血，水试无肺漏气，严格冲洗胸腔，置胸腔闭式引管，关胸。术中出血量少，未输血。清醒后，拔除气管插管后安返 ICU 监护。

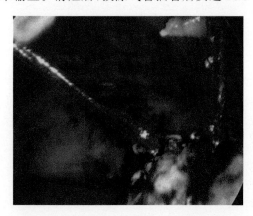

图 23-229 局部胸膜缝合，修补膈肌裂伤

【点评】

骨刺是指骨关节边缘增生的骨质，又称骨赘、骨质增生。骨刺好发于脊柱及负重关节，它的形成与年龄、关节创伤或退变导致的关节失稳、骨关节应力分布异常等因素有关。本病常见于中老年人，20 岁以下者鲜见骨质增生，以后随年龄增长，发病率逐渐升高，由于本病为儿童实属罕见疾病，尽管术前胸部 CT 显示了"条形高密度阴影"，术前考虑到自发性出血但仍没能确诊此病，术后抽调术前 CT 再次行肋骨三维重建，清楚的显示了骨刺的全貌（图 23-230），总结经验，归纳出该病例的特点：①间断胸痛，以大笑及深吸气时为主，不伴有发热咳嗽；②突发疼痛加重，伴有胸腔积液，血红蛋白呈渐进性下降；③诊断性胸腔穿刺有助于血胸诊断，同时与胸膜炎积液相鉴别；④骨刺刺伤相邻器官如肺、膈肌、心脏、血管，引起气胸、血胸、心包填塞症状；⑤影像学检查如发现高密度阴影，及时行肋骨三维重建。同时小儿自发血胸还应与粘连带撕裂、先天血管瘤血管畸形破裂、肿瘤、寄生虫及全身疾病相鉴别。

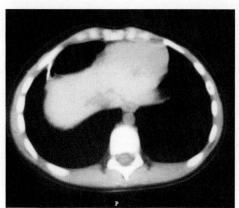 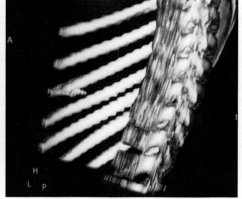

图 23-230 术前 CT 及术后再次 CT 三维重建，清楚显示骨刺全貌

病例二

【临床资料】

患者，男，19 岁，主因"左胸部疼痛 2d"入院。

1. 病史　患者 2d 前无明显诱因出现左胸部疼痛，为阵发性刺痛，无发散，伴有咳嗽，咳少量白色痰，活动后胸闷、气促，休息后可缓解，就诊于当地医院，X 线胸正位片检查示"左侧胸腔积液"，予以左侧胸腔穿刺抽液，抽出血性胸腔积液约 150ml，患者症状略有好转。为进一步明确诊治入笔者所在医院，门诊以"左侧胸腔积液原因待查"收住院。患者近期无发热，无头晕、头痛，无恶心、呕吐，无心悸、咯血，无腹痛、腹胀，精神状态可，睡眠及饮食可，大小便正常，体重较前无明显变化。既往史：十年前因"双下肢肿物"而手术治疗，自述病理为"软骨瘤"。否认其他传染病及接触史。否认外伤史。预防接种史不详。

2. 体格检查　入院时，T：36.5℃，P：100 次/分，R：20 次/分，BP：110/70mmHg。患者营养及发育中等，神清语利，步入病房，查体合作。胸部两侧对称，左肺呼吸音弱，左肺下野呼吸音无，叩诊浊音，右肺呼吸音粗，叩诊清音，未闻及干湿啰音。

3. 辅助检查　胸部正位 X 线片示骨性胸廓对称，气管居中，左肺中下野见一致性密度增高影，上缘呈弧线状，肺纹理增粗、紊乱。

4. 诊断　左侧胸腔积液原因待查。

【手术和救治过程】

患者入笔者所在科室后在超声定位下,行左侧胸腔穿刺抽液术,抽出不凝血性液约 580ml,抽液后超声确认无明显液性暗区,膈肌上抬。考虑"左侧自发性血胸,出血原因待查"。第 2 日复查超声:左侧胸腔后肋膈角区可见液性暗区,其内可见充气不全的肺组织,提示左侧胸腔积液。胸腔积液较前明显增多,综合辅助检查考虑为进行性血胸,拟急诊行"胸腔镜下左侧胸腔探查、止血、血胸清除术"。手术经过:全身麻醉,右侧卧位,拔除原左胸腔穿刺留置管。取左腋中线第 7 肋间、左腋前线第 3 肋间、左腋后线第 6 肋间各 1.2cm 的长切口,胸腔镜探查:左胸腔内积血约 300ml,左肺上叶舌段与前胸壁粘连,局部见凝血块约 100ml。分离粘连,清除积血,再次探查:左侧第 2、4、6、7、8 肋骨与肋软骨交界处多发肿瘤样骨质突起并局部胸膜下组织增生、肥厚,其中第 4 肋骨骨质长约 1.0cm,呈锥形向后内方向突出并刺破左壁层胸膜(图 23-231),致左肺上叶舌段裂伤约 0.5 cm 长,出血已自止,无肺漏气。余骨质突起大小(0.3～0.5cm)×(0.5～0.8cm),钝圆,未刺破壁层胸膜。游离局部胸膜切除左侧第 4 肋骨骨刺(图 23-232),同样切除左侧第 2、6、7、8 增生骨质,止血,冲洗胸腔,置双路胸腔引流管,缝合切口。术毕清醒、有力,拔除气管插管,安返病室。术后肋骨 CT 三维图像重建显示骨刺原貌(图 23-233)。

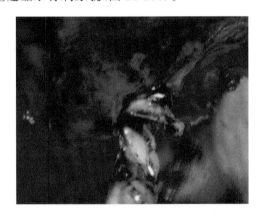
图 23-231　多发肿瘤样骨质突起

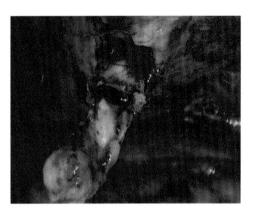
图 23-232　游离局部胸膜切除左侧第 4 肋骨刺

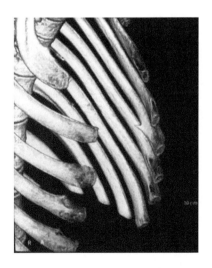
图 23-233　术后肋骨 CT 三维重建

【点评】

该青年患者也是以自发性血胸为主要表现,与病例一不同的是本病例呈多发性,且发生在软骨与肋骨交界处,长短不一,切除增生骨刺后是否会复发,有待于进一步随访。

病例三:胸腔镜肋骨骨折断端切除术

【临床资料】

患者,女,43 岁,患者因"车祸外伤后腰背部疼痛并、胸闷 2h"入院。

1. 病史　患者于 2h 前车祸外伤后出现腰背部剧烈疼痛,并左侧胸部疼痛,胸闷、呼吸困难。急被救起送笔者所在医院急诊科,急诊科行胸部 X 线片:左侧第 3～5 肋骨骨折,左肺创伤性湿肺,腹部、腹腔泌尿系超声:左肺挫伤,左肾上级可见 5.3cm×4.4cm 不均质回声区,右肾不清。腹部未见异常包块及游离气体。转往笔者所在科室,以"左侧多发肋骨骨折、左侧创伤性湿肺、腹部闭合性创伤、腹腔内出血、肾挫裂伤、脾挫裂伤"入院。患者入院后意识不清,无咯血、呕血。未进食水,未排二便。既往高血压病史 20 多年,血压最高为 180/90mmHg,不规律口服降压药,血压可控制,血糖偏高 6 年,1 年前车祸外伤,无骨折及相关脏器损伤,30 年前及 1 个月前行甲状腺肿物切除手术,病理回报均示良性病变。

2. **体格检查** 患者神志不清,平车推入病室,急性病容,全身皮肤多处皮擦伤,头颅大小正常,外形正常,无压痛。双侧瞳孔等大正圆,光反应灵敏,口唇及颜面苍白。颈部两侧对称,气管居中,无异常血管搏动。胸部两侧对称,左侧胸部压痛,可及骨擦音及骨擦感,右肺呼吸音粗,左肺呼吸音弱,可闻及弥漫性湿啰音。心率为 80～90 次/分,窦性心率,心音有力,心律齐,各瓣膜区听诊未闻及病理性杂音。腹部略膨隆,腹软,左上腹轻压痛,反跳痛弱阳性。

3. **辅助检查**

(1)胸部 X 线片:左侧第 3～5 肋骨骨折,断端错位,左侧创伤性湿肺,未见明显血气胸征象。腹部、腹腔及泌尿系超声:肝界不清,脾脏形态,大小正常,包膜光滑,实质回声均匀;右肾形态大小尚可,上级可见 5.3cm×4.4cm 不均质回声区右肾显影不清,膀胱充盈差,腹腔探查,未见肠管扩张,未见明显异常包块及游离气体。

(2)血常规:白细胞 16.56×10^9/L,红细胞 2.77×10^{12}/L,血红蛋白 2.66g/L,血细胞比容 26.6,血小板 234.00×10^9/L,3h 后复查血常规:白细胞 9.66×10^9/L,红细胞 1.84×10^{12}/L,血红蛋白 57.00g/L,血细胞比容 17.4,血小板 107.00×10^9/L。

4. **入院诊断** ①胸部创伤、左侧多发肋骨骨折、左侧创伤性湿肺;②左肾挫裂伤、脾挫伤、腹腔内出血、失血性休克;③腰椎骨折。

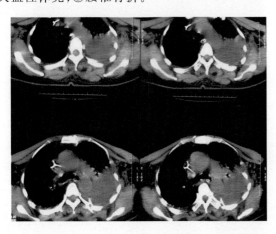

图 23-234　CT 见游离肋骨刺入胸腔

【手术和救治过程】

患者入院后完善相关辅助检查,请相关科室会诊。给予促凝、扩容、输血治疗。查 CT 提示左肾挫裂伤并腹腔内出血。血常规示血红蛋白进行性下降,急诊手术行"左肾切除、脾裂伤修补、经尿道膀胱血块清除术",术后转入重症监护室抗感染、对症、支持治疗,病情平稳后,转回泌尿外科治疗,复查胸部 CT 提示左侧胸腔积液,左侧肺不张,左侧多发肋骨骨折,断端错位,游离骨片刺入胸腔(图 23-234)。请笔者所在科室会诊后,完善术前检查及术前准备,4d 后行"胸腔镜下左侧机化性血胸清除,左肺挫裂伤修补,左侧肋骨骨折游离骨切除术"。

手术经过:患者全身麻醉,右侧卧位,左腋中线第 7 肋间、左侧前线第 4 肋间,左腋后线第 8 肋间分别切 1.5cm长切口,切开皮下诸层,30°胸腔镜探查,见胸内积血约 600ml,伴凝血块,左侧第 3～6 肋骨呈多发多段骨折,肋骨骨折已相对稳定,断端局部及游离骨片刺入胸腔,均较锐利(图 23-235,图 23-236),其中左侧第 5 肋骨后肋骨折远端刺破邻近降主动脉外膜,致局部呈溃疡样改变(图 23-237),范围约 1cm×0.5cm,随降主动脉搏动,骨折断端与降主动脉不断碰触,降主动脉完整,左肺下叶背段裂伤,长约 1.5cm,深约 0.5cm,吸除胸腔内积血,一次切割闭合器缝合肺裂伤,应用椎板钳切除肋骨骨折断端刺入胸腔的锐缘,拔除游离骨(图 23-238),解除了对降主动脉的威胁(图 22-239),冲洗胸腔,试无漏气,置双管引流后,逐层关闭切口。患者清醒,拔除气管插管后,安返复苏室。术后抗感染、对症、支持治疗,患者下肢静脉超声:右小腿肌间静脉血栓,予以抗凝药治疗。术后复查胸部 X 线片:左肺复张良好(图 23-240)。

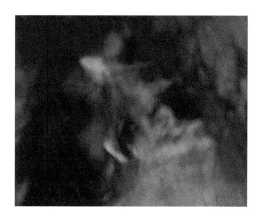

图 23-235 肋骨断端刺入胸腔(1)

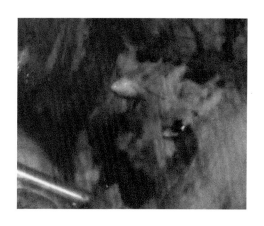

图 23-236 肋骨断端刺入胸腔(2)

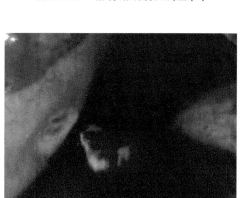

图 23-237 骨折断端刺伤主动脉外膜

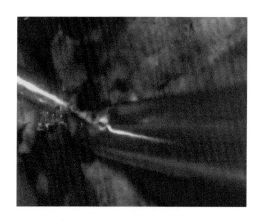

图 23-238 椎板咬骨钳切除肋骨断端

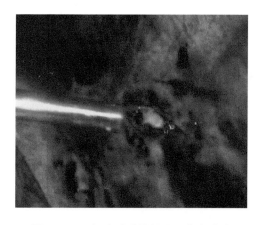

图 23-239 切除后肋骨断端远离主动脉

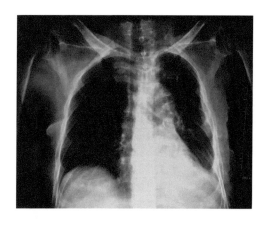

图 23-240 术后胸部 X 线片肺复张良好

【点评】

20 世纪 90 年代后期,电视胸腔镜技术被国内外医师应用于急性开放性血胸、进行性血胸、凝固性血胸、创伤性气胸、肺裂伤修补、创伤性膈肌破裂、气管及支气管裂伤、创伤性浮动胸壁、心脏大血管损伤、创伤性乳糜胸与创伤后脓胸等多种类型的胸部创伤治疗。本例患者伤后近 1 个月因肺不张血胸转入笔者所在科室,由于病期较长、一般状态较差,笔者选取了微创胸腔镜手术,由于肋骨已形成骨痂较稳定,而未对移位的肋骨进行固定,只切除了刺入胸腔内的肋骨断端,保护了随着血管波动即将被刺破的主动脉,清除了包裹性血胸,使肺充分复张,同时也避免了肋骨断端刺破肺的隐患。

(赤峰学院附属医院 苏志勇 卞洪谅)

四、双侧同期胸腔镜辅助下小切口多发肋骨骨折内固定术

【临床资料】

患者,男,45岁,热力工人,主因"外伤后胸痛、胸闷、气促2h"入院。

1. 病史　患者劳动中被2根直径1.2m热力钢管侧向挤压胸廓受伤,伤后胸痛、胸闷、气促。

2. 体格检查　前胸壁反常呼吸运动,双侧胸壁广泛压痛,并多根肋骨压痛,可触及骨擦音、骨擦感,部分肋骨可触及骨折断端。

3. 辅助检查

(1)胸部CT+肋骨三维重建:右侧第1～11肋骨骨折,左侧第1～9肋骨骨折,右侧部分肋骨呈多段骨折,断端错位明显(图23-241),左肺上叶创伤性肺假性囊肿,双侧创伤性湿肺,双侧少量气胸,双侧胸壁皮下气肿。

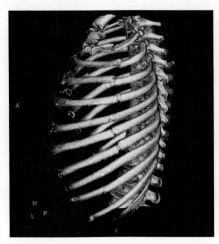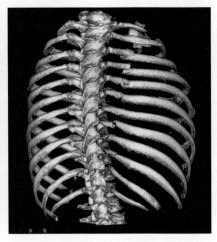

图23-241　肋骨CT三维图像重建

(2)心脏超声:心脏及血管形态未见异常,左心室舒张功能降低,舒张期内径为46mm,收缩期内径为30mm,射血分数为67%,缩短分数为37%,无心包积液。

(3)血气分析:pH为7.419,二氧化碳分压为37.9mmHg,氧分压为106mmHg,余指标均正常。

【手术和救治过程】

入院后胸壁加压包扎固定,复查胸部CT、肋骨CT三维重建及头颅CT、腹部超声等检查,并化痰、止痛、吸氧治疗,完善术前准备,气管插管前气管镜检查:双肺支气管内可见较多血凝块及痰液,予吸除,并手术治疗。

手术过程:全身麻醉,取右侧卧位,左侧胸壁常规消毒、铺巾,选择左胸后外侧第5肋间切口,长约12cm,逐层切开入胸,胸腔镜辅助探查,左胸腔内残存陈旧血300ml,并有血凝块形成,予清除。左肺上叶肺内血肿,直径约1.0cm,应用60mm一次性切割缝合器切除。肋骨探查,第3～8肋骨折错位明显,应用可吸收骨钉固定,并1号可吸收线缝合加固,冲洗胸腔并止血满意,关胸,左侧术毕。观察患者生命体征平稳后,改左侧卧位,消毒、铺巾,右胸后外侧第5肋间切口,长约12cm,逐层切开入胸,胸腔镜辅助探查,右侧胸膜局部粘连,胸腔内残存陈旧血200ml,予清除。右肺上叶肺裂伤约1cm,缝合修补,第3～7肋骨骨折错位明显,并有游离骨片,予取出,应用"金属肋骨板"固定第3～7肋,应用可吸收骨钉固定第6肋,1号可吸收线缝合加固,测试胸廓稳定,冲洗胸腔并止血满意,关胸,术毕(图23-242～图23-244)。

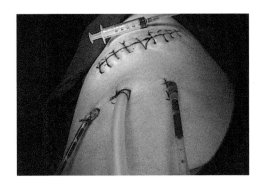

图 23-242　左侧切口

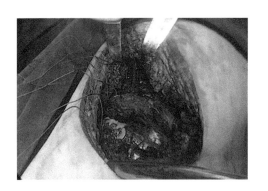

图 23-243　右侧肋骨骨折固定

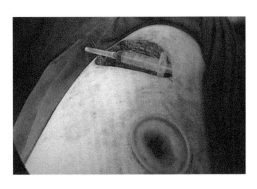

图 23-244　右侧切口

【术后处理】

患者术后生命体征平稳,胸廓稳定,反常呼吸运动消失,咳痰有力。复查胸部 X 线片,胸廓对称,所固定肋骨对位良好,内固定物在位良好,肺功能检测正常(图 23-245,图 23-246)。

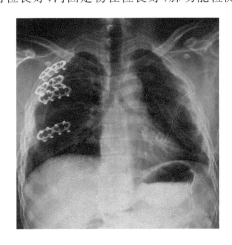

图 23-245　术后胸部 X 线片

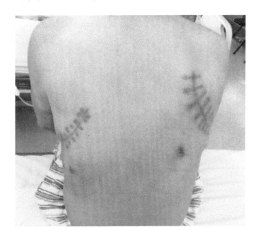

图 23-246　双侧切口

(赤峰学院附属医院　苏志勇　赵　鑫)

五、胸腔镜辅助膈肌破裂修补、脾裂伤修补

【临床资料】

患者,男,23 岁,自由职业者。

1. 病史　因"左胸背部刀刺伤后 1h"入笔者所在医院急诊,胸部 CT:左侧中等量血胸,左侧第 11 肋骨骨折。

2. 体格检查　T:36.0℃,P:63 次/分,R:16 次/分,BP:98/70mmHg。平车推入病室,意识淡漠,贫血

貌,左肩胛部可见一伤口长约6cm,深约2cm,左侧背部可见长约5cm伤口,伤道向前下走行,深部可及尖锐的骨折肋骨断端并进入胸腔。

3. 辅助检查

(1)伤后半小时胸部CT(图23-247):左侧中等量胸腔积液,左侧少量气胸。

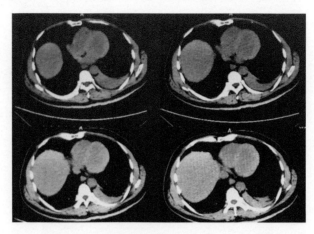

图23-247 术前CT

(2)超声:心包、腹腔未见积液,腹部脏器未见明确损伤。

【术前准备】

完善急诊手术相关化验,给予抗感染、对症、补液、输血治疗。

【手术和救治过程】

全身麻醉,双腔气管插管,右侧卧位,左胸部消毒,胸腔镜下清除左胸腔内积血共约2000ml,探查见左侧膈肌破裂,长约6cm,有活动性出血自膈下涌入左侧胸腔(图23-248)。延长胸壁及膈肌切口约10cm,见脾中下部背侧裂伤长约6cm,局部贯穿,创缘整齐(图23-249),请普外科同台手术,探查未见脾门血管损伤,邻近腹膜及左肾周脂肪损伤,局部可见活动性出血及血凝块,吸除腹腔内积血,予脾修补,腹膜及左肾周脂肪缝合止血,置腹腔引流管2根,缝合膈肌(图23-250),冲洗胸腔,试无漏气,止血,留置一条胸引流管,逐层关胸。更换为单腔气管插管,入ICU继续治疗。

【术后处理】

术后入ICU,予呼吸机支持,抗感染、输血、对症、支持治疗,纠正休克状态,调整内环境相对平稳,术后第1日自主呼吸平稳,复查胸部X线片(图23-251)示左肺复张良好,未见明显胸腔积液;引流通畅,腹腔引出陈旧血性液约100ml,胸腔引出淡血性液约200ml,予脱机并拔除气管插管,安返病房继续治疗。

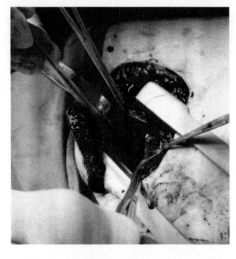

图23-248 膈肌裂伤、脾裂伤并活动性出血

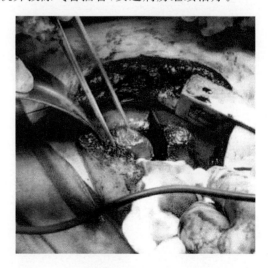

图23-249 脾裂伤

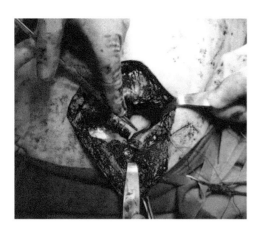

图 23-250 修补后的膈肌

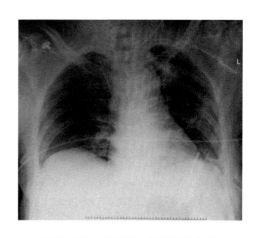

图 23-251 术后第 1 日胸部 X 线片

【点评】

1. 胸部刀刺伤患者由于胸廓的保护,伤道常沿胸廓外软组织走行一段后进入胸腔,所以伤道外口与内口不在同一平面,从而影响对患者伤情的评估。

2. 下胸部刀刺伤可能会合并腹腔脏器损伤,由于胸腔的负压作用,出血直接吸入胸腔内,临床表现仅为单纯血胸,本患者术前腹部查体及超声均未见明显异常,如未进行手术探查极易出现漏诊。

(赤峰学院附属医院 苏志勇 姜天烁 刘方超)

六、胸腔镜胸部钢筋贯通伤的治疗

【临床资料】

患者,男,29 岁,工人。

1. 病史 患者施工中被钢筋刺中左胸部 2h,急诊来院。

2. 体格检查 T:36.6℃,P:122 次/分,R:32 次/分,BP:115/75mmHg。神志清楚,自述胸痛明显,伴有气促,查体:左胸部压痛阳性,左肺呼吸音无,叩诊鼓音。

3. 辅助检查 胸部 X 线片及 CT 检查示左侧多发肋骨骨折,左侧血气胸,左侧胸腔内见异物影,邻近主动脉弓及心脏,由左侧第 2 前肋间进入,由左侧腋后线第 7 肋间穿出。腹部超声检查未见特殊异常;头颅 CT 检查无异常。血常规:WBC $14.42×10^9$/L,HGB 108g/L,PLT $128×10^9$/L。

【术前准备】

双腔气管插管,呼吸机辅助呼吸,开放静脉通路,备血。

【手术和救治过程】

全身麻醉,右侧卧位,胸腔镜下左侧胸腔内探查,见钢筋由左侧第 2 前肋间穿入(图 23-252),贯穿左肺上叶(图 23-253)后由左侧腋后线第 7 肋间穿出,钢筋邻近主动脉弓及心脏,但未伤及,胸腔内积血约 800ml。由助手从第 7 肋间钢筋穿出处缓慢拔除钢筋,见左侧第 2 前肋间穿入口处肋间血管出血,予以结扎(图 23-254),吸除胸腔内积血,行左肺上叶修补(图 23-255)。留置两胸腔闭式引流管,手术顺利,手术时间约 95min,

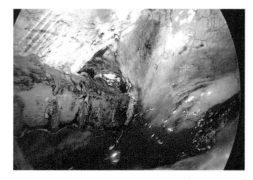

图 23-252 钢筋由第 2 前肋间穿入

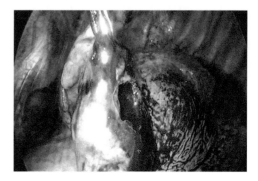

图 23-253 左肺上叶贯通伤

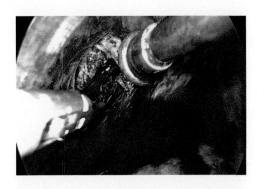

图 23-254　第 2 肋间穿入口出血,肋间血管结扎

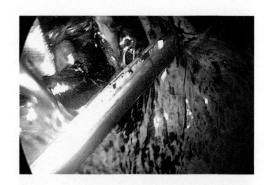

图 23-255　左肺上叶贯穿伤修补

输血 4U。术毕,患者清醒,拔除气管插管后,安返监护室监护。

【术后处理】

患者术后第 1 日下地活动,术后 3～5d 拔除胸引管,1 周后出院。

【点评】

1. 钢筋贯通伤多为重症胸部创伤,往往涉及多学科和高效稳妥的院前急救,开通院内急救绿色通道为后续治疗赢得了时间。

2. 手术多学科联动伤道的预判、术中的出血防范措施、重要脏器的保护对预后至关重要。

3. 本例实施腔镜手术是基于对伤道的精准预判,术中对出血的预评估,最大限度地减少了创伤,保全了肺功能。

(解放军总医院　侯晓彬)

七、胸腔镜辅助肩胛下小切口可吸收骨钉选择性固定肋骨骨折

【临床资料】

患者主因"车祸 3h"入院。入院行胸部 CT 示(图 23-256):右侧多发肋骨骨折(第 1～10 肋),右侧血气胸。完善相关检查后行"胸腔镜辅助右侧肋骨骨折固定术、右侧血胸清除术、右肺裂伤修补",术中探查第 2～7 肋骨骨折错位明显,给予手术固定,修补肺裂伤(图 23-257)。

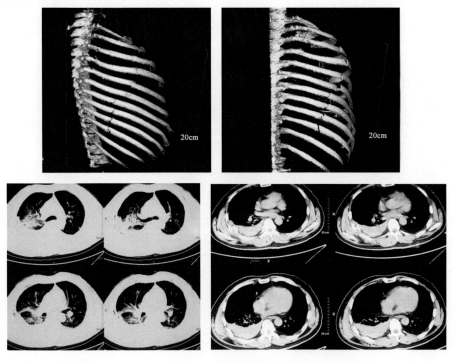

图 23-256　入院时胸部 CT 表现

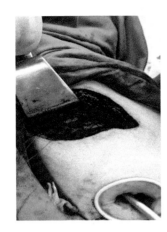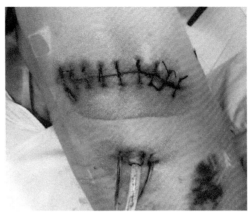

图 23-257　胸腔镜辅助肩胛下小切口手术

【点评】

此例手术的特点是骨折位置从第 1～10 肋，笔者采用肩胛下小切口 12cm，利用肩胛拉钩结合腔镜辅助，对移位不明显的第 1 肋和第 8、9、10 肋不予固定，只采用可吸收骨钉固定移位明显的第 2～7 肋，同时清除血胸、止血、肺裂伤修补，术后胸部无金属异物存留，使患者恢复更接近人体自然状态。

（赤峰学院附属医院　苏志勇）

第六节　气管断裂　膈肌破裂　食管破裂

一、闭合性气管断裂、纵隔气肿

【临床资料】

患儿，男，8 岁。

1. 病史　因"车祸致胸部创伤伴呼吸困难 5h"入院。患儿约 5h 前在路边被汽车撞伤，当时即感胸痛、胸闷、憋气。急诊送入外院行胸部 CT 检查：主支气管断裂、右第 3 及第 4 前肋骨折、双侧气胸、纵隔气肿、皮下气肿，为进一步诊治收入笔者所在医院。受伤以来，无咳嗽、咳痰，无心悸，无腹痛、腹胀，无头痛、头晕、意识障碍，精神及二便正常，既往体健。

2. 体格检查　T:36.8℃，P:121 次/分，R:22 次/分，BP:122/83mmHg。神清语利，营养中等，平车推入病房，全身皮肤黏膜无黄染及出血点，口唇略发绀，颈部可及皮下气肿，张力较大，延及前胸，气管居中，无异常血管波动，右前胸局部压痛，挤压试验阳性，呼吸动度大致正常，双侧呼吸音对称，未闻及干湿啰音。心音有力，心律齐，各瓣膜听诊区未闻及病理性杂音。

3. 辅助检查　胸部 CT:主支气管断裂、右第 3 及第 4 前肋骨折、双侧气胸、纵隔气肿、皮下气肿（图 23-258）。血常规:WBC $10.21×10^9$/L，N 91.81%，RBC $4.2×10^9$/L，HB 111g/L，肾功能:Ur 5.7mmol/L，CRE 54mmol/L。电解质:K^+ 4.2mmol/L，Na^+ 140mmol/L，Cl^- 102 mmol/L。血气分析:pH7.362，PCO_2 47.3mmHg，PO_2 52.9mmHg。

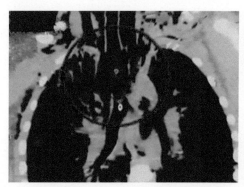
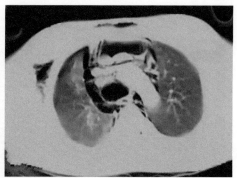

图 23-258　入院前胸部 CT

【手术和救治过程】

　　患者气管断裂诊断明确,呼吸困难严重。急诊全身麻醉下行"右侧剖胸气管断裂吻合修补术"。侧卧位,常规消毒、铺巾,取右胸后外侧切口,经第 5 肋上缘入胸。术中见右肺上叶明显充血实变,上纵隔气肿明显。切断奇静脉,寻找断裂气管上下缘,见断裂处位于隆嵴上左侧约 2cm,右侧约 1cm,不规则横断,气管膜部可见纵向裂伤。用 3-0 可吸收缝线间断修补,吻合气管裂伤。手术过程平稳,吻合后经加压通气无明显漏气,检查吻合口无明显狭窄后,冲洗胸腔,放置胸引管后关胸。术后恢复良好,顺利出院。术后胸部 CT 如图 23-259 所示。

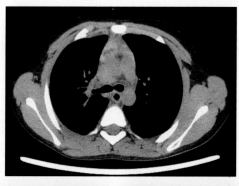

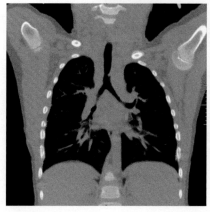
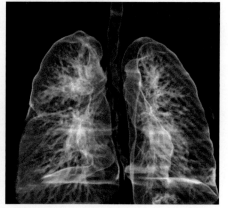

图 23-259　术后胸部 CT

【点评】

　　闭合性气管断裂比较少见,伤后即出现呼吸困难、咯血,纵隔、皮下气肿。早期发现、早期诊断是治疗的关键。手术入路根据受伤部位不同可经颈部及经胸。本例因断裂位置位于隆嵴之上,采用经胸入路。吻合修补时要耐心、细致,要注意吻合口的血运、张力。注意术后狭窄问题。术中麻醉要保证通气,本例气管插管影响吻合修补,故间断拔除气管插管裂口上方配合吻合修补术。

（大连医科大学附属第一医院　顾春东）

二、气管断裂肺袖状切除多发肋骨骨折内固定

【临床资料】

患者,男,36 岁,主因"外伤后胸痛、呼吸困难 1h"入院。

1. 病史　患者 1h 前,因石头跌落砸及右肩部,即感右胸剧痛,伴胸闷、气促,迅速出现右胸皮下气肿,并延伸至头颈部、左肩部、腹部及四肢,极度呼吸困难,并口唇发绀,立即来笔者所在医院治疗。急诊行右侧胸腔闭式引流术,引出大量气体及血性液体,患者呼吸困难略缓解。患者受伤以来意识清醒,右上肢活动受限,无头晕、头痛,无恶心、呕吐,略腹胀、腹痛。

2. 体格检查　T:36℃,P:130 次/分,R:37 次/分,Bp:120/85mmHg,意识清楚,面部、右上胸部、右腕部皮肤挫伤;头颈部、胸背部、腹部、双上肢上臂上 1/2、双下肢大腿上 1/3 广泛皮下气肿;口唇及指(趾)端发绀,气管居中,胸部两侧不对称,右腋前线第 5 肋间处见一个 32 号胸腔闭式引管,持续大量气体引出,右侧上胸部广泛性压痛,右肋间隙增宽,右锁骨、右侧第 1～4 肋间可触及骨摩擦感,双肺呼吸音弱,未闻及干湿啰音,心律齐,未闻及杂音。

3. 辅助检查　头部、胸部、腹部 CT:头颅未见明显异常,躯体广泛皮下气肿,右锁骨骨折,右侧第 1～7 肋骨骨折,纵隔气肿(图 23-260),右主支气管起始部不完整、充气不全,双侧气胸,右侧胸腔积液,右侧胸腔见一胸引管,食管及胃腔积气,腹腔积气。

4. 诊断　右侧多发肋骨骨折,右主支气管断裂,右侧张力性气胸,右侧血胸,左侧气胸,纵隔气肿,右锁骨骨折,右侧肩胛骨骨折,全身多处皮肤挫裂伤,肝挫裂伤。

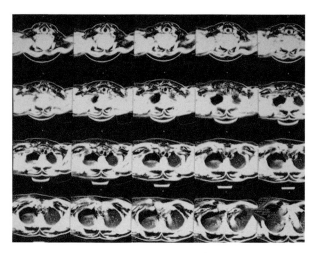

图 23-260　术前 CT

【手术和救治过程】

入院后即另于右锁骨中线第 2 肋间置入 28 号胸引管,双管持续引出大量气体,患者 SaO_2 在 85% 左右,急诊行"主气管成形、右肺上叶袖状切除、血胸清除、止血、多发肋骨骨折内固定术",取胸骨旁绕胸大肌前外侧切口(图 23-261)游离胸大肌显露骨折肋骨,经第 5 肋间进胸,术中探查,见胸内积血约 300ml;右侧第 1～4 肋软骨部骨折,断端错位并有活动性出血;右胸腔大量气体从断裂气管逸出;吸净积血,探及主气管近隆嵴部气管插管套囊外露,协助将气管插管插入左主支气管(图 23-262);结扎、切断奇静脉,切开纵隔胸膜、游离右肺门,探及主气管下端近隆嵴处膜部与软部交界处纵向撕裂,向右主支气管延伸至右中间支气管,右中间支气管膜部中间黏膜裂伤未透全层,右主支气管起始部碎裂呈不规则离断,仅余膜部相连(图 23-263),其中两个软骨环多处碎裂,破裂处支气管动脉活动性出血。右上叶支气管开口处碎裂严重,各叶间肺裂发育不良。结扎缝合出血部位血管,修剪右主气管残端,间断缝合主气管破裂处,右上叶修剪后无法修补,分别结扎切断右肺上叶各段动、静脉,80mm 的直线切割缝合器分离切断水平裂,袖式切除右上叶,平中下叶开口切断气管(图 23-264),吸除支气管内积血,3-0 可吸收线将右主支气管与中下叶支气管行间断端-端吻合(图 23-265),试无漏气,右中下叶复张良好。记忆合金肋骨环抱固定器固定右侧第 2～3 肋骨折处,缝扎各骨折断端肋间血管,清点器械、纱布无误且置双管引流后逐层关闭切口。术中出血约 400ml,输血红细胞 4U、血浆 380ml。

【术后处理】

术后给予抗感染及对症支持治疗,复查腹部超声示肝挫裂伤给予保守治疗,术后胸部 X 线片(图 23-266)显示双肺复张好,胸部切口愈合良好,术后 16d 出院。

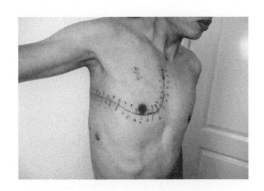

图 23-261　切口

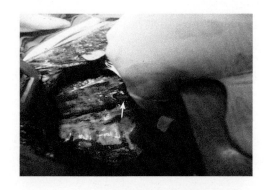

图 23-262　气管断裂见蓝色套囊(箭头处)

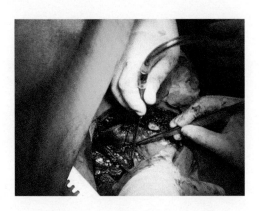

图 23-263　上叶气管中间干气管撕裂

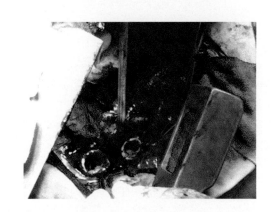

图 23-264　离断气管后

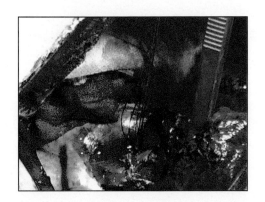

图 23-265　吻合完毕

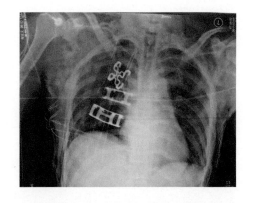

图 23-266　手术后胸部 X 线片

【点评】

1. 多发肋骨骨折合并气管断裂常合并明显的低氧血症、广泛皮下气肿,本例患者第一时间进行急诊手术,在麻醉插管中血氧饱和度明显下降,立即翻身后剖胸,发现气管插管已从断裂的右侧主气管插入胸腔,手指引导将其插入左侧支气管通气后血氧饱和度上升,鉴于此种情况气管镜引导插管是个很好的选择对策。

2. 袖状肺叶切除最大程度地保存了肺功能,同期行环抱器固定骨折肋骨,恢复了胸廓的稳定性,有助于患者术后排痰及康复。

(赤峰学院附属医院　苏志勇)

三、气管-右主支气管破裂

【临床资料】

患者,男,23 岁,不慎失足落入枯井,被翻转的井盖砸伤胸部,以胸痛、呼吸困难半天入院。

体格检查：T 38.8℃，P 98 次/分，R 32 次/分，BP 120/84mmHg。不吸氧 SpO_2 为 63%，面罩吸氧 SpO_2 为 85%~98%。

显示头面、颈部、上胸部皮下气肿，口唇发绀，呼吸困难，右前胸部可触及骨擦感，双肺呼吸音减弱。胸部 X 线片双侧气胸（图 23-267）。血常规：WBC 18.4×10^9/L，HGB 130g/L。

【手术和治疗过程】

行双侧胸腔闭式引流，持续引出气体后，呼吸困难稍有缓解，但皮下气肿加重，咳痰无力，持续低氧血症。胸部 CT 显示纵隔气肿、主气管右侧环状软骨-膜部交界处（环-膜交界）组织不连续，长度约 6cm（图 23-268~图 23-270）。右侧第 2 及第 3 肋骨折、右上颌窦外壁骨折、下颌骨骨折、第 6 及第 7 颈椎及第 1~4 胸椎棘突骨折。经必要的术前准备后剖胸探查手术。

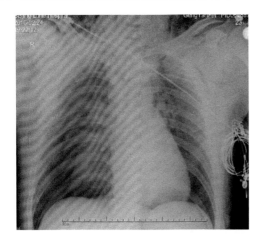

图 23-267　伤后 1d 后胸部 X 线片显示双侧气胸

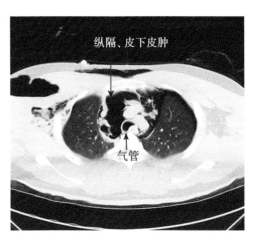

图 23-268　CT 显示皮下气肿、纵隔气肿

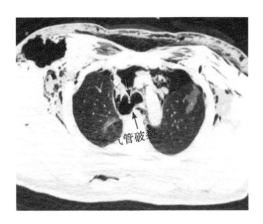

图 23-269　CT 显示气管右侧环-膜部破裂

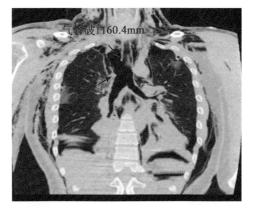

图 23-270　CT 显示气管破裂，长约 6cm

全身麻醉，双腔气管插管（左双腔），经左侧气道吸出大量血痰和右侧气道内导管吸氧后，左侧单肺通气下维持 SpO_2 94%~98%。左侧卧位，保留左侧胸腔闭式引流通畅，右胸后外侧切口经第 5 肋间剖胸探查：前上纵隔胸膜下、心包前脂肪内广泛气肿，肺多处挫伤。解剖离断奇静脉弓，沿右侧肺门后方剪开纵隔胸膜，见气管后侧壁软骨环与膜部交界处，自隆嵴上 6cm 向下纵向撕裂，一直延续至右主支气管（总长约 7cm），经气管破裂处可见气管插管。充分吸出气管内积血后，修剪创伤边缘，用 3-0 可吸收线间断缝合修补气管-右主支气管裂口，胸腔注水，右肺通气见少许针眼漏气，缝合纵隔胸膜覆盖气管修补处，"奈维片"（可吸收性组织加固材料）贴敷加固，试验再无漏气。解剖离断下肺韧带，冲洗净化胸腔，检查肺复张好，于右侧锁骨中线第 3 肋间、腋中线第 7 肋间放置胸腔闭式引流管各一枚，关胸术毕。呼吸、循环指标正常，保留原双腔气管插管（左双腔管），在 ICU 至术后 18h 拔出气管插管，康复顺利，于术后 2 周出院（图 23-271~图 23-276）。

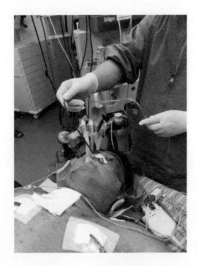

图 23-271　吸出气道积血

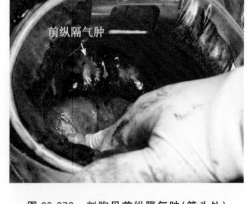

前纵隔气肿

图 23-272　剖胸见前纵隔气肿(箭头处)

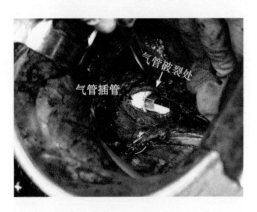

气管插管　气管破裂处

图 23-273　剪开纵隔胸膜显露气管破裂处(箭头处)

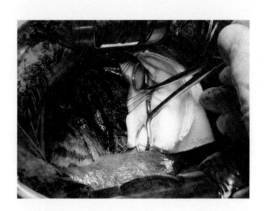

图 23-274　缝合、修补气管裂伤

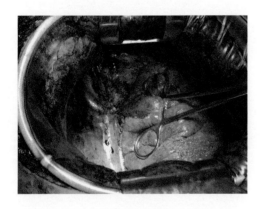

图 23-275　缝合纵隔胸膜覆盖气管修补处

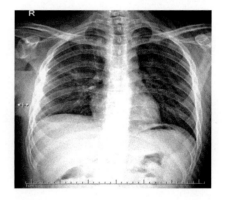

图 23-276　术后 1 个月胸部 X 线片

【点评】

1. 诊断难点　创伤性气管-支气管破裂的诊断经常很困难,有 30%～50% 的初始漏诊率。胸部 X 线片、胸部 CT、纤维支气管镜是三大重要手段。胸部 X 线片是首选,胸部 CT 的检出率大于 90%,三维重建的图像可清晰显示气管树。纤维支气管镜直接窥视,可诊断、定位、确定程度和吸痰。然而,其受制约因素较多,如患者不能配合、医院设备缺如、传染病检疫限制等。本病例就是受传染病检疫限制而无法立即行纤维支气管镜检查,而依靠 CT 诊断。

2. 麻醉难点　必须清理出气管内堵塞的大量血液、痰液和不断流出的血液,将双腔气管插管准确插入,还要避免插管进入气管破口加重损伤,纤维支气管镜引导插管是最佳选择。本病例在手术侧肺萎陷,健侧单肺通气时氧合指标低,采用萎陷侧气管内导管吸氧后,氧合指标明显好转,可能是萎陷的肺吸氧后仍有一定的气体交换功能。这仅是个例经验,供借鉴。

3. 手术关键　缝合修补气管破口要无张力、无遗漏、采用可吸收线、线结在外,要用纵隔胸膜覆盖气管破口修补,所以纵隔胸膜的剪开口要与气管破口错位,利用更多的纵隔胸膜覆盖器官缝合处,对愈合更有利。

4. 术后气管插管管理　一般情况下手术后需要一段时间气管插管机械通气。此阶段为了方便吸痰常规的方法是换成单腔插管。但是单腔插管的气囊位置在主气管,气囊充气会撑破刚修补好的气管破口。所以,本病例手术后机械通气阶段并没有更换气管插管,而是一直保留原双腔气管插管(左双腔管)至脱机,只是将气管插管的外导管剪短便于吸痰(图 23-277)。

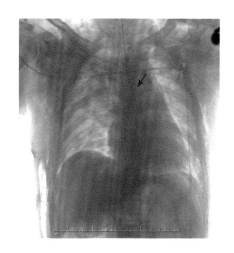

图 23-277　保留双腔气管插管(左双腔管)

(首都医科大学附属北京潞河医院　吴　骏)

四、巨大创伤性急性膈疝

【临床资料】

患者,男,61 岁,主因"高处坠落伤后疼痛、呼吸困难并停止排气、排便 1 日余"入院。

1. 病史　患者 1 日余前,在工地劳动中,由约 4m 高脚手架上摔下,臀部着地,当时即感臀部、胸部及左上腹部疼痛,呼吸困难,无法平卧,急送当地医院就诊,伤后一直未排气、排便,行胸部 X 线片及胸部 CT 等检查考虑"左侧膈疝",患者呼吸困难呈进行性加重,为进一步治疗来笔者所在科室。患者受伤以来曾发热 1次,体温约 38.5℃,无咯血,无咳嗽、咳痰,无头晕、头痛及意识丧失,无明显腹胀,无恶心、呕吐及呕血。既往"高血压"病史近 10 年,自行口服降压药物治疗。

2. 体格检查　T:36.5℃,R:20 次/分,P:99 次/分,BP:140/100mmHg(1mmHg=0.133kPa)。患者营养及发育中等,神清语利,平车推入病室,端坐呼吸。左胸部略膨隆,呼吸活动度减弱,左肺呼吸音无,叩鼓音,右肺呼吸音粗,未闻及干湿啰音,心音有力,心律齐,各瓣膜区听诊未闻及病理性杂音。左上腹压痛,未及反跳痛,肝、脾未触及,双肾未及异常,肠鸣音无。

3. 辅助检查　自带外院胸部 X 线片及胸部 CT(图 23-278):左侧胸腔内呈多个大囊泡状影,并可见多个液气平,膈肌显影不清,脾上移,左侧肺不张并纵隔右移。上消化道造影(图 23-279):胃于胸腔内,造影剂经贲门进入胃腔,于胸腔内折返后无法下行进入肠腔,胃部严重胀气,压缩正常肺组织并纵隔右移。

【手术和救治过程】

患者左侧膈疝诊断明确,呼吸困难严重,急诊全身麻醉下行"左侧膈疝修补术"。右侧卧位,左侧标准后外侧切口,长约 18cm,经第 8 肋间入胸腔。探查见疝入胃严重胀气,占据整个胸腔,压缩全肺不张并纵隔右移,胸腔内淡血性胸腔积液约 150ml。于胃体部局部切开约 3mm,吸除胃内胀气及潴留液,缝合胃体切口,吸除胸腔积液,胃、脾、部分网膜及部分横结肠均血供良好,未见绞窄坏死表现(图 23-280),将疝入脏器全部还纳入腹腔,还纳后显露破口见膈肌中心腱外侧缘裂开,长约 13cm,边缘不齐,无出血,严密缝合膈肌裂口(图 23-281),止血,冲洗,良好膨肺,置胸腔引流管,逐层关胸,术毕患者清醒,拔除气管插管,安返病房。术中出血较少,未予输血。术后恢复顺利,出院,术后胸部 X 线片如图 23-282 所示。

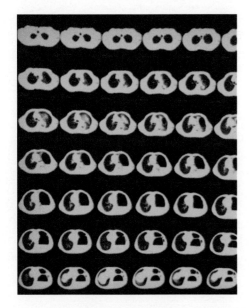

图 23-278　术前 CT

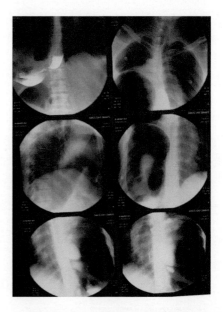

图 23-279　术前上消化道造影

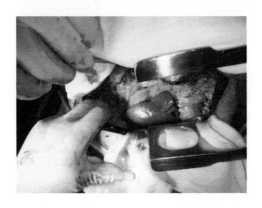

图 23-280　疝入的脾、胃、结肠、网膜

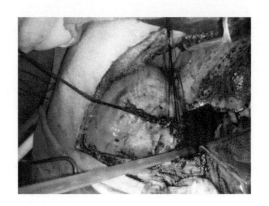

图 23-281　缝合修补膈肌

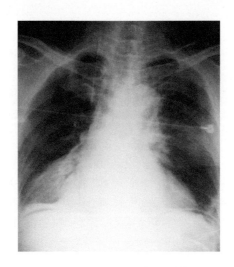

图 23-282　术后胸部 X 线片

【点评】

创伤性膈疝单纯从手术角度操作并不复杂,但如不及时修补死亡率较高,早期发现、早期诊断是治疗的关键,手术入路可以经胸或经腹,腔镜熟练的医师也可选择微创腔镜手术,本例患者的胃几乎占据左侧胸腔,

患者气短明显,胸腔镜的操作由于胃胀气严重,没有操作空间,笔者采取经胸入路,先切开胃壁吸除胃内胀气及潴留液,缝合胃体切口后还纳疝入组织。

(赤峰学院附属医院 苏志勇 丁 磊)

五、创伤性陈旧性膈疝

【临床资料】

患者,男,59 岁,农民。

1. 病史 患者因"胸闷、憋气伴咳嗽、咳痰 20 多天"就诊。既往 2 年前因车祸致伤,当时诊断为"蛛网膜下隙出血、右侧多发肋骨骨折、右侧肩胛骨骨折、右侧血气胸",并行右侧胸腔闭式引流治疗。

2. 体格检查 T:36.6℃,R:19 次/分,P:78 次/分,BP:110/70mmHg。右腋中线约第 7 肋间见长约 1.5cm 切口,愈合良好,右肺中下野呼吸音无,叩诊实音,余肺野呼吸音粗,叩诊清音,未及干湿啰音,腹软,无压痛及反跳痛,肠鸣音正常。

3. 辅助检查 胸部 X 线片(图 23-283)及胸部 CT 检查(图 23-284):双肺纹理增强,右肺下野见一致性密度增高影,右侧胸腔内见网膜及肠管影,右侧膈肌显示不清,右肺膨胀不全,压缩不张。

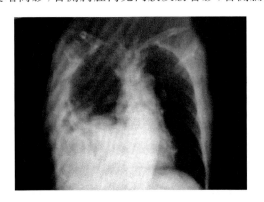

图 23-283 胸部 X 线片

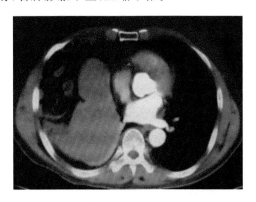

图 23-284 胸部 CT

【术前准备】

完善相关术前辅助检查,无特殊异常,无手术禁忌。

【手术和救治过程】

患者全身麻醉,左侧卧位,右侧腋前线第 4 肋间、右腋中线第 7 肋间及右腋后线第 8 肋间各切取 1.5cm 长切口,胸腔镜探查:右侧胸腔内少量淡黄色胸腔积液,右侧膈肌中心腱内侧缘处裂伤前至心包后至脊柱,呈弧形,长约 28cm,边缘已形成瘢痕,肝脏、结肠、大网膜疝入右侧胸腔,高达第 3 肋间,致右肺压缩、不张;肝左叶与右肺中叶内侧段紧密粘连。镜下应用 60mm 的一次性腔内切割闭合器分离肝肺粘连,试无法行镜下腹腔脏器还纳及膈肌修补后,即做右后外侧第 8 肋间切口剖胸,长约 15cm,还纳腹腔脏器,双 7 号线间断缝合破裂的膈肌。严格止血,冲洗,置双路胸腔闭式引流管。

【术后处理】

持续低流量吸氧、心电监护,禁食水、补液、抗感染、化痰、止痛等对症支持治疗。患者术后病情平稳,胸闷症状明显缓解,略感腹胀,行胸部 X 线片检查(图 23-285),右侧膈肌形态恢复。于术后第 3 日排气,并于术后第 4 日开始流质饮食,切口拆线后顺利出院。

【点评】

创伤性陈旧性膈疝与创伤性急性膈疝的病理生理改变不尽相同,前者更复杂,既往的胸部、腹部外伤史有一定诊断作用。但是部分病例的既往史患者模糊不清。疝入常为大网膜、胃、肠等,

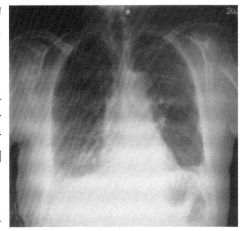

图 23-285 胸部 X 线表现

左侧膈疝多见。症状与疝入的器官组织、疝口的大小有关,多有消化道或呼吸道的症状,其手术主要难点是松解疝囊及周围粘连,将其还纳回腹腔前要探查疝内容物有无血运障碍及扭转,其粘连程度与疝口大小及疝入组织有关。本病例膈肌由心包一直撕裂至脊柱,胸腹腔完全交通且无任何粘连。当膈肌修复困难时可采用"跨肋挂线法"缝合膈肌或另行补片修补。

(赤峰学院附属医院　苏志勇　赵　鑫)

六、创伤性急性膈疝、胸壁疝、肋骨骨折

【临床资料】

患者,男,29岁,职员。

1. 病史　患者车祸外伤后左胸部、右髋部疼痛伴胸闷、憋气7h,当地医院胸部CT:左侧多发肋骨骨折,左侧液气胸,左侧皮下气肿,双侧创伤性湿肺;为进一步诊治送至笔者所在医院,复查胸部CT(图23-286,图23-287):左侧多发肋骨骨折,以第8及第9肋错位明显,左侧液气胸,左侧膈疝可能性大;超声:脾挫裂伤,肾挫伤,腹腔未见明显积液。

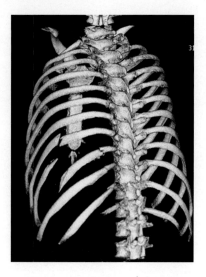

图23-286　术前肋骨CT三维图像重建

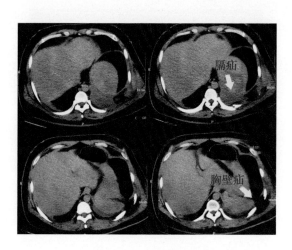

图23-287　术前胸部CT

2. 体格检查　T:37.4℃,P:110次/分,R:22次/分,BP:148/81mmHg,W:105kg。平车推入病室,肥胖,左胸背部压痛,局部皮肤挫伤,左肺下野呼吸音弱,余肺呼吸音粗,双肺散在湿啰音,腹软,无压痛及反跳痛,肠鸣音正常,未及移动性浊音。

3. 辅助检查

(1)胸部CT:左侧多发肋骨骨折,以第8及第9肋错位明显,左侧液气胸,左侧膈疝可能性大。

(2)超声:脾挫裂伤,肾挫伤,腹腔未见明显积液。

【术前准备】

经卧床抗感染、对症、化痰及支持治疗10d,复查腹部超声脾挫裂伤相对稳定后行手术治疗。

【手术和救治过程】

全身麻醉,双腔气管插管,右侧卧位,左胸部消毒,左腋前线第6肋间1.5cm切口,左侧第9肋间15cm长切口,切开皮下逐层,见肋间肌撕裂长约12cm,网膜经该处疝入前锯肌下,并与肋间肌粘连(图23-288,图23-289),左侧第8~11肋骨折,其中第9肋呈多段骨折,断端尖锐,移位约8cm,第9肋骨骨折断端移位并刺入胸腔,切开肌层,置入胸腔镜探查(图23-290),胸腔内积血约700ml,见膈肌破裂长约5cm,网膜组织疝入胸腔并局部粘连(图23-291),游离网膜组织,延长膈肌裂口,还纳网膜入腹腔(图23-292),探查腹腔未及明显异常,缝合膈肌(图23-293),游离第8及第9肋骨断端,剪除尖锐处,应用Matrix RIB固定系统固定肋骨(图23-294),置入胸腔引流管及胸壁引流,术中出血约400ml,未输血。术毕患者清醒,安返病房。

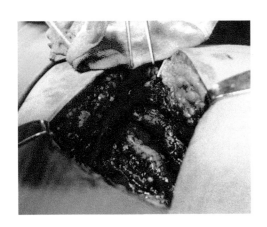

图 23-288　术中胸壁疝(1)

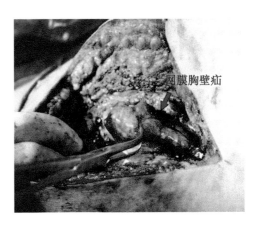

图 23-289　术中胸壁疝(2)

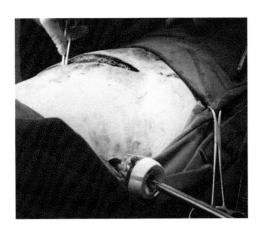

图 23-290　胸腔镜辅助探查

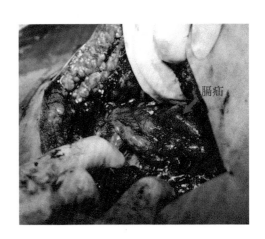

图 23-291　膈疝

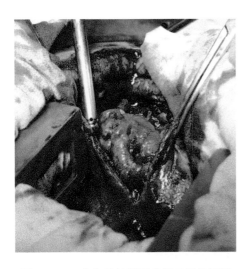

图 23-292　术中延长膈肌破裂口还纳网膜

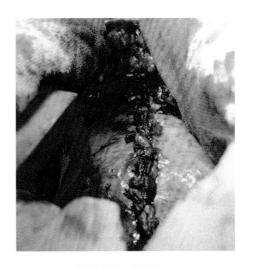

图 23-293　膈肌修补

【术后处理】

术后入病房监护室,予吸氧、抗感染、对症、支持治疗,复查胸部 X 线片(图 23-295):左肺复张良好,骨折断端固定良好,固定物无移位。

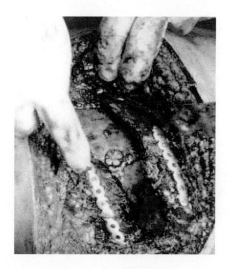

图 23-294 肋骨骨折固定

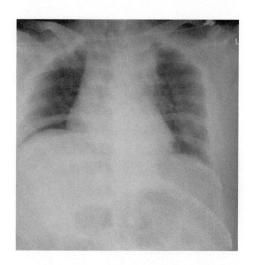

图 23-295 术后第 1 日胸部 X 线片

【点评】

结合患者脾挫裂伤及膈疝部位考虑为肋骨骨折断端损伤所致,但无大量出血,胸腔疝入物为网膜,患者无肠梗阻、坏死等急腹症表现,急诊手术可能致脾损伤加重及大出血等风险,故本病例先予卧床用药治疗,待患者脾脏损伤相对平稳后再手术以减少手术风险,同时应注意手术时间不应超过伤后 2 周,因局部肋骨骨痂形成,粘连较重,增加手术难度及出血量。

(赤峰学院附属医院　苏志勇　姜天烁　李纪文)

七、创伤性陈旧性膈疝的治疗

病例一:创伤性陈旧性膈疝并发急性肠梗阻(剖胸手术)

【临床资料】

患者,男,24 岁。

1. 病史　7 年前左下胸部刀刺伤,外院行"伤口缝合、胸腔闭式引流",5 年前因"肠梗阻"行"开腹探查、左侧膈肌修补术",14h 前进食后出现腹痛、腹胀,继而停止排气、排便,伴恶心,呕吐。

2. 体格检查　T:36.8℃,P:82 次/分,R:22 次/分,BP:110/80mmHg。患者急性病容,左胸腋中线第 7 肋间 5cm 长线性瘢痕。上腹部见"L"形长约 40cm 陈旧手术瘢痕,左上腹轻压痛,无反跳痛,肠鸣音亢进。

3. 辅助检查　X 线胸、腹平片显示左肋膈角有一突向肺野内的囊状阴影,中上腹部见肠管胀气及气液平面(图 23-296)。胸部 CT 显示,左下胸部囊状阴影与腹腔内胀气的肠管影连续,系肠管疝入胸腔(图 23-297,图 23-298)。血常规:WBC 18.9×10⁹/L,HGB 145g/L。

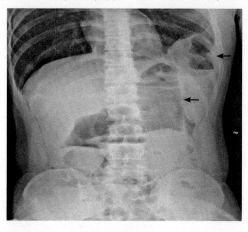

图 23-296 立位腹部 X 线片显示左下胸囊状阴影与腹腔内胀气的肠管影连续

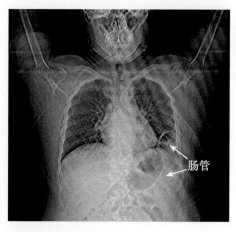

图 23-297 CT 显示左肋膈角凸向肺野内囊状阴影

【术前准备】

禁食水,留置胃管,持续胃肠减压。

【手术和治疗过程】

入院后次日,全身麻醉,插气管双腔管,右侧卧位,左胸后外侧切口经第 7 肋间剖胸探查;左侧膈肌前外侧长约 4cm 的陈旧性裂口,边缘硬化,长约 6cm 的空肠襻疝入胸腔并嵌顿,表面被覆纤维膜,其部分与舌叶肺组织粘连,分离粘连及纤维被盖,见肠管无破损,血供正常,切开大网膜与膈肌边缘的粘连,松解空肠襻,还纳腹腔。"几丁糖"注入腹腔预防粘连,剪除膈肌裂口边缘硬化组织,粗丝线间断"8"字缝合修补膈肌。于腋后线第 8 肋间安置胸腔闭式引流管,逐层缝合,关胸术毕(图 23-299～图 23-301)。

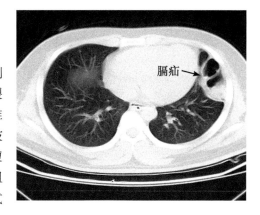

图 23-298　术前 CT 显示疝入的肠管(箭头处)

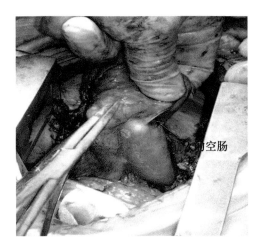

图 23-299　术中见空肠疝入左侧胸腔

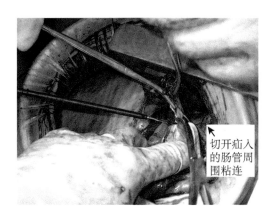

图 23-300　解剖粘连、疝还纳

【术后处理】

持续胃肠减压至排气、排便,开始进流食,2 周后恢复至半流食。术后随诊 1 年无复发(图 23-302)。

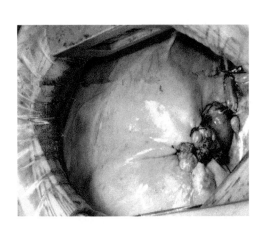

图 23-301　显示膈肌修补后

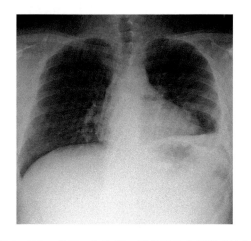

图 23-302　术后 1 年胸部 X 线片显示左侧膈疝消失

病例二:创伤性陈旧性膈疝并发肠硬阻(胸腔镜辅助小切口手术)

【临床资料】

患者,男,21 岁,餐饮业工人。

1. 病史　患者间断性左侧季肋不适感 2 年,3d 前工作中弯腰抬重物(30kg)时突发左上腹部疼痛,向腰背部放射。4h 后内科门诊疑诊"急性胰腺炎",收住消化内科。发病后 1d 停止排气、排便。

2. 体格检查 T:36.8℃,P:82次/分,R:22次/分,BP:110/80mmHg。急性病容,左下肺呼吸音减弱,偶闻"肠鸣音",左上腹轻无压痛、肌紧张、反跳痛,肠鸣音亢进。

3. 辅助检查 胸部X线片显示左膈上半球形囊状阴影。胸部CT显示,左膈肌部分中断,肠管疝入胸腔(图23-303~图23-305)。腹部B超显示胰腺增厚。血常规:白细胞为6.4.×10⁹/L,中性粒细胞百分比为72.8%;血淀粉酶为98~107U/L。

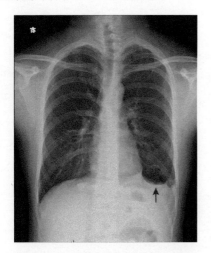

图 23-303 发病当日胸部X线片左膈上半球形囊状阴影(箭头处)

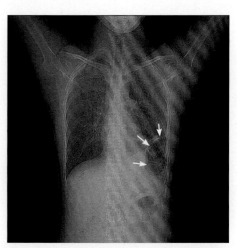

图 23-304 CT显示左膈肌部分中断,肠管疝入胸腔(箭头处)

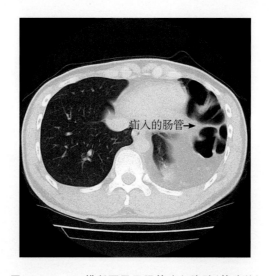

图 23-305 CT横断面显示肠管疝入胸腔(箭头处)

【术前准备】

禁食水,留置胃管,持续胃肠减压。

【手术和治疗过程】

全身麻醉,插气管双腔管,右侧卧位,经左腋中线第4肋间做长约1.5cm切口,插入胸腔镜探查:左胸前外侧的膈肌与胸壁移行部分有一横向裂口(疝环),长约5cm,横结肠及大网膜经此疝入胸腔,膈肌裂口前半部分无粘连,后半部分与疝入的大网膜致密粘连。在腔镜指引下,另做左胸前侧第7肋间切口,长约8cm,其为操作口。松解粘连,探查疝内容物无血运障碍、无扭转,将其还纳回腹腔,腹腔内留置"粘连平"。用尼龙编织线带涤纶垫片缝合修补膈肌裂口。因为近胸壁侧膈肌裂口的边缘较窄,所以,用"跨肋挂线法"缝合膈肌,逐层缝合切口,关胸术毕。拔出气管插管,安返病房(图23-306~图23-309)。

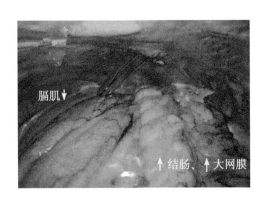

图 23-306　胸腔镜探查见疝入胸腔的结肠、大网膜

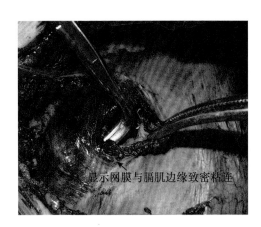

图 23-307　网膜与膈肌破口边缘致密粘连(箭头处)

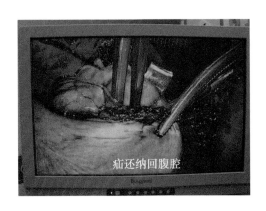

图 23-308　还纳疝内容物

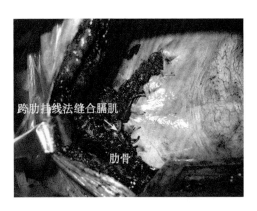

图 23-309　"跨肋挂线法"修补膈肌

【术后处理】

持续胃肠减压至排气、排便。先进流食,2 周后恢复至半流食,3 周后恢复普食,随诊 1 年无复发(图 23-310)。

【点评】

1. 创伤性陈旧性膈疝与创伤性急性膈疝的病理生理改变不尽相同,前者更复杂,处理方法自然不一。若措施不当,会导致预后不良,应高度重视。

2. 创伤性陈旧性膈疝受伤至最终被确诊的时间较长,数年到数十年的均有报道。既往的胸部、腹部外伤史有强烈的提示作用。但确有许多病例既往史或有或无,也可极不典型,诊断颇费思量。例如病例一,7 年前左下胸部刀刺伤清创缝合时,"未发现膈肌破裂",5 年前因"肠梗阻",做了"剖腹探查、左侧膈肌修补术"。而笔者在本次术中见左侧膈肌前外侧长约 4cm 的陈旧性裂

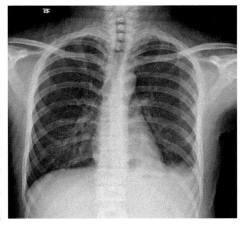

图 23-310　术后 1 年胸部 X 线片

口,边缘硬化,空肠袢疝入胸腔并嵌顿,证明 7 年前的左下胸部刀刺伤已造成膈肌损伤,5 年前的"剖腹左侧膈肌修补术"并不成功。病例二无明确外伤史,仅有间断性左侧季肋不适感 2 年。术中见左侧膈肌破裂,且裂口后半部分与疝入的大网膜致密粘连,说明膈疝为陈旧性。3d 前弯腰抬重物时突发左上腹痛,是因为腹腔压力增高,使膈疝加重,引起了临床症状。

3. 左侧膈疝多见。其多以消化道或呼吸道并发症的症状、体征就诊,无特异性。

4. 胸部 X 线片、腹部 X 线片首先发现异常。CT 有信息量大、可定性定位、直观的特点。上消化道造影可观察胃是否进入胸腔,发现疝入的胃、肠具有诊断意义。上消化道造影时,我们使用有机碘造影剂(如碘海醇),其具有不过敏、吸收快、无消化道残留等优点,值得提倡。人工气腹造影发现气体进入胸腔可协助诊断。

但其有一定风险性,宜慎重使用。

5.手术路径选择:经胸手术治疗创伤性陈旧性膈疝时,胸腔的天然空间、无须人工气腹、膈肌向上的穹窿形态等因素,决定了经胸手术的优点多于经腹手术。如果诊断有待术中进一步确定或估计粘连不重的病例,可用胸部小切口加胸腔镜辅助完成,全胸腔镜手术难以胜任创伤性陈旧性膈疝的还纳与膈肌修补。

6.手术技巧:膈肌破裂后腹腔器官疝入胸腔时间越久,解剖关系紊乱、病理生理改变越重。应该强调的是,发现或治疗较晚的陈旧性膈肌破裂的手术时,除了要沿着膈肌裂口边缘的正常膈肌处切开之外,还要充分解剖松解疝入的内容物,将膈肌创缘、粘连多余的大网膜切除,才能恢复疝入的内容物在腹腔内的位置,避免发生术后并发症,如胃扭转、肠梗阻等。膈肌要无张力修补,禁用可吸收线。靠近肋骨的膈肌裂伤,胸壁侧膈肌裂口的边缘较窄或无膈肌组织,缝补困难者,可用"跨肋挂线缝合法",即先将缝线穿绕过肋骨,然后再穿过膈肌缝合,以防止撕脱。有报道用合成材料聚丙烯补片或聚四氯乙烯补片,修补大面积膈肌缺损获得成功,但要注意,要将其光滑的防粘连面朝向腹腔。

7.术后处理:术后一定留置胃管,持续胃肠减压,推迟进食时间。开始只进流食,逐渐过渡至半流食、普食,忌产气食物,防止早期因腹腔压力增加,修补的膈肌撕裂疝复发,疝入器官嵌顿、绞窄、扭转、坏死等。术中关腹前将"粘连平"或"几丁糖"等留置在腹腔,其有很好的预防粘连作用。

(首都医科大学附属北京潞河医院 吴 骏)

第七节 其 他

一、幼儿胸部创伤多发肋骨骨折手术治疗

幼儿车祸伤,右侧多根多段肋骨、肋软骨骨折,肺挫伤,头颅外伤,呼吸衰竭。

【临床资料】

患儿,男,3岁6个月。

1.病史 于入院1d前被小轿车碾压头胸部,头皮脱套伤,伴有胸闷及呼吸困难,就诊当地县医院查胸部CT示右侧多发肋骨骨折,右肺挫裂伤(图23-311)。当时因呼吸困难加重且出现呼吸衰竭而给予气管插管呼吸机支持,并给予头部伤口清创缝合术、连枷胸加压包扎、补血、补液等治疗后转来笔者所在医院。

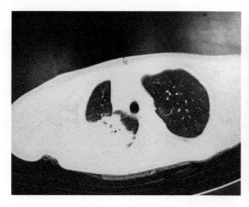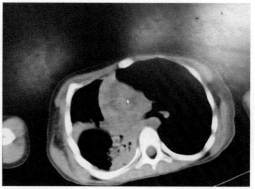

图23-311 右肺挫裂伤

2.体格检查 患者到达医院时病情危重,心率132次/分,血压94/56mmHg,右前胸壁塌陷,反常呼吸运动明显,局部可及骨擦感。转入ICU后不久发生一次心搏呼吸骤停,经心肺复苏抢救后病情稍稳定。

3.辅助检查 胸部CT三维图像重建显示(图23-312)右侧多发肋骨骨折、右侧肺挫裂伤、局部实变、右侧胸腔积液。

【术前准备】

经过急诊ICU气管插管呼吸机治疗3d,患者全身状态较入院时好转,给予头孢曲松他唑巴坦抗感染、泮托拉唑钠抑酸、输血、镇痛等治疗。

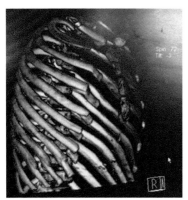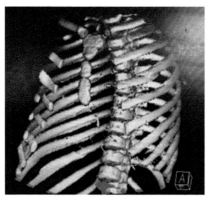

图 23-312　胸部 CT 三维图像重建显示右侧多发肋骨骨折

【手术和治疗过程及术后情况】

经与患者家属充分沟通后行全身麻醉下右侧多发肋骨骨折切开复位内固定术＋胸腔镜右侧胸腔探查术。右前胸第 4 肋间前外侧切口，长约 15cm，切开皮肤、皮下组织及胸壁肌层，探查见右侧第 3～6 肋骨、肋软骨呈多段骨折且断端错位明显。电刀游离右侧第 3～5 肋骨骨折两侧骨膜致足够长度，使用 Matrix RIB 内固定板 3 条，φ6mm 的锁定螺钉分别固定第 3～5 肋骨及肋软骨（图 23-313，图 23-314），固定效果满意。于第 5 肋间置入胸腔镜，探查右侧胸腔内血性液体约 100ml，肺组织膨胀良好，无出血及漏气等。冲洗伤口，查无出血后逐层关闭伤口。术中出血约 20ml，输红细胞 1U。术后给予呼吸机辅助呼吸，生命体征平稳，给予抗感染、化痰等治疗。术后第 4 日脱机，切口 I 期愈合。术后 1 个月复查 X 线片（图 23-315）及胸部 CT（图 23-316）显示内固定无移位，术后第 8 个月拆除内固定物时检查骨折断端愈合良好。

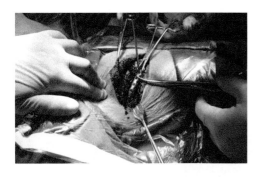

图 23-313　Matrix RIB 内固定板锁定螺钉固定
肋骨及肋软骨

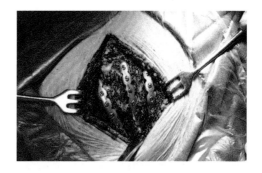

图 23-314　Matrix RIB 内固定板锁定螺钉分别
固定第 3～5 肋骨及肋软骨

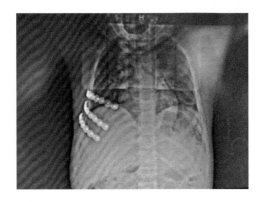

图 23-315　术后 1 个月 X 线片未见明显异常

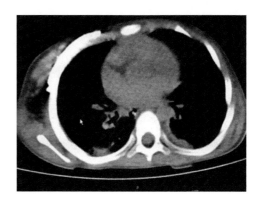

图 23-316　术后 1 个月胸部 CT 检查内固定无移位

【点评】

1. 儿童胸部创伤中多发肋骨骨折、连枷胸比较少见,合并呼吸衰竭者更罕见,目前的诊断及治疗文献很少。其治疗意见也有分歧。

2. 使用 Matrix RIB 内固定板及锁定钉能很好地固定儿童肋骨及肋软骨骨折。

3. 该儿童经切开复位内固定多发肋骨骨折后第 4 日脱机并顺利康复。

4. 由于儿童发育比较快,内固定材料需要拆除。而且儿童骨折愈合也比较快,所以拆除时间不用等到术后 1 年。

5. 儿童胸部创伤多发肋骨骨折的诊断及治疗需进一步总结经验。

(河北医科大学第三医院　杨金良)

二、胸腔异物

病例一:胸腔内金属异物下坠慢性穿透膈肌刺入脾脏

【临床资料】

患者,男,58 岁,机械工人。

1. 病史　2 个月前从气锤上崩裂的金属异物由外侧穿通左上臂、左胸壁进入胸腔。由当地医院吻合离断肱动脉,缝合胸壁伤口。伤后常有左下胸部、上腹部隐痛不适感。

2. 体格检查　左上臂内侧 2cm 长瘢痕,相对应的左胸腋中线第 6 肋间皮肤等长瘢痕。

3. 辅助检查　X 线胸片显示左肋隔角区"残月"形高密度异物影,约 8cm×8cm,边缘清楚,长轴垂直于地面。转动体位 X 线透视点片:显示异物 1/3 在膈上,2/3 在膈下脾脏之内。吞服硫酸钡后显示胃壁形态完整。

【手术过程】

全身麻醉,右侧卧位,经左胸后外侧切口第 7 肋间剖胸探查:金属异物嵌插在腋中线所对的肋膈窦处膈肌上,部分大网膜经膈肌破口疝入胸腔包裹金属异物。扩大膈肌破口,分离脾脏周围粘连,见金属异物刺入脾脏深达 5cm。将脾脏、金属异物、部分大网膜一并摘除,膈肌伤口清创后缝合,手术历时 1h 45min。恢复平顺,术后 10d 痊愈出院。摘除的金属异物为梭形三棱状,边缘锋利,重 20g(图 23-317～图 23-319)。

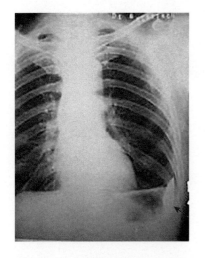
图 23-317　X 线胸片显示金属异物

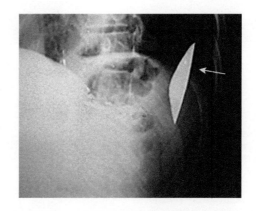
图 23-318　吞钡剂后 X 线透视显示胃轮廓、金属异物

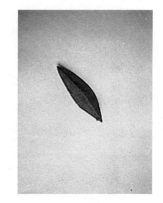
图 23-319　摘除的的属异物

病例二:乳腺穿刺定位锚针误入胸腔(胸腔镜摘取)

【临床资料】

患者,女,51 岁。

1. 病史　局部麻醉,右侧乳腺肿物穿刺活检术,术中将穿刺定位金属锚针刺入过深,怀疑进入胸腔,患者自觉轻度胸闷不适。手术室内在 X 线 C 型臂透视机下觅取未果。

2. 体格检查　右肺呼吸音减弱。

3. 辅助检查　X线胸片显示右侧肋膈角区线形金属影。胸部CT显示右侧肋膈角区金属影,少量气胸(图23-320,图23-321)。

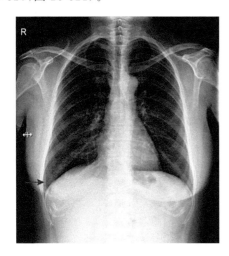

图 23-320　X线胸片显示右下胸线形金属影

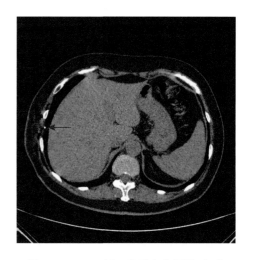

图 23-321　CT显示胸腔内金属影、气胸

【手术过程】

全身麻醉,左侧卧位,分别做右侧腋中线第4肋间、腋前线第6肋间长约1.5cm的小切口,插入 φ10mm 30°胸腔镜探查;φ1mm长约15cm的金属锚针一端刺入肺下叶,另一端钩挂在壁层胸膜。将其完整摘除,留置胸腔闭式引流管一根。手术历时10min,术后恢复平顺(图23-322,图23-323)。

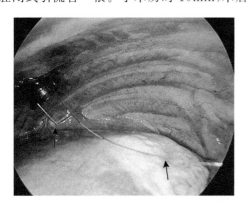

图 23-322　经胸腔镜操作孔摘取金属锚针

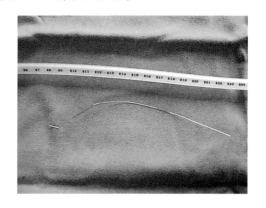

图 23-323　摘取的金属锚针

病例三:胸壁玻璃碎片移位入胸腔(胸腔镜摘取)

【临床资料】

患者,男,30岁。

1. 病史　1d前不慎跌倒撞碎玻璃门,在门诊局部麻醉下取出左侧胸壁软组织内数块玻璃碎片,疑似胸腔内玻璃碎片残留,在X线C型臂透视机下觅取未果。

2. 体格检查　患者自觉轻度胸闷不适。左肺呼吸音稍弱。

3. 辅助检查　X线胸片显示左下胸部肋膈角区不规则高密度影。胸部CT显示高密度影在腋中线第6肋间胸壁软组织内,1d后高密度影已经移位至胸腔内膈肌上方(图23-324～图23-326)。

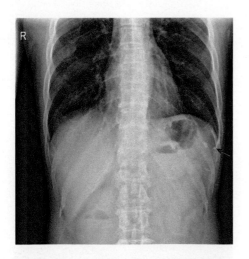

图 23-324　X 线胸片显示左下胸部玻璃碎片

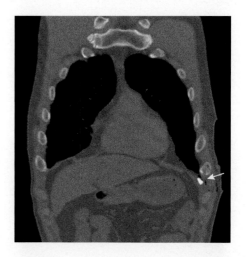

图 23-325　CT 显示玻璃碎片在胸壁软组织内

【手术过程】

全身麻醉,右侧卧位,分别做左侧腋中线第 4 肋间、腋前线第 6 肋间长约 1.5cm 的小切口,插入 φ10mm 30°胸腔镜探查:膈肌上三角形玻璃碎片,最大边长约 1.2cm,将其完整摘除,留置胸腔闭式引流管一根。手术历时 12min,术后恢复平顺(图 23-327)。

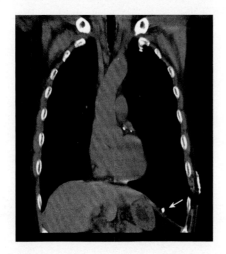

图 23-326　1d 后 CT 显示玻璃碎片移位入胸腔

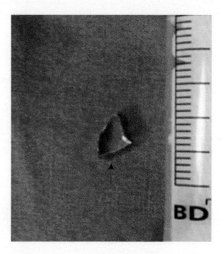

图 23-327　经胸腔镜摘取的玻璃碎片

【点评】

1. 胸腔异物的特殊运行轨迹　高速运动的金属异物进入体内后,一般是直线前行,较少"拐弯儿",然而,病例一却属例外。根据患者左侧上臂、左侧胸壁伤口在同一水平来分析判断金属异物的运行轨迹,气锤上崩裂的金属异物首先垂直于身体纵轴瞬间穿通左上臂、左侧胸壁进入胸腔,胸壁软组织快速封闭伤口,所以,未产生明显的血气胸。同时,金属异物穿透胸壁后动能衰减,未继续前行,而是因重力下坠入肋膈窦,其锐利的边缘慢性切割刺透膈肌,进而刺入脾脏,由于其过程缓慢,加之大网膜的移动包裹与封堵作用,阻止了膈疝和脾脏破裂出血等症状与体征的出现。金属异物在体内改变运行轨迹,且无膈肌与脾脏破裂的急危临床表现,亦属罕见。病例三中的玻璃碎片,伤后早期停留在胸壁软组织内,由于摘取异物的操作和胸腔负压吸引力而移位入胸腔。因而提醒我们,对于胸壁有伤口的创伤,应该警惕胸腔内异物的存在。

2. 诊断和手术技术的时代特征　现今胸腔内异物的诊断方法是根据普通 X 线检查结果进行初步诊断,根据胸部 CT 检查结果详细定位,其 3D 图像立体、直观,诊断与定位价值不可或缺。摘取胸腔内异物的方法,也应首选胸腔镜技术。然而,病例一发生在 1995 年,我国的 CT 检查和胸腔镜技术尚未普及使用,诊断方法和手术技术远不如今。彼时笔者因时因地制宜,采用普通 X 线多轴位透视和点片定位,吞钡剂后形成对比,显示了胃的轮廓、脾脏阴影及脾脏内的金属异物影,确定了术前诊断并剖胸手术治疗。其诊断方法和手术技术时代特征鲜明,对现在仍有一定的借鉴意义。发生在近几年的病例二和病例三则运用了 CT 检查和"微创"的胸腔镜手术。

3. 预防破伤风　破伤风潜伏期不一,短者 1～2d,长者达 50d。摘取新近的胸腔异物后,被动免疫法注射破伤风抗毒素(TAT)已属常规。然而据文献记载,也有在伤后数月或数年因清除病灶或摘除体内异物后偶发破伤风的病例,而且一旦发生,预后极差。故应在体内异物取出前注射 TAT,即对伤前未接受自动免疫的患者皮下注射 TAT 1500～3000U。因其有效期仅 10d 左右,对创伤严重、有潜在厌氧菌感染威胁的患者,还可在 1 周后追加注射一次,以策万全。

(首都医科大学附属北京潞河医院　吴　骏)

三、胸壁肿瘤切除大块胸壁缺损的胸壁重建

【临床资料】

患者,男,74 岁,左肾透明细胞癌切除 5 年,发现左侧胸壁转移 4 年(穿刺活检证实)。患者曾行氩氦刀局部治疗 3 次,肿瘤缩小。患者 4 个月前氩氦刀治疗后无效,肿瘤体积渐增、破溃、感染。

体格检查:贫血貌,左胸腋中线第 8 肋处广基底肿瘤 10cm×8cm×6cm,局部溃疡(图 23-328)。

胸部 CT:左侧第 8 肋处软组织肿瘤 8cm×8cm×6cm,肋骨破坏、局部与下肺粘连。PET/CT:未见其他处转移灶(图 23-329,图 23-330)。

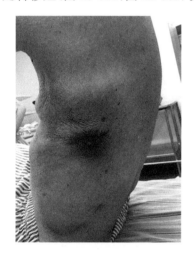
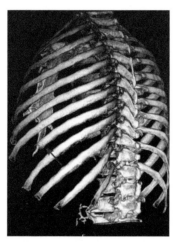
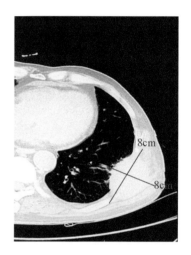

图 23-328　左侧胸壁肿瘤　　图 23-329　CT 显示左侧第 8 肋骨缺失(箭头处)　　图 23-330　CT 显示胸壁肿瘤侵入肺组织

化验血:WBC 10.3×10⁹/L,HGB 80g/L,肝肾功能指标正常。

【手术和治疗过程】

胸壁肿瘤局部切开引流、换药至伤口愈合,多次输注悬浮红细胞纠正贫血,营养支持等术前准备。2 个月后行肿瘤根治性切除、胸壁重建术。

全身麻醉,双腔气管插管,右侧卧位,按术前设计(图 23-331)做腋前线至腋后线间第 8 肋切口逐渐延长至 18cm,显露第 8 肋骨类圆形肿瘤直径约 6cm,深红色突起部分包膜完整,质地坚韧,向内突入胸腔与对应的肺下叶致密粘连约 5cm×5cm。将肿瘤区域皮肤梭形切除(约 15cm×5cm),在距壁层胸膜 5cm 处切断被粘连的肺组织,距肿瘤左右边缘各 5cm 处切断第 7～9 肋骨及胸肌、肋间肌、胸膜整块移除,胸壁缺损约 16cm×10cm(图 23-332～图 23-334)。灭菌蒸馏水、生理盐水冲洗,重新铺单布野进行胸壁重建。先用 18 孔 Matrix RIB 钛合金肋骨板 2 条,直径 8～10mm 锁定螺钉固定连接第 7 及第 9 肋骨断端(前端、后端各 3 枚),再用直径 1.5mm 的钛丝往复编织在两肋骨板之间(因第 8 前肋剩余不足 2cm 无法固定肋骨板)。然后将椭圆形 DARD Composix E,X 补片(内层为光滑的膨体聚四氟乙烯膜、外层为聚丙烯网)用粗丝线间断缝合固定在肋骨板外侧(替代胸膜)(图 23-335,图 23-336)。松解周边胸肌,缩小软组织缺失面积,做滑动菱形皮瓣完整修复皮肤缺失,完成胸壁重建(图 23-337)。腋前线第 6 肋间至胸腔闭式引流管、胸壁高负压引流管

各一根,术毕,经麻醉恢复室复苏后安返病房。

术后病理报告:肾透明细胞癌胸壁转移,各切缘无癌组织残留。

术后恢复顺利,伤口Ⅰ期愈合,胸廓对称,局部无反常呼吸运动,3 周后出院,随访 18 个月,呼吸功能正常,无肿瘤转移和复发(图 23-338~图 23-341)。

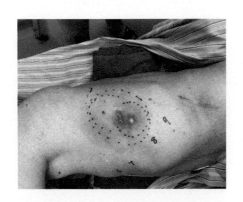

图 23-331　术前皮肤切除计划

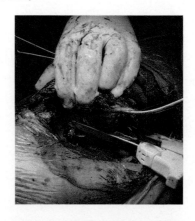

图 23-332　切除大块胸壁＋部分肺

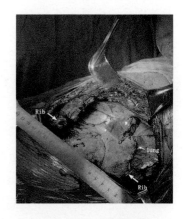

图 23-333　胸壁缺损

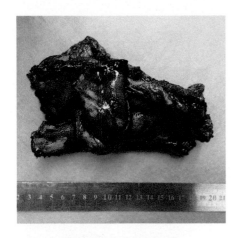

图 23-334　切除标本

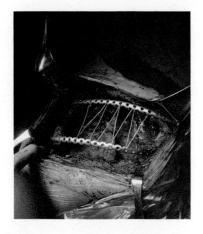

图 23-335　肋骨重建(Matrix RIB＋钛丝)

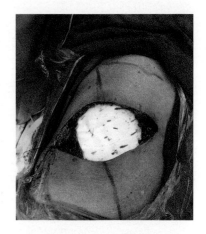

图 23-336　人工补片

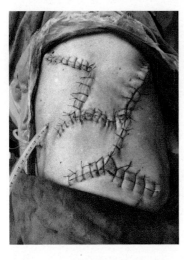

图 23-337　滑动菱形皮瓣缝合伤口

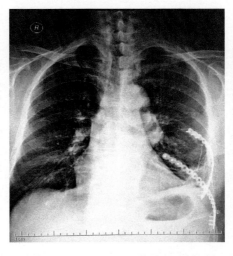

图 23-338　术后 1 周胸部 X 线片

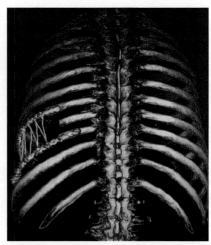

图 23-339　术后 3 周 CT 肋骨三维重建

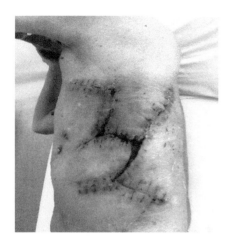

图 23-340　手术后 3 周伤口痊愈

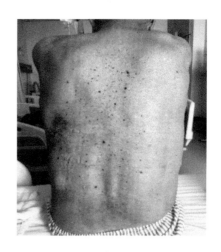

图 23-341　手术后 3 周胸廓对称

【点评】

本书为胸部创伤的专著,胸壁肿瘤切除大块胸壁缺损的胸壁重建似乎与之无关。然而,在开放性的、胸壁缺损较大的胸部创伤中也需要大面积胸壁重建技术,况且,替代肋骨的还是肋骨骨折内固定使用的材料(Matrix RIB)。所以,介绍本病例,以资参考,望有触类旁通的作用。

1. 胸壁缺损修复的适应证　恶性肿瘤切除要包括肿瘤及周围 2～4cm 的正常组织,侵及肋骨者均切除上、下各 1 根正常肋骨,以免肿瘤沿骨髓腔和胸膜播散;胸骨肿瘤除受累部分外,应包括病变双侧 3cm 长的肋软骨段。故胸壁肿瘤尤其是恶性肿瘤切除后常造成大面积胸壁缺损。胸壁全层缺损超过 6cm×6cm 即应重建修复。

2. 胸壁缺损修复的目的　恢复胸廓结构稳定,恢复胸膜腔的密闭性,防止反常呼吸运动。

3. 胸壁缺损修复材料的选择

(1)人工材料重建肋骨:本病例所用的 Matrix RIB 为解剖型肋骨板,预成形的弯曲度与肋骨形态匹配。因第 8 前肋剩余不足 2cm,所以无法拧螺钉固定肋骨板,所以用直径 1.5mm 的钛丝往复编织在两肋骨板之间替代肋骨板。这是根据临床实际的个性化措施。

(2)人工材料重建胸膜:本病例修复胸膜的 DARD Composix E、X 补片,为腹部外科的疝补片,其内层为膨体聚四氟乙烯膜,光滑可防粘连,防渗漏。外层为聚丙烯网,有利于外面软组织的肉芽生长进入固化稳定。

(3)皮肤、软组织覆盖重建:这是大块胸壁缺损修复成功与否的关键。整形外科医师的参与能使皮瓣设计更为合理。本病例正是与整形外科医师合作,运用滑动菱形皮瓣完全缝合伤口并Ⅰ期愈合。

4. 围术期处理体会

(1)术前积极的生理与心理准备十分必要,肺功能评定与改善尤为重要(胸壁缺损肺切除术会使得呼吸功能进一步降低,要戒烟并进行呼吸功能训练)。

(2)改善一般情况(电解质紊乱、酸碱平衡失调、贫血、营养不良、感染、糖尿病的治疗等)。

(3)缺损面积的评估:按实际切除的标本测量数据为准,不能以切除肿瘤后的胸壁缺损面积和形态为准,否则选择的肋骨板与胸壁缺损不匹配。术前应用计算机 3D 重建技术,模拟确定胸壁缺损范围、打印出修补模型,会使胸壁重建更精准,应该是今后值得探索与实践的课题。

(4)皮瓣的评估与设计:包括皮瓣的可靠性、合适性、游离后的旋转度和缺损形状、大小等。对可疑的供应血管可行彩色超声检查。

(5)引流积液:有效的胸腔引流、胸壁引流可避免因积液继发的感染。

(首都医科大学附属北京潞河医院　吴　骏)

四、多发肋骨骨折,休克,创伤性湿肺肺保护通气策略

【临床资料】

患者,男,63 岁,因"外伤后 2h"以多发伤急诊转入,患者意识淡漠,面色苍白,四肢冷凉,左前胸壁可见

反常呼吸运动,双胸前外侧壁压痛可触及骨擦感,双肺呼吸音粗,右上肺呼吸音减弱,弥漫性湿啰音,心率快,无杂音,腹膨隆,肝肾区无叩击痛,移动性浊音阳性,肠鸣音 2 次/分,骨盆挤压痛。辅助检查:X 线胸片显示肺水肿(图 23-342)彩超提示考虑脾挫裂伤、腹腔积液、左肾挫裂伤,X 线提示左侧尺桡骨骨折、左锁骨骨折、双侧多发肋骨骨折(左第 1~10 肋,右第 1~8 肋)。初步诊断:多发伤、创伤性休克、脾挫裂伤、腹腔积液、双侧多发肋骨骨折、左锁骨骨折、左侧尺桡骨骨折、左肾挫裂伤。

【手术和救治过程】

予以补液、输血抗休克,急诊手术见:腹腔积液、腹膜后血肿、肠系膜血肿、左肾周血肿,行脾切除术。

术后带气管插管,简易呼吸器辅助呼吸转入 ICU,查体:患者经口气管插管,麻醉状态,有自主呼吸,T:36.5℃,P:144 次/分,R:37 次/分,BP:99/52mmhg,SaO$_2$:90%,双肺弥漫性干湿啰音,胸廓变形,前胸壁塌陷,反常呼吸运动,血管活性药物,去甲肾上腺素 0.3μg/(kg·min),多巴胺 10 μg/(kg·min),复查心脏超声检查显示心功能良好,应用艾司洛尔控制心率,丙泊酚、地佐辛镇静镇痛,降低自主呼吸,控制胸廓反常呼吸运动,呼吸机压力控制模式辅助呼吸。注意患者左上肢石膏托外固定的固定情况,监测远端血供,积极给予颈椎保护,肠内营养支持治疗。应用肺保护通气策略逐渐上调 PC 至 16cmH$_2$O,FiO$_2$ 100%,R 25 次/分,PEEP 由 4 调至 6,潮气量 420ml,复查血气分析:pH 7.35,PO$_2$ 67mmHg,PCO$_2$ 43mmHg,LAC 4.6mmol/L,液体复苏抗休克治疗,床旁肺部超声及心脏超声指导液体复苏及肺部治疗,血流动力学稳定后给予下调容量平台减轻组织水肿及肺水肿,定时体位引流促进痰液引流,患者肺水肿渐轻(图 23-343),肺顺应性好转,弥散功能逐步好转,下调呼吸支持,保证有效氧合状态下,小潮气量通气状态(表 23-1),并监测肺部超声,明确肺水肿状态并指导肺内气道痰液引流。患者于入院 3d 停用镇静药物后,查体不合作,神经外科会诊,不除外创伤后昏迷综合征,脑代谢异常,建议行头颅 CT 检查,结果提示:多发腔隙灶,顶部皮下软组织肿胀。未见明显梗死及出血灶。给予全胃肠营养治疗。入院后 6d 感染指标呈上升趋势,升级抗生素治疗,血红蛋白下降至 81g/L,超声检测明确无腹腔、胸腔出血情况。入院后 22d 复查超声,腹腔积液有无增多,骨科行左尺桡骨骨折切开复位内固定术。入院后 25d GLS 评分为 8 分,脱机锻炼,脱 4h 带 2h,监测患者呼吸状态及氧合情况。入院后 30d 仍处于间断发热状态,继续给予感染源筛查,抗生素改用头孢哌酮舒巴坦钠抗感染治疗。患者 32d 呼吸、循环状态相对稳定,脱机锻炼可复查胸部 X 线片,未见明显不张及渗出影(图 23-344),拔除气管插管,自主呼吸良好。转神经外科继续治疗,复查胸部 CT、肺部超声显示肺水肿、肺渗出吸收(图 23-345~图 23-347)。

表 23-1　呼吸机使用参数

	第1日	第2日	第3日	第4日	第5日	第7日	第8日	第9日	第14日	第24日	第32日	第33日
吸入氧浓度(%)	100	90	80	70	60	50	45	40	45	40	35	3L/min
压力支持(cmH$_2$O)	16	16	16	16	16	16	16	14	14	12	10	
呼吸次数(次/分)	30	28	28	25	25	25	20	22	22	12	25	
潮气量(ml)	435	440	440	440	450	440	500	460	500	500	500	
呼气末正压(cmH$_2$O)	6	6	8	8	6	6	6	4	4	4	4	
中心静脉压(mmHg)	13	14	12	10	9	7	8	拔除				
液体入量(ml)	5863	4358	3228	3623	4525	3538	2917	2681	2446	2638	2450	2390
液体出量(ml)	2870	4385	5370	5270	4430	3080	2395	2750	2080	2125	2270	1350
pH	7.35	7.37	7.41	7.45	7.51	7.41	7.37	7.47	7.43	7.44	7.45	7.45
二氧化碳分压(mmHg)	51	47	46	48	44	34	39	35	43	36	40	41
氧分压(mmHg)	67	61	75	90	70	83	90	89	87	95	108	139
乳酸(mmol/L)	4.6	4.1	1.4	1.4	1	1.2	1	0.8	1.4	1	1.1	1.3

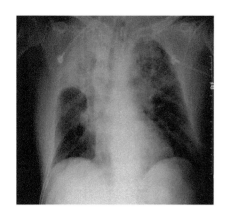

图 23-342　X 线胸片显示肺水肿

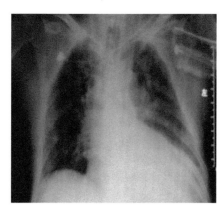

图 23-343　第 2 日肺水肿吸收

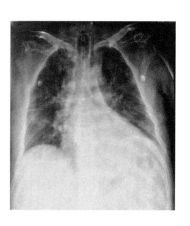

图 23-344　拔管前(32d)

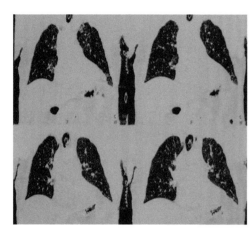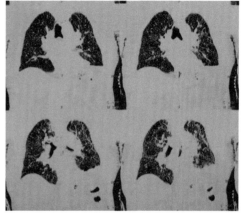

图 23-345　第 4 日胸部 CT 显示肺间质水肿、肺泡内渗出吸收

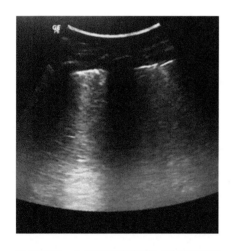

图 23-346　入院时肺部超声,肺水肿表现

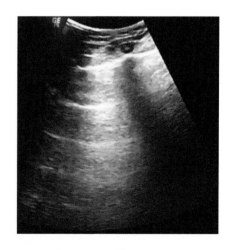

图 23-347　停机后肺部超声正常 A 线

【点评】

1. 综合治疗:维持有效灌注纠正休克,是抢救成功的第一步,患者是多发创伤,脾切除术后休克积极补液,应用升压药物,维持有效组织灌注,并达到限制性液体复苏,避免肺循环容量负荷过高,待纠正休克后,逐渐减停血管活性药物。全身循环灌注稳定后,依据循环灌注指标中血乳酸水平(LAC)及自主尿量,达到容量负平衡,减少肺容量负荷,并促肺水肿吸收。因患者创伤后昏迷,人工气道治疗时间长,呼吸机相关性肺炎等,所以预防措施要早期执行。并给予床头抬高及早期胃肠营养,保护肠道免疫屏障功能,控制肠道细菌异位,调整免疫失衡。

2. 患者呼吸功能损害因素较多,创伤性湿肺、双侧多发肋骨骨折、连枷胸反常呼吸运动,并休克及进行大量输血及液体复苏治疗,病理生理变化基础:①双侧肋骨多发骨折,正常呼吸运动受损,同时因连枷胸患者反常呼吸运动出现有效通气下降,气体交换不足,诱发Ⅱ型呼吸衰竭,同时患者出现创伤后昏迷综合征,有效气道自洁能力下降,气道梗阻,出现二氧化碳潴留,加重肺气体交换障碍。②肺毛细血管床因创伤及休克损伤后通透性增加,肺间质水肿导致患者弥漫性肺泡渗出增多,导致肺弥散功能下降,氧交换不足,以及肺内通气血流比例失调,出现低氧血症。经基本治疗后氧合指数仅为61,肺部超声检查见双肺弥漫性B线,且B线类型为B3,肺泡渗出及肺间质水肿,存在肺弥散功能障碍,诊断为重度ARDS,同时深昏迷,予以有创呼吸机治疗,依据2012柏林定义,行肺保护性通气策略有效地避免肺损害加重。同时在维持全身有效血容量前提下,以CVP为参考,减少肺容量负荷,降低肺血管床静水压,减轻肺水肿,改善肺功能。

3. 呼吸机治疗方案:患者入科后应用压力控制模式机械通气,渐升高压力支持至16cmH$_2$O,PEEP 6cmH$_2$O,达到有效肺泡开放。治疗策略:①早期充分镇静镇痛。患者双侧多发肋骨骨折,胸壁反常呼吸运动,呼吸机治疗后,自主呼吸较强,导致潮气量下降,依然影响有效通气,给予良好镇静,完全呼吸机控制呼吸可改善患者有效通气。②PEEP应用及肺保护性通气策略运用。创伤性湿肺及休克导致肺间质水肿,弥散功能障碍,同时小气道分泌物无法有效清除导致影响肺泡通气,通过检测及监测内源性PEEP,在患者充分镇静下,测量内源性PEEP,在此基础上加2cmH$_2$O,为基础PEEP,可改善肺水肿及肺顺应性,但同时应注意呼吸机治疗过程中,正压通气诱发气胸,并维持峰压气道压在30cmH$_2$O,平台压在25cmH$_2$O以内,同时监测潮气量在6~8ml/kg,并监测血气分析,动态调整维持有效通气,纠正呼吸衰竭。

4. 肺部超声的监测意义:超声的肺监测已得到广泛的应用,该患者通过超声检查肺部改变以明确低氧血症来源,B3线增多指导呼吸机气道力学调整增加PEEP,加强体位引流,并结合CVP变化,指导液体平衡,以达到肺保护综合治疗目标。

5. 预防院内感染:患者双侧多发肋骨骨折,连枷胸形成,反常呼吸运动较重,肺气道自洁能力及有效排痰能力明显下降,出现肺部感染概率较高,采取措施:①患者昏迷,GLS评分3分,需人工气道辅助,保证良好的气道湿化及温度,促进气道上皮纤毛运动自洁能力恢复及稳定;②体位引流,避免小气道梗阻;③床头抬高,呼吸机相关肺炎预防措施应用,早期胃肠营养并防反流治疗;④定期检测肺内分泌物细菌学化验。

(赤峰学院附属医院 魏 锋)

五、运用胸锁关节钩接骨板治疗胸锁关节前后脱位合并锁骨近端骨折

【临床资料】

患者,男,32岁。

1. 病史 患者缘于3d前不慎摔伤,致右侧胸锁关节剧烈疼痛,并逐渐肿胀,伴有肩部活动受限,门诊行胸部X线片检查:右锁骨近端骨折,两肺心膈未见异常。

2. 体格检查 患者生命体征平稳,心、肺、腹部查体未见异常,右胸锁关节处肿胀、畸形,局部压痛明显,可触及骨擦感及异常活动,右肩关节活动受限,Dugas征阴性,右侧桡动脉波动正常,余肢体检查未见明显异常。

3. 辅助检查 手术前CT及胸锁关节重建如图23-348,图23-349所示,胸部X线如图23-350所示。

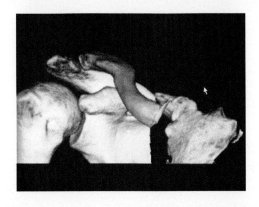

图 23-348 右侧锁骨重建,可见锁骨近端明显断裂

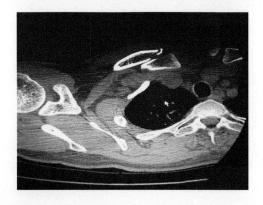

图 23-349 右侧锁骨CT,可见锁骨近端明显断裂,错位

【手术及救治过程】

入院后行右上肢悬吊外固定,并给予消肿治疗。后行手术治疗,取平卧位,臂丛神经麻醉,右肩部垫高,常规术野消毒、铺单,以右侧锁骨近端以"7"字形切开,自胸骨上部超过胸骨中线约 1cm 处垂直向上,然后弯向患侧,沿锁骨近端切口长约 10cm,切开浅筋膜及锁骨骨膜,做胸骨及锁骨下骨膜分离,显露锁骨骨折及胸锁关节,清除骨折端血肿,可见骨折断端,断端粉碎,错位明显,直视骨折断端复位可,用专用骨膜剥离器剥离胸骨上缘中线两侧的胸锁乳突区附着处及胸骨后侧,把胸骨钻孔导向器前端经锁骨上方插入胸骨后,直视下置导向器于胸骨中线,拉紧导向器使导向孔垂直于胸骨后壁,用直径 4.2mm 钻头钻孔,取出钻孔导向器,用胸骨测深器测量胸骨厚度,在钻孔处置入拉线引导器,将导引起子插入拉线导引器内并穿过骨孔,做顺时针旋转 2 圈,使头端带线缆的螺母拧入拉线导向器突出的螺纹中,松开导引起子尾部夹持螺母,向上拉出导引起子,使线缆从导引器侧槽脱离,下压导引器从胸骨上方退出,将带线缆的螺母从导引器上用

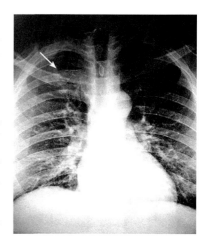

图 23-350　术前胸部 X 线片,箭头示右侧锁骨近端骨折

血管钳拧下,将按骨板钩端经胸骨后方置入胸骨骨孔中,接骨板置入锁骨前侧,沿远端依次打孔、测深、拧入长度合适螺钉 3 枚(图 23-351),C 型臂透视见骨折对位佳(图 23-352),锁定钢板、螺钉,接骨板长度适宜,位置无误,以聚维酮碘及生理盐水冲洗切口,清点器械、纱布无误,间断缝合,术毕,手术顺利,术中出血约 50ml,未予输血,术后患者安返病房。术后恢复好(图 23-353)。

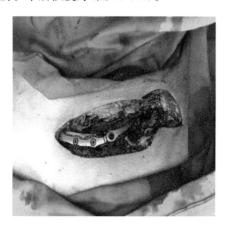

图 23-351　右侧锁骨近端骨折,应用胸锁关节钩接骨板,可见钩端和接骨板

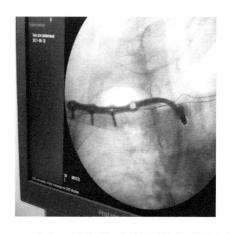

图 23-352　术中 C 型臂透视见骨折对位佳,锁定钢板、螺钉,接骨板长度适宜,位置无误

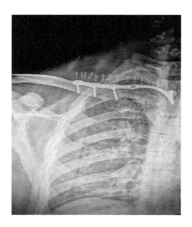

图 23-353　术后胸部 X 线片,胸锁关节钩接骨板,对位良好

【点评】

1. 钩接骨板是一种涉及胸锁关节前后脱位合并锁骨近端骨折的内固定装置。其为钛合金材料制成,分为钩端和接骨板两部分。钩端是由头部超过胸骨厚度的钩,经胸骨后方插入胸骨,然后紧贴胸骨后壁绕经胸骨上方,经胸锁关节前上方弯曲至锁骨前段与钛板相连;接骨板端则是紧贴于锁骨近端前侧的3～4孔弧形钛板,可以保证韧带修复及较早恢复关节功能。

2. 传统应用克氏针、锁骨钩钢板及锁骨钢板及普通钢板等治疗锁骨近端骨折及胸锁关节后脱位,容易出现较多并发症,如克氏针断裂,进入胸腔损伤脏器,并且克氏针穿过胸锁关节,损伤关节面,增加术后创伤性关节炎发生率。锁骨钩钢板虽然保留了部分胸锁关节活动,为胸锁关节周围韧带的恢复创造条件,但是锁骨钩钢板在胸骨后无有效固定,游离于胸骨后缘,胸锁关节稳定欠佳,不能用于后脱位。锁骨钢板及普通钢板影响胸锁关节活动,不符合生物力学要求。而本次手术使用的胸锁关节钩接骨板固

定在受伤的胸锁关节上，能保证骨折愈合、韧带修复及较早恢复关节功能。胸锁关节钩接骨板特点：预弯形接骨板，固定更贴切；悬伸梁设计，保留关节活动度；双螺纹螺母固定，结构更稳定；个性化专用工具，手术安全，操作更简便；多种规格型号，满足个体大小不同患者需求。

（石家庄市第三医院　张东升）

六、胸廓内动脉动脉瘤破裂胸锁关节钩板及斜 T 板重建术

【临床资料】

患者，男，59 岁，活动后左侧胸廓内动脉瘤破裂，导致胸壁软组织及壁层胸膜外血肿。

1. 病史　左上肢用力支撑后左侧胸壁肿胀疼痛 1d 入院。外院胸部 CT：左侧胸壁皮下血肿，左侧胸腔大量积液，左肺实变不张，右肺感染，左侧锁骨、胸骨端可见骨质破坏，其内可见软组织肿块影，考虑恶性肿瘤。外院行左胸腔闭式引流，引流出暗红色血性胸腔积液，胸腔积液细胞学检查提示为腺癌。为进一步治疗转入笔者所在医院。患者有右下肢深静脉血栓病史 1 周，应用华法林治疗 1 周，入院时已停用。

2. 体格检查　入院时神志清晰，T：37.5℃，BP：145/85mmHg，HR：85 次/分，R：18 次/分，左前胸壁明显隆起，范围约 15cm×10cm，无反常呼吸运动，左肺呼吸音减弱，右肺呼吸音清晰。腹软，全腹无压痛、反跳痛。

3. 辅助检查　入院后胸部 CT 提示：①左侧胸锁关节及左侧第 1 胸肋关节改变伴软组织肿块，第 6、7 颈椎椎间隙改变，考虑骨肿瘤或关节结核；②左侧胸壁巨大血肿，双侧胸腔积液，左侧为著，并左肺部分膨胀不全。

住院期间，胸壁隆起范围进行性增大，活动后明显，复查胸部增强 CT：①考虑左侧胸廓内动脉动脉瘤破裂并胸壁下积血，左侧胸壁巨大血肿（图 23-354）。②考虑左侧胸锁关节及第 1 胸肋关节脱位，建议进一步检查（图 23-355）。③第 6、7 颈椎椎体及椎间改变，不除外结核可能。④双侧胸腔积液，左侧为著，并左肺部分膨胀不全。血常规：白细胞为 12.55×10⁹/L，红细胞为 3.01×10¹²/L，血红蛋白为 84g/L，血小板为 319×10⁹/L。凝血功能：纤维蛋白原为 5.4g/L，凝血酶原时间为 15.8s，INR 为 1.27，部分凝血活酶时间为 41.5s，凝血酶时间为 18.0s。

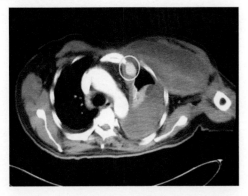

图 23-354　胸部增强 CT 提示左侧胸廓内动脉动脉瘤，左侧胸壁及左侧壁层胸膜外巨大血肿，左肺受压膨胀不全

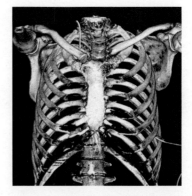

图 23-355　胸部三维重建提示左侧胸锁关节及第 1 胸肋关节间隙增宽，考虑左侧胸锁关节及第 1 胸肋关节脱位

【病情变化情况】

入院后予以抗感染、止血、止痛等对症处理，住院期间，左胸壁膨隆范围增大，考虑患者血肿巨大，胸锁关节处肿物穿刺明确病理存在风险，决定直接手术治疗。行胸正中切口剖胸，胸锁关节、第 1 胸肋关节部分切除＋胸锁关节、第 1 胸肋关节重建＋胸壁、壁层胸膜外血肿清除术。

【手术和救治过程】

患者平卧位，沿胸骨上段及锁骨行弧形切口探查，可见胸锁关节及第 1 胸肋关节处膨隆，大小约 2cm×2cm，胸锁关节及第 1 胸肋关节融合，局部纤维组织增生，用骨膜剥离子剥开骨膜及胸锁关节囊，未见活动性出血，可见肉芽组织及少量坏死组织。第 1 胸肋关节及肋间组织纤维增生，呈团块状。切开后可见胸壁外巨大囊腔，吸出大量暗红色血性浑浊样液体，量约为 1000ml，该囊腔一直延伸至左前胸壁，可见皮下组织、肌层

与左胸廓分离,渗血明显,腔隙内填盐水垫压迫止血。继续切除第 1 肋间软组织肿块,切除过程中有大量鲜红色血液自胸骨外缘第 1 肋间水平处涌出,数秒出血约 300ml,出血点在肿物后方,显露不清,考虑为胸廓内动脉瘤再次自发性破裂出血,局部填塞纱布暂时控制出血,输血补液,胸骨正中剖胸。

沿胸骨正中偏左 0.5cm 锯开胸骨,撑开胸骨,电刀分块切除胸锁关节及第 1 胸肋关节处肿物,显露后方出血部位,明确为胸廓内动脉瘤下方约 1cm 处出血,以 4-0 Prolene 线"8"字缝合出血部位止血。自第 1 胸肋关节水平开始游离胸骨内侧软组织,显露左侧胸廓内动脉及动脉瘤,可见瘤体直径约 2cm。分别于瘤体上方及出血点下方各约 0.5cm 处结扎 7 号丝线 2 道,切除部分左侧胸廓内动脉及动脉瘤。沿胸锁关节及第 1 胸肋关节向外侧游离 3cm,暴露锁骨及第 1 肋骨正常组织,分离正常锁骨及第 1 肋骨后方软组织,依次穿过线锯后切断内侧锁骨及部分第 1 肋骨(长约 3cm),咬骨钳咬除部分受侵犯胸骨(含胸锁关节及第 1 胸肋关节),移除病变组织。打开左侧胸膜探查左侧胸腔,可见左上肺部分不张受压,胸腔内未见明显积血及血块,左侧胸腔内壁层胸膜向内凸起,打开壁层胸膜,可见壁层胸膜与胸壁分离,形成一巨大空腔,空腔内有大量暗红色陈旧性血块及胶冻状浑浊物质,吸引器吸出血块及浑浊物质,量约为 1000ml,囊内可见大面积点状渗血,以热盐水纱布填塞空腔止血。10min 后取出胸壁外腔隙及壁层胸膜下腔隙内填塞的纱布,检查无活动性出血,反复生理盐水及聚维酮碘水冲洗腔隙,彻底清除坏死组织及血块,再次确认空腔内无活动性出血。温水冲洗胸腔,麻醉师膨肺,左肺膨胀良好,无出血及漏气,置入左侧胸腔闭式引流管及左侧胸壁创面引流管各 1 根,再次清点纱布及器械无误后,钢丝 4 道固定胸骨。

继续向外侧游离左侧锁骨,剥离至骨膜,长约 4cm,应用胸锁关节钩板定位器在胸骨处定位,4mm 钻头在胸骨柄中线上转孔,穿透胸骨后,将塑形后的胸锁关节钩板钩端一侧至胸骨后方经打孔处穿出,钩板另一端贴合至锁骨上,远端 3 个孔分别以锁定螺钉进行固定,胸骨钩端头以圆形固定垫片及螺母固定,牢固固定胸锁关节。以斜"T"板固定第 1 肋骨及胸骨,固定牢靠(图 23-356)。逐层关胸(图 23-357),术毕。

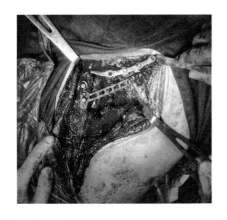

图 23-356　术中以胸锁关节钩板及斜 T 板重建胸锁关节及固定第 1 肋骨

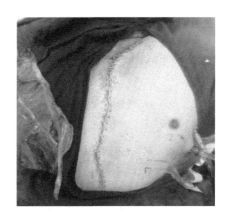

图 23-357　手术切口

术中吸出陈旧性积血及积液共约 2500ml,出血约 400ml。

【术后处理】

术后继续给予抗感染、输血及营养支持等治疗,术后第 9 日复查胸部 CT:①左侧胸壁皮下软组织血肿消失,壁层胸膜外血肿较前稍吸收;②胸骨、左侧胸锁关节及左侧第 1 胸肋关节术后改变;③左肺膨胀不全较前好转(图 23-358)。术后第 10 日出院。术后病理:(胸锁关节肿物)致密胶原纤维、脂肪、横纹肌及平滑肌组织,局部形成囊壁样结构及肉芽组织形成,可见组织细胞浸润及含铁血黄素沉积,符合炎症性病变。

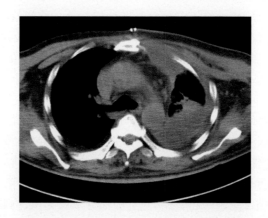

图 23-358　术后第 9 日 CT 提示皮下血肿已吸收（主要为术中清除），壁层胸膜外血肿较前稍吸收（此层面壁层胸膜外血肿术中已大部分清除，因壁层胸膜分离面积大，考虑为术后创面渗血及积液导致），胸廓内动脉动脉瘤已切除

【点评】

胸廓内动脉瘤极为罕见，大部分的胸廓内动脉血管瘤与血管炎、遗传性结缔组织病、Ⅰ型神经纤维瘤病、肌纤维发育不良或动脉粥样硬化等疾病存在关联。但是本例患者并无导致胸廓内动脉动脉瘤的相关危险因素，考虑为更加罕见的特发性胸廓内动脉动脉瘤。

单纯的特发性胸廓内动脉动脉瘤可考虑介入栓塞，也可通过 VATS 等微创手段夹闭，但本病例由于轻微外力引起胸廓内动脉血管瘤破裂，形成皮下及壁层胸膜外巨大血肿，并继发胸锁关节、第 1 胸肋关节损伤，单纯介入或微创手术难以同时解决上述问题。且该患者外院胸腔积液病理检查提示为恶性，考虑胸锁关节周围局部存在出血可能，术前再次穿刺明确病理存在巨大风险，故手术方案按照恶性病变设计，局部探查后改正中剖胸。手术治疗的目的包括三个方面：①切除病变胸锁关节及第 1 胸肋关节；②切除胸廓内动脉动脉瘤，清除血肿；③重建胸锁关节及固定第 1 肋骨。术中先行胸骨上段及锁骨弧形切口进行探查，当清理皮下巨大血肿时，由于压力突然释放，导致原胸廓内动脉动脉瘤破裂处再次出血，且出血速度较快，此时术野不清，止血困难，遂暂时压迫控制出血，同时正中剖胸，处理局部病变组织及动脉瘤。手术过程具有一定风险，如条件允许，此类病例仍建议先行介入，栓塞动脉瘤后再进行手术，可以降低手术风险及术中大出血的发生率。

胸锁关节属于微动关节，以往的斜 T 板或解剖性锁定钢板固定，虽然保证了固定的强度，但是由于限制了胸锁关节活动，患者术后的不适感强烈。本病例应用的胸锁关节钩板是在固定胸锁关节的同时，也保留了胸锁关节微动功能，不仅从解剖学上延续了胸锁关节的连贯性，也从生理学的角度上保留了胸锁关节的功能，是比较理想的胸锁关节固定、锁骨骨折固定及胸锁关节替换的材料。但目前缺少临床数据证实，远期效果仍需进一步观察。

值得注意的是，本病例术前 CT 未能在术前明确鉴别壁层胸膜外血肿与血胸，术前提示为左胸腔大量积液、左肺受压，临床医师行左胸腔闭式引流术，虽然引流管置入胸腔，但并未引出大量血性胸液，与 CT 诊断不符。幸运的是该引流管也避开了皮下及壁层胸膜外血肿（图 23-359），否则，一旦胸管穿破血肿部位，破坏了血肿的完整性，导致血肿内压力骤然减轻，很可能导致胸廓内动脉动脉瘤破裂处再次出血，同时胸腔的负压作用，会使得出血更加的迅猛，短时间内可能因为大出血而导致患者失血性休克，甚至因来不及手术而导致患者死亡。以上提示我们在临床实际工作中，对于壁层胸膜外血肿及血胸的鉴别一定要引起重视，两者的处理策略不同。在 CT 影像学中，平卧位出现下列特征时可以诊断为壁层胸膜外血肿：①积液位于侧胸壁，呈新月形；②与胸壁关系为钝角，而血胸平卧时积液位于背部，有肺瘘时可有气液平面。大量血胸行胸腔闭式引流术可以解除肺组织受压，改善呼吸，同时可以观察出血情况，决定治疗策略；而大量的壁层胸膜外血肿，行胸腔闭式引流术会破坏血肿的完整性，从而加速病程的进展，引起严重的并发症。最好能行血管造影明确出血部位，先行介入栓塞血管后再处理血肿。复习文献，如血肿局限稳定，多提倡保守治疗，一般不建议手术,如需手术,一定要做好充分的术前准备并制订详细的应急预案,手术过程中尽量保持血肿的完整性,如果可能,尽量提前在远离出血部位先游离出供血血管,以便大出血时可以控制出血。

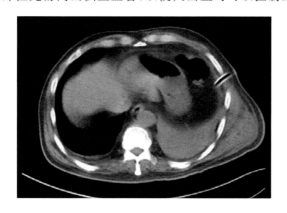

图 23-359　术前胸部 CT 提示左侧胸腔闭式引流管置入
胸腔内,并未置入胸壁及壁层胸膜外血肿内

综上所述,胸廓内动脉瘤破裂出血是一种罕见疾病,表现为皮下及壁层胸膜外巨大血肿。当影像学提示大量胸腔积液时,应警惕壁层胸膜外血肿的可能,准确判断血胸还是壁层胸膜外血肿,对于选择正确的处置措施至关重要。

(广州军区总医院　徐恩五)

七、Matrix RIB 固定系统治疗右侧多发肋软骨骨折并连枷胸

【临床资料】

患者,男,45 岁,木材加工厂工人。

1. 病史　入院前 6 小时,被机器弹出的截面直径约 15cm、长约 2.5m 木头末端击中右前胸部,伤后剧烈胸痛、呼吸困难,于当地医院急诊。胸部 CT 示:右侧多发肋骨骨折,肋软骨骨折,部分骨折断端错位明显,右肺挫裂伤,多发创伤性肺囊肿,右侧血气胸,行"右侧胸腔闭式引流术"后转我院。

2. 体格检查　T:36.8℃,P:81 次/分,R:24 次/分,BP:125/94mmHg,指脉 SpO_2:89%～92%。神志清楚,痛苦面容,颈部气管居中,口唇无发绀。右侧胸廓塌陷,前外侧胸壁范围约 15cm×18cm 胸壁软化并反常呼吸运动,可闻及骨擦音,腋中线第 6 肋间可见一枚胸腔闭式引流管,闭式引流通畅,引出陈旧血约 300ml 及少量气体。右胸壁及颈肩部可触及皮下捻发感,右侧多根肋骨可及骨擦感,右肺上野叩诊鼓音,中下野叩诊浊音,听诊呼吸音弱,右肺中下野可闻及散在湿啰音,左肺叩诊轻音,听诊呼吸音粗,未闻及干湿啰音。心脏及腹部查体未及异常体征,四肢活动正常,生理反射对称存在,未及病理征。

3. 辅助检查

(1)胸部 CT:右侧胸廓塌陷,右侧液气胸,右肺体积受压缩小,右肺不均质密度增高,可见支气管通气征,肺内可见多发液气囊腔,右侧第 3、4、5 肋骨骨折,断端轻度错位,多发肋软骨骨折,部分错位明显(图 23-360～图 23-362)。

(2)气管镜:声门开闭正常,隆突锐利,双肺支气管完整,右肺中下野支气管内可见较多血性分泌物,给予吸除。

(3)腹部超声:肝、胆、胰、脾未见明显异常,无腹腔积液。

(4)心脏超声:左心室舒张期内径 50mm,收缩期内径 34mm,射血分数 59%,缩短分数 31%,各房室内径及室壁活动正常,各瓣膜活动未见异常,未见心包积液。

(5)血常规:WBC $5.76×10^9$/L,中性粒细胞百分比 74.7%,RBC $3.73×10^{12}$/L,Hb 118g/L,PLT $207×10^9$/L。

(6)血气分析:pH 7.39,PO_2 111mmHg,PCO_2 43.6mmHg,ctHb 12.90g/ml,AB1.1mmol/L,SB 1.3mmol/L,BE 1.0mmol/L,HCO_3^- 25.3mmol/L。

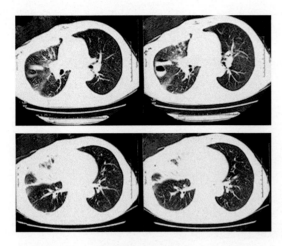

图 23-360　胸部 CT 示右胸廓塌陷,肺挫裂伤

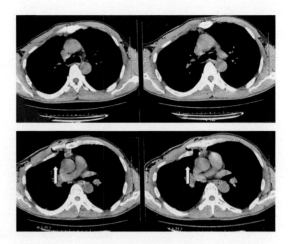

图 23-361　胸部 CT 示右侧多发肋骨骨折,断端错位

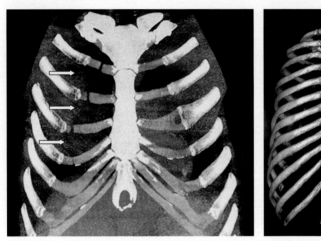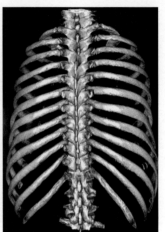

图 23-362　胸部 CT3D 显示右多发肋骨骨折

【术前准备】

气管内插管,呼吸机辅助呼吸,开放多条静脉通路,术前备血。

【手术救治过程】

全身麻醉,左侧卧位,拔除原胸腔引流管,右胸常规消毒铺无菌巾,于右侧腋中线第 7 肋间切口约 1.2cm,置入电视胸腔镜辅助探查见:右侧胸骨旁第 2～4 肋多发肋骨骨折,断端错位,胸腔内未见活动性出血及明显肺部裂伤。取右前外侧切口约 20cm,逐层切开胸壁,经第 3 肋间进胸腔,选用 Matrix RIB 固定系统 15 孔锁定钢板,重新塑型后,一端应用锁定螺钉固定于胸骨,另一端固定第 3 肋远端及骨折部,7 号线缝合第 2、4 骨折之肋骨,胸壁稳定,胸廓形态恢复良好,止血,冲洗胸腔,肺复张良好,置入右侧胸腔闭式引流管一枚及皮下引流管一枚,清点器械及纱布无误,缝合切口。术毕清醒,送回监护室,术中失血约 200ml,未输血(图 23-363～图 23-366)。

【术后处理】

术后予心电监护、吸氧,并送痰检细菌涂片及培养,并给予抗炎、化痰、止痛等治疗。

【效果评价】

患者术后胸廓外形恢复,胸壁稳定,无反常呼吸,咳痰有力。复查胸部 X 线片示:骨折内固定物位置良好,肺挫裂伤较入院时明显吸收(图 23-367)。

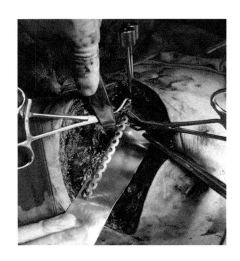

图 23-363　显露骨折断端,锁定钢板固定第 3 肋骨

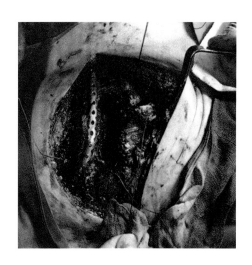

图 23-364　7 号线缝合固定第 2、4 肋骨

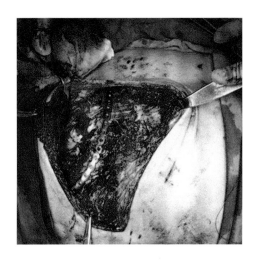

图 23-365　固定后效果

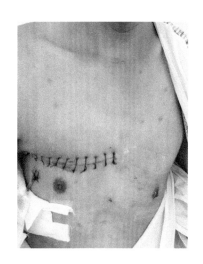

图 23-366　手术切口

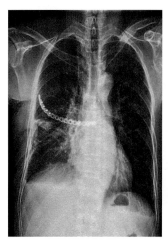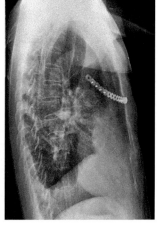

图 23-367　术后胸部正侧位 X 线片

【点评】

肋软骨骨折在肋骨骨折中是一种特殊类型,有时合并胸骨骨折及肋骨骨折,由于软骨的强度和骨折距胸骨的距离等问题,使用肋骨钉和环抱器等受到限制,使用 15 孔 Matrix RIB 固定系统锁定肋骨板在第 3 肋桥接固定,使胸廓完全抬举,利用双 10 号丝线直接缝合其他肋软骨,既减少了固定锁定板的使用,又达到了稳

定胸廓的作用。

（赤峰学院附属医院　苏志勇　赵学飞　李纪文）

参考文献

吴骏,何庆奎,1996.胸腔内金属异物下坠刺入脾脏1例.中国胸心血管外科杂志,3(4):227.

吴孟超,吴在德,2008.黄家驷外科学(第七版).北京:人民卫生出版社:127-128.

Heyn J,Zimmermann H,Klose A,et al,2014. Idiopathic internal mammary artery aneurysm. Journal of Surgical Case Reports, 2014(12).

Kwon O Y,Kim G J,Oh T H,et al,2016. Staged Management of a Ruptured Internal Mammary Artery Aneurysm Korean Journal of Thoracic & Cardiovascular Surgery,49(2):130.

Okura Y,Kawasaki T,Hiura T,et al,2012. Aneurysm of the internal mammary artery with cystic medial degeneration. Internal Medicine,51(17):2355-2359.